JN261076

脳動脈瘤手術

－基本技術とその応用－

Microsurgery of Cerebral Aneurysms
© Hiroyasu Kamiyama, Kiyohiro Houkin, 2010
Published by Nankodo Co., Ltd., Tokyo, 2010

Microsurgery of Cerebral Aneurysms

脳動脈瘤手術

基本技術とその応用

編著

上山 博康
Kamiyama Hiroyasu

宝金 清博
Houkin Kiyohiro

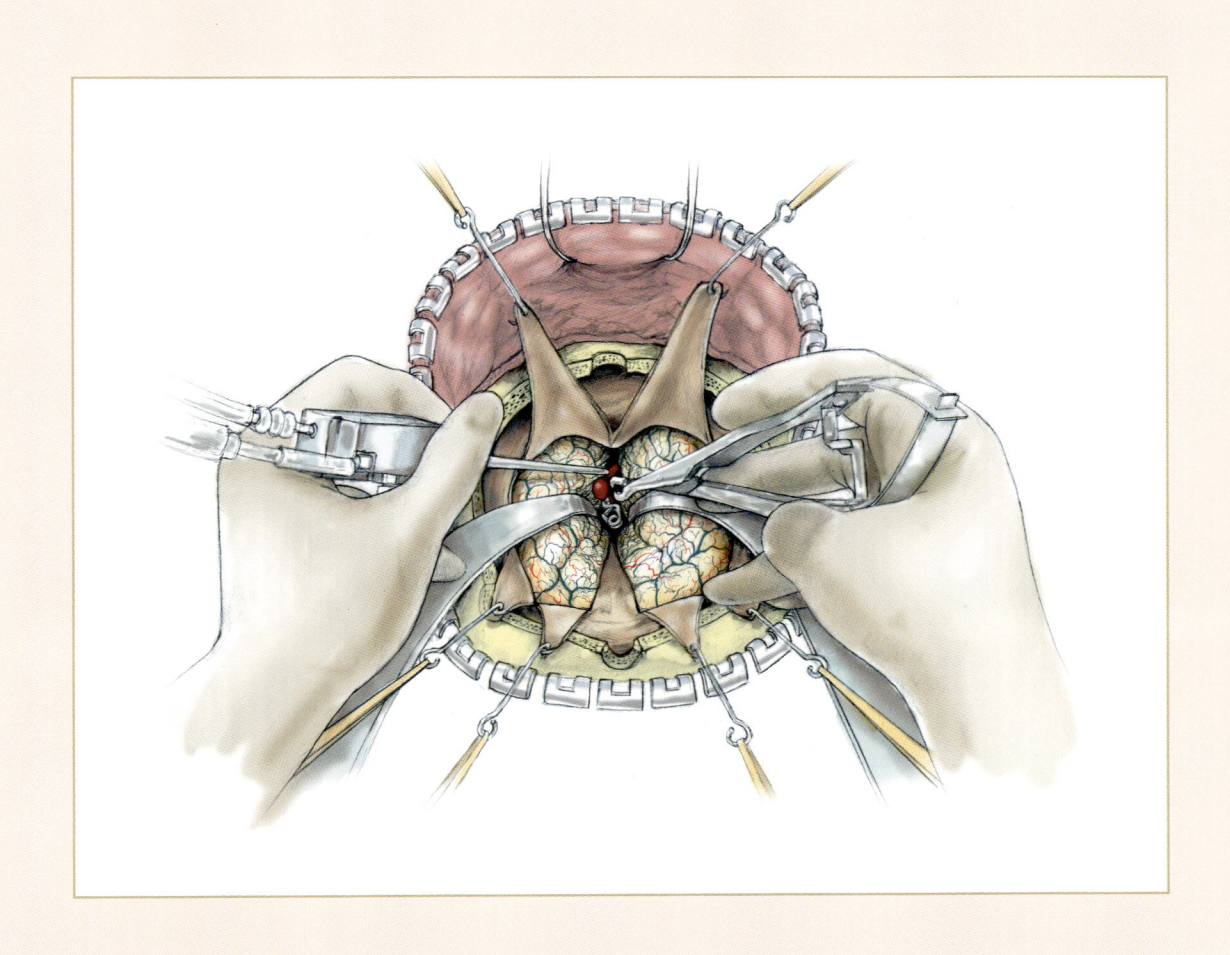

南江堂

■ 編著

上山　博康	かみやま ひろやす	旭川赤十字病院脳神経外科部長・脳卒中センター長
宝金　清博	ほうきん きよひろ	北海道大学大学院医学研究科神経外科学教授

■ 共著（執筆順）

数又　研	かずまた けん	医療法人渓仁会 手稲渓仁会病院脳神経外科主任医長
谷川　緑野	たにかわ ろくや	特別医療法人明生会 網走脳神経外科・リハビリテーション病院院長
鰐渕　昌彦	わにぶち まさひこ	札幌医科大学脳神経外科学講師
寺坂　俊介	てらさか しゅんすけ	北海道大学大学院医学研究科神経外科学講師
石川　達哉	いしかわ たつや	秋田県立脳血管研究センター副センター長・脳神経外科診療部長
中山　若樹	なかやま なおき	北海道大学大学院医学研究科神経外科学
中村　俊孝	なかむら としたか	医療法人 札幌麻生脳神経外科病院脳卒中センター長
瀧澤　克己	たきざわ かつみ	旭川赤十字病院脳神経外科部長
黒田　敏	くろだ さとし	北海道大学大学院医学研究科神経外科学講師
吉本　哲之	よしもと てつゆき	特定医療法人 柏葉脳神経外科病院脳卒中診療部長
三上　毅	みかみ たけし	札幌医科大学脳神経外科学講師

● イラスト

吉田　壮	よしだ そう

序に代えて

脳動脈瘤治療の現在・過去・未来

　脳動脈瘤に関して，我々脳神経外科医が関与する（すべき！）ことは，①脳動脈瘤の基礎的研究，②脳動脈瘤の臨床研究，③治療に分類される．

脳動脈瘤の基礎的研究
- なぜ，発生するのか？
- なぜ，大きくなるのか？
- なぜ，破裂するのか？

等々，根本的な研究であるが，京都大学の基礎研究[1]以後，目立った成果は出ていない．ヒトほど長く生きる被験動物がないことなども関係するが，その一方で，hemodynamicな要因など，証明には物理的な知識・かなり大がかりな装置・費用などが必要になることも大きな理由である（筋性血管内の拍動流の実験がいかに困難であるかは容易に想像できる）．

　定常流での実験では，狩野らの研究[2]などが有名であるが，村山ら[3]は拍動流下でのflow patternの解析を行い，どのような形状の動脈瘤が破裂しやすいかなどの研究成果を発表している．今後大いに期待される研究ではあるものの，それを目の前の患者に使えるまでには，まだ多くの時間と多くの労力が必要である．

脳動脈瘤の臨床研究

　脳ドックなどの研究で，家族歴の重要性，頭痛との関連など，臨床医が以前から知りたかった事実が判明してきているが，破裂率などに関しては，0.05％という報告から数％というものまで，対象群の違いなどで数字に大きな隔たりがあり，どの数字が妥当なのかの判断に困ることがある[4]．この問題には，UCAS Japan[5]の大がかりな研究が行われ，その研究成果が大いに参考にされている．脳卒中の治療ガイドラインでも，70歳以下，5mm以上の動脈瘤が治療対象となっている[6]．しかし，実際の臨床の場では，絶対年齢で区別すること，5mmという大きさでの分類に疑問が残る．5mmもある内頚動脈から発生した動脈瘤と，1～2mm程度しかない前交通動脈に発生した動脈瘤を同じ尺度で考えること自体に無理がある．発生した母動脈の太さと動脈瘤の大きさで危険率を判断すべきであるが，未だそのような研究は行われていない．

　動脈瘤の分類にしても，嚢状動脈瘤，紡錘状動脈瘤などの形状からの分類や，解離性動脈瘤，外傷性動脈瘤，感染性動脈瘤など原因からの分類もあり，果ては，動脈硬化性紡錘状動脈瘤という命名まである（正直，非常にわかりやすいのだが……）．近年あまりに安易に使われすぎている分類に解離性動脈瘤があり，典型的なpearl and string signがなくても，形状が紡錘状だとすべて解離性という範疇に入れられる傾向がある．また，dorsal IC ANという命名で物議をかもした内頚動脈上面（背側）に発生する動脈瘤は，近年，解離性と定義される傾向があるが，椎骨動脈などに多く発生する解離とは，明らかに病態が異なっている．非常にまれではあるが，椎骨動脈に発生するものと同様に，内頚動脈が壁内血腫で黒く変色した典型的な解離性内頚動脈瘤もあり，この部の動脈

瘤を即，解離性と分類することには躊躇する．内頚動脈-眼動脈分岐部の上向きの動脈瘤と同じように，クリップが容易に掛けられるものも多い一方，クリップを掛けようとした瞬間，動脈瘤頚部がもげるように裂けて大出血となり，救命のためやむなく内頚動脈をトラッピングせざるをえないような悲惨な経験をすることもある．さりとて，このような動脈瘤をどの分類に入れるべきか？と問われると困ってしまう．しいて言えば，弾性板の断裂・欠損を伴う擬性動脈瘤とでも分類すべきかと考えている．

そもそも，動脈瘤の分類などは，治療に結びつくべきものである．解離性や感染性，外傷性動脈瘤は血管分岐部以外に発生したもので（一部は例外的に分岐部に発生することもあるが），通常の囊状動脈瘤は血管の分岐部に発生する．動脈瘤は，弾性板の欠損・断裂・変性などに血圧や血流負荷が加わって発生すると考えられるが，通常の囊状動脈瘤では，その弾性板の劣化・変性した大きさ（範囲）が局所に限定されるので，クリッピングなどで対処できるが，弾性板の変性が広範囲に及ぶ解離などでは，その血管自体を閉塞するしか対応できないものもある．

脳動脈瘤の治療

近年の血管内外科の目覚ましい発展により，脳動脈瘤の治療は大きく変貌しつつある．さらに，ISATの結果[7]により，コイル塞栓術の追い風となり，破裂動脈瘤のみならず，未破裂動脈瘤の治療においても，年々，コイル塞栓術で治療される症例が増加している．学会でも，"coil first, clip first？"という言い方が先行し，最も重要な「どの治療方法がベストなのか」という議論があまりされなくなっている傾向がある．コイル先にありきの状況で，クリッピングであれば容易にできることを，balloon assist, double catheter, ……など，種々のテクニックを駆使して行うエキスパートのコイル塞栓術が学会で脚光を浴びているのを見ていて，正直，違和感と不安を覚える．なぜ，「それほど苦労してまでコイル塞栓術にこだわるのか」と思ってしまう．確かに，大きなものや紡錘状のものなどは，クリッピングも非常に難しいのは事実なのだが，バイパスを併用するなどの戦略のもと，熟達した術者が行えば，確実にコイル塞栓術よりよい結果が得られる症例に対しても，患者の選択！という臨床医としては抗することができない理由で，コイル塞栓術が選択される傾向がある．

コイル塞栓術firstの根拠とされるISATは，極めて限られた状況の，しかも日本の脳神経外科医のアベレージから考えると信じがたいような外科治療の成績を基に比較検討されていることに，大いなる疑問が残る．ちょうどEC-ICバイパスの国際協同研究[8]のときと同じような違和感を感じているのは，私だけではないと思う．「バイパスは梗塞発症を抑止しえない」という誤った結論は，20数年を経て，日本の心ある勇士たちが決死の覚悟で行ったJET study[9]によって訂正されたが，コイル塞栓術とクリッピングに関しては，残念ながらクリッピングには勝ち目は少ない．そもそも，コイル塞栓術の得意とする部位は，手術が難しい部位であることが多く，治療全般から考えると非常に合理的であり，有用な手段であることは間違いがない．その一方で，現時点のコイル治療は未完成であり，30数年の歴史を持つクリッピングに比較すると，長期予後と完全治癒率で劣っていることは明白である．しかるに，手術という肉体的にも精神的にも大きな侵襲のあるクリッピングに対して，精神的・肉体的侵襲が少ないコイル塞栓術を患者が選択することは自明の理であり，コイル塞栓が優先されることは，ごく自然の成り行きである．さらに，ISAT[7]という権威ある研究結果が，コイル塞栓の追い風となって，欧米同様に，今後，コイル塞栓術が動脈瘤治療の主流になることは否めない．

文献

1) Handa H, Hashimoto N, Nagata I, et al：Saccular cerebral aneurysms in rats：a newly developed animal model of the disease. Stroke **14**：857-866, 1983
2) 狩野 猛，竹内繁和，小林延光ほか：脳血管障害の流体力学．Neurosurgeons **12**：15-24, 1993
3) Tateshima S, Murayama Y, Villablanca JP, et al：Intraaneurysmal flow dynamics study featuring an acrylic aneurysm model manufactured using a computerized tomography angiogram as a mold. J Neurosurg **95**：1020-1027, 2001
4) Wiebers Do, et al；International Study of Unruptured Intracranial Aneurysms (ISUIA) Invertigators：Unruptured intracranial aneurysms：natural history, clinical outcome, and risks of surgical and endovascular treatment. Lancet **362**：103-110, 2003
5) UCAS Japan 事務局：UCAS Japan の現況，中間報告．脳卒中 **27**：498-503, 2005
6) 篠原幸人ほか（脳卒中合同ガイドライン委員会）：脳卒中治療ガイドライン2009，協和企画，東京，2009
7) Molyneux A, et al；International Subarachnoid Aneurysm trial (ISAT) Collabolative Group：International Subarachnoid Aneurysm Trial (ISAT) of neurosurgical clipping versus endovascular coiling in 2143 patients with intracranial aneurysms：a randomised trial. Lancet **360**：1267-1274, 2002
8) The EC/IC Bypass Study Group：Failure of extracranial-intracranial arterial bypass to reduce the risk of ischemic stroke. Results of an international randomized trial. N Engl J Med **313**：1191-1200, 1985
9) JET Study Group：Japanese EC-IC Bypass Trial (JET Study) 中間解析結果（第二報）．脳卒中の外科 **30**：434-437, 2002

脳動脈瘤手術の現状

　長く・多くの経験が必要となる手術（クリッピング）に対して，比較的短い期間で一人前となるコイル塞栓術の有利さを指摘する医師も多い（私は必ずしもそうとは考えないが……）．この数年，テレビで取り上げてもらった影響などで，治療が難しいからという医者側の理由で，"経過観察"という一種の見殺しにあっている患者さん（動脈瘤難民！）や，不完全コイルの果て，再増大あるいは mass sign のため，にっちもさっちも行かなくなって，私どもの外来に最後の希望を託して，多くの患者が押し寄せる．そんな患者を前にして，いつも，暗澹たる気持ちになってしまう．

　訴訟を恐れるあまり，危険なものには手を出さないという萎縮医療・萎縮手術．この件に関しては，権利ばかり主張して，不利益を一切認めないという"モンスター・ペイシェント"などの患者側の要因も大きいので，一方的に医師側だけに責任があるとは思えないが，後者の不適切なコイル塞栓術に関しても，外科医の責任はある．明らかに大きな動脈瘤であり，破裂する可能性が高いのに，訴訟を恐れて手術をしない外科医に代わって，なにがしかの治療を試みなければならない立場になった血管内外科医が，少しでも破裂を抑止すべく，試みている症例も多いように思う．このような善意での解釈もできるのだが，「なぜ？？？最初からクリッピングを選択しないんだ！」と思ってしまう症例も多い．コイルも年々改良され，次第に成績は向上しているが，母動脈の径の2倍以上の頸部を持つ動脈瘤は，よほどの幸運に恵まれない限り，現在のコイルでは完治させることは難しいと私は考えている．個人的には，ステントに大きな期待はあるが，日本の厚労省の対応の鈍さを考えると，あまり希望が持てないのが現状である．

　多くの脳神経外科医は，卒業した大学や関連施設での手術を通じて手術を学ぶ．しかし，他の施設での手術も同程度と考えるのは大きな間違いである．これは日本の教授選考のやり方の問題でもあるのだが，どうしても論文優先で，臨床の力，手術の力は評価されにくいため，教授が代わるたびに，集団左遷や優れた術者の大学追放などという理不尽な人事がなされ続け，そのために，各大学，各施設間での手術技術の積み重ねができず，同じ動脈瘤の手術でも，技術的に天と地ほどの差が出ているのも現状である．指導者層の先生方は，自分の経験や技量に驕ることなく，謙虚に"技術"，"技"の差を認め，優れたものは躊躇することなく導入すべきである．それが真の"for the patients"であると私は信じている．

本書の位置づけ

　前述のように，脳動脈瘤の手術治療に圧倒的に不利な状況下で，今の時期に動脈瘤手術に関する本を出すという共同の編著者の宝金清博先生の真意は，恐らく，だからこそ！まだ，現役でしっかりした手術のできる医師が生き残っている今だからこそ！しっかりとした理念での手術治療に関する出版が必要と考えてのことと，（勝手に）解釈している．

　これから手術をする動脈瘤は，非常に大きなものや難しいものばかりになると予想される．紆余曲折を経て，たくさんの失敗を繰り返しながら今日に至った我々の世代と違って，これから手術を目指す若い先生達は，我々の失敗の歴史をワープして，コイル塞栓術の成績を凌駕する結果を求められることになる．極めて厳しい！と言わざるをえない状況である．だからこそ，この本が出版される意義は大きいと考えている．

　かつて，私の恩師である伊藤善太郎先生（元秋田県立脳血管研究所）に，「上山！ 患者は手術を受けに入院するんじゃないぞ．病気を治したいから我慢して手術を受けるんだぞ！」と言われたことがある．手術のことばかり考えている私への大切な教訓と（今は！）感じているが，同様に，コイルありき！クリッピングありき！と一つの治療方法に固執して，偏った治療戦略を立てるのは明らかに間違いであり，両方の利点・欠点を十分に理解して，長期予後も加味した総合的な判断を行うべきである．

手術技術の継承〜将来に託すこと

　新進気鋭の血管内外科医たちに，皮肉たっぷりに"伝統芸能"と評されるクリッピングであるが，正直，その内容には恐ろしいほど隔たりがあって，草野球レベルからイチロー・松井レベルまでの差がある．

　明らかにinterhemispheric approachで行うべき動脈瘤手術を，そのアプローチが安全にできないがためにpterional approachで無理なクリッピングを試みる医師，明らかにhigh flowバイパスが必要な症例に対して，その経験がないという理由で，半球梗塞の危険を冒してlow flowバイパスで対処する医師，果ては自分のできない手術の存在すら認めず，現代医学では治療不能と宣告して，患者を囲い込む医師……．

　若い先生達！（若くない先生達も！），是非，学閥・派閥・系列を超えて，真摯に手術技術を学んで下さい．安全に行えるinterhemispheric approach，high flowバイパスを習得して下さい．自信がない場合，信頼できる先生に患者を委ねて下さい！ただし，「今は」という条件付きで．そのうち，必ず自分でできるようになってやる！という気概と悔しさを持って，紹介して下さい．

　また，エキスパートの先生方は，広い心でそのような医師を受け入れ，教育して下さい．今はまだ，日本には優れた技術を有する外科医はたくさん，生存しています．彼らのDNAを絶やさないで下さい．今ならまだ間に合います！

2010年9月

上山博康

脳動脈瘤手術―学ぶ・極める・伝える―

　1979年，春．
　卒業旅行などという贅沢のない頃である．アルバイトで得た僅かな貯金と決別するために，卒業直後にその足で京都競馬場に向かい，札幌に戻った僕（宝金）が，「ちょっと脳外科でも」という軽い気持ちで出向いた北大脳外科の病棟の医師室で待っていたのが，上山博康先生であった．

　打腱器をくるくると回しながら，すでに，学生時代の栄養不良の体型から現在の恰幅へ変貌しつつあった丸く明るい顔が待っていた．それから毎晩，深夜，あるいは早朝に及ぶまで，上山先生の果てしない「しゃべり」につき合わされた．今思えば，きらきらする無数の可能性に輝いていたはずの24歳の僕の人生は，いとも簡単に「脳外科医」というたった一つの選択を残して，その日に終わったような気がする．人生は，いつも可能性が消えてゆく過程なのだ．そうした上山先生との出会いがこの本のすべての執筆者に様々な形であったのだと思う．この本は，こうした偶然と必然の糸が紡ぎ綾なす結果として，世に出ることになった．

　思えば，春とは言え，あのまだ肌寒い京都の淀の競馬場で，僕が大勝ちして舞い上がり，札幌の脳外科のことなど忘れてしまっていれば，本書はここになかったかもしれない．そう考えれば，僕の渾身の春の天皇賞予想を見事に裏切った人馬（往年の競馬ファンであればご存知の，小島太騎手，サクラショウリ号など……）には，感謝しなければならないかもしれない．

・・・・・・・・・・・・・・・・・・・・・

　この世は，人間がいて，ものがあり，そして形而上の事柄が無数にまぜこぜになったワンダーランドである．「脳動脈瘤」はそうした無数のもののほんの一つにすぎない．「脳の血管が膨れて，風船のようになっていて，突然，パーンと破れてしまうもの」にすぎないのである．

　脳動脈瘤と縁のない人々にとっても，一瞥して本書が実に手の込んだものであることがわかるだろう．それだけに，その過剰とも言える熱意の由来に困惑するかもしれない．要するに，なぜ，たかが「動脈瘤のクリップ」にこれほどの情熱を傾け，メッセージとして形にすることにこだわるのか……という思いを持たれるのも当然のことである．冷静にこの仕事を見返すと，実にトリビアなことにこだわり続けた，まさに，オタクの世界である．

　その想いは，実は，この本を製作する過程で，僕自身をもしばしば悩ませるものであった．それは，当初の意気込みを萎えさせ，あるいは，手抜きを誘惑するものであった．これに「打ち克つ」ことはある意味のこだわりしかなかった．言い換えると，動脈瘤の開頭術による外科的治療はすでに完成の域に達しており，今の時点で後世に"カタチあるもの"として手渡さなければ，次第に，いや，むしろ急速にカタチを失ってゆくのではないかという怖れにおののいているのである．まるで，ピークまで高まった将棋の最高の陣形が，その後は終局に向かって，急速に崩れ去るだけのように．

・・・・・・・・・・・・・・・・・・・・・

　皮肉なことに，動脈瘤に対する血管内外科治療という，開頭による外科治療の存在意義を根底から危うくするような存在が，本書の出現を最も強く支えた原動力であった．多くの後輩達が，血管内外科の輝くような未来の可能性に魅せられていることを，僕達は，痛いほど知っているのである．その魔力は，僕達の存在を危うくするものであり，その怖れが本書をカタチにした根源的な負のエネルギーであった．

・・・・・・・・・・・・・・・・・・・・・

序に代えて

　文明は伝達だと，村上春樹はそのデビュー作で書いている．言い換えると，表現し，伝えることがなくなれば文明は消滅する．動脈瘤とこれほどまでに深く関わってきた僕（達）は，後世に伝えるべきものを持っており，これをカタチにすることは，脳外科医という究極の手の技を磨いてきた小さな集団が文明の中で果たすべき責任なのかもしれない．後世，この不思議な本を手にした人が何を思うかは，僕は想像もできない．脳動脈瘤手術のダイイング・メッセージとなるか，一子相伝のバイブルとなるかは，神のみぞ知るところである．

　　　　　　　　　　・・・・・・・・・・・・・・・・・・

　人生の出来不出来など，決めようのないものに決まっている．どんなに成功を重ねようとも，まったく後悔のない，やり残したことのない一生などそうそうないものである．ただ，できることならば，脳動脈瘤に関わる日常を送る者としては，1個でも多くの最良のクリップを掛け，1人でも多くの患者に希望を与えることができれば，少しはましな人生を生きたと思わなければならない．そして，加えて，何か後世の人に役立つメッセージを残すことができれば，星3つの上出来である．少なくとも，この本が世に出たことで，僕（達）は人生の最後の数時間に後悔することをひとつ減らすことができたような気がする．

　　　　　　　　　　・・・・・・・・・・・・・・・・・・

　手術という，時間においても空間においても多様で，そこに人の命という価値無限のものが賭されている作業は文章や写真，あるいは，ビデオだけで表現できないことは，手術書を手がけたものは誰でも感じることである．どうやっても，語り尽くすことができないものがそこにはある．しかし，コンセプトを可視化するためには，やはり，"絵"が必要だと思う．
　今回，僕達が選んだ手段は，極めてオーソドックスなものであった．術中写真をステップごとにピックアップし，これをデフォルメした絵で追加表現した．しかも，1枚残らずすべての絵は，編著者によるコンテから起こされた．したがって，本書全体は一人の著者による著作に匹敵する統一性と調和を得ることができたと思う．
　絵に関して言えば，様々な手法があり，タッチがある．本書は，言わば日本の文化とも言える，アニメのタッチとなった．その意味では，その内容とともに素材から手法まですべてが"Made in Japan"であり，世界に出しても恥ずかしくないものだと自惚れている．

　　　　　　　　　　・・・・・・・・・・・・・・・・・・

　本書のすべての執筆者が，上山先生と深い関わりがある．現に，今も一緒に仕事をしている先生も多い．しかし，本書のすべてが，"上山式"ではない．それぞれの工夫と自分なりに消化して示されたものである．ただ，すべてに共通しているのは，手術に対する驚くべき執着と，仰ぎ見るほどに高い目標設定と，そこから生まれる厳しい自己反省である．それが"上山式"の本質であると思う．
　また，本書の執筆者グループは，何らかの形で北海道大学神経外科とつながりのある医師である．北海道大学神経外科は，教室の目標を「学ぶ・極める・伝える」という3つの動詞に凝集している．「脳動脈瘤手術」を「学ぶ・極める・伝える」ための記念すべき milestone となることを願っている．
　本書では，脳動脈瘤手術のスタンダードを示したつもりであり，推敲を重ね，膨大な時間と労力と情熱を注ぎ込んだ．全体に巧妙な仕掛けがあり，連鎖しあう"からくり本"である．しかも，スタンダードを外さぬように，得意満面の自己満足を極力排除したつもりである．しかし，一番に感じてほしいのは，目標の高さであり，それは，血管内外科では絶対に到達できない高みであると確信している．

　　　　　　　　　　・・・・・・・・・・・・・・・・・・

重ねて，本書は，脳動脈瘤手術に関わってきた僕達が研究し尽くした究極の戦型を示したものである．自然科学の中には，ポアンカレ予想やリーマン予想のように，多くの天才の挑戦を跳ね返し，絶望させてきた「超」難問がある．解離性動脈瘤，巨大動脈瘤や血栓化動脈瘤などの治療も，そうした超難問である．それは，血管内外科にとっても解の出ない超難問である．しかし，本書では，ある意味，開頭手術をするものからのこの超難問に対する一つの「解」が示されたような気がする．ダイイング・メッセージという表現は，適切ではないかもしれないが，脳動脈瘤手術の成書を僕達はもう二度とカタチにすることはないであろうし，それは，実際，僕達にはもう不可能なことかもしれない．

・・・・・・・・・・・・・・・・・・・・・

　本書は，構想から完成まで5年以上の歳月を要した．実のところ，僕自身は，内心，途中で投げ出したことが何度もあった．粘り強く，励まし続けてくれた南江堂の毛利氏，多田氏に改めて感謝したい．お二人の物静かな忍耐に報いるための難行苦行からようやく解放された．また，poorな生データから詳細なイラストを生み出してくれた吉田君（画家）にも重ねて感謝である．

・・・・・・・・・・・・・・・・・・・・・

　1979年，春の淀の競馬場．きらきらした曖昧な妄想とも言える自分の人生の無限の可能性を夢見ていた24歳の僕．もっと素晴らしいfinaleに繋がるifの連続もあったかもしれない．しかし，「動脈瘤」に出会ったことで，別のifの連鎖により，本書を世に出すことができたことは，やはり，見えざる「神の手」に感謝しなければならないことのような気がする．

2010年9月

宝金清博

目　次

序に代えて
- 脳動脈瘤治療の現在・過去・未来 ……………………………… 上山博康　v
- 脳動脈瘤手術—学ぶ・極める・伝える— ……………………… 宝金清博　ix

第Ⅰ章　脳動脈瘤クリップの基礎　　　　　　　　　　　　宝金清博

- A. 動脈瘤の分類 …………………………………………………………… 2
- B. クリッピングの基本技術 ……………………………………………… 5
  - ①クリッピングの考え方 ……………………………………………… 5
  - ②閉塞線（closure line） ……………………………………………… 6
  - ③クリッピングデバイス（クリップ，クリップ鉗子） ……………… 8
  - ④一般的なクリッピングの技術 …………………………………… 12
- C. クリッピングの応用技術 ……………………………………………… 14
  - ①戦術的クリッピング ……………………………………………… 14
  - ②開頭，アプローチ ………………………………………………… 16
  - ③不良なクリッピング ……………………………………………… 17
  - ④ safe way と破裂時の対応 ………………………………………… 20

第Ⅱ章　脳動脈瘤手術の基本技術

- A. 開頭術 ………………………………………………………………… 26
  - ①前側頭開頭術 ……………………………………………… 宝金清博　26
  - ②両前頭開頭術 …………………………………… 宝金清博・数又　研　36
  - ③外側後頭下開頭術 ………………………………………… 谷川緑野　40
- B. 頭蓋底技術 …………………………………………………………… 46
  - ①前床突起切除術 ………………………………… 鰐渕昌彦・宝金清博　46
  - ②側頭開頭術（経錐体骨アプローチ） ……………………… 寺坂俊介　53
  - ③経後頭顆アプローチ ……………………………………… 谷川緑野　58
- C. バイパス手術 ………………………………………………………… 62
  - ①STA-MCA バイパス ……………………………………… 宝金清博　62
  - ②ECA-M2 バイパス ……………………………… 石川達哉・宝金清博　69
    - RA グラフト ………………………………………………………… 69
    - saphenous vein グラフト ………………………………………… 78
  - ③OA-PICA バイパス ……………………………………… 谷川緑野　80
  - ④ACA-ACA バイパス …………………………… 谷川緑野・宝金清博　86
- D. くも膜下腔の確保 …………………………………………………… 92
  - ①シルビウス裂開放 ……………………………… 宝金清博・数又　研　92
  - ②半球間裂剝離 ……………………………………………… 宝金清博　100

E. 動脈瘤処理 —— 106
①動脈瘤の剥離 —— 106
- 動脈瘤剥離の基本技術 …… 中山若樹 106
- 破裂動脈瘤の完全剥離 …… 中山若樹 122
- 動脈瘤と癒着した小動脈の剥離 …… 宝金清博 123

②動脈瘤クリッピング …… 中山若樹 129
- 戦術としての closure line …… 129
- クリップ操作技術 …… 137
- 視軸と操作軸と術野の関係 …… 142

③ suction and decompression …… 中村俊孝 145

F. くも膜下腔洗浄 …… 瀧澤克己 151

第Ⅲ章 内頚動脈瘤

A. 海綿静脈洞部動脈瘤 …… 中村俊孝 162
B. 傍前床突起部内頚動脈瘤 …… 宝金清博 167
C. 内頚動脈–後交通動脈瘤 …… 石川達哉 173
D. 内頚動脈–前脈絡叢動脈瘤 …… 石川達哉 183
- 後交通動脈が太い例 …… 184
- 前脈絡叢動脈が複数ある例① …… 188
- 前脈絡叢動脈が複数ある例② …… 188

E. 内頚動脈先端部動脈瘤 …… 石川達哉 190
- 12 mm 大の壁の厚い動脈瘤 …… 190
- 細い medial LSA が分岐するもの …… 196
- Heubner 反回動脈が関係するもの …… 196
- A1 からの穿通枝が関係するもの …… 197

F. 内頚動脈背側動脈瘤 …… 石川達哉 198
- 急性期①（動脈硬化例）…… 198
- 急性期②（術中に動脈瘤が取れた例）…… 203
- 慢性期 …… 204

第Ⅳ章 前大脳動脈瘤

A. 前交通動脈瘤 …… 中山若樹 208
- interhemispheric approach の実際 …… 209
- 破裂瘤における剥離手順と母血管確保 …… 215
- closure line と application angle …… 219
- transsylvian approach によるクリッピング …… 225

B. 前大脳動脈水平部動脈瘤 …… 黒田 敏 228
- 手術のポイント …… 228
- 手術の実際 …… 229

C. 前大脳動脈末梢動脈瘤 …… 黒田 敏 235
- 手術のポイント …… 235
- 手術の実際 …… 238

第V章 中大脳動脈瘤

- A. 中大脳動脈瘤クリッピングの基礎 ──── 吉本哲之・宝金清博 244
  - 中大脳動脈瘤の特徴 …………………………………………………… 244
  - 手術のポイント（動脈瘤とM1部） ………………………………… 245
  - upward long M1 type ………………………………………………… 248
  - M1 segmentの動脈瘤 ………………………………………………… 253
  - broad neck 大型〜巨大動脈瘤 ……………………………………… 254
- B. 特殊な中大脳動脈瘤 ──── 宝金清博・三上 毅 255
  - 血栓化巨大動脈瘤 ……………………………………………………… 255
  - 中大脳動脈末梢部動脈瘤 ……………………………………………… 261

第VI章 脳底動脈瘤，椎骨動脈瘤　　　　　　　谷川緑野

- A. 脳底動脈瘤 ──────────────────────── 266
- B. 椎骨動脈瘤 ──────────────────────── 278

第VII章 特殊な脳動脈瘤

- A. 巨大動脈瘤 ──── 中村俊孝・宝金清博 288
  - 手術のポイント ………………………………………………………… 288
  - 傍前床突起部巨大内頚動脈瘤① ……………………………………… 289
  - 傍前床突起部巨大内頚動脈瘤② ……………………………………… 294
  - 巨大内頚動脈瘤（主要動脈が動脈瘤に含まれる） ………………… 297
  - 巨大内頚動脈瘤（穿通枝確認困難例） ……………………………… 299
  - 巨大中大脳動脈瘤（破裂例） ………………………………………… 305
  - 巨大中大脳動脈瘤（クリッピング不可例） ………………………… 309
- B. 血栓化動脈瘤 ──── 瀧澤克己 312
- C. 解離性動脈瘤 ──── 瀧澤克己 321
- D. 後大脳動脈遠位部動脈瘤 ──── 中村俊孝 326

第VIII章 手術のセットアップ，手術器具　　　　瀧澤克己

- A. セットアップ ─────────────────────── 332
- B. 手術器具 ───────────────────────── 336
  - 基本的事項 ……………………………………………………………… 336
  - 開頭セット ……………………………………………………………… 336
  - マイクロセット ………………………………………………………… 339

図題一覧 ─────────────────────────── 343

索　引 ──────────────────────────── 351

第Ⅰ章

脳動脈瘤クリップの基礎

Contents

§A 動脈瘤の分類

§B クリッピングの基本技術

§C クリッピングの応用技術

A 動脈瘤の分類

動脈瘤の発生

　動脈瘤の発生には，①動脈壁の構造的な欠陥，②加齢（動脈硬化と脆弱化），③血行力学的な原因などが関与していると考えられる．一元的な説明（動脈瘤発生の一元的理論）が可能かどうかは難しい問題であり，解決されていない．ただ，動脈瘤の発生部位が特定の部位に限局し，その部位が，血行力学的な理論で説明しやすいことは事実である．

　クリップ治療を考える場合，③の血行力学的な原因との関係では，クリップが動脈瘤に対する血行力学的な不安定性を解消するものであると考えることは，漫然としたクリップ処置を回避し，ひいては再発のない完全なクリップ治療を目指すうえで意味がある．

　基本的に，動脈内部には，①血圧，②壁の伸展刺激，③ずり刺激が加わっているとされる．この中でも，③のずり刺激は壁面せん断応力（wall shear stress）と呼ばれ，動脈瘤の発生に深く関わっているとされている（図ⅠA-1）．

　動脈瘤の大多数は血管分岐部に発生する．血管分岐部には wall shear stress がかかっており，また，分岐角度の影響も大きい（図ⅠA-2，3）．最近は wall shear stress をコンピュータグラフィックで可視化する方法も精巧になっている．一般に，動脈瘤は，この wall shear stress の関係から，分岐部とそこから少し離れた部分に発生しやすいと考えられている．

大きな分岐部の壁（〇部分）には壁面せん断応力（wall shear stress）がかかる．wall shear stress は
・血流速度の変化
・壁からの距離
・血液の粘性，などに依存する．

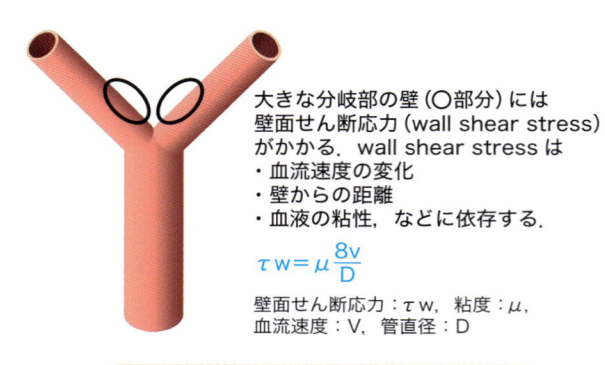

$$\tau w = \mu \frac{8v}{D}$$

壁面せん断応力：τw，粘度：μ，血流速度：V，管直径：D

図ⅠA-2　血管分岐部と壁面せん断応力

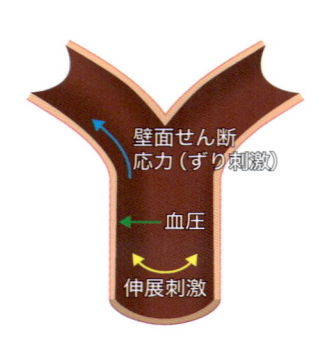

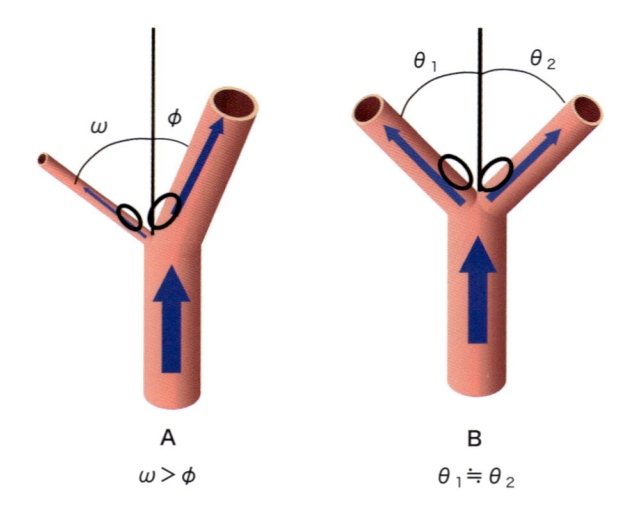

図ⅠA-1　動脈壁に働く力

A　$\omega > \phi$
B　$\theta_1 \fallingdotseq \theta_2$

細い血管が太い血管から分岐する場合（A）には，大きな角度で分岐する．
これに対して，太いサイズの同程度の血管が分岐する場合（B）には，分岐角度も近い．
分岐部にかかる wall shear stress も B の分岐のほうが大きくなる．

図ⅠA-3　分岐角度と分岐動脈サイズの関係

分類の基本

動脈瘤の分類には，病理学的な分類，形態的な分類などがある．しかし，通常の動脈瘤のクリップ治療を考えると，以下に示すような，母動脈との関係に基づいた分類が有用である．

大きく以下の3種類に分けられる．

① ほぼ同じサイズの動脈分岐があり，その分岐部に動脈瘤が発生する"bifurcation type"（図ⅠA-4）
② 大きな母動脈（内頸動脈など）の分岐部近傍に発生する"trunk type"（図ⅠA-5）
③ 高い圧を有する動脈の急峻なカーブに発生する"blister type"（図ⅠA-6）

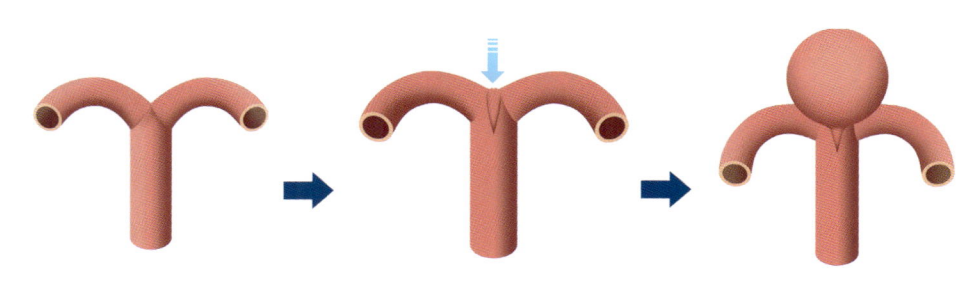

動脈瘤ができる前の状態　　分岐部に血流ストレスが加わり動脈瘤の初期状態が発生

分岐部には強い wall shear stress がかかり，脆弱部位があるとそこから動脈瘤が発生すると考えられる．

図ⅠA-4　bifurcation type の動脈瘤の発生

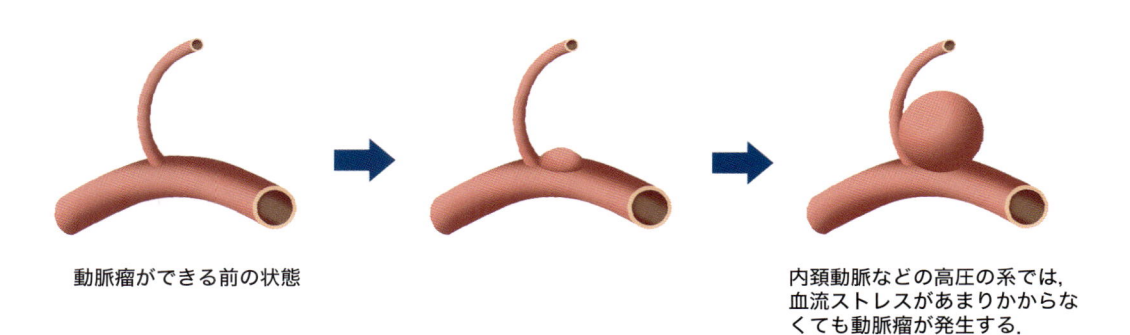

動脈瘤ができる前の状態　　　　　　　　　　　内頸動脈などの高圧の系では，血流ストレスがあまりかからなくても動脈瘤が発生する．

trunk type の動脈瘤，たとえば内頸動脈-前脈絡叢動脈分枝部動脈瘤の発生は本図のような経過を経ると考えることもできる．

図ⅠA-5　trunk type の動脈瘤の発生

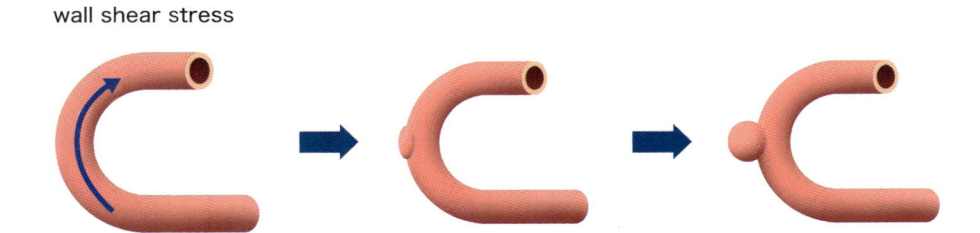

wall shear stress

急峻なカーブの高い圧の動脈の壁には wall shear stress がかかり，分岐のない壁にも動脈瘤が発生する

図ⅠA-6　急峻なカーブに発生する動脈瘤（blister type）

これは，図IA-7のような，動脈瘤を発生基盤から分類する方法とも概ね一致する．

bifurcation typeは，中大脳動脈瘤，脳底動脈瘤，前交通動脈瘤，IC-PC動脈瘤に当てはまる．trunk typeは，IC-PC動脈瘤，IC-anterior choroidal artery動脈瘤，IC-ophthalmic動脈瘤などの内頚動脈瘤に当てはまる．

blister typeは，内頚動脈に発生する血豆状動脈瘤やcarotid siphonに発生する多彩な動脈瘤に相当する．

しかし，実際には，bifurcation typeとtrunk typeの間には移行型（combined type）がある（図IA-7）．

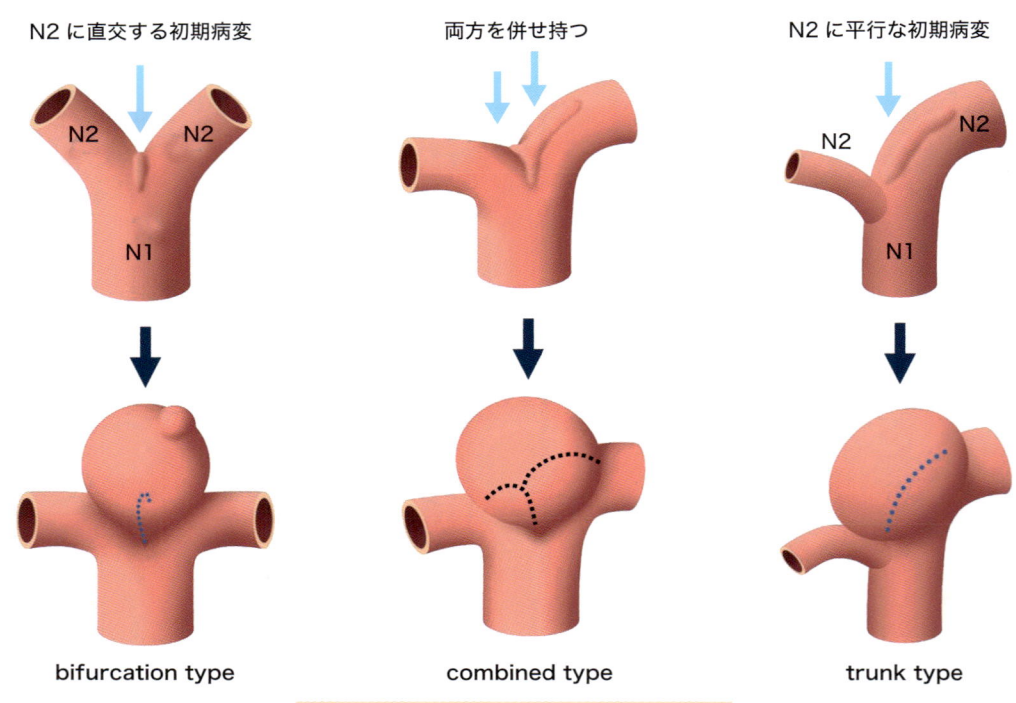

図IA-7 combined typeの動脈瘤の発生

B クリッピングの基本技術

1 クリッピングの考え方

　クリップ治療の目的は，本来の血流に障害を与えずに，動脈瘤の破裂を患者の生きている期間，未然に防ぐことである．そのように考えると，症例ごとに治療の方法も異なる．

　動脈硬化の強いネックに対して完全なネッククリッピングを行うことは，母動脈や分岐動脈の狭窄のリスクを高め，治療の本来の目的から大きく逸脱する．しかし，基本的には，母動脈とその分岐動脈の完全な温存と，ネックの完全な閉塞がクリップ治療の最良のゴールである．

　動脈瘤のネックは，その断面を見ると，多くの場合円形あるいは楕円形の平面である．二次元的な平面というよりも，三次元的な平面と考えるほうが適切かもしれない（図ⅠB-1）．

bifurcation type　　　combined type　　　trunk type

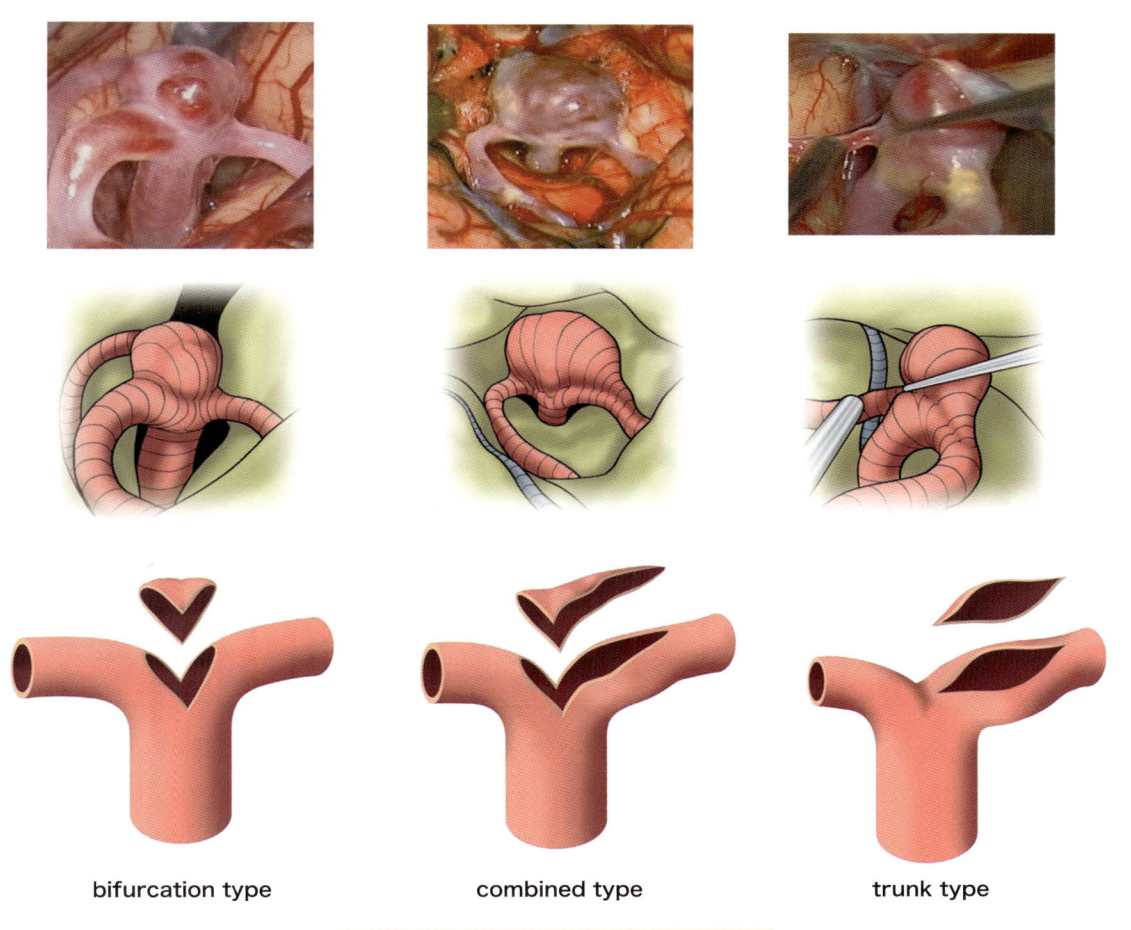

図ⅠB-1　動脈瘤の各タイプのネック形態

I. 脳動脈瘤クリップの基礎

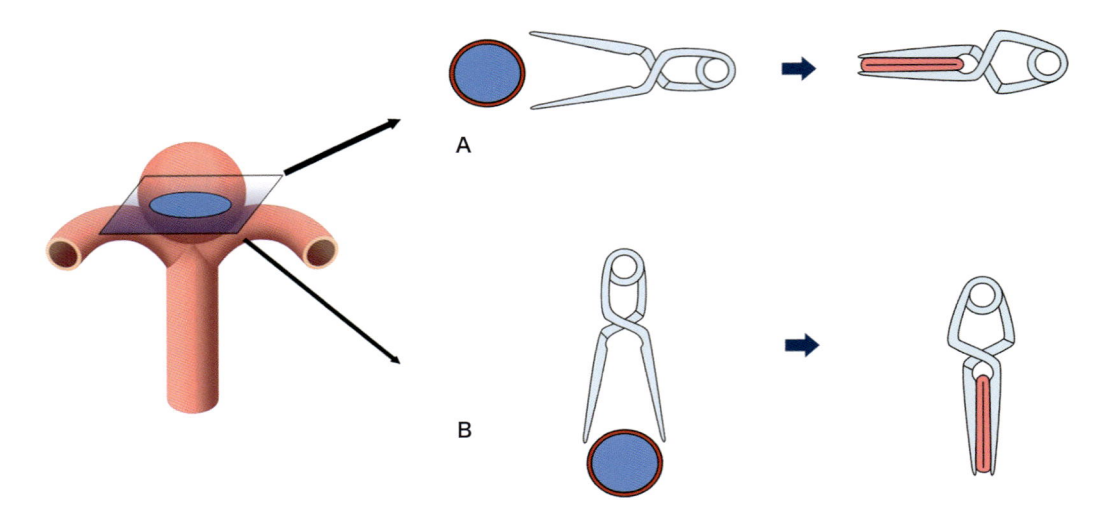

分岐部型の動脈瘤ネックの断面を示す．これに対して，真横からクリップを掛けたイメージがAで，分岐面に対して垂直にクリップを掛けたイメージがBである．次項で解説するように，closure lineの考え方では，Bのクリッピングのほうが優れている．いずれにしても，クリップを掛けるということは，面を線にすることである．

図IB-2 クリッピングのイメージ―面から線へ

　クリッピングの性質上，クリップによって，このネックという平面はライン（線）に変形されることになる．クリッピングという治療は，"面から線へ"というtopo-logicalな変化をネックにもたらすことである（図IB-2）．

② 閉塞線（closure line）

　前述したように，動脈瘤ネックの閉鎖は，ネックの形態からすれば，面から線への変形と考えられる．この点に注目して，石川・中山らは，"closure line"という概念を提唱した．これは，経験的には，多くの脳外科医がクリッピングの際に無意識に行っているものである．しかし，これを明確な概念として提唱した点では，高く評価される．

　closure lineのコンセプトを図IB-3，4に示した．血

closure lineを真横から見た形

動脈瘤が発生する前の状態（A）を想定し，クリップ後にその状態になるように動脈瘤ネックの閉塞線（closure line）を考える（B）．closure lineは弧状のラインとなる．

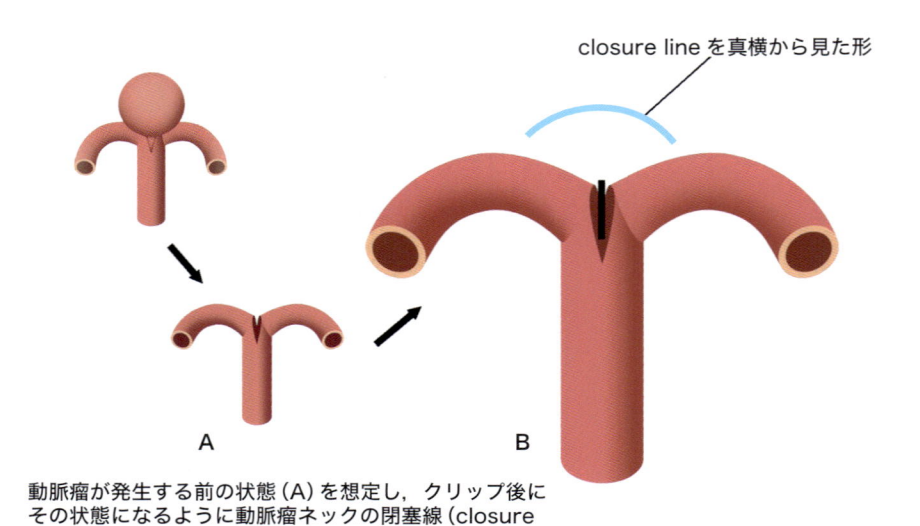

図IB-3 closure lineのコンセプト①

B. クリッピングの基本技術

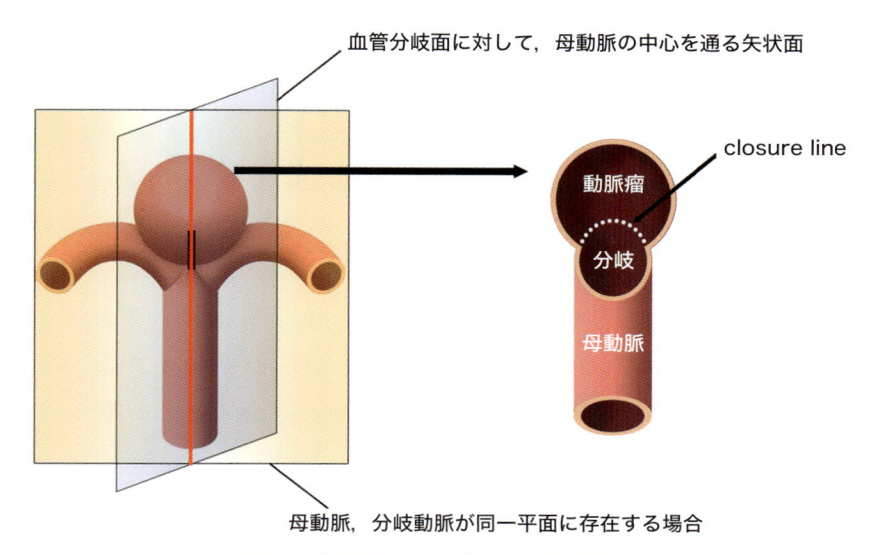

図IB-4　closure lineのコンセプト②

行力学的な視点からは，動脈瘤の発生に最初にかかっていた wall shear stress のラインそのものであり，クリップはこの最初のラインに置くというのが，closure line の考え方である（さらに詳細な説明は，第Ⅱ章E，第Ⅳ章Aで，中山が詳細に述べているので，参考にしてもらいたい）．

実際には，この closure line が直線であることはなく，多くはさまざまな曲率半径を有する弧状のラインとなる．動脈瘤が小さい場合には小さな弧となり，動脈瘤が大きな場合には大きな弧となる（図IB-5）．

いずれにしても，弧状のラインを完全に達成するには，カーブのあるブレードを持つクリップを closure line に正確に当てることが必要であるが，動脈瘤への trajectory（軌道，進入方向，視線方向）によっては，不可能であることも多い（図IB-5，A）．そこで，closure line に対して逆の曲率を有するカーブクリップを2～3本 tandem に掛け，全体として closure line に近似したラインを達成する方法や，ストレート型のクリップで closure line の一方を押さえ，これとクロスするように有窓クリップを orthogonal に掛けて closure line のもう一端を押さえる方法がある（図IB-5，B，C）．

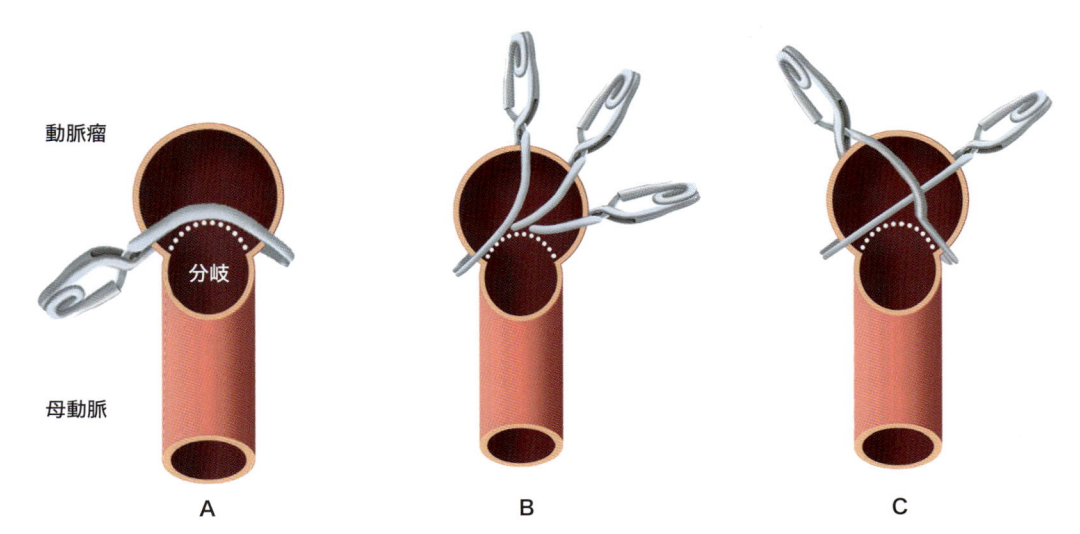

closure line は，Aの点線のようになっていることが多い．これに理想的に沿ったカーブのクリップを掛けることは，クリップをアプライできる三次元空間の中では難しい．そこでBあるいはCのように tandem clip を用いたり，あるいは有窓の短いブレードのクリップを使用する．

図IB-5　closure line の形成

あるいは，図ⅠB-6のように，さまざまな方法によりclosure lineを擬似することになる．このために，ブレードの短い有窓クリップがしばしば使用される．

いずれにしても，ポイントはラインの両端を決めることである．これを押さえれば，多少のラインからの逸脱は許容され，治療のアウトカムには影響ない（**母動脈側へのずれは，母動脈，分岐の狭窄をもたらすので，絶対に避けること**）．

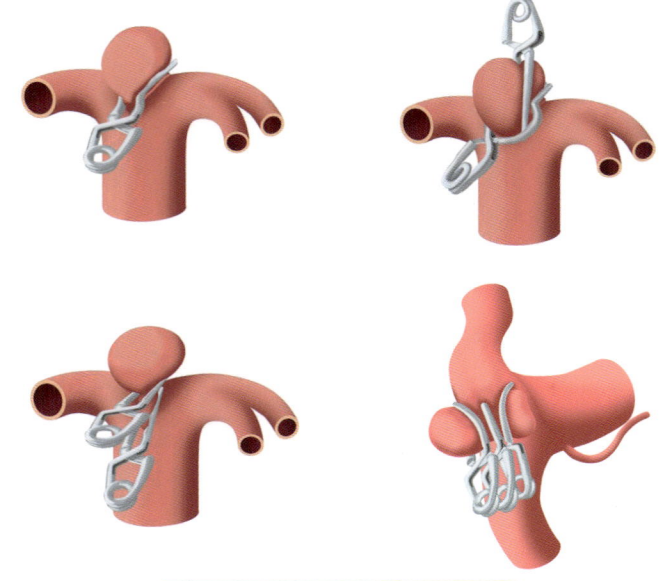

図ⅠB-6 closure line形成の実際

③ クリッピングデバイス（クリップ，クリップ鉗子）

クリップの基本的な構造と特性

クリップ（動脈瘤クリップ，血管クリップ）は，クリップコイル（クリップヘッドと呼ぶこともある），ブレード，ブレードクロス，ショルダーなどが基本的な構成要素である（図ⅠB-7）．

ショルダーは，クリップ鉗子（applying forceps）がつかむ正しい位置となる．こうした基本要素は，特殊なものを除いて，エースクラップ社製，瑞穂医科製など，すべてのメーカーに共通している．最近のクリップはチタン合金製が増え，ブレードクロスの部分にはブレードのずれ（scissoring, シザリング）を防ぐために，ボックスロックが採用されている．また，長いクリップの一部には，ダブルボックスロックも採用され，シザリングは実際にはほとんど起こらない．

クリップ鉗子にもさまざまな種類がある．クリップにある程度の開きを与えた状態で固定・保持し，これを開いて最大の開き幅になった時点でリリースできるような，特殊な保持構造（"ラチェット"と言われる構造）が仕込まれている．ただ，このラチェットが外れなくなることは機構上ありうることである．クリップをリリースした後で鉗子がクリップを離せなくなった場合には，も

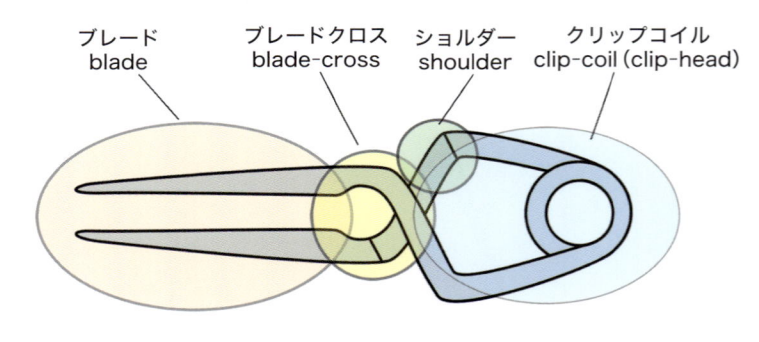

図ⅠB-7 クリップの構造

う一度クリップを開いてやり直す必要がある．

また，クリップを掛けた後に動脈瘤の位置が変わったために，クリップの位置も鉗子から外した際の位置から変わることはしばしばある．この際は，クリップを掛けた際のクリップ鉗子の位置では外せないことになる．この場合，外し専用クリップ鉗子（リムーバル鉗子）が必要になることもある．

動脈瘤の大きさとクリップ開き幅・ブレード長の関係

閉塞できる動脈瘤（ネック）の形態が円形と仮定すると，その直径の約1.6倍（正確には円周率3.14の半分の1.57倍）の長さのブレード長が必要になる（図ⅠB-8）．

クリップは，クリップコイルを支点として扇型に開いて，この幅で動脈瘤ネックを捉える（図ⅠB-9）．単純に考えると，この開き幅が動脈瘤のネックのサイズに達していなければならない．ただ，実際の手術では，ネックを吸引管で押さえたり，あるいは temporary clip を掛けることで動脈瘤内圧を減少させるなどして，クリッピングをしやすくする操作が可能である．しかし，いずれにしても，クリップの最大開き幅は重要な数値となる．

理論的には，最大開き幅は，クリップの全長と開き角度の正弦関数に比例する（図ⅠB-10）．

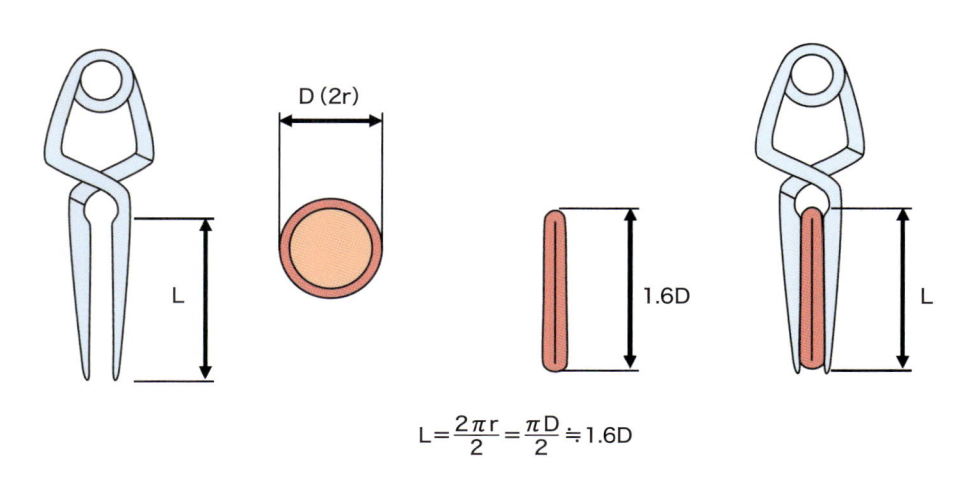

$$L = \frac{2\pi r}{2} = \frac{\pi D}{2} \fallingdotseq 1.6D$$

図ⅠB-8　クリップブレードの長さと動脈瘤の径の関係

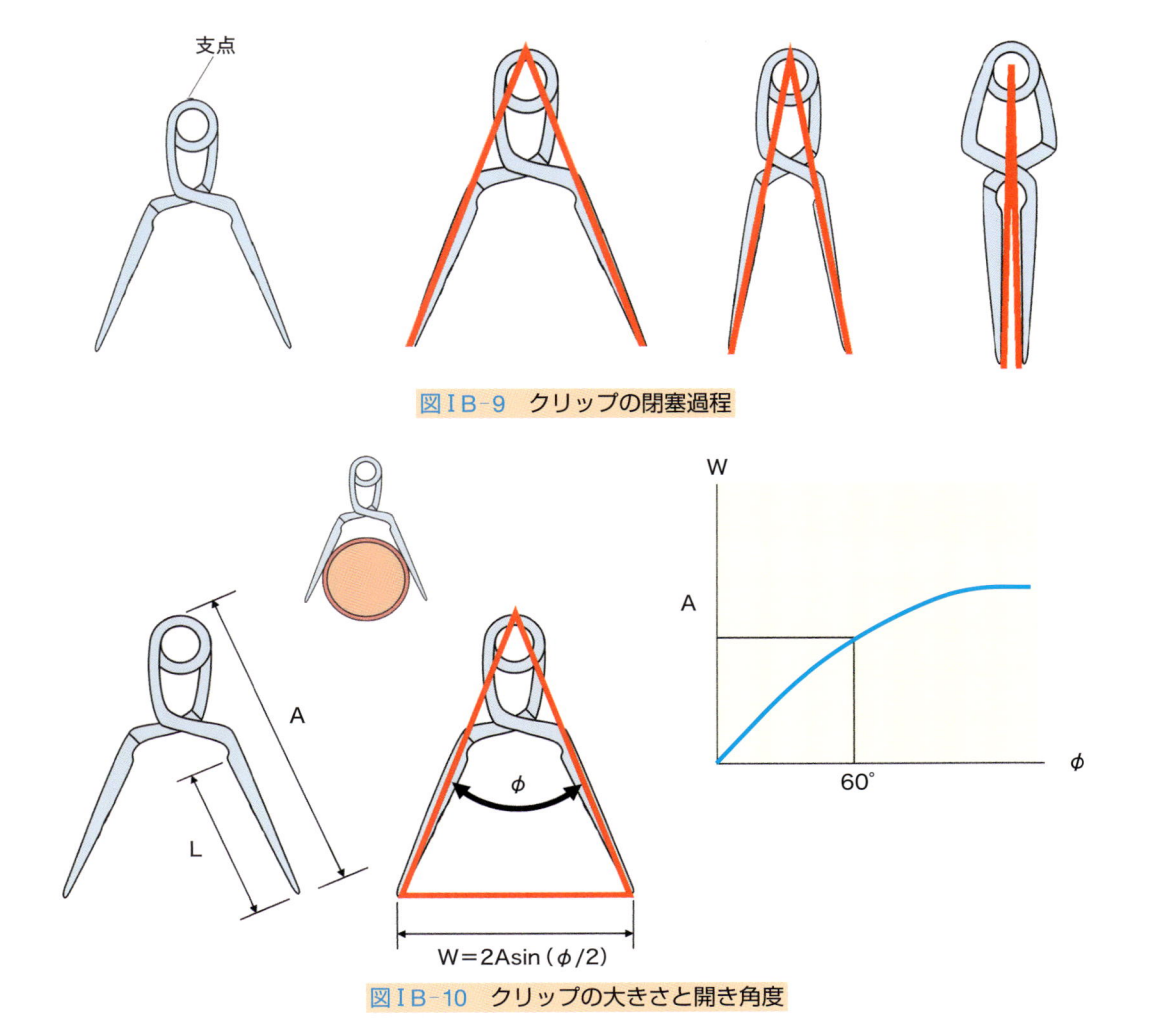

支点

図ⅠB-9　クリップの閉塞過程

$$W = 2A\sin(\phi/2)$$

図ⅠB-10　クリップの大きさと開き角度

I．脳動脈瘤クリップの基礎

図IB-11 ブレードの長さと最大開き幅の関係

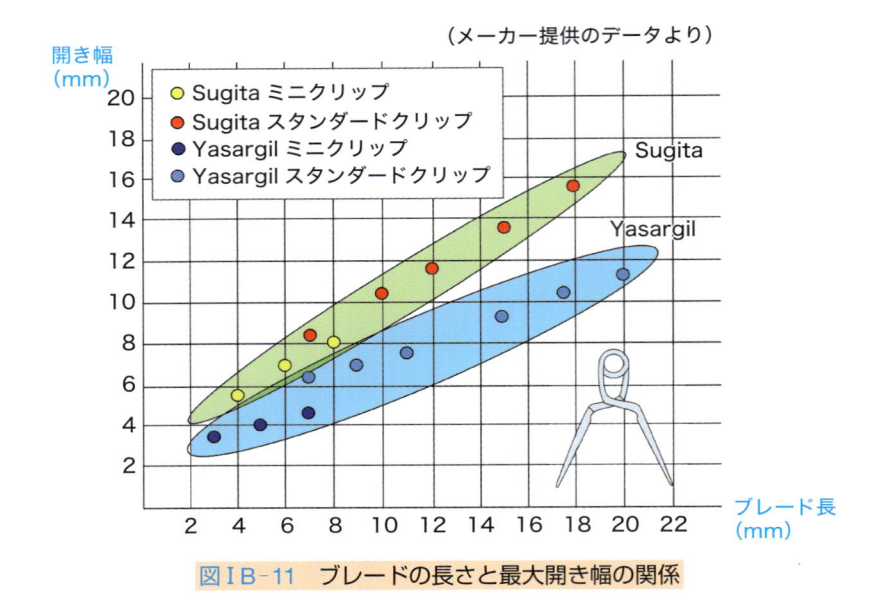

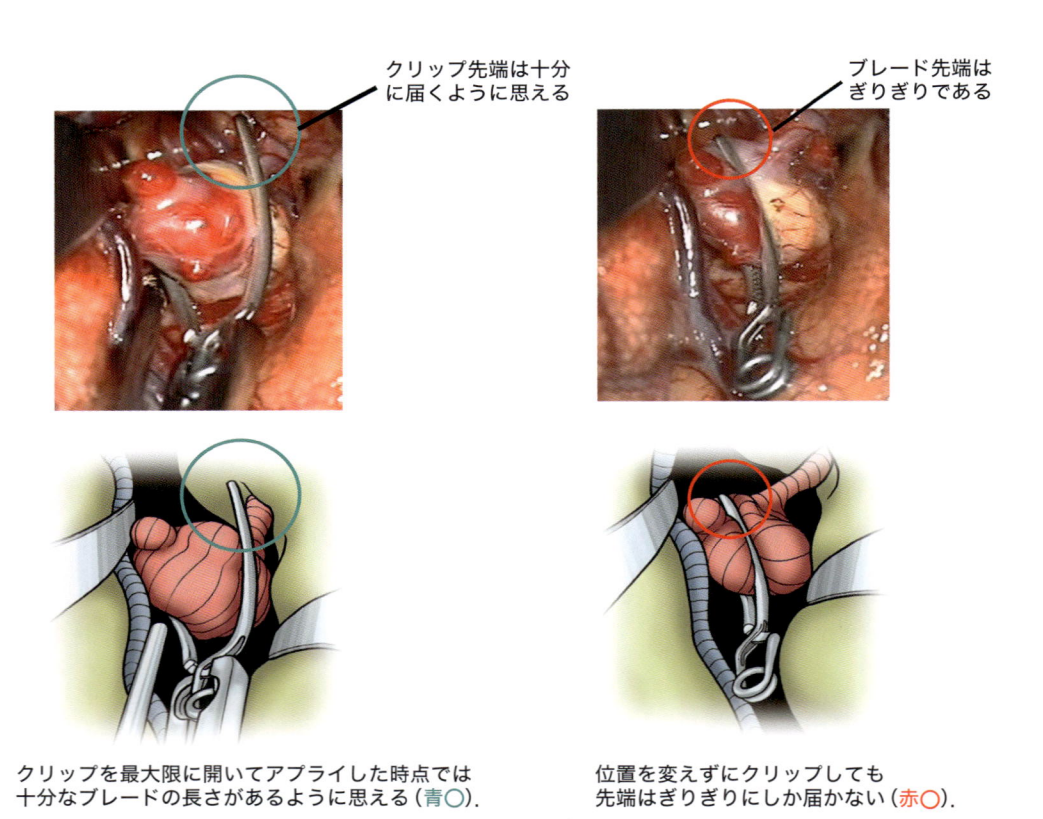

クリップ先端は十分に届くように思える

ブレード先端はぎりぎりである

クリップを最大限に開いてアプライした時点では十分なブレードの長さがあるように思える（青○）．

位置を変えずにクリップしても先端はぎりぎりにしか届かない（赤○）．

図IB-12 クリップの長さと最大開き幅

　実際の製品のスペックを見ると，小さいクリップではブレードの長さに匹敵する最大開き幅が得られるが，クリップが大きくなると，最大開き幅はブレード長の半分程度しか得られない（図IB-11）．たとえば，Yasargilタイプのクリップには，最大20mmのブレード長のクリップがあるが，その最大開き幅は11.4mmしか得られない．手術中の実際の所見を見ても，動脈瘤のドームクリッピングなどの際には，動脈瘤の幅よりかなり大きなクリップをアプライしても動脈瘤の幅ぎりぎりであり，場合によってはブレードの先端が届かない場合もある（図IB-12）．したがって，一般的には，閉塞する部位の直径よりかなり大きなクリップが必要になる（図IB-13）．

B. クリッピングの基本技術

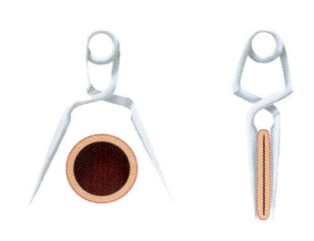

動脈瘤サイズにぴったり合ったクリップでも，小さな動脈瘤であれば開き角度も十分にあり，クリッピング可能である．

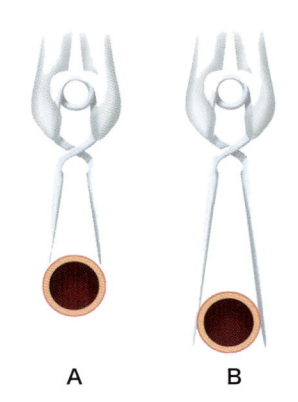

開き幅の小さなクリップでは，ブレード長が長くても動脈瘤を挟む幅が不足し(A)，さらに長いクリップ(B)が必要になる．

図ⅠB-13 クリップのサイズと開き幅

クリップ閉鎖圧・閉鎖部位

クリップの閉鎖圧や，どの部位で閉鎖するのが効果的かという問題も，大きな動脈瘤の処置の際には極めて重要である．アルキメデスの法則から，クリップの力は挟む位置が深ければ深いほど大きくなる．つまり，クリップの先端では挟む力が最も弱くなる．また，開き幅が大きくなればなるほど，閉鎖圧も大きくなる．よって，ブレードの先端だけを使うような閉鎖の場合は，閉鎖圧が十分でないこともありうるため，注意が必要である．また，強いクリップで深く挟み過ぎると，閉鎖圧が思ったより強くなってしまうことにも注意する．

現在，クリップの閉鎖圧は，先端からブレードの長さの1/3の場所で，ブレードの間隙が1.0mmのときの閉鎖圧を表現する規格になっている．チタン製クリップを例にとると，temporary clipでは50〜90g，permanent clipでは，ミニクリップで110g程度，ラージクリップで150〜200g程度の閉鎖圧になっている．

閉鎖圧はストレート型で最も強く，カーブ(angled)型やバイオネット(byonet)型で低くなり，有窓クリップでは最も低い．一般に，コバルト合金のクリップでは閉鎖圧は同等か，やや高い(temporary clipは例外)．各クリップの個別の閉鎖圧は別個に記録され，箱に記載されている．一般にYasargil clipのほうがSugita clipより閉鎖圧は高い．また，ブレードの開き幅もカタログに記載されている．一般に，開き幅ではSugita clipのほうが広いが，Yasargil clipに比べブレードの幅が広いためtaperが不十分であった．最近ではSugita Ⅱでこの欠点が克服されつつある．

クリップにて血管を閉鎖するための力は，血管径・血圧・ブレードが接する面積・血管の弾性によって求められる．血管を閉塞するのに必要な最低閉塞力(MOF)は，径3mm程度の小血管では10〜30g程度であり，最小限の力で閉じたほうが，当然血管の障害は少なくて済む．MOFから20g多いと血管に圧痕が残り，150g以上では内皮細胞の障害や血栓の形成が起こるとされる．頭蓋内の血管に用いるtemporary clipの閉鎖圧が低く作られているのはこのためである．ところが，血管径が大きいとMOFは当然大きくなり，50〜200g以上の閉鎖圧が必要となる．また，血圧が上がると当然閉鎖に必要な力は大きくなるが，永久遮断のためのpermanent clipでは圧が高く設定されている．一方で頚部頚動脈などでは径が大きく，厚い血管であるため，遮断にはpermanent clipを用いてもよく，しかも血管損傷の危険もさほどないと言える．

クリップの大きさ

動脈瘤ネックのサイズに対して大きなクリップを使用することは，アプライの際trajectoryを制限することや，クリップ後に脳の自重による変位を受けやすく，できることならば，動脈瘤のサイズに合ったクリップを置くべきである．このためには，動脈瘤の内圧を下げてネックを楕円型に変形させ，ブレードを押し込むことができるようにテンションを下げることが必要である．未破裂動脈瘤のクリッピングの際のtemporary clipは，その目的で使われることもある(図ⅠB-14)．

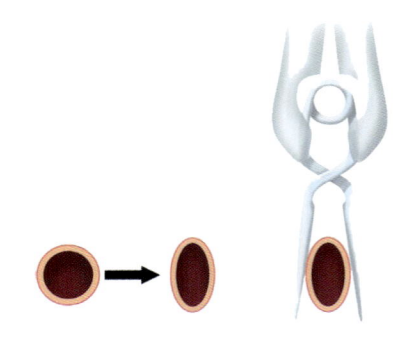

円形のネックを剝離枝などで変形させ（このためには temporary clip などで動脈瘤の圧を下げる必要あり）楕円型にすれば，狭い幅のクリップを使用できる．

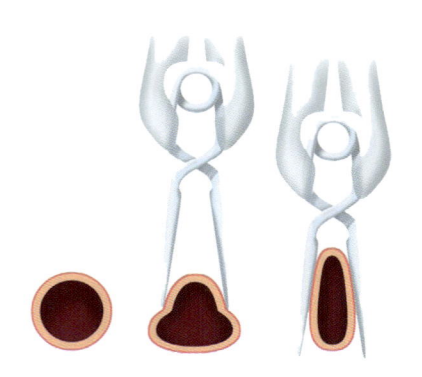

動脈瘤の圧を temporary clip などで下げると動脈瘤幅に達しないクリップでもゆっくり慎重に押し込むことで，適切なサイズのクリップが使用できる．

図IB-14　適切なサイズのクリップの使用

④ 一般的なクリッピングの技術

　クリッピングを行う際の考え方としては，
①クリップを掛けることにより，本来，動脈瘤が発生する以前の状態に戻す（図IB-15）
②ドームを血流から遮断する
という考え方がある．結果としては，ネックを閉塞させるという意味では同じことになる．
　クリッピングの基本は，完全なネックの閉塞と母動脈，分岐動脈の温存である．前述したように，クリッピングとは三次元的な平面のネックをライン（線）に変形させることだが，そのラインを完全に1本のクリップで閉塞できる場合ばかりではない．多くの場合，multiple clip の技術が必要となる（図IB-16）．
　bifurcation type では，こうした multiple clip の技術を駆使して分岐に直交する closure line を形成することになる（図IB-5，6参照）．また，trunk type の場合には，母動脈に対して平行に掛ける場合と垂直に掛ける場合が考えられる．いずれも多くの場合は，1本のクリップで達成できるが，できるだけ平行なクリップ（parallel clip）が望ましい（図IB-17）．垂直クリップでは，母動脈の変形が強く起こり，これにより，細い枝に狭窄が起こりうる．

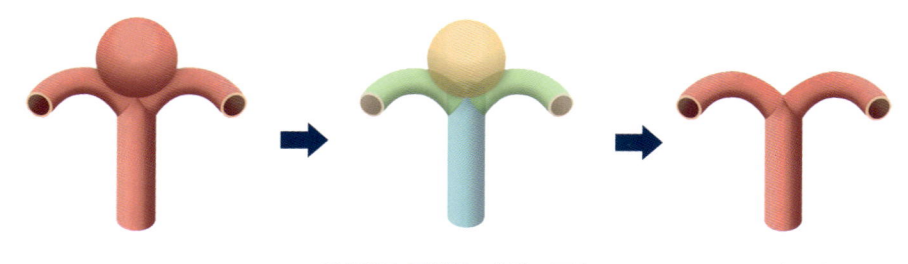

動脈瘤と母動脈，分岐の要素に分解して考える

クリッピング後の完成型を想定する

図IB-15　クリッピング後の状態のイメージ

B. クリッピングの基本技術

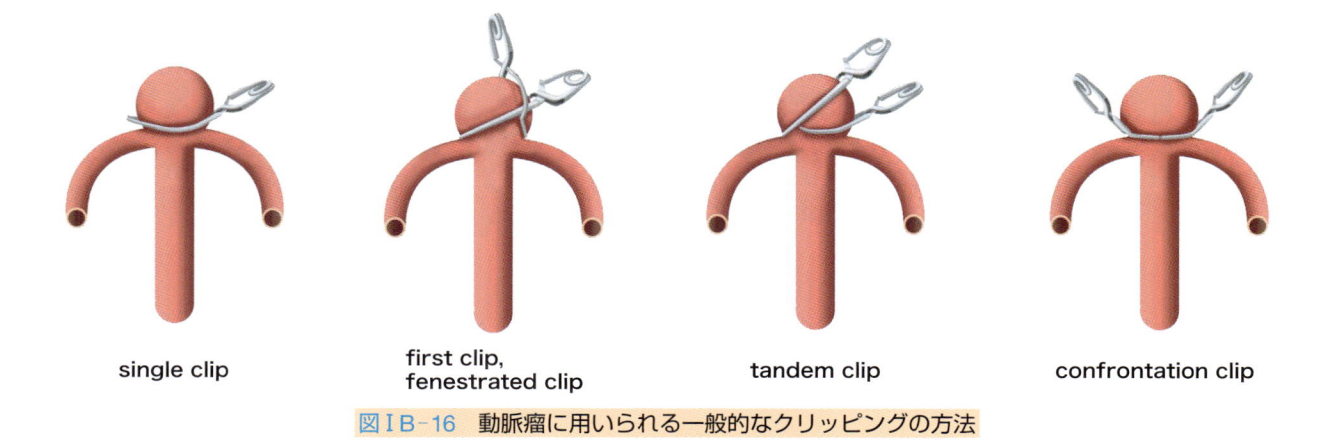

single clip | first clip, fenestrated clip | tandem clip | confrontation clip

図ⅠB-16 動脈瘤に用いられる一般的なクリッピングの方法

parallel clipping

trunk type

vertical clipping

図ⅠB-17 trunk typeの動脈瘤に対するクリッピング法

C クリッピングの応用技術

① 戦術的クリッピング

　大きな動脈瘤の場合には，さまざまな技術が必要であるが，ネッククリッピング以外の方法が必要となる．それは，dome clip（ドームクリップ）とか，aneurysmal temporary clipとか言われている戦術的なクリッピングである．

　大きな動脈瘤の場合，大きなドームの存在がネッククリッピングの障害となる．そこで，まず，ドームに大きなクリップを掛けることにより，動脈瘤のサイズを小さくする．これにより，2番目のクリップは，小さな動脈瘤に対するクリッピングとなる（図IC-1, 2）．

　そのほかにも，本書の各章でクリッピングテクニックが紹介されるが，戦術的クリッピングのひとつは，細い枝の分岐から発生した動脈瘤に対するdouble clip technique（ダブルクリップ法）である（図IC-3）．

　これは，ドームクリップとは逆に，まず，1本目のクリップを敢えて深く掛けて，これをブロックに使って，2本目のクリップで完全なクリップが確実にできることになる．このドームクリップ法，ダブルクリップ法は，戦術的なクリッピングの代表である．

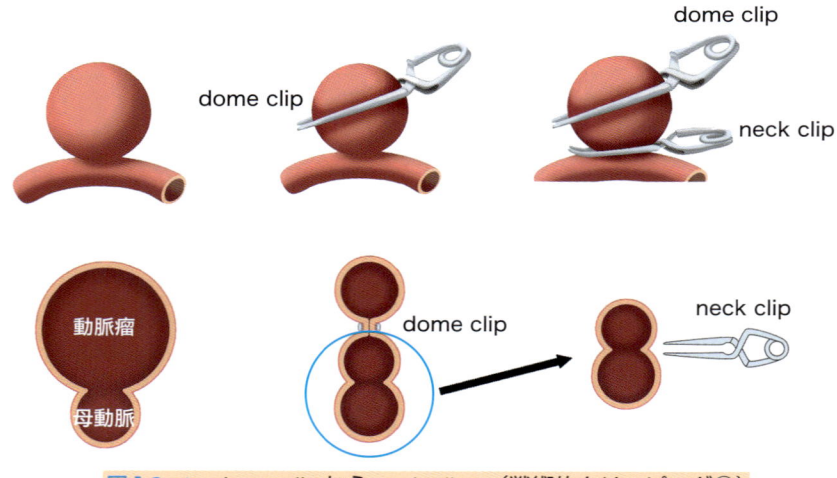

図IC-1　dome clipからneck clipへ（戦術的クリッピング①）

C. クリッピングの応用技術

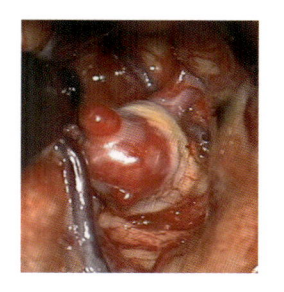

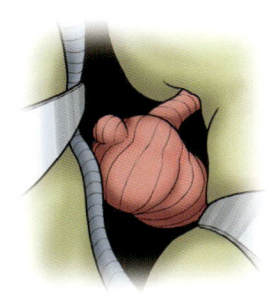

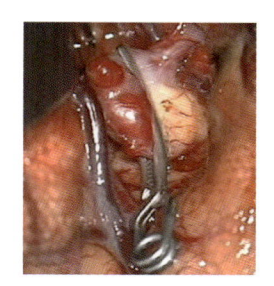

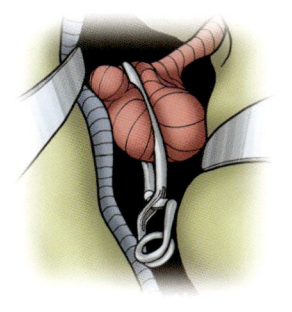

| 大きな動脈瘤 | まず dome clip を掛け，全体を小さくする．これで，動脈瘤は小さなものとなる． | 小さくなった動脈瘤はクリップのアプライも容易であり，最大まで開かなくともブレードを十分に使ってクリップできる． |

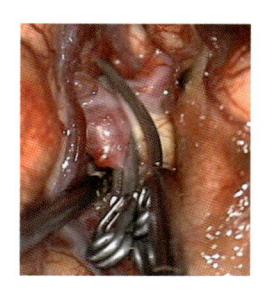

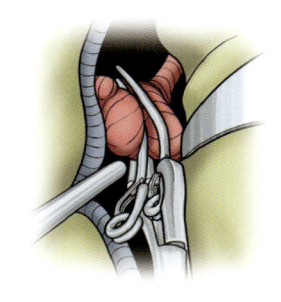

図ⅠC-2　dome clip（戦術的クリッピング②）

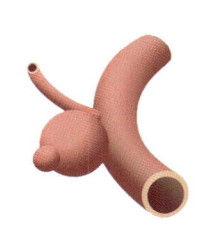

| trunk type の動脈瘤で，細い枝と密着している動脈瘤 | 最初のクリップを少し深く入れて trunk から出ている細い枝を確保 | 最初のクリップをブロックに使って平行にクリップを置き，枝を温存 | 最初のクリップをはずしてクリッピング完成 |

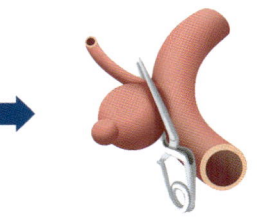

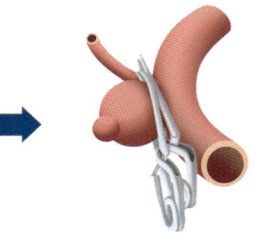

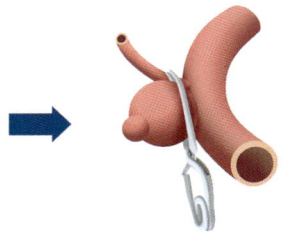

図ⅠC-3　double clip technique（戦術的クリッピング③）

2 開頭, アプローチ

　開頭, アプローチは, 動脈瘤への trajectory (軌道, 進入方向, 視線方向) を決める重要な要素である. 言うまでもないことであるが, trajectory が異なれば, 同じ dimension を持つ動脈瘤もまったく見え方が異なり, 結果として, クリッピング方法も異なる (図ⅠC-4, 5). 広い trajectory は, クリップのアプライの自由度を増す.

　広い trajectory を得るためには,
①適切な開頭
②くも膜下腔の開放
③動脈瘤と脳や神経, 母動脈, 分岐動脈の剥離
など, 総合的な技術が必要であり, これに関しては各章で述べる.

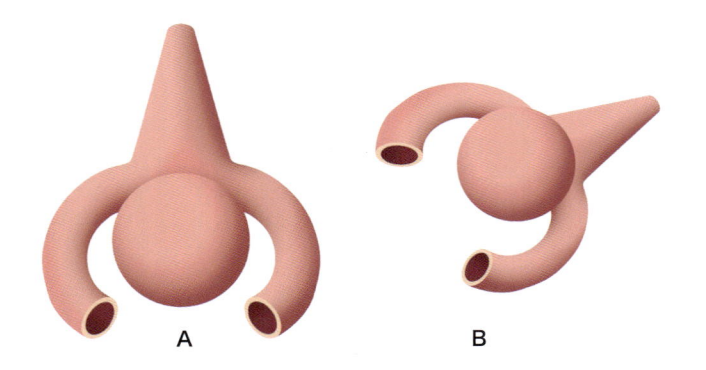

A　　　　B

bifurcation type の動脈瘤 (中大脳動脈瘤) でも, 進入方向 (trajectory) によって動脈瘤と分岐動脈瘤の見え方が大きく変化する.
B では, inferior trunk が動脈瘤に隠れ, 視認が容易でない.

図ⅠC-4　bifurcation type の trajectory

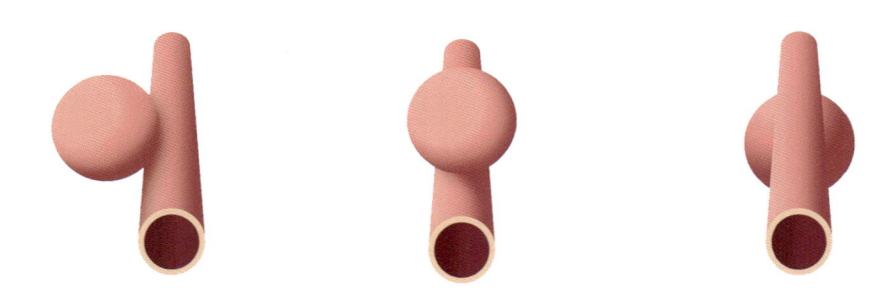

trunk type の動脈瘤においても, trajectory が変化すると動脈瘤の見え方が大きく異なり, 結果として動脈瘤クリップの方法もまったく異なる.

図ⅠC-5　trunk type の trajectory

C. クリッピングの応用技術

③ 不良なクリッピング

　動脈瘤クリッピングの基本は，その目的が完全なネックの閉塞と母動脈・分岐動脈の温存であることを考えると，本来，それほど複雑なことではないはずである．不良なクリッピングがなぜ起こるのかをよく理解しておく必要がある．

　最もよく見られる原因は，不十分なネック剥離である．本来，動脈瘤の多くは，特に動脈瘤のサイズが大きくなればなるほど，分岐動脈・母動脈とネックの癒着が起こる．剥離操作を行わずにそのままネックを観察すると，偽のネックラインを誤認することになる（図IC-6）．ネックを十分に剥離すると，真のネックが出現する（図IC-7）．真のネックが確認されれば，適切なclosure lineを推定できるし，ネックを最小にするようなdome clipも可能になる（図IC-8）．

　不良なクリッピングとしては，
①母動脈，分岐動脈に狭窄，閉塞をきたす場合
②動脈瘤の閉塞が不完全な場合
③ネックが残存する場合
の3つが起こりうる．

　動脈瘤のネッククリッピングは動脈瘤へのtrajectoryや術者の力量，closure lineの考え方により，多少の差異はあるものである．言い換えると，ある程度の幅があるものである．唯一無二の正解があるわけではない．しかし，ネックの誤認は，その後の操作が完全であっても，決定的な問題である．ネックの剥離が不十分な場合には，①②③のすべての問題が起こりうる．

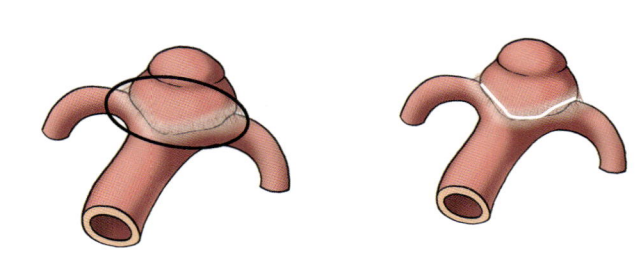

図IC-6　剥離操作前のネック（偽の閉塞ライン）

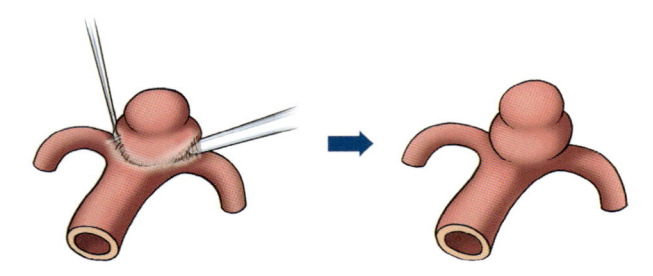

図IC-7　剥離によるネックの形成

剥離によりネックが形成されると，クリップの方向や大きさ，角度が正確に想定できる．

closure line

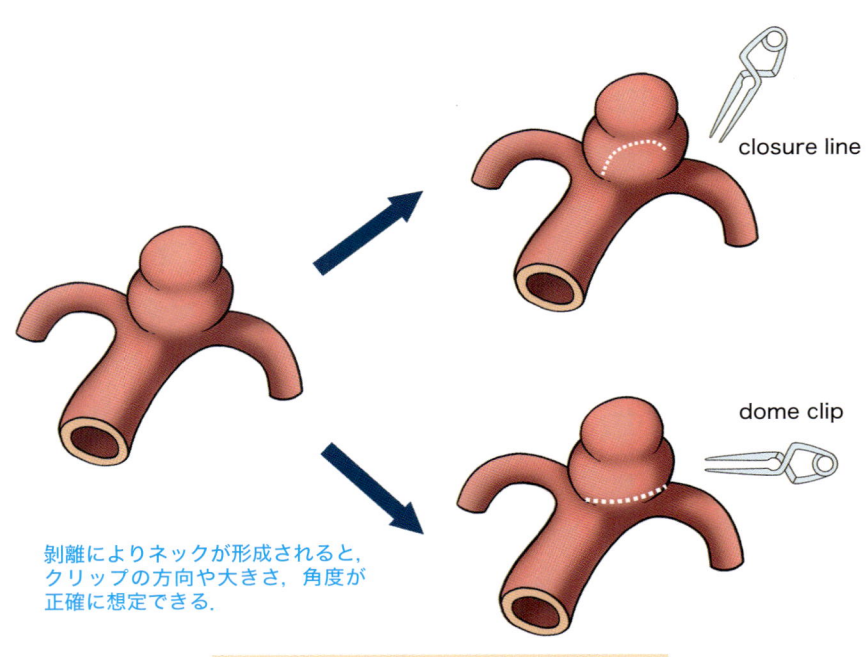

dome clip

図IC-8　剥離後のクリッピングのイメージ

特に，クリップをこの見かけの閉塞ラインに置いた場合には，しばしば，①母動脈，分岐動脈の狭窄や閉塞が起こる（図ⅠC-9〜11）．

また，完全な剝離が行われても，blind side に細い枝があることを認識していないと，クリップの先端でこの枝を閉塞させる可能性もある（図ⅠC-12）．

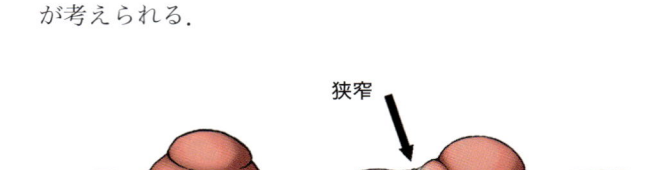

②の動脈瘤の閉塞が不完全になる原因としては，
- クリップ先端が動脈瘤の blind side まで到達していない場合（図ⅠC-13）
- 動脈瘤ネックの一部に硬い部分があり，クリップの閉塞が完全でない場合（図ⅠC-14）

が考えられる．

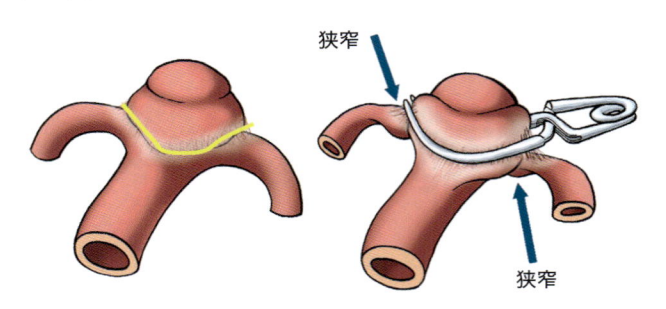

図ⅠC-9　不十分な剝離による狭窄例①
剝離を十分に行わないで見かけの閉塞線にクリップを置くと，癒着による引きつれが起こり，母動脈・分岐動脈（この場合は2本とも）に狭窄が生じる．

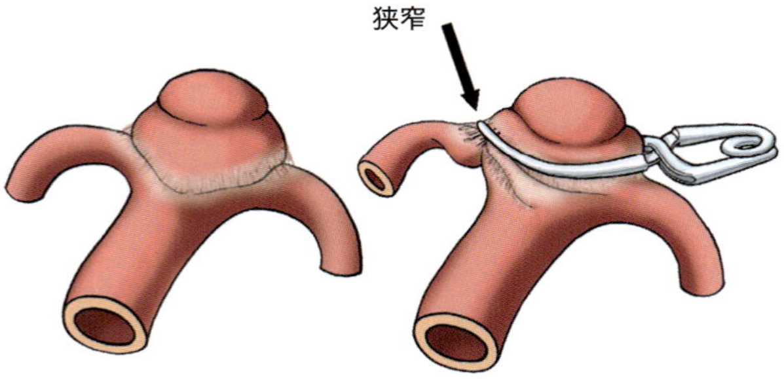

図ⅠC-10　不十分な剝離による狭窄例②
特にクリップの先端は術者から blind side になり手前側に注意が集中し，しばしば奥側の分岐動脈に狭窄が発生する．

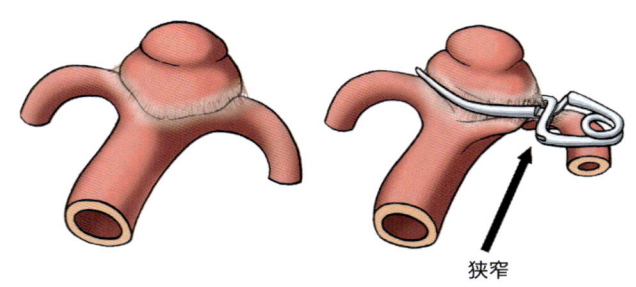

図ⅠC-11　不十分な剝離による狭窄例③
奥側（blind side）に狭窄を作らないようにクリップを置き，手前側に狭窄を作ってしまうこともある．

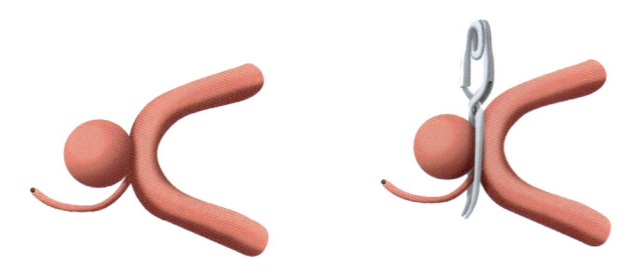

図ⅠC-12　blind side で細い動脈を閉塞した例

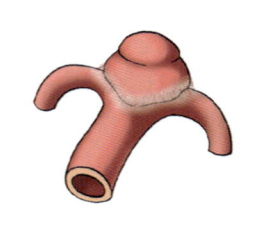

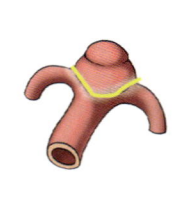

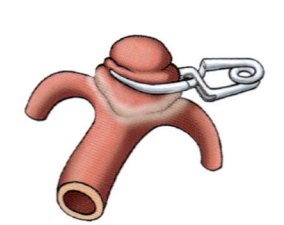

図ⅠC-13　残存動脈瘤例①
見かけの閉塞線（黄色の線）にクリップを置く場合に，分岐動脈の狭窄を避けるために動脈瘤ネックから少し離れた位置にクリップを置くと不完全なクリップとなる．

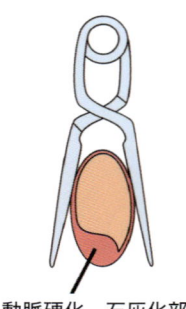

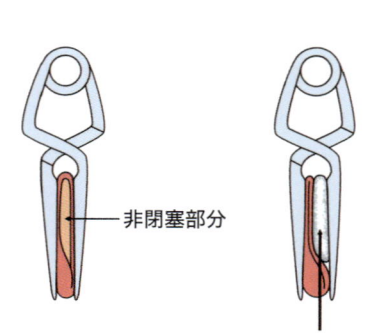

図ⅠC-14　動脈瘤の一部に硬い部分がありクリップ閉鎖が不完全になる場合
動脈硬化，石灰化部位／非閉塞部分／コットンなどでスペースを埋めると完全な閉塞となる．

クリップブレード先端が動脈瘤ネックのblind sideまで到達しない原因としては，
- クリップのブレード長が足りない場合（図IC-15）
- クリップを閉鎖する過程で，動脈瘤がクリップから逃げるように移動してしまう場合（図IC-16）

などが考えられる．

残存ネックは，さまざまな原因で起こるが，これも動脈瘤の剝離が不十分であることが最大の要因となる（図IC-17）．言い換えると，動脈瘤ネッククリッピングを成功させるには，ネックの完全な剝離が必須である．本書では，各章でこの手順やコツ，考え方を解説する．

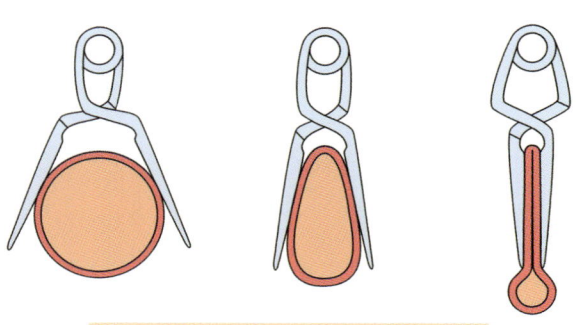

図IC-15　クリップの長さが短い場合

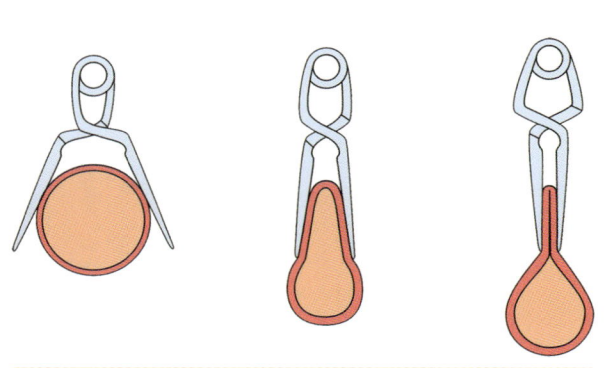

図IC-16　動脈瘤がクリップ閉鎖の過程で移動する場合

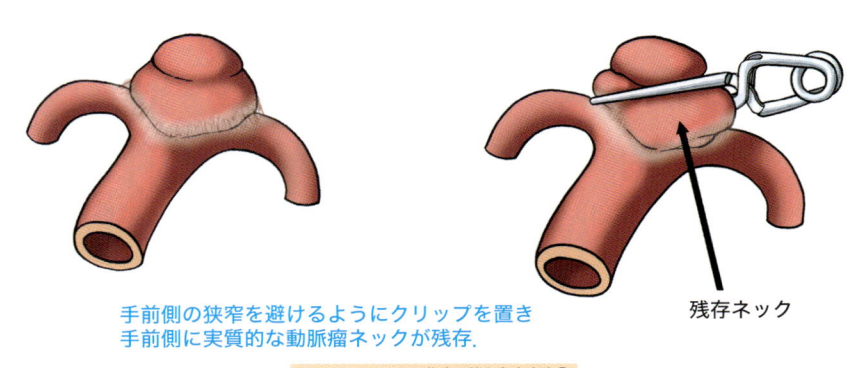

手前側の狭窄を避けるようにクリップを置き手前側に実質的な動脈瘤ネックが残存．

残存ネック

図IC-17　残存動脈瘤例②

4 safe wayと破裂時の対応

　未破裂動脈瘤の処置においても，破裂動脈瘤の処置においても，最大のリスクは術中の破裂である．

　破裂動脈瘤では，破裂部位を避け，母動脈の確保，分岐動脈の確認，そして，ネックの剥離という手順を踏む必要がある．くも膜下出血の状態では，出血の充満したくも膜下腔のために，動脈の同定は容易ではない．慎重にくも膜下腔を洗浄していくことが重要である．破裂部位はだいたい想定できる（多くは，ドーム先端のblebと考えるべき）ので，これを避け，動脈に沿って，まず母動脈の確保を行い，破裂の際の一時遮断を可能にする．

　図IC-18に，trunk type（内頚動脈瘤など）におけるアクセスの基本を示した．動脈瘤のtrajectoryが進入方向に対して横向きの場合には，それと反対側の動脈壁をたどるように動脈瘤の心臓側に到達できる．これを安全路（safe way）と呼ぶ．

　図IC-19に，bifurcation typeの動脈瘤に対するアクセスの基本を示した．ここでもsafe wayの確保が重要である．

　破裂は，破裂動脈瘤の手術では避けがたいこともある．いわゆるpre-mature ruptureは，アクセスのやり方に問題があることも多い．ただし，硬膜下血腫を伴う場合や壁の薄い血豆状動脈瘤では，不可避の場合もある．頚部などで母動脈を確保しておくことも重要である．

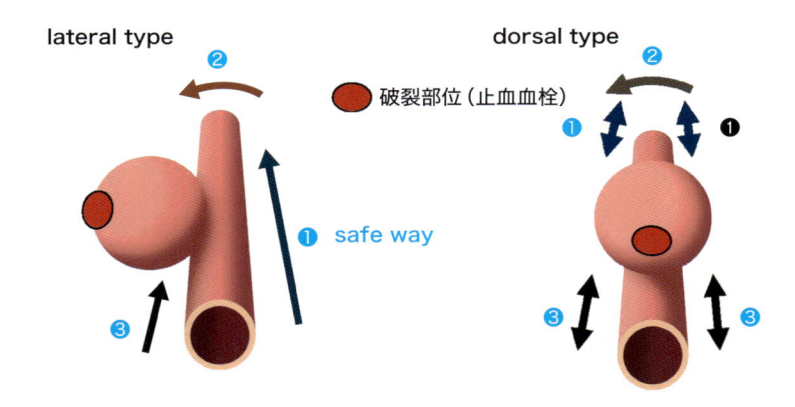

破裂部位を避け，母動脈の心臓側に達する最初のアクセス❶をsafe wayと呼ぶ．
safe wayは安全に進入でき，続いて❷の部位で一時遮断を可能にしておく．
次に，動脈瘤ネックの剥離を行う．
破裂部位は基本的に❶❷❸のステップが終了してから処置を行う．

図IC-18　trunk typeの破裂動脈瘤へのアクセス

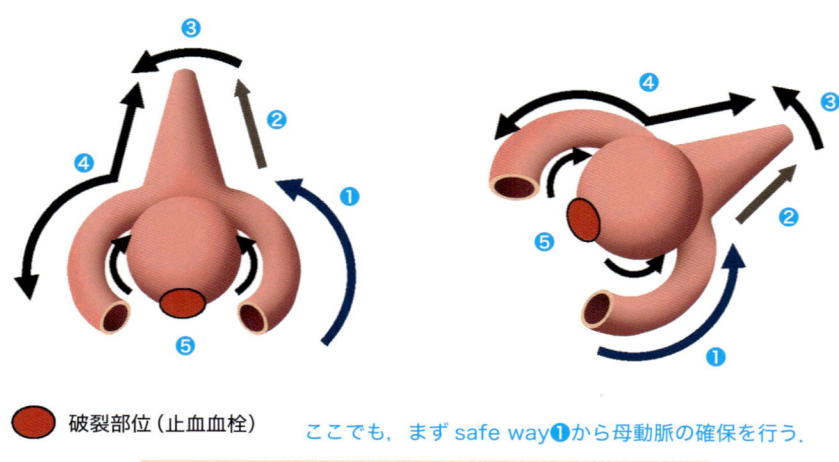

ここでも，まずsafe way❶から母動脈の確保を行う．

図IC-19　bifurcation typeの破裂動脈瘤へのアクセス

一般的な破裂は，アクセスがうまくいって，破裂部位やネックの剝離の際に起こる．以下の解説および図ⅠC-20〜23に，破裂時の対処法の基本的戦術を4種類示した．

double suction technique（図ⅠC-20）

ネックや母動脈の確保が不十分な際に起こった破裂に対する有効な方法である．2本，あるいは，3本の吸引管を使用して，術野を充満し，あるいは，術野からオーバーフローする血液を吸引し，出血部位（1ヵ所）を一本の吸引管でコントロールできるようにする．この状態で，動脈瘤周辺の剝離を進める．temporary clipなども併用することがある．

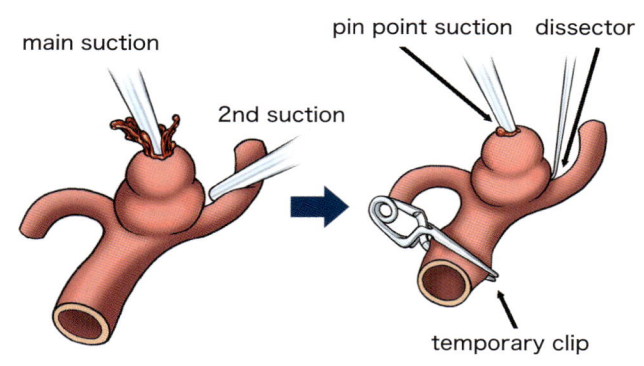

図ⅠC-20　破裂時の対処①（double suction technique）

dome clip法（図ⅠC-21）

破裂部位がドーム先端であることが明らかで，動脈瘤のネックは剝離されていないが，ドームにはクリップが掛けられる場合に，破裂部位を含むドームを一時的にクリップして止血する．

temporary hemostasis法（図ⅠC-22）

これは，出血の程度がひどくなく，コットンなどを当てて止血時間を待つことにより，出血部位が血栓で止血するのを待つ．

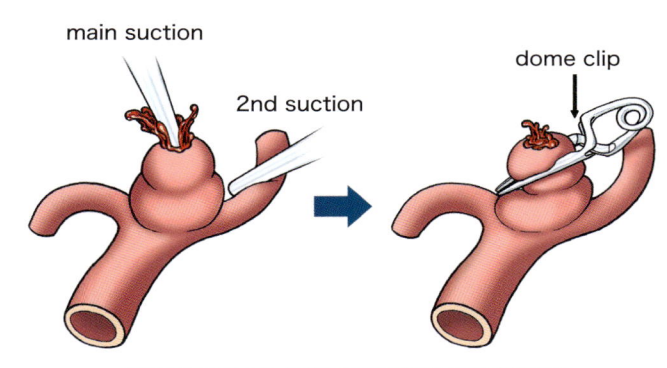

図ⅠC-21　破裂時の対処②（dome clip法）

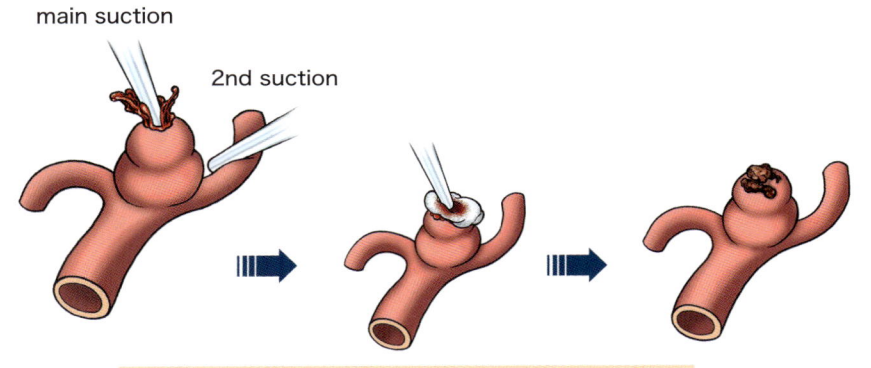

図ⅠC-22　破裂時の対処③（temporary hemostasis法）

I．脳動脈瘤クリップの基礎

complete flow arrest（図ⅠC-23）

これは，最も止血が完全な方法であり，母動脈，分岐動脈をすべて遮断して，無血的な術野を得て，ネックを剝離して，ネッククリップを行う．

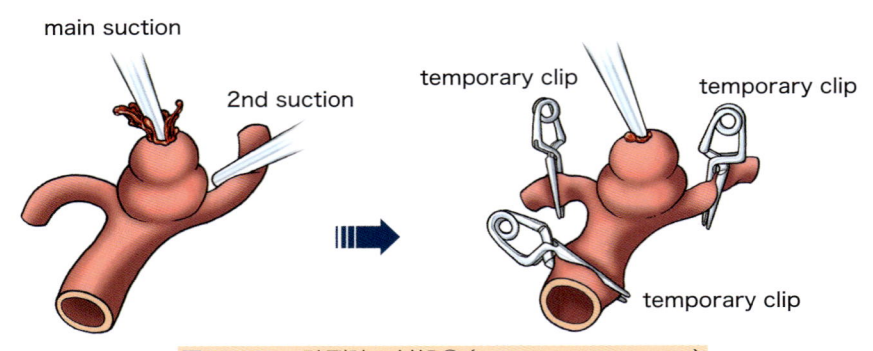

図ⅠC-23　破裂時の対処④（complete flow arrest）

いずれの方法も，状況に応じて選択すべきものである．最良の方法を選択するためには，多くの経験が必要である．

●参考文献

1) Gibbons GH, Fzau VJ：The emerging concept of vascular remodeling. N Engl J Med **330**：1431-1438, 1994
2) Hayashi KI, Honada H, Nagasawa S, et al：Stiffness and elastic behavior of human intracranial and extracranial arteries. J Biomech **13**：175-184, 1980
3) Houkin K, et al：Intra-operative premature rupture of the cerebral aneurysms. Analysis of the cause and management. Acta Neurochir（Wien）**141**：1255-1263, 1999
4) Kazumata K, Kamiyama H, Ishikawa T, et al：Operalive anatomy and classification of the sylvian veins for the distal trans sylvian approach. Neurol Med Chir（Tokyo）**43**：427-433, 2003
5) Malek AM, Aplper SL, Izumo S：Hemodynamic shear stress and its role in atherosclerosis. JAMA **282**：2035-2042, 1999
6) Oshima M, Torii R, Kobayashi T, et al：Finite element simulation of blood flow in the cerebral artery. Comput Methods Appl Mech Eng **191**：661-671, 2001
7) Scarbel F, et al：Neurovascular flow simulation review. Neurol Res **20**：10-15, 1998
8) Shojima M, Oshima M, Takaji K, et al：MaEmitude and role of wall shear stress on cerebral aneurysm：Computations；fluid dynamic study of 20 middle cerebral artery aneurysms. Stroke **35**：2500-2505, 2004
9) Torii R, Oshima M, Kobayashi T, et al：Computer modeling of cardiovascular fluid-structure interactions with the deforming-spatial-domain/stabilized space-time formulation. Comput Methods Appl Mech Eng **195**：1885-1895, 2006
10) Yasargil MG：Microneurosurgery Ⅱ, Georg Thieme Verlag, Stuttgart, p71-123, 1984
11) 石川達哉：脳動脈瘤手術におけるclosure lineの設定とapproach angleを意識したclipping術．脳神経外科速報 **7**：804-814，2007
12) 大熊洋揮：内頚動脈瘤のクリッピング．脳神経外科速報 **17**：18-28，2007
13) 大島まりほか：脳動脈瘤における流体力学と数値シミュレーション的アプローチ．脳神経外科速報 **18**：462-470，2008
14) 上山博康，川村伸吾，大田英則ほか：中大脳動脈瘤，内頚動脈瘤に対するdistal trans Sylvian approach．第12回脳卒中の外科研究会講演集，p69-74，1983
15) 上山博康：Anterior Interhemispheric Approachのための微小外科解剖─ Arachnoid membrane, trabeculaeを中心に─．顕微鏡下手術のための脳神経外科解剖Ⅲ，サイメッド・パブリケーションズ，東京，p39-49，1991
16) 永田　泉：内頚動脈─後交通動脈瘤，内頚動脈─前脈絡叢動脈瘤．脳神経外科手術アトラス，山浦 晶（編），医学書院，東京，p13-19，2005
17) 永田和哉：Willis動脈輪前半部の動脈瘤の手術─なぜ2時間で終わらないのか─．脳卒中の外科 **27**：427-432，1999
18) 中山若樹：前交通動脈瘤クリッピングにおけるClosure lineのとりかた～Closure 'Plane' コンセプトとアプローチ選択～．脳神経外科速報 **19**：998-1010，2009

第Ⅱ章

脳動脈手術の基本技術

Contents

- §A　開頭術
- §B　頭蓋底技術
- §C　バイパス手術
- §D　くも膜下腔の確保
- §E　動脈瘤処理
- §F　くも膜下腔洗浄

A 開 頭 術

1 前側頭開頭術

　前側頭開頭術は，脳動脈瘤に限らず脳神経外科で最も一般的な開頭法であり，これを完全にマスターすることにより，動脈瘤クリッピングの多くが可能になる．

　目的は，pterionを中心とした開頭により，シルビウス裂をはさんで前頭葉，側頭葉が術野に確保できるようにすることである（図ⅡA-1）．

　しかし，一般的であるために，適切な解剖学的知識やアプローチの際の詳細な注意点に関して，系統的な理解がされていないことも多い．体位，皮切，側頭筋処理，開頭，骨切除などのポイントについて，臨床外科解剖に基づいた理解が必須である．

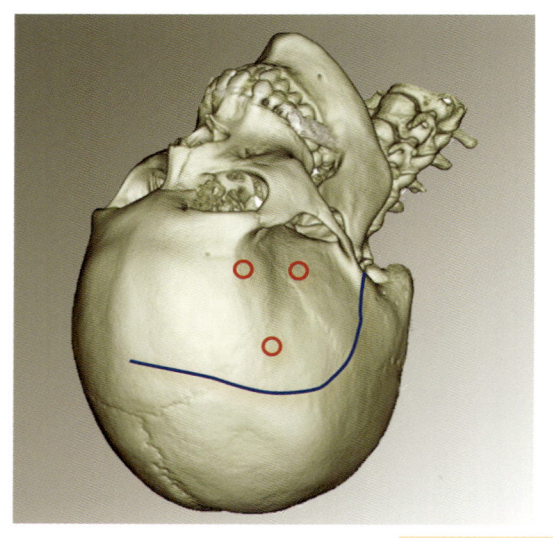

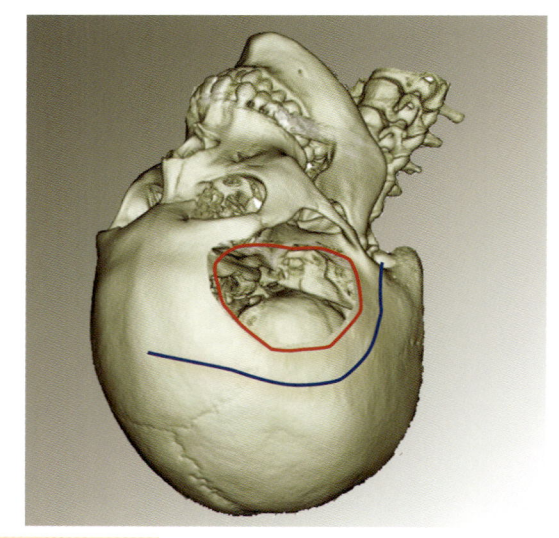

図ⅡA-1　前側頭開頭のイメージ

体　位

　仰臥位で，頭部を回旋することで，視野が大きく変わる．顕微鏡の角度でも視野は自由に変えることができるが，最も自然な直視の状態での動脈の見え方は，頭部の回旋角度で変わることを理解しておく必要がある．

　シルビウス裂は三次元的な構造をしているが，基本的にはほぼ垂直であり，回旋角度が強くなればなるほど，側頭葉がシルビウス裂に覆いかぶさることになる．しかし，その一方で回旋を強くすると内頚動脈，さらに前交通動脈複合体などの展開が良好になる．

　動脈瘤の形態や大きさ，母動脈との関連などを考えて，回旋角度は，臨機応変に変える必要があるが，中大脳動脈瘤→内頚動脈瘤→前交通動脈瘤となるにしたがって，回旋角度は，30°，45°，60°というように大きくすることが基本となる（図ⅡA-2，3，4）．

A. 開頭術（前側頭開頭術）

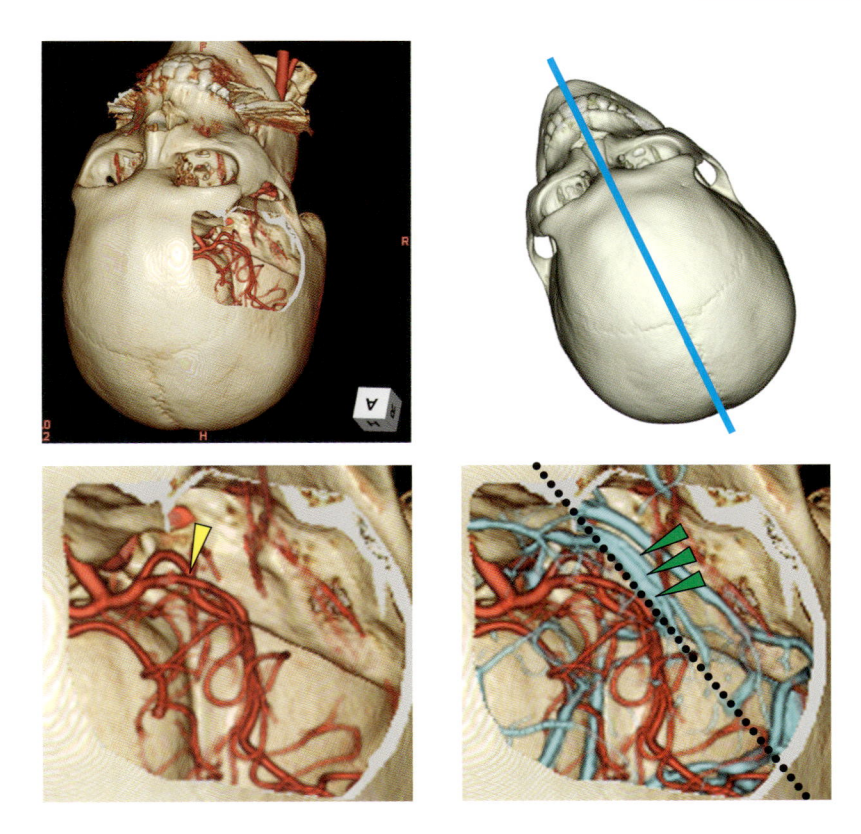

シルビウス裂と中大脳動脈がほぼ同一の面（同じ垂直面）になり，シルビウス静脈（緑矢頭）を開放すると，直下に中大脳動脈が確認できる（黄矢頭）．

図ⅡA-2　頭部を30°回旋した視野

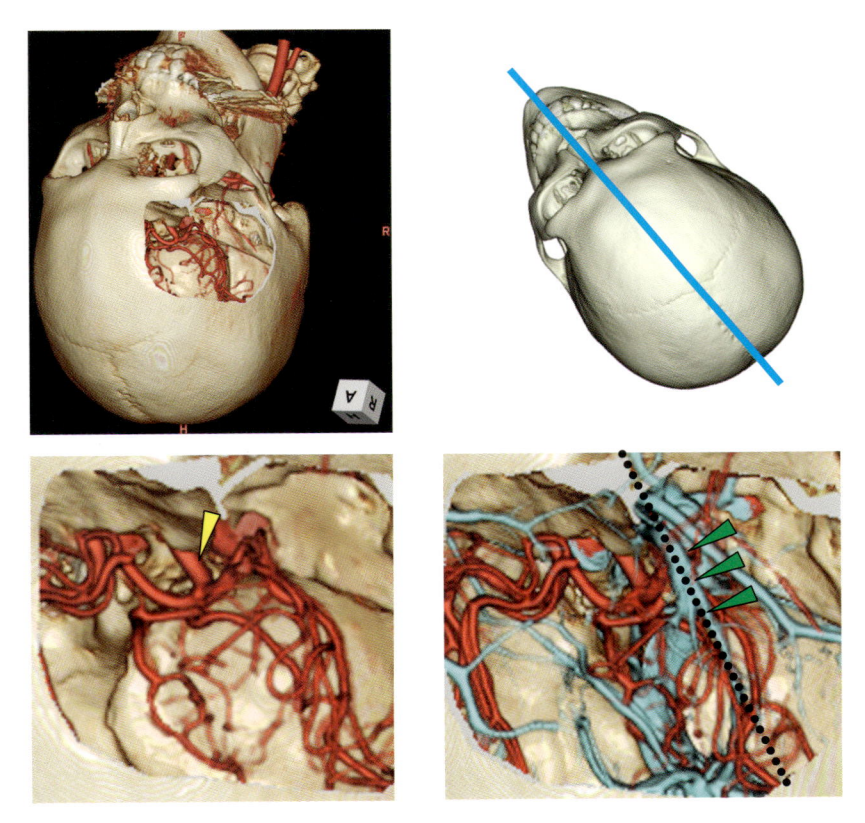

頭部を45°回旋すると，側頭葉が中大脳動脈に覆い被さるが，内頸動脈（黄矢頭）は見やすい位置になる．

図ⅡA-3　頭部を45°回旋した視野

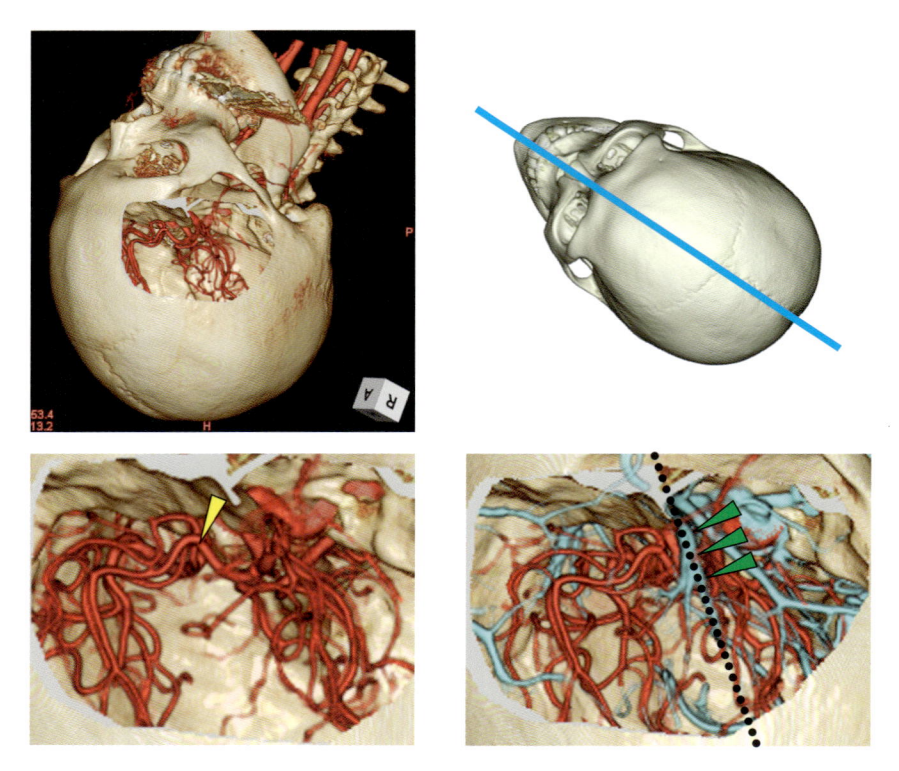

頭部を60°回旋すると，側頭葉はさらに中大脳動脈に覆い被さるが，前交通動脈（黄矢頭）は見やすい位置になる

図ⅡA-4　頭部を60°回旋した視野

皮　切

　頭皮の構造は，十分に理解しておく必要がある．いくつかのポイントを挙げると，
①浅側頭動脈（STA）は帽状腱膜の上を走行する
②顔面神経などの神経も帽状腱膜の上を走行する
③側頭筋膜は浅層と深層があり，その間に脂肪層（fat pad）が存在する
④顔面神経は耳介の前方で頬骨弓の上を走行する
⑤側頭筋は側頭線（linea temporalis）を起始とし，下顎骨の筋突起に終わる
などは，安全な皮切を行ううえで最低限の知識である（図ⅡA-5，6）．

A. 開頭術（前側頭開頭術）　29

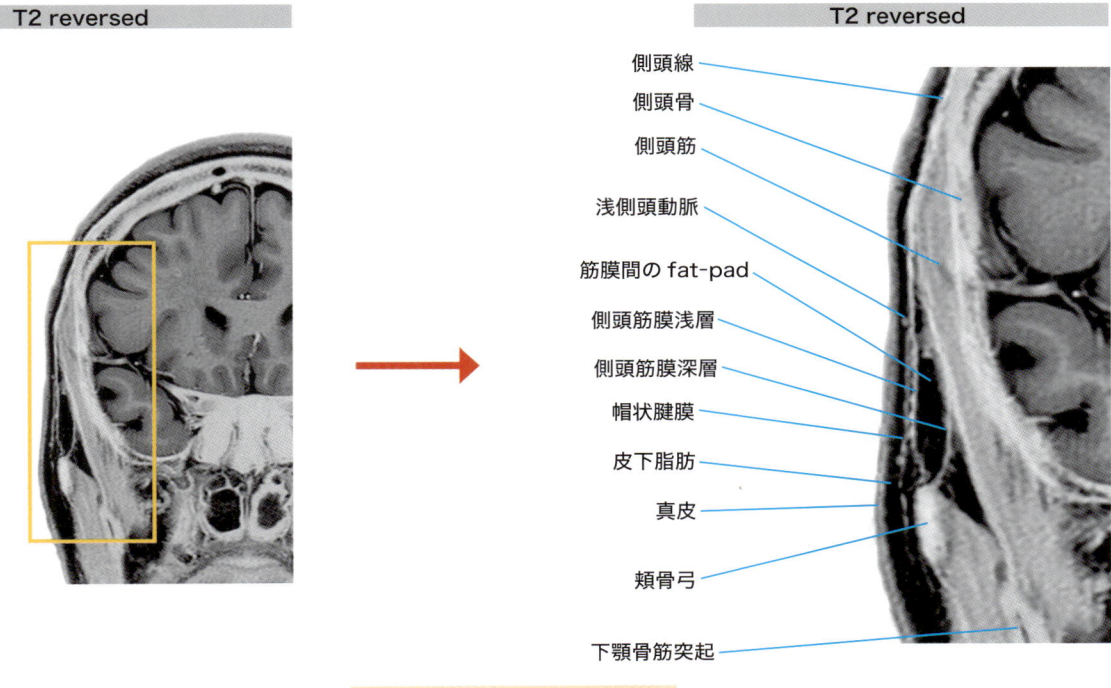

T2 reversed　　　　　　　　　　　T2 reversed

- 側頭線
- 側頭骨
- 側頭筋
- 浅側頭動脈
- 筋膜間の fat-pad
- 側頭筋膜浅層
- 側頭筋膜深層
- 帽状腱膜
- 皮下脂肪
- 真皮
- 頬骨弓
- 下顎骨筋突起

図ⅡA-5　頭皮の冠状断面解剖

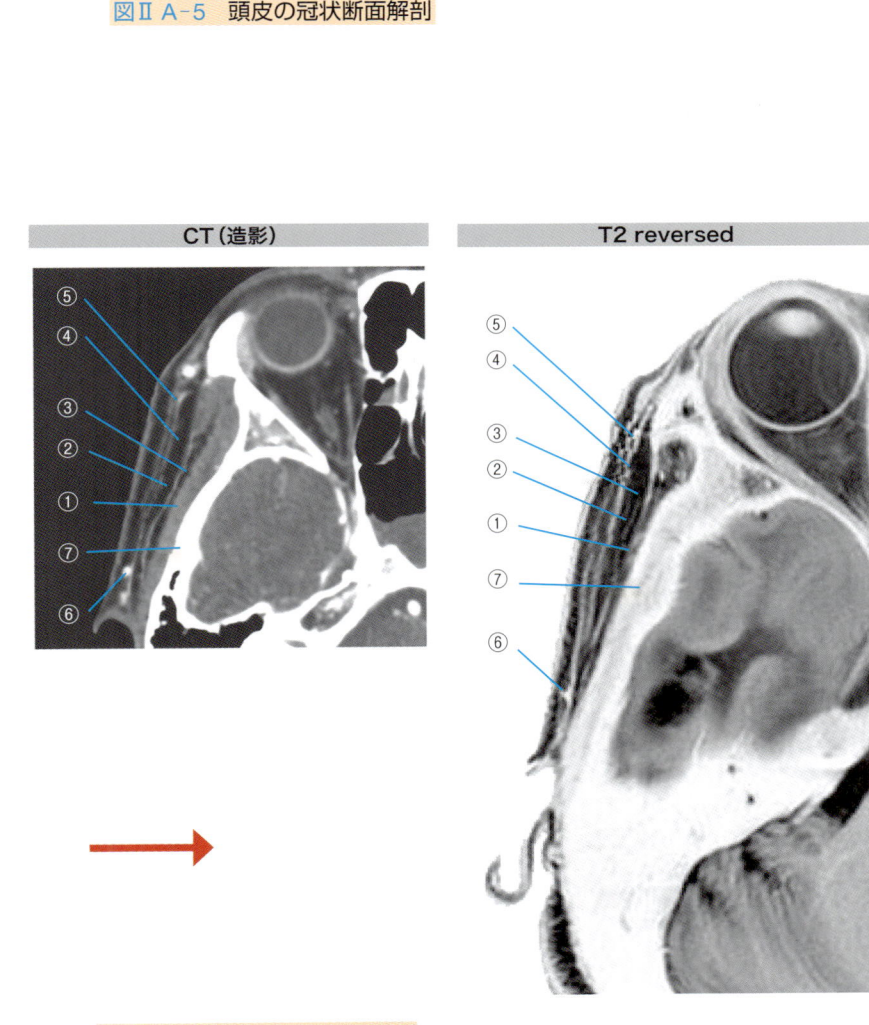

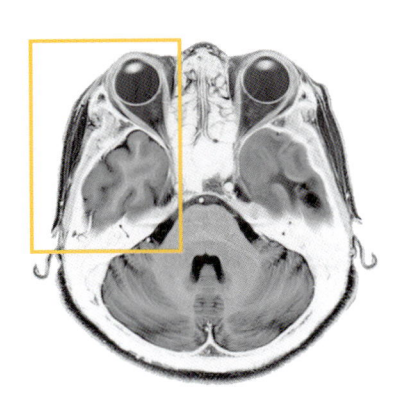

① 側頭筋
② 筋膜間の fat-pad
③ 側頭筋膜深層
④ 側頭筋膜浅層
⑤ 帽状腱膜
⑥ 浅側頭動脈
⑦ 側頭骨

CT（造影）　　　　　　T2 reversed

図ⅡA-6　頭皮の軸面断面解剖

II. 脳動脈瘤手術の基本技術

　STAの温存は，動脈瘤手術ではしばしば必要になる．特に，複雑な動脈瘤手術を安全に行うためにはSTA-MCAバイパスの必要性は高い．また，術中の何らかの突発的な事態や予想外の事態に備えるために，完全な剝離は必要ないが，STAを温存した開頭が望まれる．このために，通常の動脈瘤手術においても，STAの頭頂枝を温存して皮切を行う（図ⅡA-7）．また，耳介に近く高い皮切では顔面神経損傷の心配はないが，耳介から前方に離れ，低い皮切になればなるほど，顔面神経損傷の可能性が出てくるので注意を要する（図ⅡA-8）．

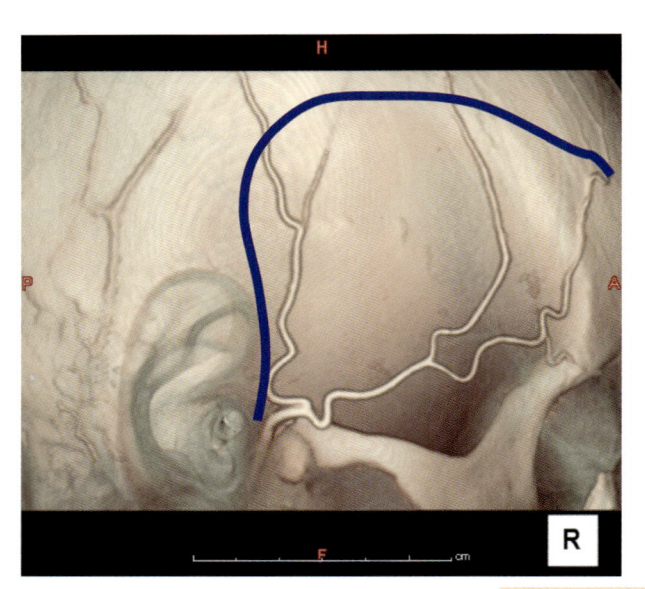

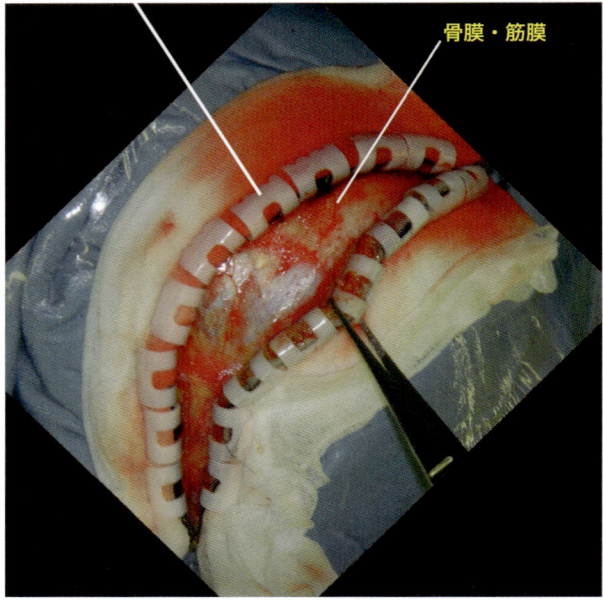

浅側頭動脈の走行を考えて，頭頂枝，前頭枝をカットするポイントでの止血を行う．皮切は，帽状腱膜をカットして，筋骨膜上で止める．

図ⅡA-7　皮切のラインと深さ

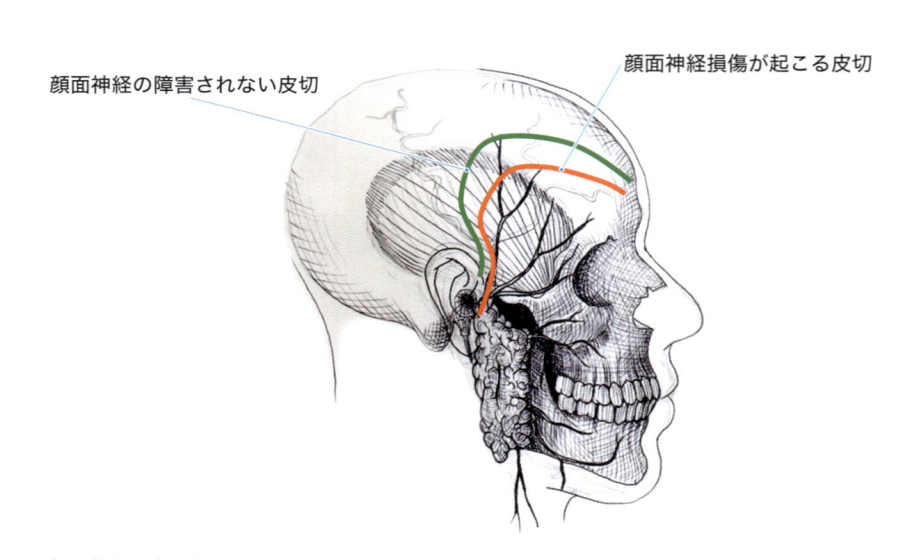

顔面神経の前額枝，頬骨枝は，耳介前方から分岐している．galeaの上を走行しており，galeaに残した形で皮膚切開を行う．ただ，耳介の前で，頬骨弓の位置で皮切すると顔面神経を損傷する．結果として，額の挙上不良が後遺する．

図ⅡA-8　顔面神経の温存

A. 開頭術（前側頭開頭術）

側頭筋処理

側頭筋は，開頭の妨げになる．しかし，これを愛護的に扱わなければ，術後に美容的な問題ばかりでなく，開口制限などの障害を引き起こす．

側頭筋は，
① 皮切直下でそのまま切開し，後方に翻転する one flap 法

② 皮弁と筋肉弁を 2 つの flap に分離する two flap 法
の 2 つがある（図ⅡA-9, 10）．さらに two flap 法では，
(1) 皮弁と筋膜を一弁として翻転し，筋膜のない筋肉を一弁として後方へ翻転する方法
(2) 皮弁を帽状腱膜下で一弁として翻転し，筋肉は筋膜を付けた状態で後方へ翻転する方法
の 2 種類がある（図ⅡA-10）．

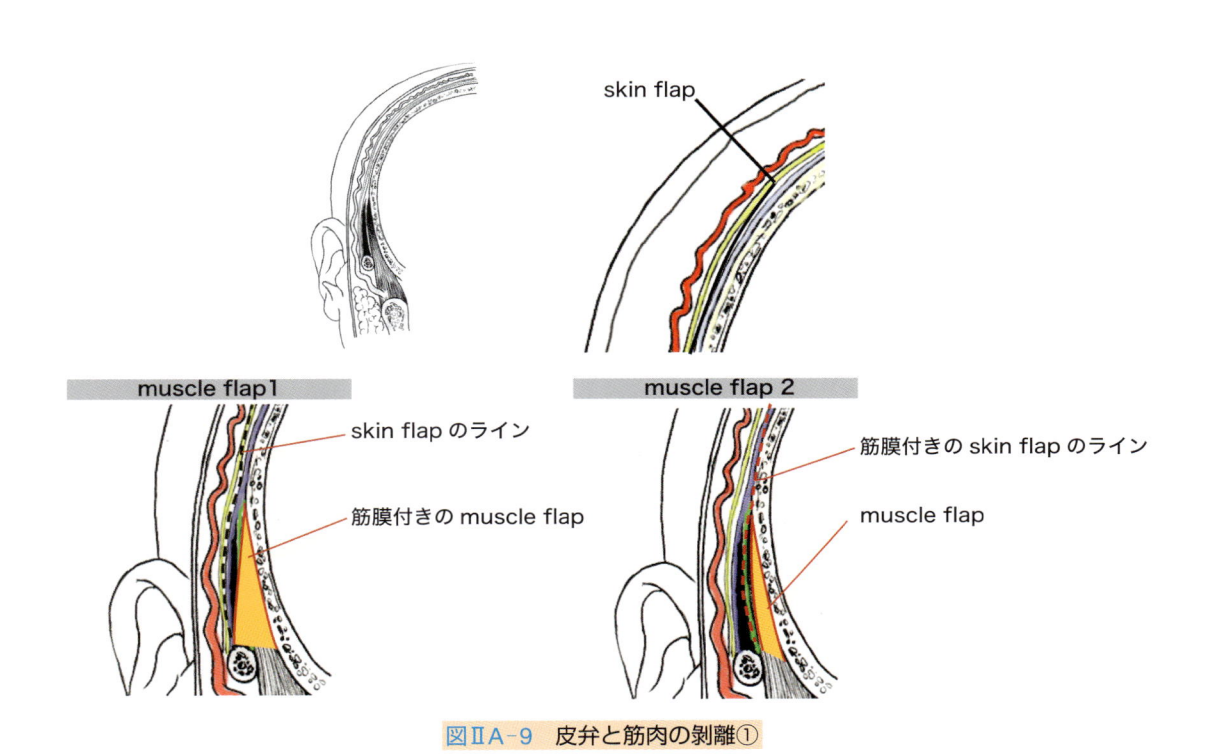

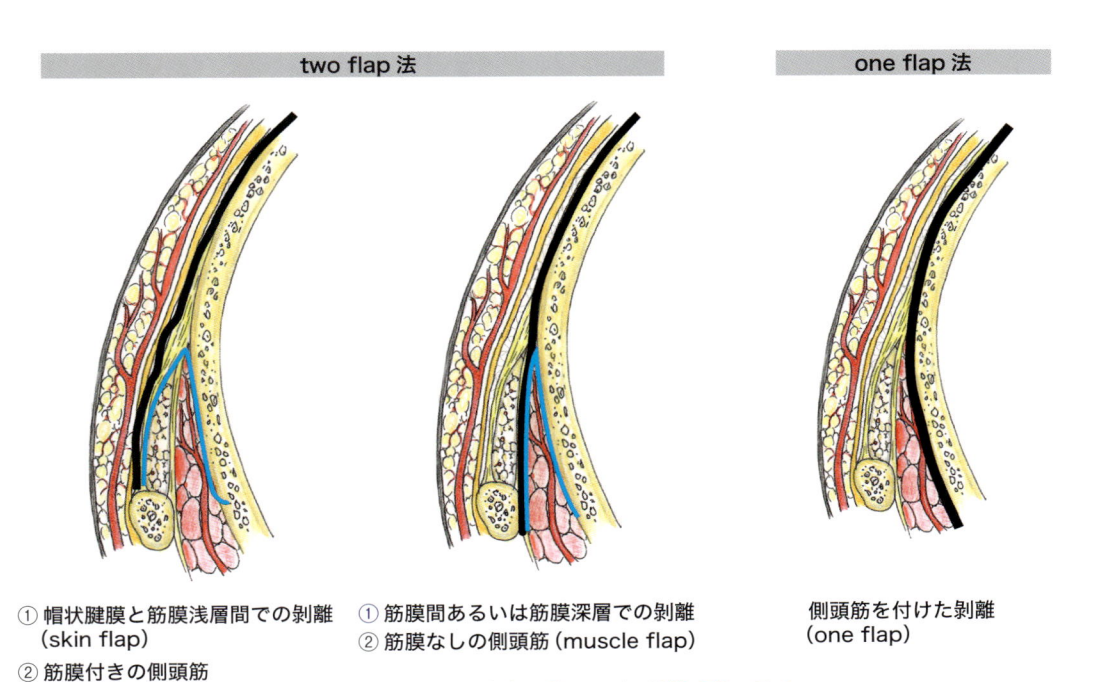

図ⅡA-9　皮弁と筋肉の剥離①

図ⅡA-10　皮弁と筋肉の剥離②

two flap 法
① 帽状腱膜と筋膜浅層間での剥離（skin flap）
② 筋膜付きの側頭筋（muscle flap with fascia）
① 筋膜間あるいは筋膜深層での剥離
② 筋膜なしの側頭筋（muscle flap）

one flap 法
側頭筋を付けた剥離（one flap）

黒いラインは皮弁，青いラインは筋肉弁のライン

II. 脳動脈瘤手術の基本技術

皮弁と筋膜を一弁として翻転し，筋膜のない筋肉を一弁として後方へ翻転する方法は，筋膜のない筋肉であるため，可動性が良好で，十分に後方に展開できる利点がある．ただ，筋膜を剥離する点で，術後の側頭筋の萎縮が懸念される．また，側頭筋の起始部である linea temporalis との分離では，さまざまな方法があり，再建法もさまざまである．

側頭筋の処置法のイメージを図ⅡA-11，12に示す．また，側頭筋深層での露出およびそれを後方に展開した様子を図ⅡA-13，14に示す．

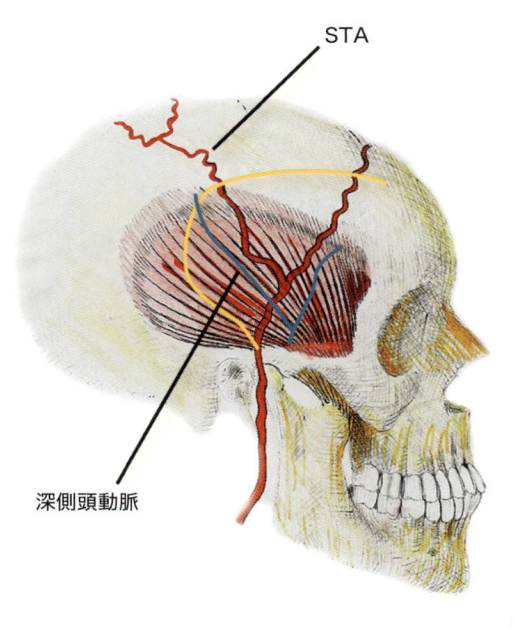

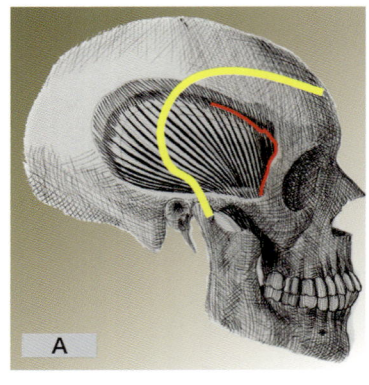

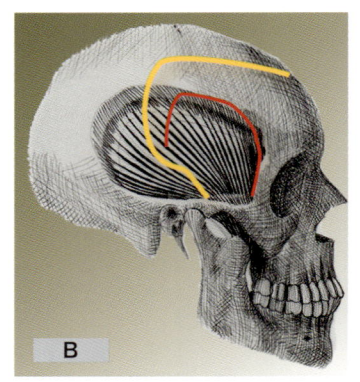

側頭筋の剥離は温存的に行わないと，術後に強い萎縮をもたらす．その一方で，pterion を含めた鱗状縫合部が十分に露出されないと適切な開頭ができない．
このために，少なくとも，深側頭動脈（側頭筋の栄養動脈）の温存を行う必要がある．AとBの方法が考えられる．

図ⅡA-11　側頭筋の処置①

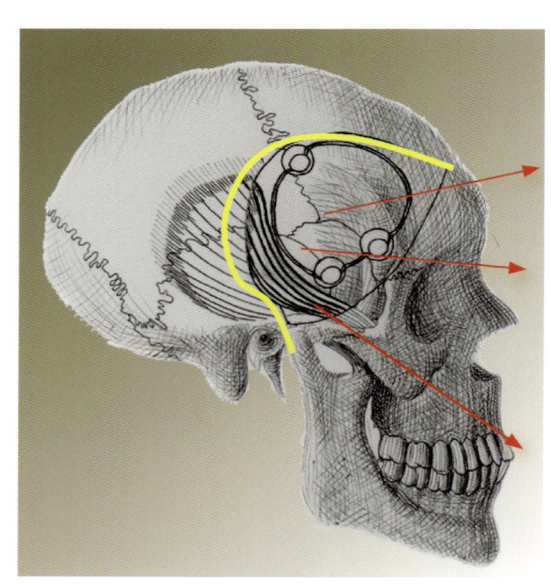

筋膜を付けない筋肉は伸縮性が増し，後方へ広く展開が可能になる．

筋膜を skin flap に付けた皮膚弁にすると，筋肉は容易に後方に牽引ができ，pterion, squamous suture を含めた広い範囲が展開でき，かつ，筋肉の温存もできる．

図ⅡA-12　側頭筋の処置②

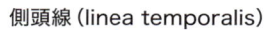

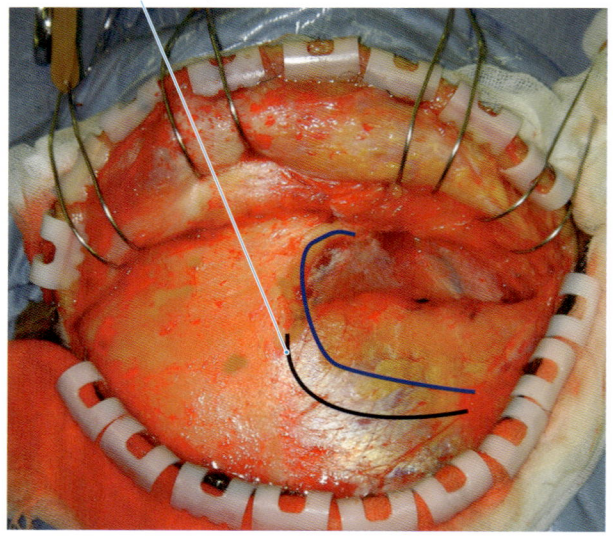

筋膜間の fat pad を剥離して，側頭筋深層で側頭筋を露出している．青いラインで側頭筋を骨から剥離して，後方へ展開する．

図ⅡA-13　右前側頭開頭術

A. 開頭術（前側頭開頭術）

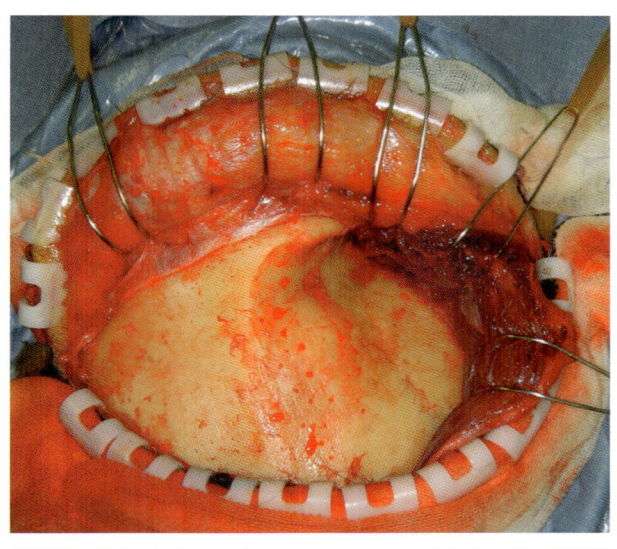

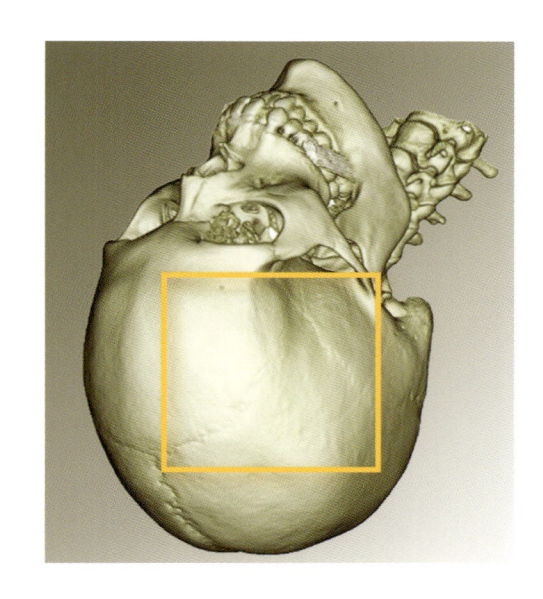

側頭筋を後方へ展開したところ．pterion，蝶形骨大翼，鱗状縫合線が確認できる．

図ⅡA-14　側頭筋の後方への展開

開頭

　いわゆる key hole という表現ははっきりした定義はないが，pterion（実際には，pterion は line であるので，その前側）に設置する．この部位は，蝶形骨の大翼に相当し，その下にシルビウス裂が存在するという意味で重要である．他の burr hole は，それぞれの動脈瘤の部位や大きさによって考えるべきであるが，高齢者では硬膜との剝離を安全に行うためにやや多めに開ける（図ⅡA-15）．1個の burr hole でも開頭は可能であるが，美容的な問題よりも安全性が優先されることは言うまでもない．

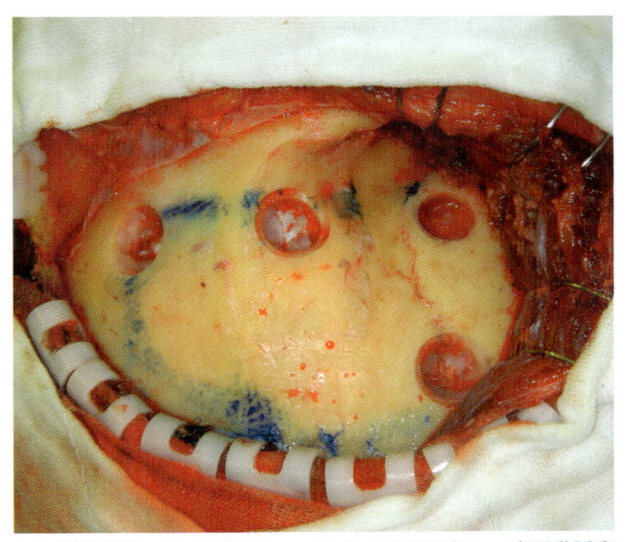

中大脳動脈瘤では，3個の burr hole でも問題ない．内頚動脈瘤や前交通動脈瘤へのアプローチでは，右図の青ラインのように前頭部へ広い開頭も必要になる．

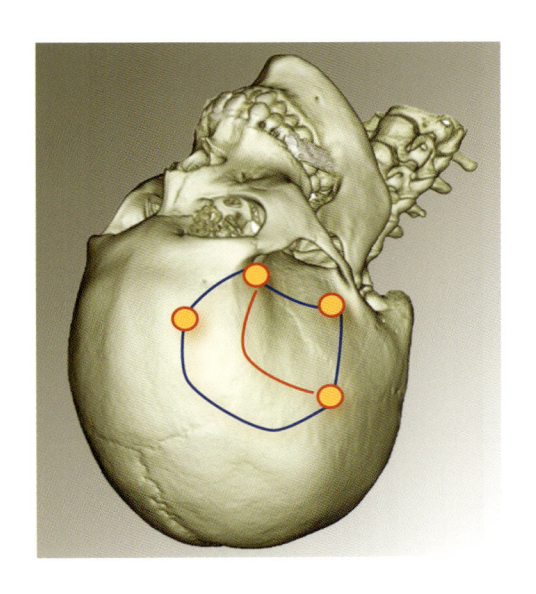

図ⅡA-15　burr hole と開頭

骨切除

骨切除は，動脈瘤の部位，大きさによって加減が必要である．切除する部位は，
①側頭骨
②蝶形骨の大翼
の2つに分けられる．通常の動脈瘤であれば，側頭骨は，シルビウス裂から下・二横指くらいがあれば十分である．蝶形骨の大翼は，前大脳動脈瘤，内頚動脈瘤では，深く切除する必要がある．前頭蓋底とフラットになるまでが限界である（図ⅡA-16，17）．それ以上の骨切除が必要な場合（大型動脈瘤など）には，第Ⅱ章Bの頭蓋底技術が必要となる．

硬膜の開放は，基本的には，シルビウス裂が中心になるU字型に切開する（図ⅡA-18）．ただし，硬膜外から前床突起を切除してparaclinoidの動脈瘤を扱う際は，シルビウス裂上を内頚動脈の硬膜輪（dural ring）に向かって開放する．

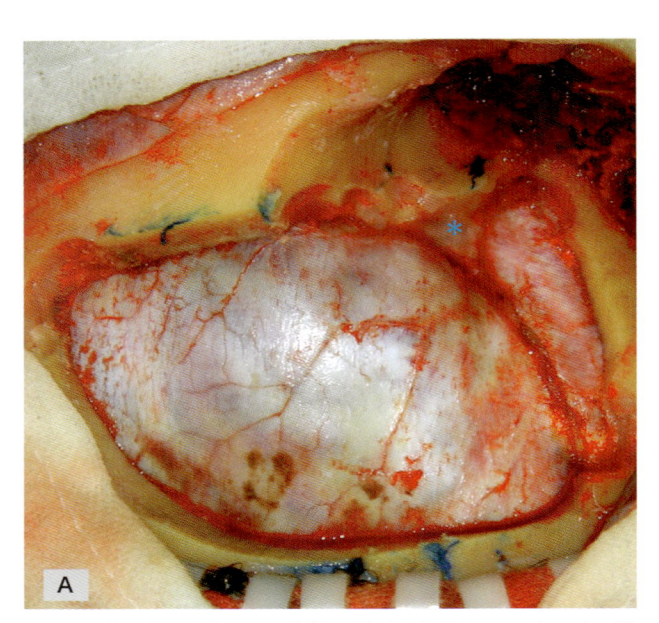

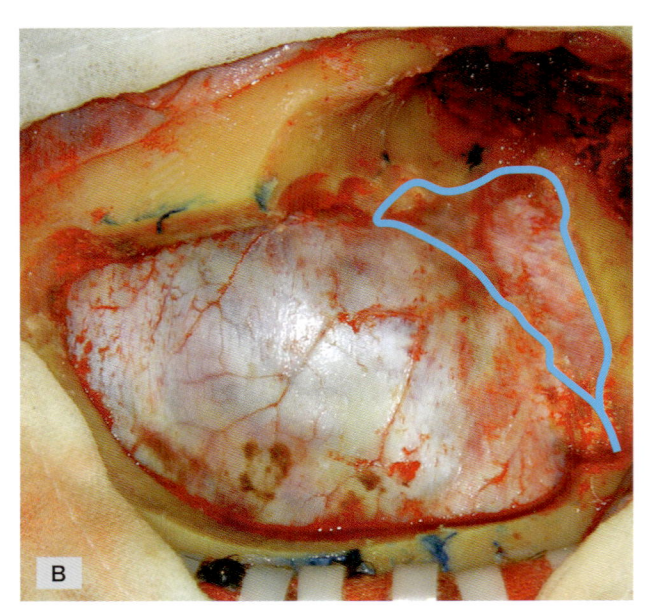

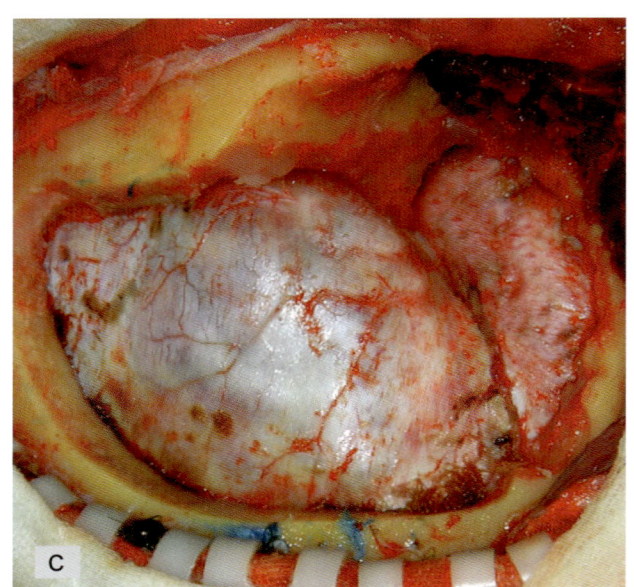

A：開頭終了後の状態．＊の部位の蝶形骨大翼がflatになるまで除去する必要がある．
B：青いラインで囲んだ部位が骨切除範囲．ロンジュール，ドリルなどで切除する．
C：骨切除後の状態．側頭葉側が広く露出され，またシルビウス裂も広く開放できる状態になっている．

図ⅡA-16　開頭後の骨切除

A. 開頭術（前側頭開頭術）

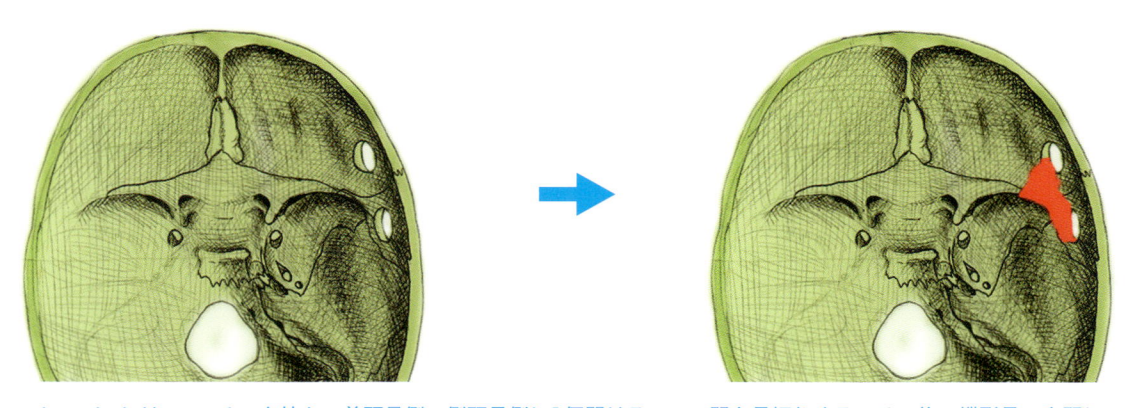

burr holeは，pterionを挟んで前頭骨側，側頭骨側に1個開ける．この間を骨切りする．その後，蝶形骨の大翼に向かって骨切除を行う．
これをさらに進めると，当然，上眼窩裂まで達するが，通常はその必要はない．

図ⅡA-17 pterionの切除範囲のイメージ

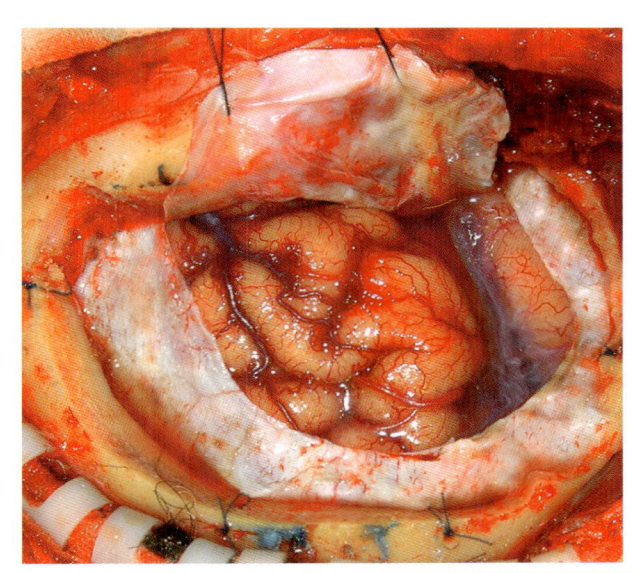

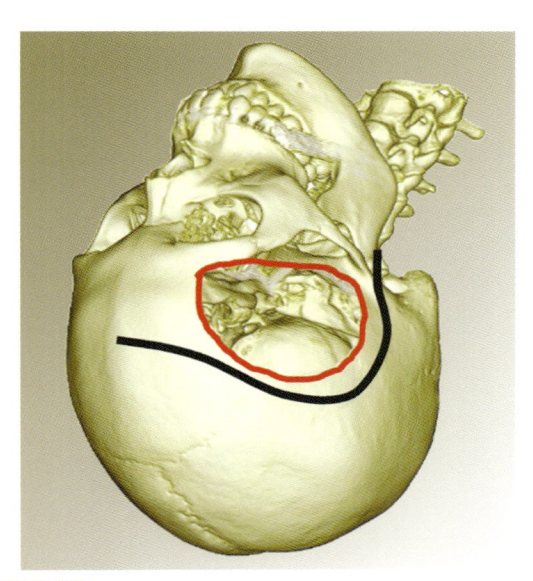

図ⅡA-18 硬膜開放後の状態

2 両前頭開頭術

体位

両前頭開頭術における体位は，ごく普通の仰臥位である．ただ，若干手術台の背板を上げ，頭部を挙上した後にやや頭頂部を下げ，頭部が結果として水平程度になるようにするのが基本である（手術部位が心臓よりやや高い位置に）．この手術は，前大脳動脈瘤へのアプローチで使用される．顕微鏡の振り角度に加えて，頭部のアップダウンにより，視野角度を大きく変えることがこの手術では特徴的である（図ⅡA-19）．

皮切

両前頭開頭では，通常，開頭範囲は，前額部で両側対称性であることが重要であり，外側，上側はそれほど厳密に大きな広さが必要ではない．ただ，glabella（眉間）までは開頭が必要となる．したがって，これに順じて最低限の皮切を行うと，皮切は，通常は，前額に出てしまう．これを避けるために，hair lineの内部に皮切をおくことになり，開頭範囲よりかなり大きな冠状（coronal）皮切となる（図ⅡA-20）．

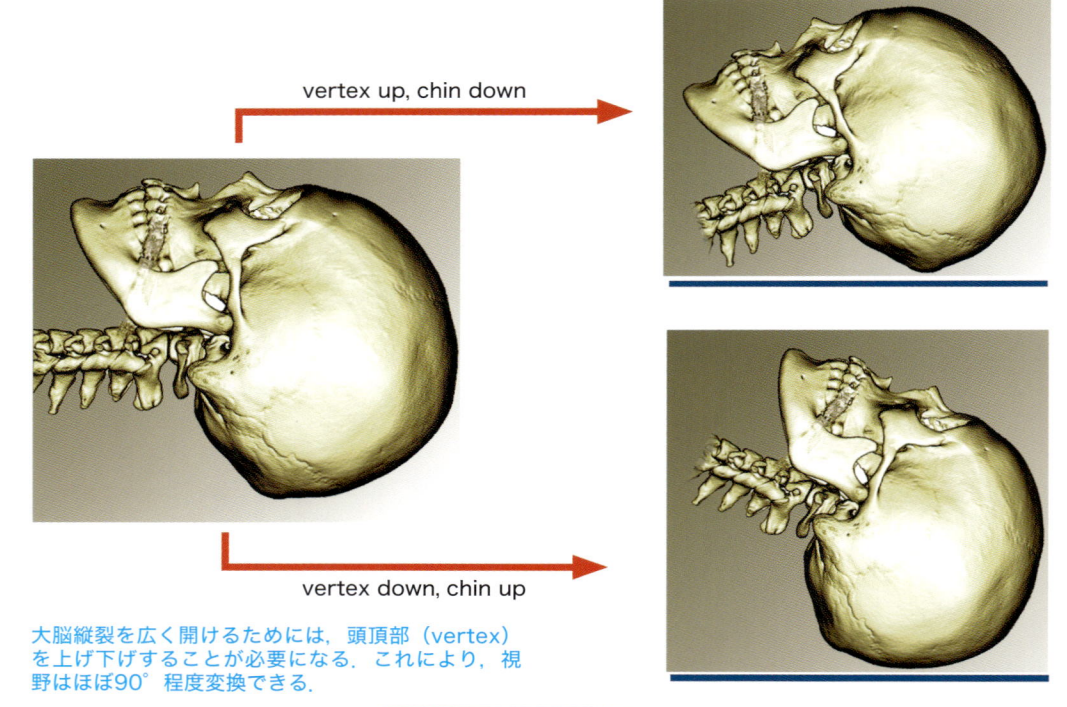

大脳縦裂を広く開けるためには，頭頂部（vertex）を上げ下げすることが必要になる．これにより，視野はほぼ90°程度変換できる．

図ⅡA-19　vertexのup/down

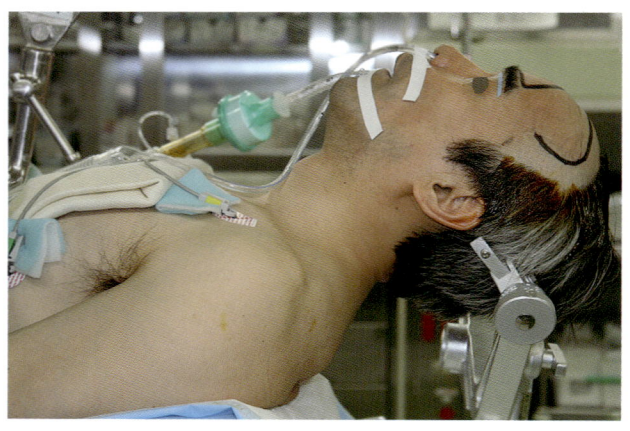

動脈瘤の位置にもよるが，基本的には頭部はほぼ水平とする．この例では，hair lineぎりぎりで，皮切を置いている．

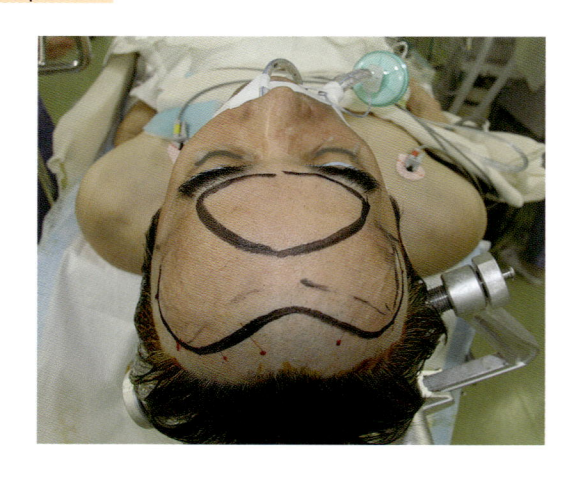

図ⅡA-20　実際の体位（側面と正面）

開 頭

burr hole は，通常，外側に対称性に1個ずつ，glabella の位置に1個，上矢状洞上に1個ないしはこれを挟んで両脇に2個，設置する（図ⅡA-21）．glabella 近傍に開けた burr hole は前頭洞の外板しか開かない．この部位では，粘膜の処理が必要である．粘膜処理は，
① 粘膜が損傷されていなければ，これを愛護的に自然口側に押し込み，内板を露出する
② 粘膜が損傷されていれば縫合するか，無理な場合には，消毒のうえ，抗生剤などの局所投与を行ったうえで，奥に凝固して押し込む

などの操作が行われる．そのうえで，閉頭時には，帽状腱膜の有茎弁を翻転して硬膜に縫い合わせ，前頭洞を完全に閉塞する．

前頭洞内板は，ドリル，骨切除鉗子などで除去する．こうして硬膜を露出できれば，後は通常の開頭が可能になる．

骨切除

動脈瘤が高い位置にあればあるほど，下から見る視野が必要になり，そのためには，glabella から nasion にかけての骨の切除が必要になる（図ⅡA-22）．この部位は，骨鋸でカットする．

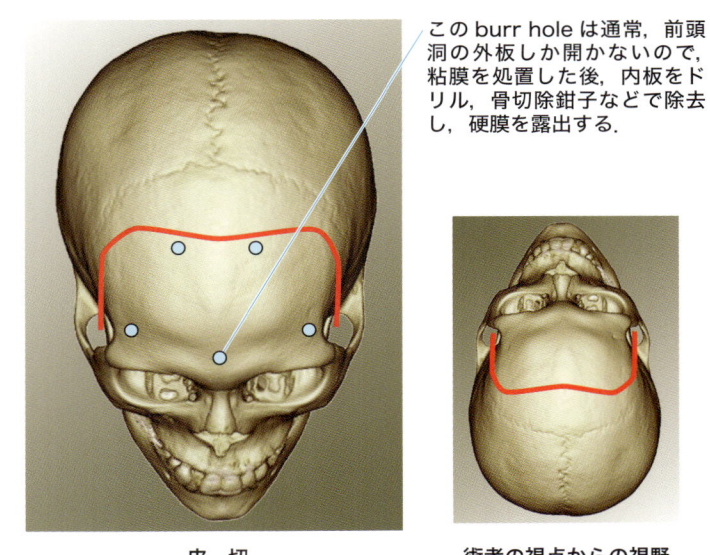

皮切　　　　　　　術者の視点からの視野　　　　　　　開頭

皮切はhair lineで隠れるように行う．

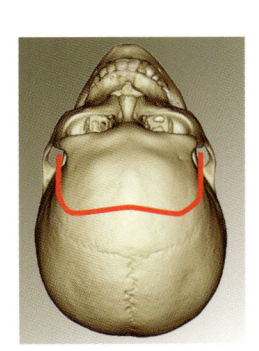

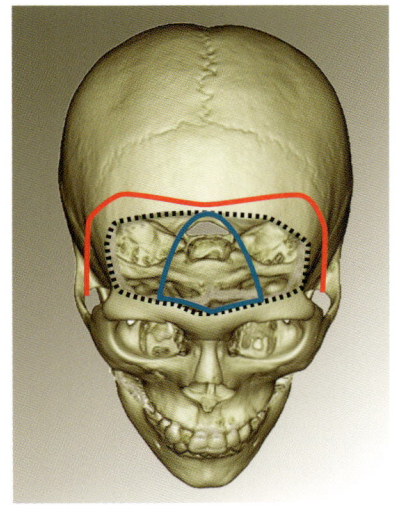

この burr hole は通常，前頭洞の外板しか開かないので，粘膜を処置した後，内板をドリル，骨切除鉗子などで除去し，硬膜を露出する．

開頭の高さは，動脈瘤の部位や大きさによるが，基本的には左右対称に行う．開頭の幅は，操作が余裕を持ってできる範囲であれば，小さくしても構わない（青いライン）．ただ，開頭の高さ（低さ）には注意を要する．

図ⅡA-21　皮切と開頭のイメージ

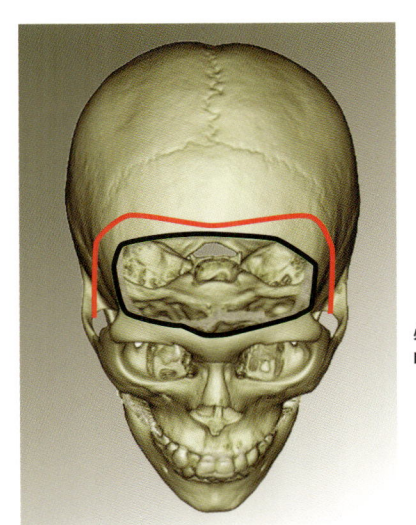

必要に応じて，glabella から nasion に向けて骨切除を行う．

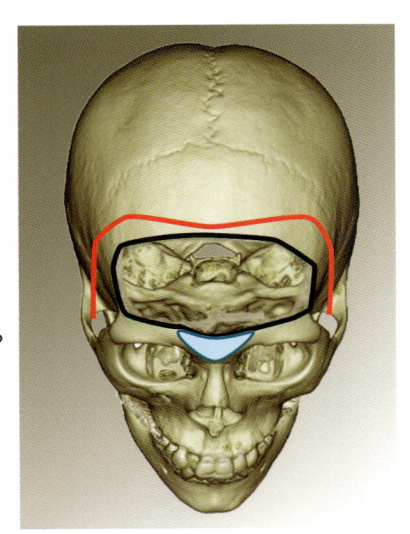

図ⅡA-22　前頭蓋底への開頭追加

鶏冠も切除する必要がある．ただし，前頭蓋底の腫瘍の手術の際に行われるような supra-orbital bar は必要ない．また，鶏冠を切除する際には，嗅神経に注意する（図ⅡA-23）．

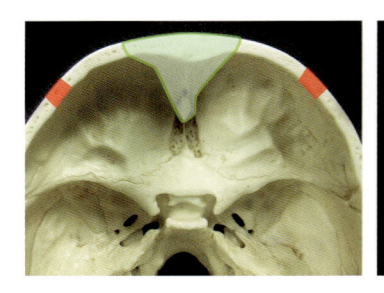

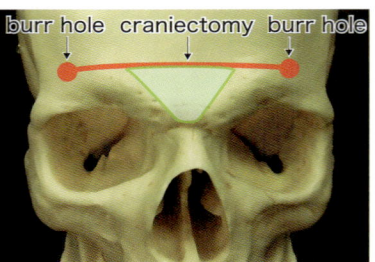

鶏冠（crista galli）を硬膜外で切除する．この操作は，たいていの場合に必要となる．さらに，深く切り込むと fronto-basal approach が可能となる．

図ⅡA-23　前頭蓋底の切除（前頭蓋底アプローチ）

硬膜切開

硬膜切開のキーポイントは，正中のカットは，可能な限り，前頭蓋底に近いところしかないということである（図ⅡA-24）．それ以外の部位は，上矢状洞があり，橋静脈もあり，カットはできない．半球上の硬膜カットに関しては，必要に応じて行う．ただし，術野が正中であるので，前頭蓋底ぎりぎりでカットした硬膜を後方に引くことで，正中の視野が広がることを理解しておく必要がある．この際，重要な静脈は，脳表から剥離することにより，可動性が高まり，硬膜全体を後方へ引くことがさらに可能になるので，この操作は丁寧に行う（図ⅡA-25）．falx は一番前方で切断する．

以上の操作は，第Ⅳ章A（前交通動脈瘤）の項を参考にされたい（p210参照）．

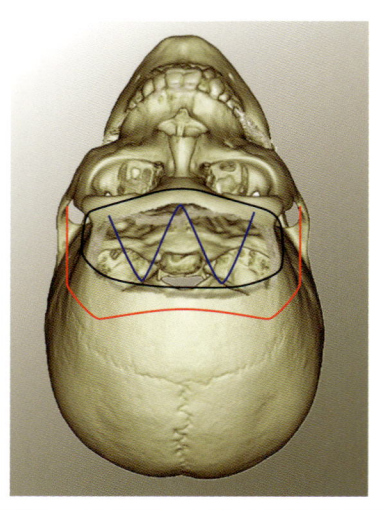

硬膜は，上矢状洞のある正中線は最も鼻側で横断し，全体としてW字様に開放する．

図ⅡA-24　硬膜切開のイメージ

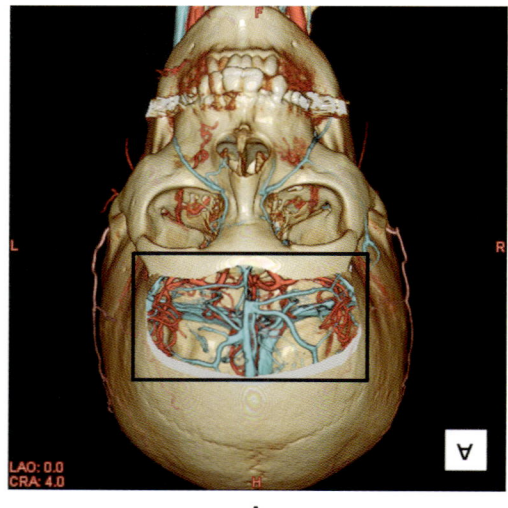

硬膜切開はいろいろなバリエーションがあるが，正中線を越えるのはできるだけ前頭蓋底に近い部位にすることが必要．これにより，上矢状洞（静脈）還流はほどんど障害されない．Aは開頭部位と静脈の関係を示した．Bの黄矢頭が正中切開のポイント．上矢状洞は前頭蓋底で盲孔の導出静脈となる．また，緑矢頭で示した橋静脈，青矢頭で示した橋静脈も，脳表と剥離することで，硬膜と大脳鎌をCの黄矢頭の部位でカットして後方に牽引して，温存が可能である．ただ，あまりに前方にある場合には犠牲になることもある．

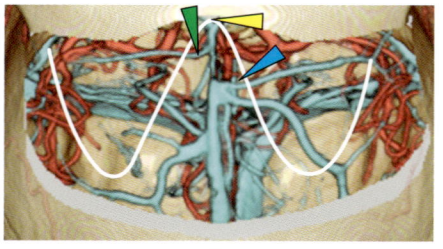

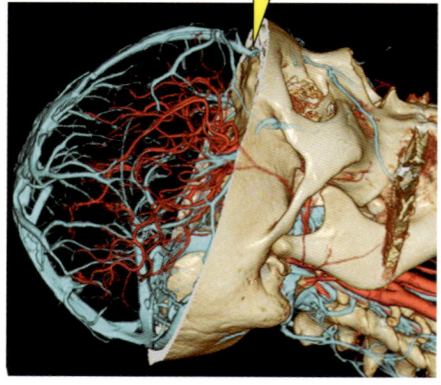

図ⅡA-25　硬膜切開と静脈の処理

A. 開頭術（両前頭開頭術）

視野の展開

本項の最初に説明したように，この両前頭開頭では頭部の角度により，視野が大きく変わり，これを利用することが必須である．同じ開頭部位からでも，角度が変わると頭蓋底に対する角度が大きく変わり，視野が大きく変化する（図ⅡA-26）．顕微鏡の角度，頭の角度を最大限に利用すると，全体として90°の視野角度の変化が得られる（図ⅡA-27）．

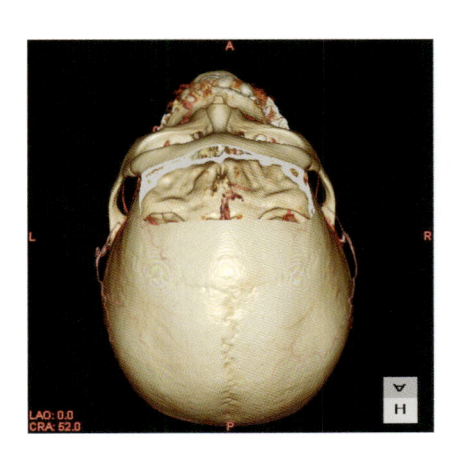

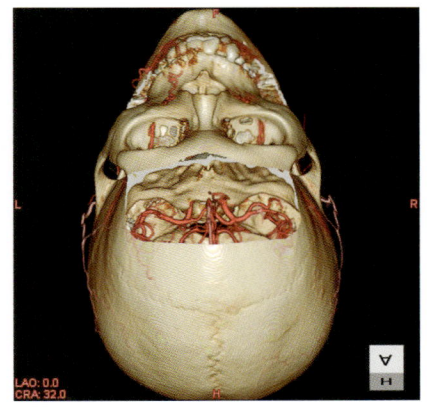

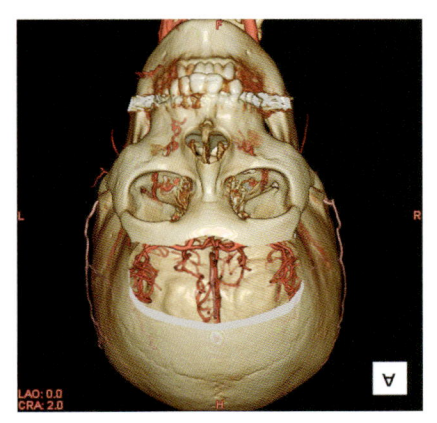

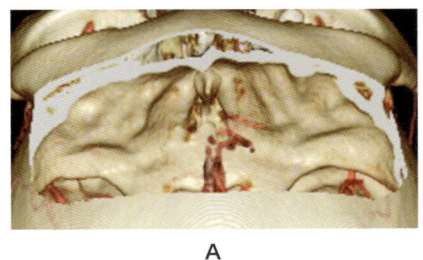

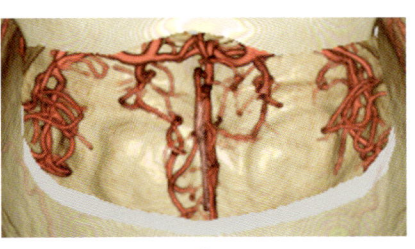

A 前頭蓋底が観察でき，嗅神経の剥離を行う視野
鶏冠，篩板，盲孔が確認できる．

B 視神経，視神経交差，前交通動脈などを確認する視野

C 前大脳動脈のA2，A3部を確認する視野

図ⅡA-26 視線の方向と観察部位の関係

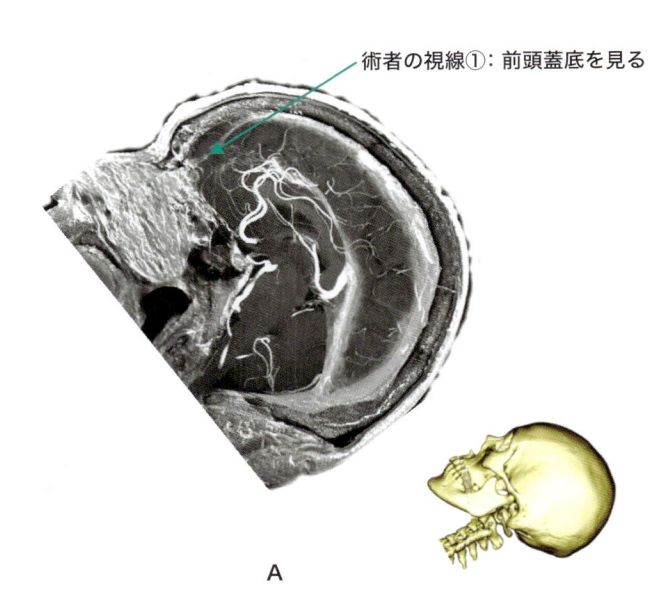

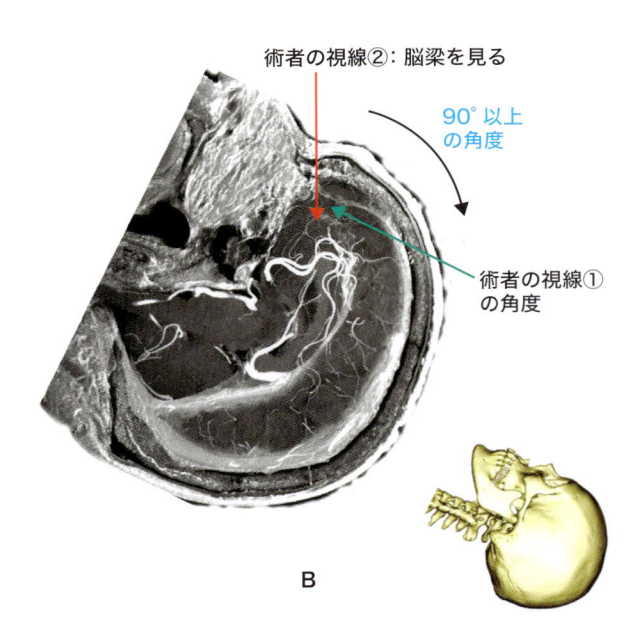

術者の視線①：前頭蓋底を見る

術者の視線②：脳梁を見る

90°以上の角度

術者の視線①の角度

A 半球間裂アプローチでは頭部の回旋と顕微鏡の角度の大きな変化により視野を90°程度変化させることが基本になる．

B vertex upして，顕微鏡を寝かせると前頭蓋底が観察できる．この操作で，まず，嗅神経を前頭葉底から剥離する．vertex downして，顕微鏡を立てることで，半球間裂を正面から観察できる．

図ⅡA-27 視野角度の変換

3 外側後頭下開頭術

外側後頭下開頭術のポイント

　外側後頭下開頭は，椎骨動脈解離性動脈瘤，後下小脳動脈分岐部動脈瘤などの硬膜内椎骨動脈病変および小脳橋角部病変へのアプローチとして多用される．脳動脈瘤手術を行ううえでの基本的アプローチのひとつである．外側後頭下開頭でのキーポイントは，S状静脈洞の後半部を露出するくらいの外側部までの徹底したcraniotomyであり，これを実現するためにはhigh speed drillによるegg shell techniqueを用いたsigmoid sinus skeletonizationを安全・確実に行うことができる必要がある．

　本アプローチはB-3（p58）で述べる経後頭顆アプローチ（transcondylar approach）と密接に関連するため，sigmoid sinusと周囲骨との解剖学的関係を正確に把握しておく必要がある．craniotomyの前段階として後頭下筋群の剝離が必須で，後頭下筋群の起始停止を理解することにより，筋層間を走る後頭動脈の剝離露出への理解も深まる．また，後頭動脈をドナーとしたEC-ICバイパスを行うために必要十分な長さの後頭動脈を安全に剝離するためには，後頭下筋群の十分な解剖学的理解に基づく剝離・翻転が必須である．

後頭下筋群

　後頭下筋群は表層から3層に分類される（表ⅡA-1）．

後頭動脈の局所解剖

　後頭動脈は外頸動脈の2番目ないし3番目の枝で，外頸動脈後壁から起始し，内頸動脈と顎二腹筋後腹の間を後上方に走行する．乳様突起先端下部で多くは頭長筋の内側を走行し，頭板状筋と上頭斜筋の間に至る．

　頭長筋を過ぎるあたりで分枝を出し，頭長筋・上頭斜筋・後頭直筋・頭半棘筋への栄養血管を分布しながら，椎骨動脈V3部から分枝する筋肉枝と相互に吻合することが多い．

　頭板状筋の内側では後頭静脈と伴走し，頭板状筋の上縁で頭半棘筋との間から皮下組織に向かう．上項線の高さで皮下組織に入った後頭動脈は屈曲蛇行を繰り返しながら，帽状腱膜に続く後頭筋の直上を走行し，上項線を越えた後頭部皮下組織では帽状腱膜上の皮下を走行し後頭部頭皮を栄養している．たいていの場合，後頭動脈は上項線の高さ付近で2本の枝に分かれ，後頭部外側枝と内側枝に分かれるものが多い．後頭動脈と伴走する後頭静脈は，乳様突起導出静脈（mastoid emissary vein）と合流し，①S状静脈洞に向かう血流，②頸部静脈叢に向かうもの，③椎骨静脈叢に合流するものと大きく3つの経路に枝分かれすることが多い．

　乳様突起導出静脈は，後頭骨から乳様突起にかけての乳突孔に入っているため，乳突孔開口部で容易に引き抜き損傷・出血を起こしやすく，粗雑な操作にならないよ

表ⅡA-1　後頭下筋群

	筋肉	起始	停止	支配神経
第1層	胸鎖乳突筋 (sternocleidomastoid muscle)	胸骨・鎖骨	乳様突起，上項線	副神経
	僧帽筋（trapezius muscle）	上項線，頸椎・胸椎棘突起	鎖骨外側1/3，肩峰，肩甲棘	副神経
第2層	頭板状筋 (splenius capitis muscle)	第3～第6頸椎棘突起	乳様突起，上項線	第1脊髄神経後枝からなる後頭下神経 第3頸髄～第3胸髄神経後枝
	頭長筋 (longisimus capitis muscle)	第3頸椎～第3胸椎横突起	乳様突起	第3頸髄～第3胸髄神経後枝
	頭半棘筋 (semispinalis capitis muscle)	第3頸椎～第7胸椎横突起	上項線	第1脊髄神経後枝からなる後頭下神経 第3頸髄～第7胸髄神経後枝
第3層	上頭斜筋 (superior oblique capitis muscle)	第1頸椎横突起	下項線外側1/3	第1脊髄神経後枝からなる後頭下神経
	下頭斜筋 (inferior oblique capitis muscle)	第2頸椎棘突起	第1頸椎横突起	第1脊髄神経後枝からなる後頭下神経
	大・小後頭直筋（rectus capitis posterior muscle major, minor）	第1頸椎後弓後結節（小） 第2頸椎棘突起（大）	下項線内側1/3	第1脊髄神経後枝からなる後頭下神経

A. 開頭術（外側後頭下開頭術）

う注意が必要である．出血させてしまった場合には，適切なサイズのサージセルのパッキングかbone waxの充填による止血を行い，後のsigmoid sinus skeletonizationの際に，乳様突起導出静脈を確保し凝固止血するとよい．

体位・皮切

体位はパークベンチポジションで乳様突起切痕を術野の上下方向の長さの中央付近になるよう，またasterionを術野内に露出できるようC字型ないしは逆C字型の皮切を行う（図ⅡA-28）．その際，後頭下筋群の大まかな位置関係を把握しておく必要がある．体表上から同定できる解剖学的ランドマークはinion，C2・C3・C7棘突起，乳様突起，asterionである．

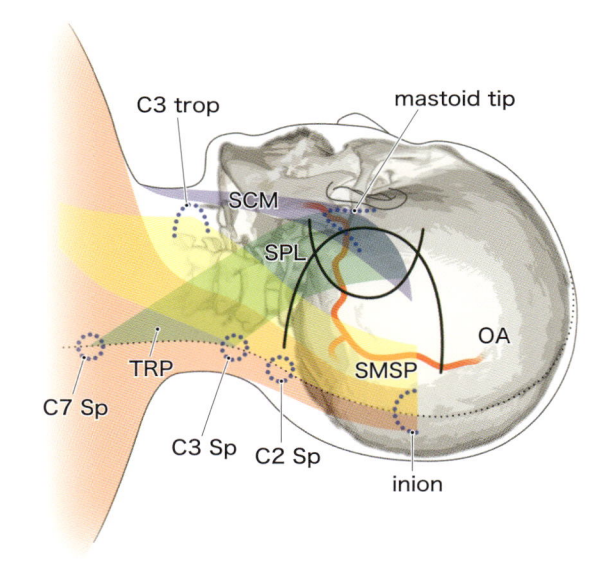

図ⅡA-28 皮切のイメージ

逆C字切開とC字切開のそれぞれの長所

midline側に皮弁を翻転する逆C字型切開では，必要があればmidlineを越えて開頭を行うことも可能で，大きな後頭下開頭を行うのに適している．後頭動脈は上項線から乳様突起下端付近までの長いセグメントを剥離できるため，15cm程度の長さを確保可能である．皮切線上端を上方に方向を変えmidlineに平行に上行し適当なところで前方に翻転することで，側頭開頭の追加が可能になりroot of zygomaまで露出することにより，mastoidectomyが可能な骨露出が得られる．その後supra and infra tentorial combined petrosal approachも可能である．

一方，外側に皮弁を翻転するC字型切開では，Cの頂点が内側の術野の限界となり，外側はS状静脈洞が制限となるため，大きな後頭下開頭にはあまり向いていない．皮切線下端を下方に延ばすことにより胸鎖乳突筋表面を下行することができるため，上頚部剥離露出が可能となる．

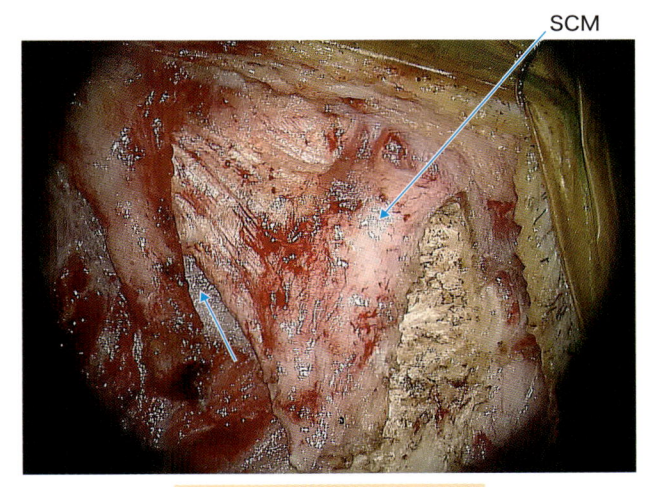

図ⅡA-29 後頭下筋群の剥離

後頭下筋群剥離

皮弁翻転後，後頭下筋群の最浅層の胸鎖乳突筋（sternocleidomastoid muscle：SCM）を同定し，上項線（superior nuchal line）での付着部を切離し，胸鎖乳突筋後縁を直下の頭板状筋（splenius capitis muscle）から剥離すると三角形の膜状筋膜として前方に翻転する（図ⅡA-29）．閉頭時の硬膜パッチや開放した乳突蜂巣の閉鎖材料として利用できる．

胸鎖乳突筋を前方に翻転すると，頭板状筋が露出され，乳様突起体部から先端部にかけて付着しているのが同定できる（図ⅡA-30）．

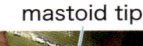

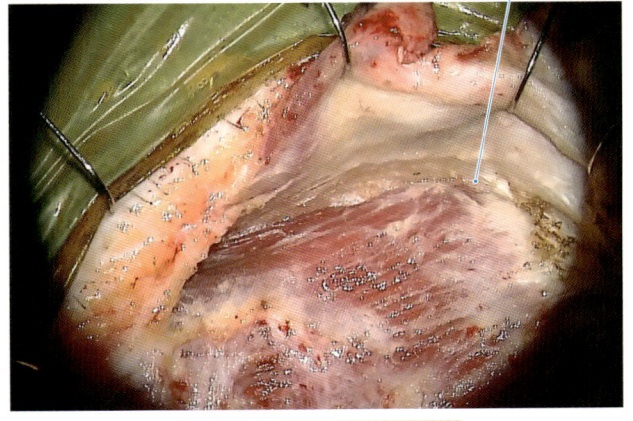

図ⅡA-30 乳様突起の同定

頭板状筋の後上縁では，頭半棘筋（semispinalis capitis muscle）との間隙を通り後頭動脈（occipital artery：OA）が皮下に向けて走行してくるのが確認できる（図ⅡA-31）．

頭板状筋を乳様突起の付着部から切離し，下内側に翻転し，直下で乳様突起下方に付着する頭長筋（longisimus capitis muscle）を同定・露出しながら翻転し，頭半棘筋との間を走行する後頭動脈を露出する（図ⅡA-32）．

頭板状筋の内側を走行する後頭動脈は筋層間を埋めるように存在する脂肪組織に保護される形で存在し，後頭動脈の末梢側から順番に周囲脂肪組織を剝離していくことにより，頭長筋の内側ないし外側を走行する後頭動脈中枢側を露出することが可能となる．乳様突起先端部直下付近を走行する後頭動脈中枢側は70％程度が頭長筋の内側を走行し，残りはその外側を走る（写真では頭長筋の内側を走っている）．頭長筋の内側を走行している場合には，頭長筋の乳様突起からの剝離翻転後に露出可能となる．必要なければ後頭動脈は切断可能であるが，脳動脈瘤手術では原則的に温存し，万一の母動脈損傷に備えるようにする．

乳様突起から頭長筋を切離し，下内側に翻転する．乳様突起の内側下部に顎二腹筋が確認される（図ⅡA-33）．

頭長筋を剝離翻転することにより後頭動脈中枢側が露出され，顎二腹筋後腹の直下（内側）を後方に上行してくる後頭動脈を露出確保可能である（図ⅡA-34）．

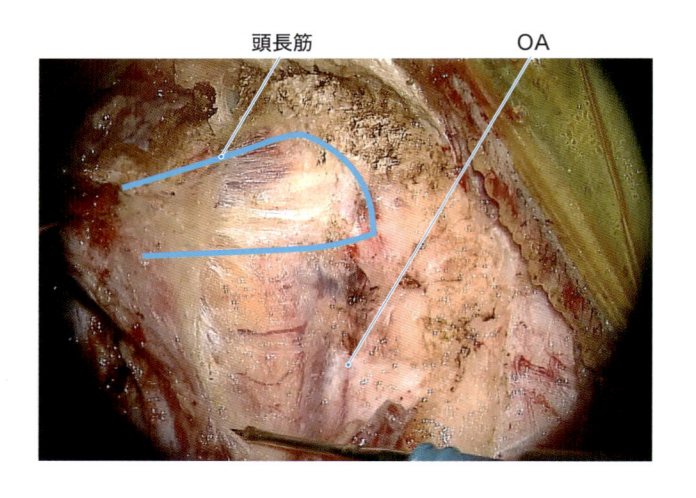

図ⅡA-31　後頭動脈の走行

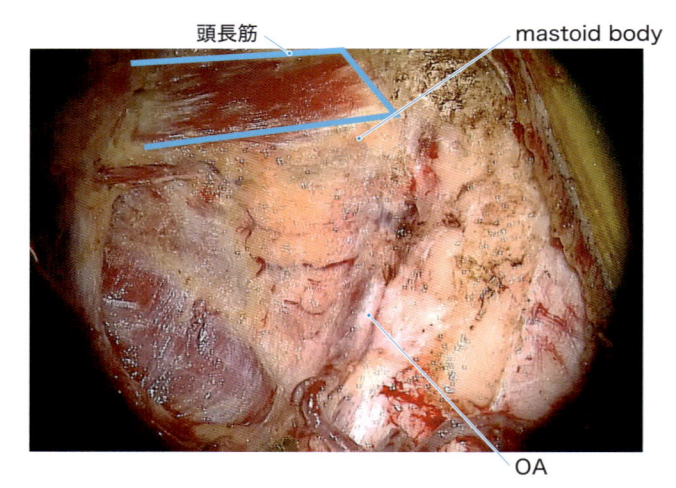

図ⅡA-32　後頭動脈の露出①

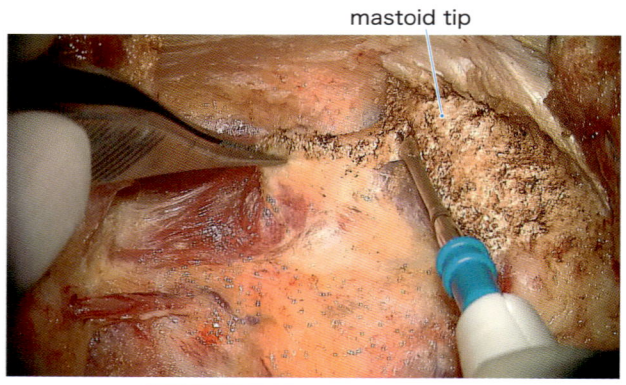

図ⅡA-33　頭長筋の切離・翻転

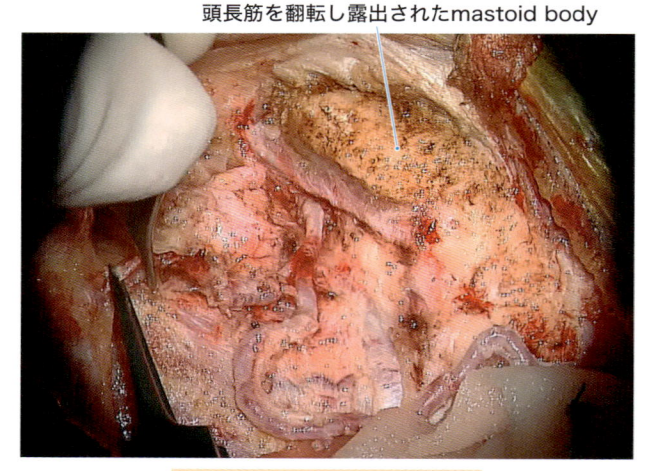

図ⅡA-34　後頭動脈の露出②

A. 開頭術（外側後頭下開頭術）

後頭動脈のすぐ内側を走行する頭半棘筋は，剥離した後頭動脈を前上方の皮切外に移動することにより，その外側縁と上項線への付着部を同定可能となる．後頭動脈は可能な限り切断しないよう配慮し，使用する直前まで開存させておくようにする（図ⅡA-35）．

頭半棘筋を後方に牽引移動させると，上頭斜筋が露出され，下項線に付着しているのが確認される（図ⅡA-36）．

上頭斜筋を下項線から剥離し，外側下方（C1横突起の方向）に翻転する（図ⅡA-37）．

上頭斜筋を翻転すると，下項線内側に付着する大・小後頭直筋が露出される．同時に，後頭下三角の外側が開放され，椎骨動脈V3部を囲む椎骨静脈叢が部分的に露出される（図ⅡA-38）．

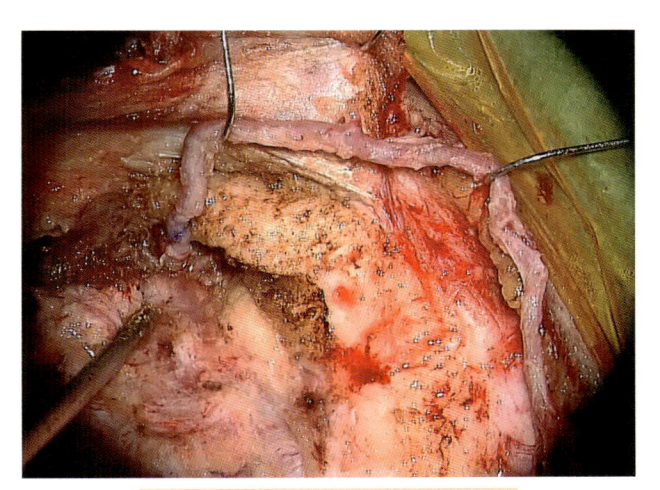

図ⅡA-35　後頭動脈を皮切外へ移動

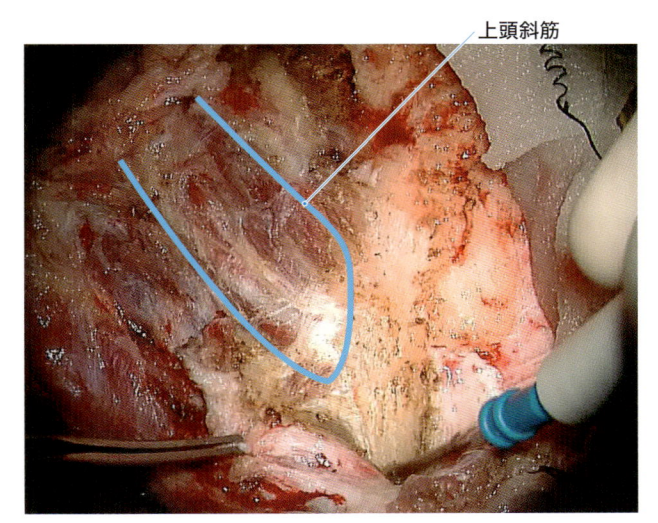

図ⅡA-36　上頭斜筋の露出

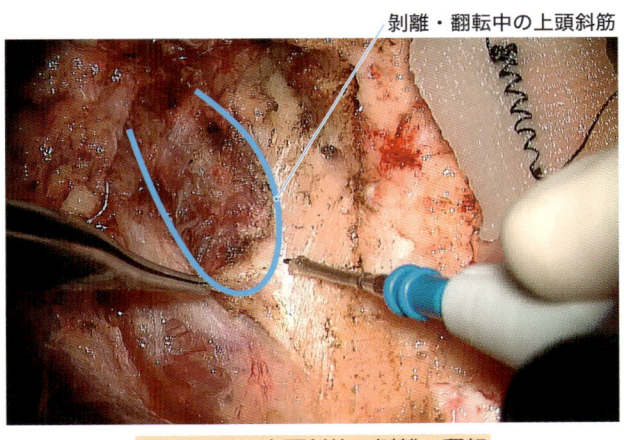

図ⅡA-37　上頭斜筋の剥離・翻転

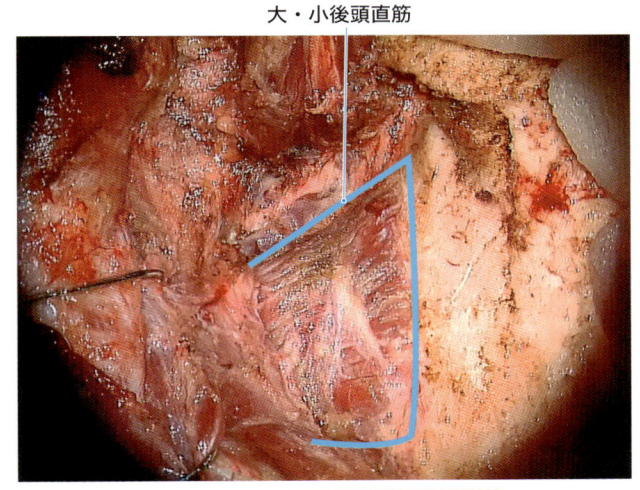

図ⅡA-38　大・小後頭直筋の露出

後頭直筋も下項線から剥離し内側後方に牽引する（図ⅡA-39）．この操作により，後頭下三角の上方が開放され，椎骨動脈V3部を静脈叢越しに確認可能となる．

図ⅡA-40は後頭下筋群を，乳様突起，後頭骨の付着部から剥離し，後頭骨および乳様突起を露出させたところである．asterionがlateral sinusとsigmoid sinus移行部のランドマークとなる．

開頭

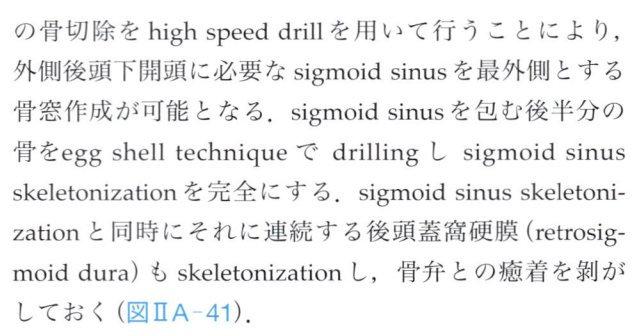

asterionからdrillingを開始し乳様突起切痕までの間の骨切除をhigh speed drillを用いて行うことにより，外側後頭下開頭に必要なsigmoid sinusを最外側とする骨窓作成が可能となる．sigmoid sinusを包む後半分の骨をegg shell techniqueでdrillingしsigmoid sinus skeletonizationを完全にする．sigmoid sinus skeletonizationと同時にそれに連続する後頭蓋窩硬膜（retrosigmoid dura）もskeletonizationし，骨弁との癒着を剥がしておく（図ⅡA-41）．

図ⅡA-42はlateral sinusからsigmoid sinusまでのskeletonizationと，後頭下開頭が終了したところである．

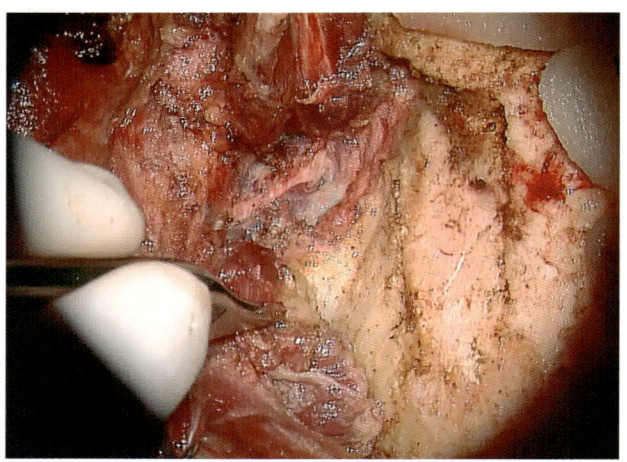

図ⅡA-39　後頭直筋の剥離・牽引

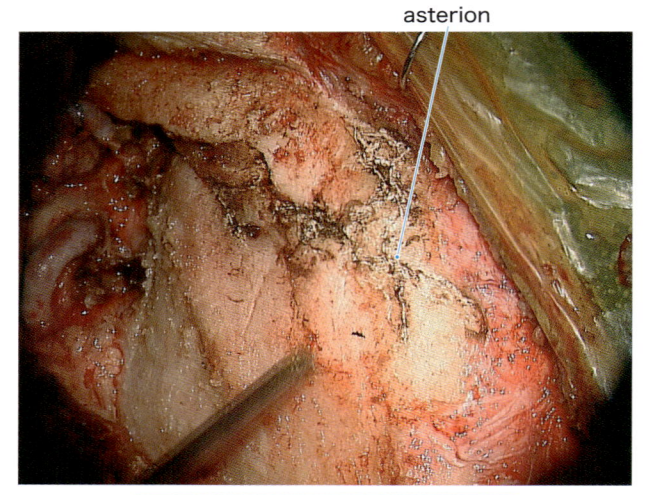

図ⅡA-40　後頭骨・乳様突起の露出

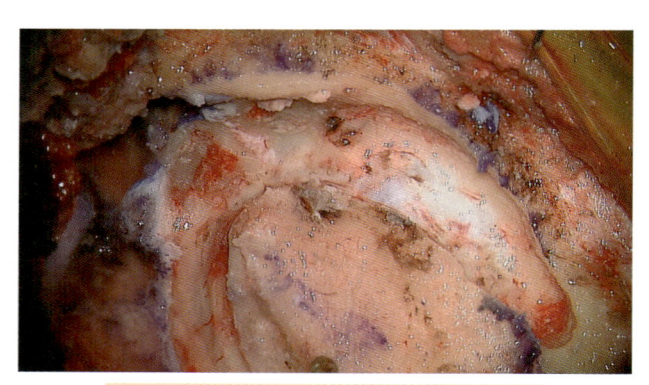

図ⅡA-41　sigmoid sinus skeletonization

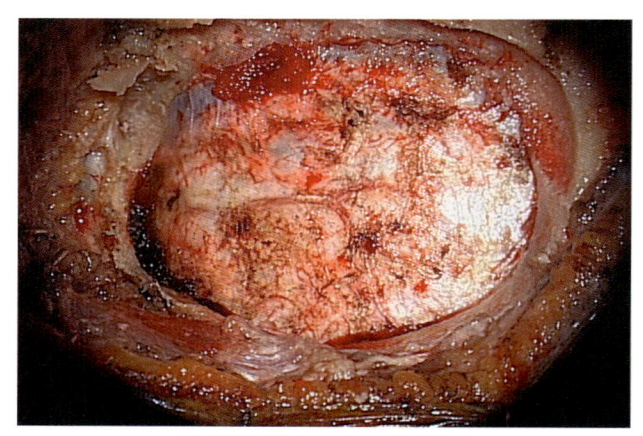

図ⅡA-42　後頭下開頭終了

A. 開頭術（外側後頭下開頭術）

硬膜切開

硬膜切開は後方凸のV字型切開またはX字型切開で行い，大槽から髄液を排除してから，脳ベラによる小脳の圧排を行う（図ⅡA-43）．

硬膜切開後の小脳および，小脳橋角部の状態を図ⅡA-44に示す．

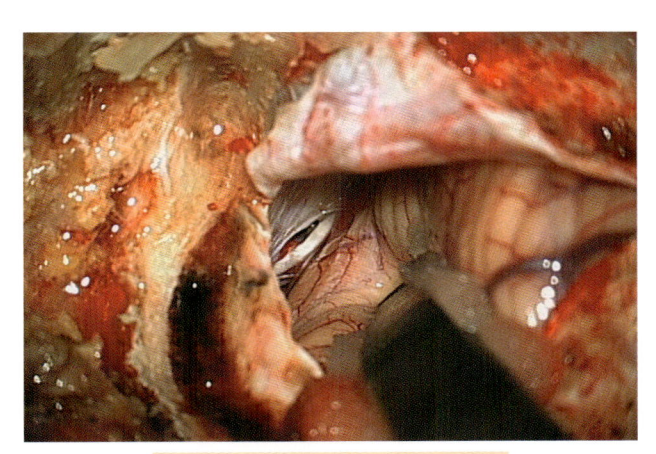

図ⅡA-43　硬膜切開と小脳の圧排

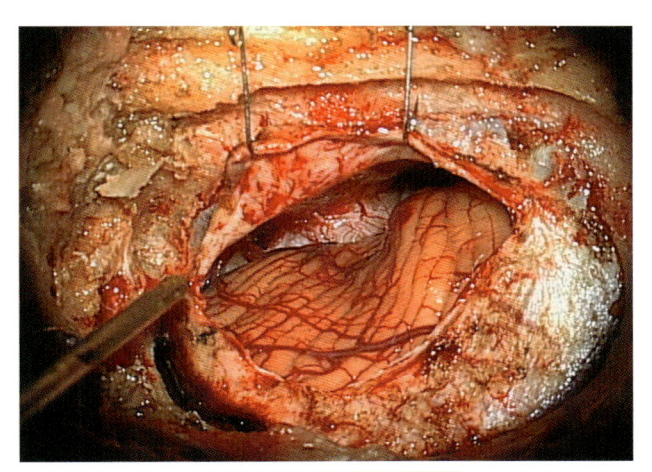

図ⅡA-44　硬膜切開終了

B 頭蓋底技術

1 前床突起切除術

　前床突起の切除はDrakeやYasargilらにより脳底動脈瘤，内頚動脈-眼動脈分岐部動脈瘤の手術に応用された．硬膜外からの前床突起切除はDolencにより確立され，以後，脳動脈瘤のみならず，脳腫瘍の手術にも応用されている．

　前床突起切除は最も頻用される頭蓋底手術手技であり，従来は主にドリルを用いて除去していた．しかし，熱損傷や機械的損傷の危険があるため，近年，超音波骨削除器を使用する方法や骨切除鉗子だけで行う方法なども報告されている．切除にあたっては，前床突起の解剖を理解することが重要であり，基本的な手順はどの器具を用いても同様である．

　本項ではparaclinoidの脳動脈瘤を念頭に置き，ドリルを用いて硬膜外から前床突起を切除する方法について解説する．

　主なポイントは以下のようになる．

①一概に前床突起の切除といっても，疾患によってどの部分（基部，先端部，optic strut）を除去すべきかが異なる

②前床突起自体による術野の妨げを解除するためには，先端部の除去のみでよい

③視神経管のunroofingを目的とする場合には，基部内側の除去が必要であり，頭蓋内で硬膜外内頚動脈の確保を目的とする場合には，基部外側の除去が必要である

④paraclinoidの脳動脈瘤をクリッピングする場合には，optic strutの近位部を十分に切除し，クリップの先端がstrutにぶつからないようにする

解 剖

　前床突起は蝶形骨縁の後内側端である．この突起は単に骨縁が延長しているだけではなく，それを下方からoptic strutが支持している．このstrutは視神経管の外下壁を形成しており，内側に視神経鞘，外側に上眼窩裂が存在している．

　前床突起の切除を考える際には，①蝶形骨縁の内側に相当する基部，②optic strutの存在する深部，③先端部の3つのパートに分けると理解しやすい（表ⅡB-1，図ⅡB-1）．さらに基部は外側と内側に分けることができ，外側は上眼窩裂の上壁，内側は視神経管の上壁となる．つまり，前床突起は①基部外側，②基部内側，③optic strutの3つの骨性支持組織を持ち，その遠位が先端部である．

表ⅡB-1　前床突起の解剖

1. 基部　（蝶形骨縁の内側）
　　①外側　　　：上眼窩裂の上壁
　　②内側　　　：視神経管の上壁
2. 深部
　　③optic strut：視神経管の外下壁
3. 先端部

①②③が前床突起を支持している組織で，これらをdetachすると先端部がfreeになる．

B. 頭蓋底技術（前床突起切除術）

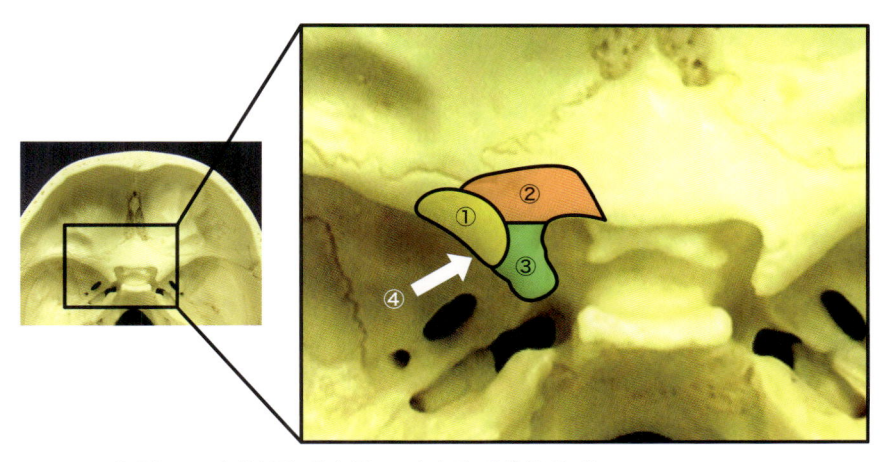

①外側：眼窩外側壁，②内側：眼窩上壁，③先端部，④optic strut

図ⅡB-1　前床突起の構造

手術の手順

　切除前に硬膜外や骨の裏側からの出血をきちんと止め，広いworking spaceを確保して操作を進めることが重要である．

　解剖を踏まえて簡単に考えると，基部外側と内側，optic strutの3ヵ所をdetachし，遊離した先端部を除去することで前床突起を切除できる．しかし，術野では頭部の回転，顕微鏡の角度などにより解剖学的構造物の位置関係が変化するので，systematicに前床突起切除法を10段階に要約（表ⅡB-2）して解説する．なお，以下の図はすべて左側での操作を示している．

術野の確保

　step1〜3は，前床突起を切除する前のworking space確保を目的とした操作である．初めにmeningo-orbital bandを切断し，側頭葉側の硬膜を後方へ牽引できるようにして，ドリルの入るスペースを確保する（図ⅡB-2）．

表ⅡB-2　前床突起切除の手順

step 1：meningo-orbital bandの切断
step 2：眼窩外側壁の平坦化
step 3：上眼窩裂硬膜外層の挙上
step 4：前床突起基部の確認
step 5：基部中心の空洞化
step 6：基部外側（動眼神経側）の除去
step 7：基部内側（視神経側）の除去
step 8：optic strutからのdetachment
step 9：前床突起先端部の除去
step10：残存しているoptic strut（近位部）の除去
↓
前床突起切除後の解剖構造確認

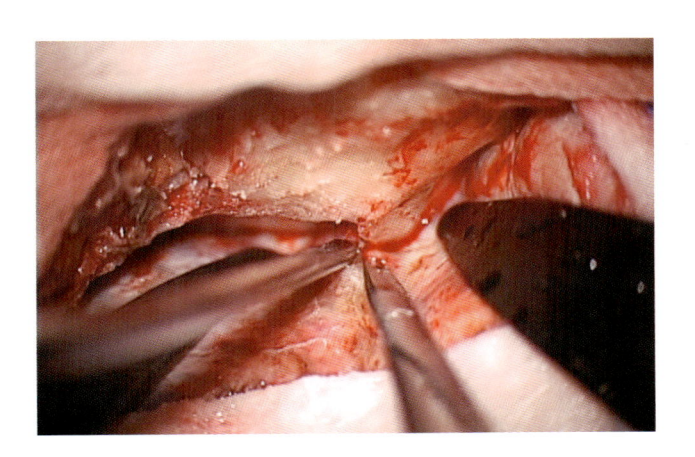

初めにこのbandを切断し，側頭葉側の硬膜を後方へ牽引できるようにする．

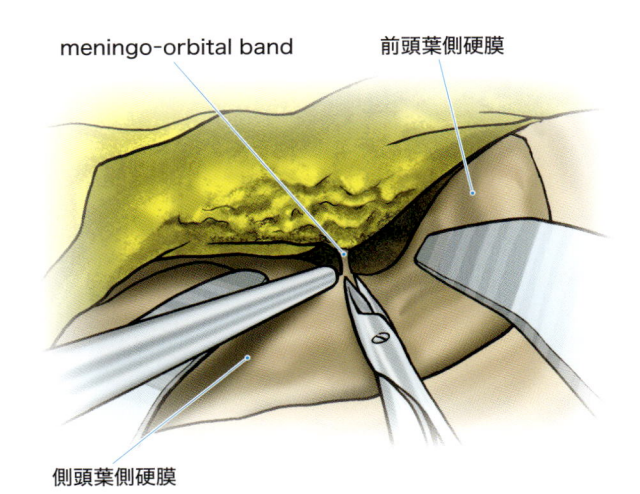

図ⅡB-2　step 1：meningo-orbital bandの切断

II．脳動脈瘤手術の基本技術

次に視野の妨げとなる眼窩上壁，外側壁の凹凸を平坦にした後（図ⅡB-3），上眼窩裂の部分で硬膜外層に切開を加え，後方へ挙上していく（図ⅡB-4）．

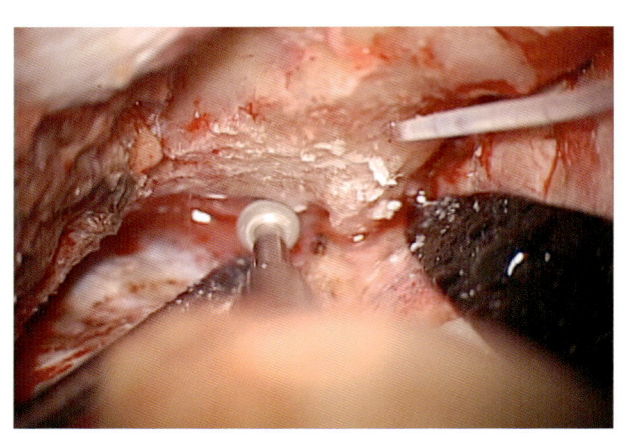

視野を妨げるような骨の凹凸をなくす．
平坦にするのみでよく，periorbita まで露出する必要はない．

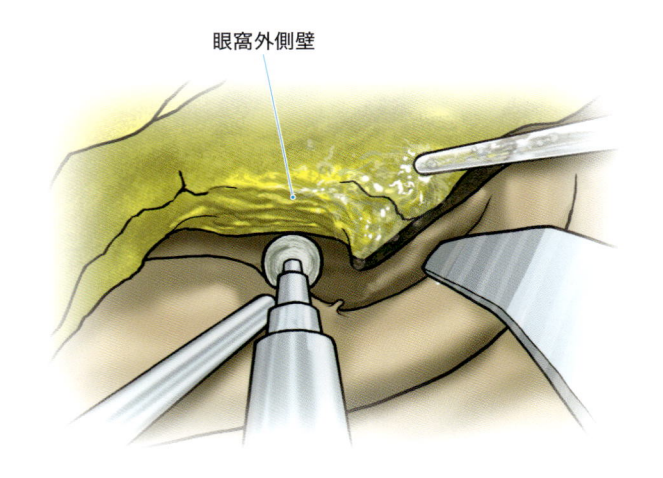

図ⅡB-3　step 2：眼窩外側壁の平坦化

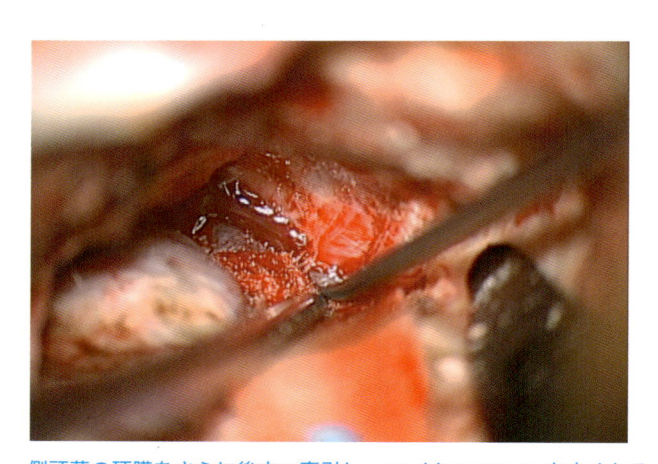

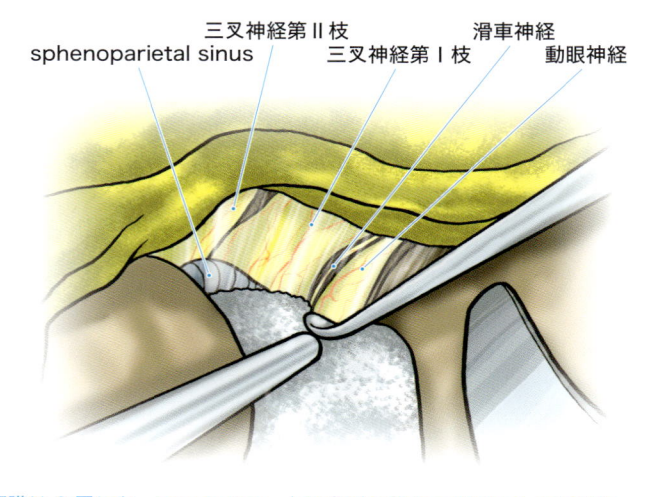

側頭葉の硬膜をさらに後方へ牽引し，working space を広くとる．硬膜は2層になっているので，上眼窩裂の部分で外層のみに切開を加えて後方へ剥離する．sphenoparietal sinus は牽引側に含まれるので，これを障害しないようにする．
剥離の指標として，外側の三叉神経第Ⅱ枝（上顎神経）が見えるまでとする．

図ⅡB-4　step 3：上眼窩裂硬膜外層の挙上（sphenoparietal sinus の温存）

前床突起の切除

step 4～9が，前床突起切除の手順である．まず脳ベラ2本でドリルを挿入する空間を確保し（図ⅡB-5），中心部を空洞化する（図ⅡB-6）．これにより3つの骨性支持組織のオリエンテーションをつけることができる．

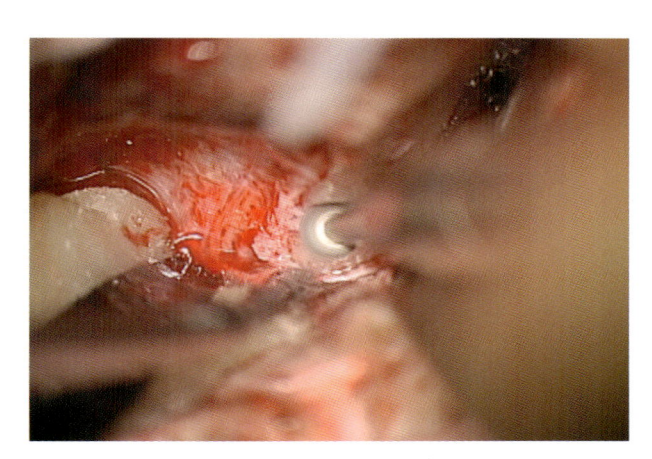

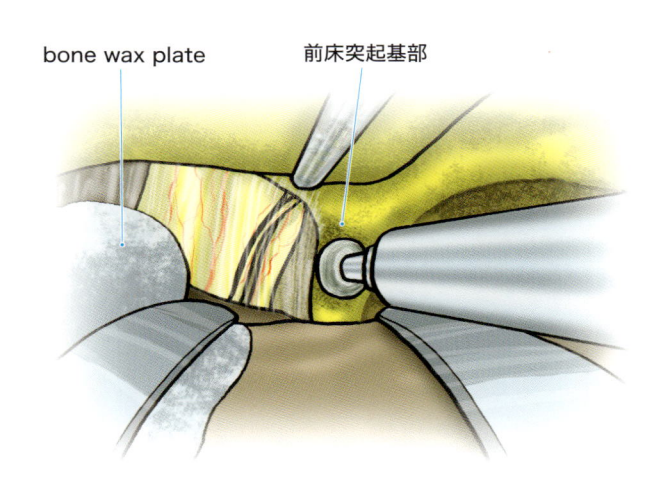

前頭葉側と側頭葉側硬膜の両方に各1本ずつ脳ベラをかけて術野を確保する．bone wax plate で sphenoparietal sinus を覆っておくのも有用である．

図ⅡB-5　step 4：前床突起基部の確認

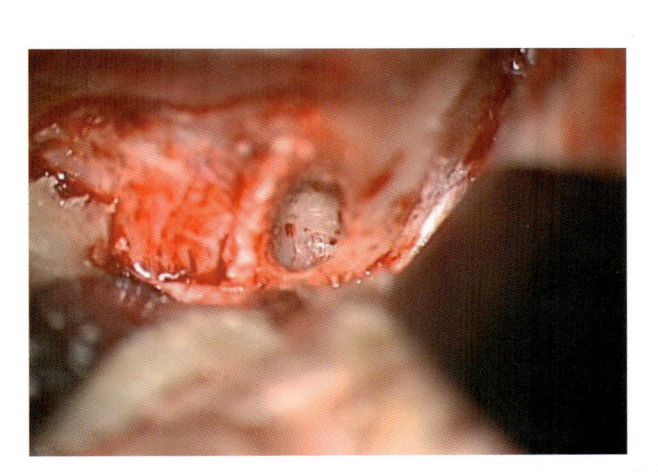

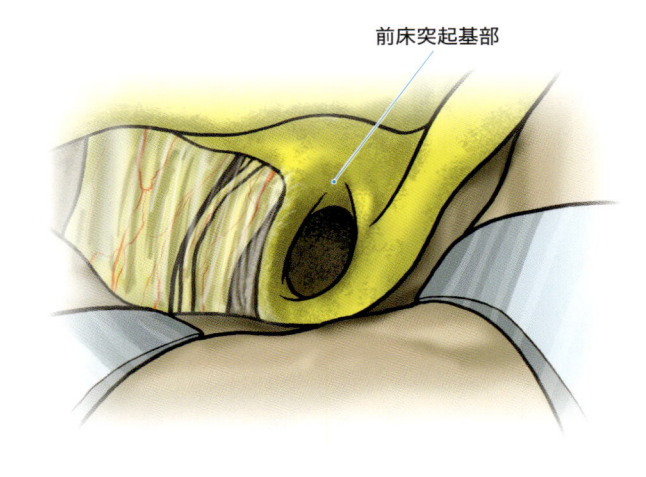

まず，前床突起基部の中心をくり貫くように drilling する．この操作により3つの骨性支持組織のオリエンテーションをつける．

図ⅡB-6　step 5：基部の空洞化（central coring）

II. 脳動脈瘤手術の基本技術

　その後，基部外側，基部内側，optic strut と順次 detach して先端部を遊離し，除去する（図ⅡB-7, 8, 9）．前床突起先端部の奥には carotid-oculomotor membrane という薄い膜が存在し，この膜の深部に clinoid venous plexus と内頚動脈 C3 部（Fisher 分類）が存在している．そのため，この膜を温存するように先端部を除去すると，基本的には静脈性の出血がほとんど見られない（図ⅡB-10）．ただし，この膜は薄く，不完全なことがある．

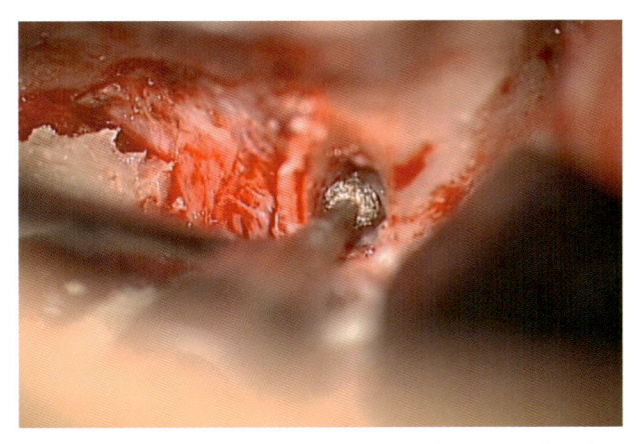

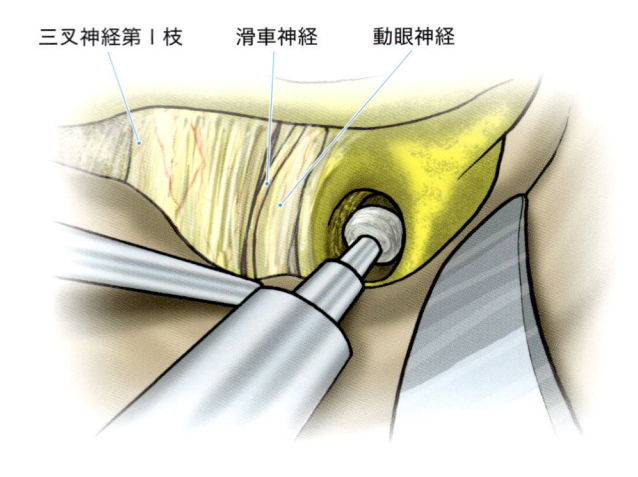

次に視軸を外側に傾けて，動眼神経側の骨を紙のように薄く（paper thin）して除去する．

図ⅡB-7　step 6：基部外側（動眼神経側）の除去

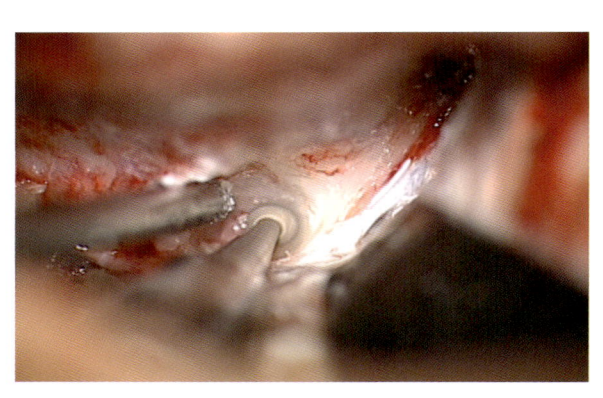

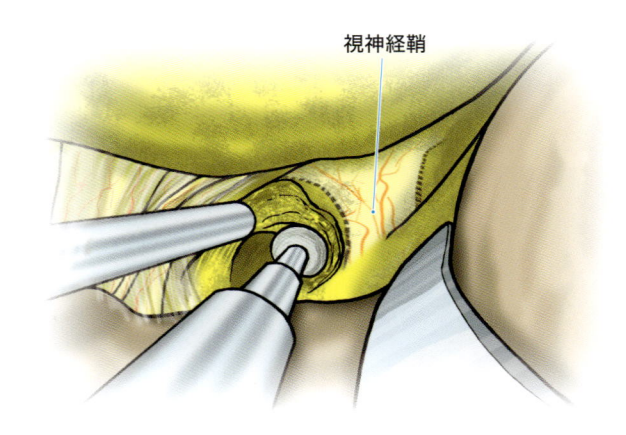

次に視軸を内側に傾けて，視神経側を drilling する．熱損傷の危険を軽減するため，視神経管は紙のように薄い paper thin 状ではなく，骨の殻を残すよう egg shell 状にして除去する．

図ⅡB-8　step 7：基部内側（視神経側）の除去

B. 頭蓋底技術（前床突起切除術）

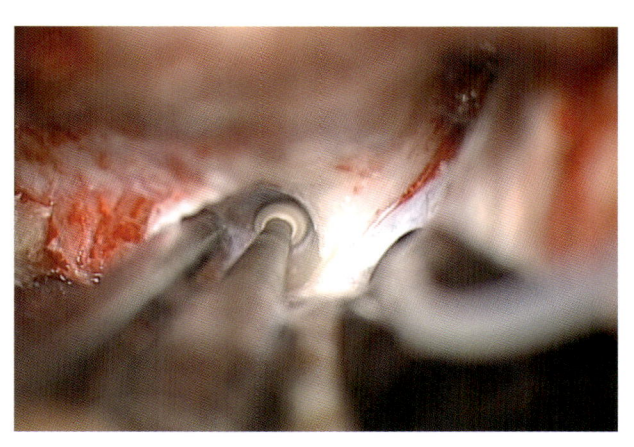

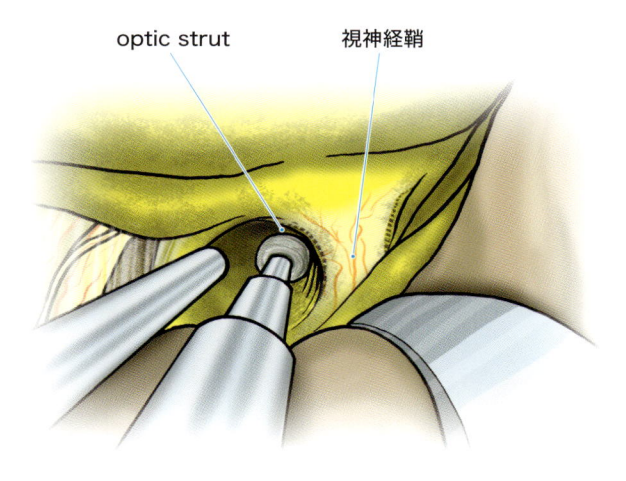

視神経管の外下壁の骨であるoptic strutを薄くしてdetachする．この操作により前床突起先端部が遊離する．

図ⅡB-9　step 8：optic strutからのdetachment

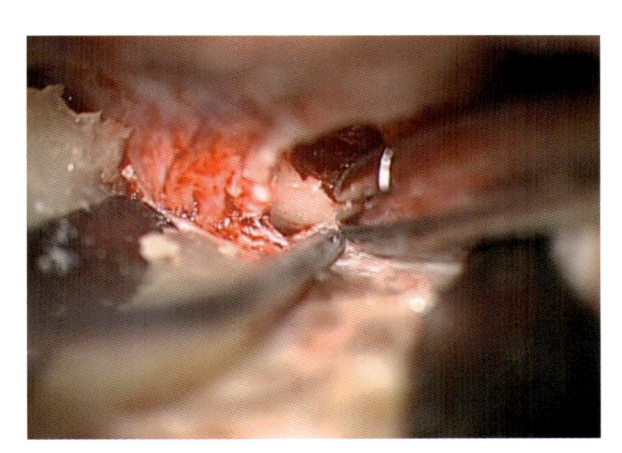

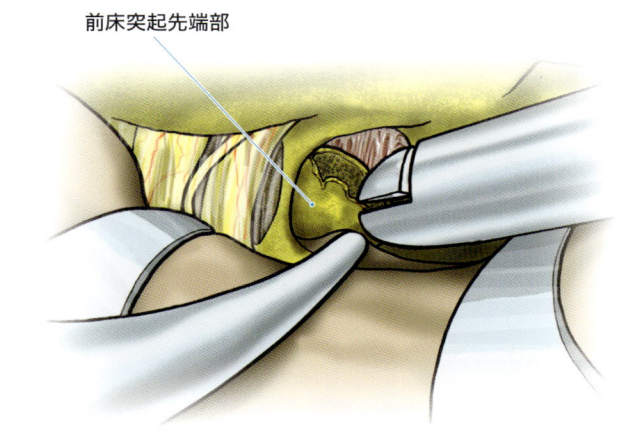

前床突起の先端を硬膜やcarotid-oculomotor membrane，蝶形骨洞粘膜の損傷に注意しながら除去する．

図ⅡB-10　step 9：先端部の除去

step10はparaclinoidの脳動脈瘤の場合，クリップ先端部がoptic strutに引っかからないようにするために必要な操作である（図ⅡB-11）．strutの近位部をきちんと除去することが重要である．

切除後の状態

前床突起切除後の手術野が図ⅡB-12である．前床突起を切除することにより，視神経の露出は2倍になり，opticocarotid triangleの長さも2倍に，幅は3～4倍になると言われている．

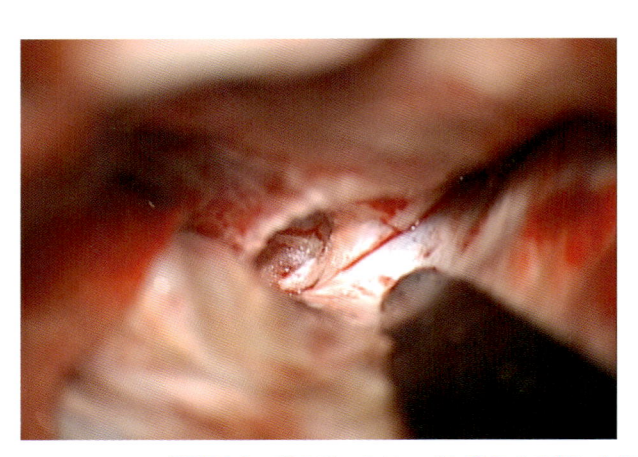

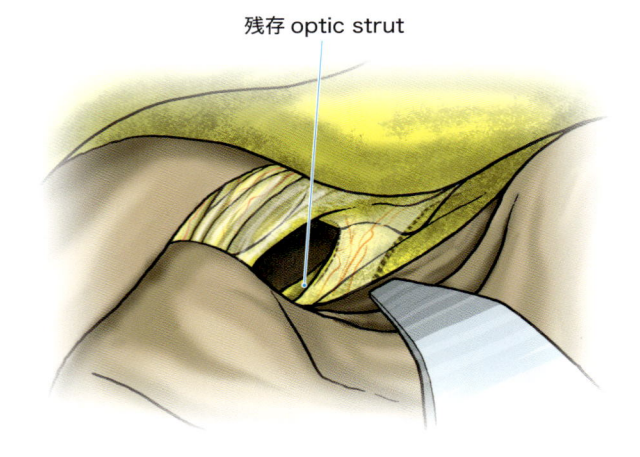

paraclinoidの脳動脈瘤の場合は，クリップを挿入する際に先端がoptic strutに当たるので，ドリルで切除しきれなかったstrutの近位部をきちんと除去するのがポイントである．

図ⅡB-11　step10：残存しているoptic strut（近位部）の除去

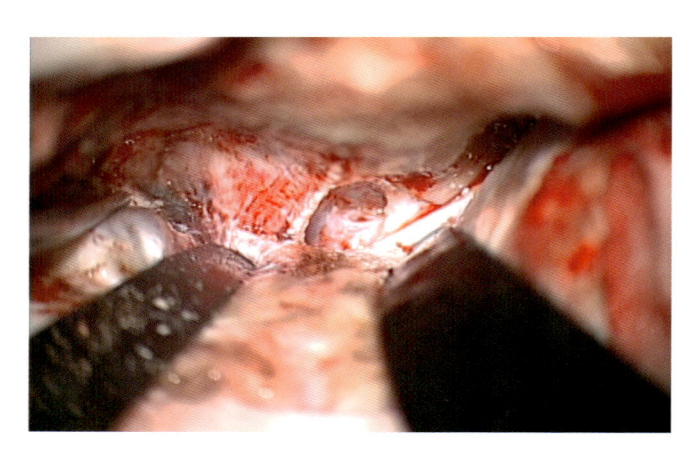

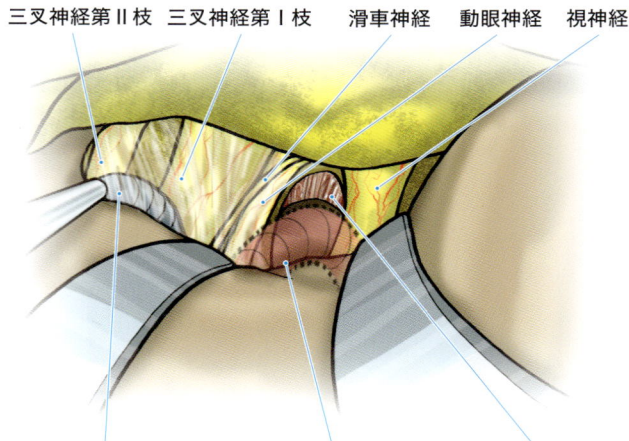

前床突起除去後，視神経，動眼神経，滑車神経，三叉神経第Ⅰ，Ⅱ枝，奥に蝶形骨洞の粘膜とcarotid-oculomotor membrane，この膜を介してclinoid venous plexusと内頸動脈C3部が確認される．

図ⅡB-12　前床突起切除後の解剖構造確認

② 側頭開頭術（経錐体骨アプローチ）

　脳血管障害の手術に頭蓋底開頭術（特に錐体骨アプローチ）を応用する場合，その骨切除範囲や到達法の組み合わせは，腫瘍性病変に応用する場合よりもより厳密に行われるべきである．

　その理由は
①開頭範囲の追加が容易にはできない
②病変部よりも広範囲の術野を要することがある（母血管の確保など）
③腫瘍性病変よりも"狭い術野"になる
ことによる．

　本項で解説する anterior transpetrous approach は，三叉神経，内頸動脈錐体部，蝸牛，内耳道，上・下錐体静脈洞で区画される錐体骨先端部を切除し，側頭葉硬膜，小脳テント，後頭蓋窩硬膜を切開することを基本とする．

　anterior transpetrous approach にて露出可能な血管は後床突起基部から内耳道の高さまでの脳底動脈とその分枝である．よって低位の脳底動脈先端部動脈瘤，この部位での脳底動脈本幹に発生した動脈瘤や脳底動脈（basilar artery：BA）- 上小脳動脈（superior cerebellar artery：SCA）分岐部動脈瘤がこのアプローチのよい適応となる．術野は狭く深いが，同一術野で後大脳動脈（posterior cerebral artery：PCA）やSCAが確保可能で，本血管にバイパスも可能である．手術は以下の手順で行われる．

体　位

　手術は仰臥位で行う．頭部は対側へ約45°回旋する．錐体骨は頭蓋骨の長軸に対して約45°の傾きを持っているため，過度の回旋では錐体骨先端部に正対できない．背板を約20°挙上した位置で頭部の軸は床と平行に固定する．

皮　切

　側頭部の直線状の皮切や小さめの「？型」を勧める成書もあるが，耳介前部から耳介上方を経由し前額に及ぶ大きな「？型」が後述するさまざまな面で有利である（図ⅡB-13）．皮膚・筋層は2層に剥離し頬骨弓を露出する（図ⅡB-14）．

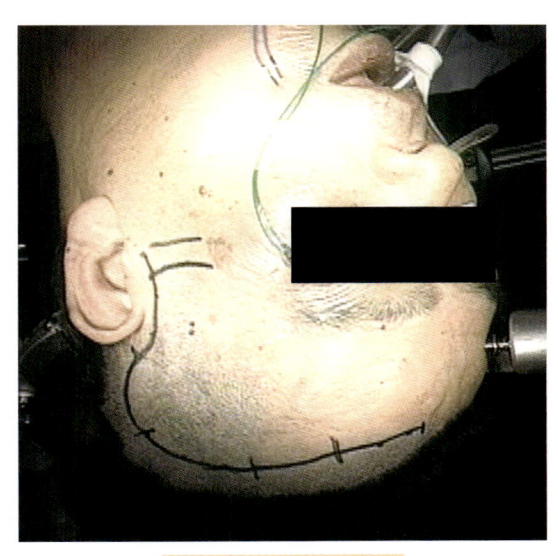

図ⅡB-13　皮切ライン

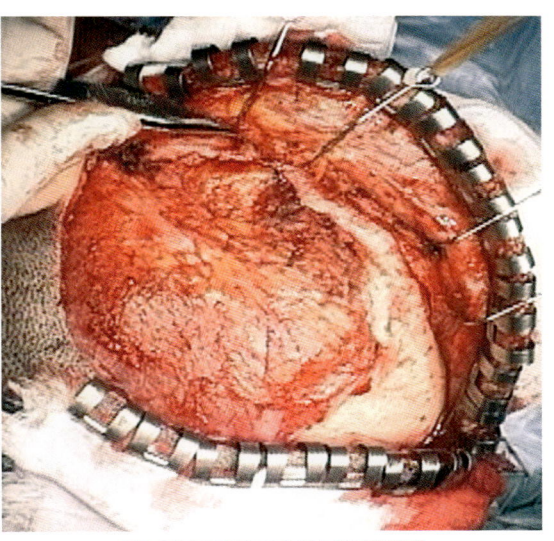

図ⅡB-14　2層で皮弁を翻転

本手術では最終的な術野は"look down"となるが，テント切開の際には一時的に"look up"の術野となる．なるべく側頭葉の圧迫を回避するために頬骨弓の切除を勧めたい．頬骨弓は側頭骨側から切除する（前頭骨側から行うと意図しない部位で骨折することがある）．切除された頬骨弓は咬筋に付けたまま下方へ翻転する（図ⅡB-15, 16）．

次に側頭開頭を行うが，この際に気をつけたいことは，開頭の高さは必要ない（linea temporalis 内）が，前後方向に十分な開頭を行うことである（図ⅡB-17）．局所的な圧迫では錐体骨先端部の露出が不十分なことがある．硬膜外操作の際にはスパイナルドレナージからの髄液排出は全例で行うが，それでも硬膜の緊張が強い際には眼窩外側壁の骨切除を行い，V2の peel off ができる準備をしておく．

錐体骨先端部の露出

中頭蓋窩の硬膜が頭蓋底とアンカリングされている部位は大錐体神経（GSPN），中硬膜動脈（middle meningeal artery：MMA），三叉神経第3枝（V3）である．

錐体骨先端部を露出するために中頭蓋窩硬膜を剝離するが，この際の最初のアンカリングはMMAである．これを凝固・切断する（図ⅡB-18）．

MMAの約1cm前方に卵円孔が存在し，V3が通過する．海綿静脈洞外側壁の peel off の要領でV3の peel off を行う．

固有硬膜の peel off は頭蓋底手術の際に極めて重要なテクニックである．15番のメス刃を用いてV3を覆う硬膜に切開を入れ，側頭葉側に牽引する．適切な位置で切開されれば硬膜は徐々に剝けてくる．血管障害の症例では海綿静脈洞は閉塞していないことが多いので出血に遭遇するが，ゼルフォームやサージセルのパッキングで対処する．

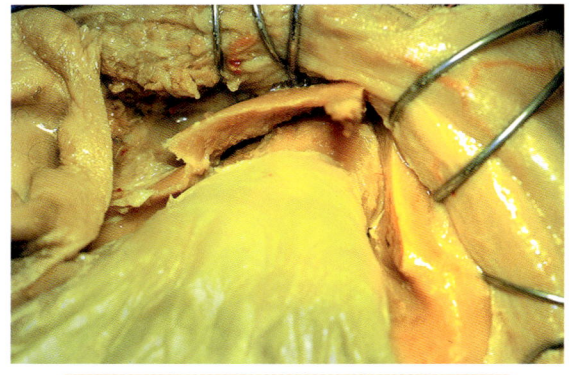

図ⅡB-15　頬骨弓の骨切りは頭側骨側から

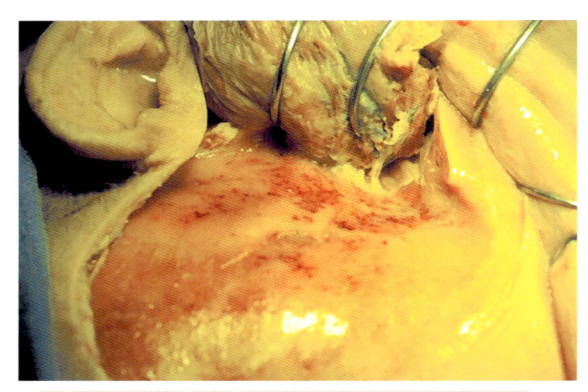

図ⅡB-16　頬骨弓は咬筋に付けたまま翻転する（pivoting）

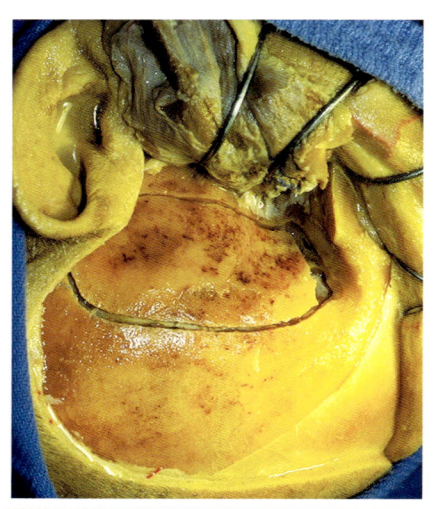

図ⅡB-17　側頭開頭（開頭の高さは必要ないが前後径は必要）

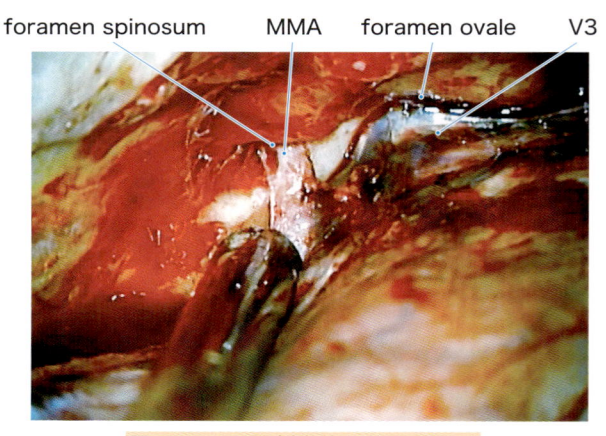

図ⅡB-18　解剖学的ランドマーク

B. 頭蓋底技術（側頭開頭術）

V3のpeel offとGSPNの剥離は交互に行うと術野の展開は容易になる．GSPNは弓状隆起のすぐ脇にある顔面神経裂孔からV3の下を（卵円孔とGasser神経節の中間くらいの位置で）通過して海綿静脈洞内に進入する．V3と弓状隆起の位置からGSPNの走行をある程度類推してこれを剥離することが重要であるが，中頭蓋窩にはさまざまな隆起があり，成書に書かれているほど容易には弓状隆起は同定できないことを銘記すべきである（図ⅡB-19）．

GSPNの剥離ののちにV3をGasser神経節の位置までpeel offする（図ⅡB-20）．側頭葉硬膜を強く牽引してpeel offを行うが，開頭が小さいと局所的な圧がかかるのみでこの操作がうまくいかない．正円孔の位置からV2をpeel offすると，Gasser神経節までのpeel offがより容易になる．大きな開頭を勧める理由はここにある．

錐体骨上面の硬膜は，上錐体静脈洞（superior petrosal sinus：SPS）の位置までは容易に剥離できるが，硬膜の構造上これ以上内側への硬膜剥離はできない．Gasser神経節に掛けた脳ベラを前方へ，SPSへ掛けた脳ベラを内側へ牽引して錐体骨先端部の露出が完了する（図ⅡB-21）．

錐体骨先端部の骨切除

錐体骨先端部の切除範囲は，Gasser神経節，SPS，内耳道，蝸牛，内頚動脈，GSPN，下錐体静脈洞（inferior petrosal sinus：IPS）に囲まれる部分で，これをrhomboidと称することもあるが，実際は角錐のイメージに近い．

骨切除はSPSに平行なdrillingより開始する．錐体骨先端部はほとんどの場合で海綿骨が多く，drillingそのものにはさほど苦労しない．この部位での最も重篤な合併症は内頚動脈の損傷であるが，錐体骨先端部が十分に露出されていれば内頚動脈が透見できることも多く，損傷のリスクは軽減する．

錐体骨先端部で内頚動脈はGSPNと交叉するように走行する．蝸牛の位置の同定は内耳道の位置から判断する以外に方法はなく，経験を要する．蝸牛周囲の骨切除が足りないと後頭蓋窩の術野が小さくなり，結果，脳底動脈中枢部の可視化が不十分になる．

錐体骨尾側へのdrillingは露出された後頭蓋窩硬膜を指標にして進めていくが，やがて術野は狭くなりIPSを確認して終了する（図ⅡB-22）．

前方への骨切除は，Gasser神経節を牽引して斜台外側まで可能であるが，この部位はDorello管と近接しており，外転神経損傷の可能性がある．

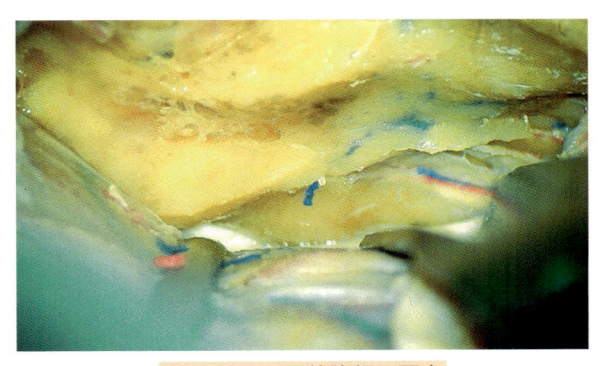

図ⅡB-19 弓状隆起の同定

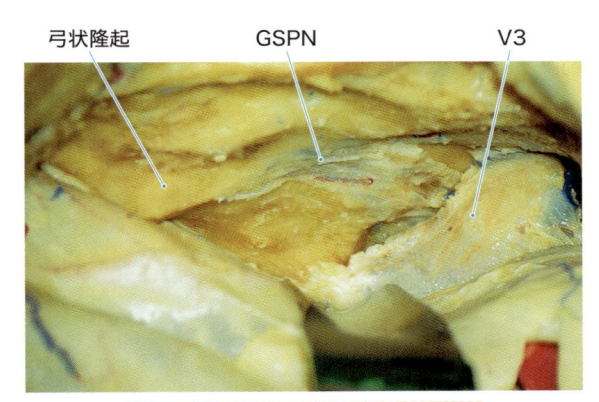

図ⅡB-20 錐体骨先端部の露出①

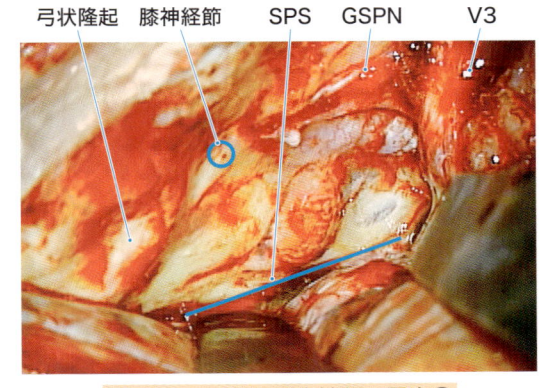

図ⅡB-21 錐体骨先端部の露出②

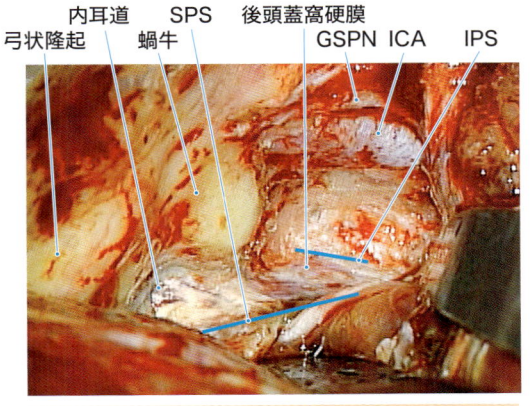

図ⅡB-22 錐体骨先端部の切除によって得られる術野

テント・硬膜の切開

硬膜の切開は後頭蓋窩の硬膜切開から開始する．SPS から IPS に向かって直線状に切開するが，前方に寄り過ぎると外転神経を損傷する（図ⅡB-23）．

次に，側頭葉硬膜に T 字状の切開を行う．下方への切開線は Gasser 神経節のすぐ後方の SPS へ向かう（図ⅡB-24）．

次に，手術台の背板を下げ "look up" の術野にした後に，各々の硬膜切開が連続するように SPS を結紮・切断する．

SPS からの出血が多いときには丸めたサージセルコットンをフィブリン糊に浸したものを静脈洞内へ挿入するが，肺塞栓を防ぐために，むしろ海綿静脈洞側には大きなものを使うようにする．

テント切開で気をつけなければならないのは，切開の方向と側頭葉の牽引である．切開が後方へ向かえばテント切痕がなかなか切断できないし，前方に向かいすぎれば海綿静脈洞の外側壁を切開することになる．滑車神経のテント切痕への入口部のわずかに後方でのテント切開が理想的である．この際に滑車神経の損傷に注意するのは言うまでもない．

切断した SPS を前方へ牽引すると，Meckel 腔が開放され三叉神経の可動性が得られる．脳底動脈へのアクセスとしては滑車神経と三叉神経の間が重要な術野になる（図ⅡB-25）．

側頭葉牽引の際の注意

おそらく側頭葉の脆弱性に関しては人種差があり，欧米の成書に記載されているような側頭葉の局所的な牽引を行えば，日本人では脳挫傷をきたすことが多い．愛護的な側頭葉の牽引のためには，大きな開頭，頬骨弓の切除，大きめの脳ベラの使用（全体的に牽引する）が勧められる．切開されたテント断端を十分に焼灼することによって術野を拡大する．

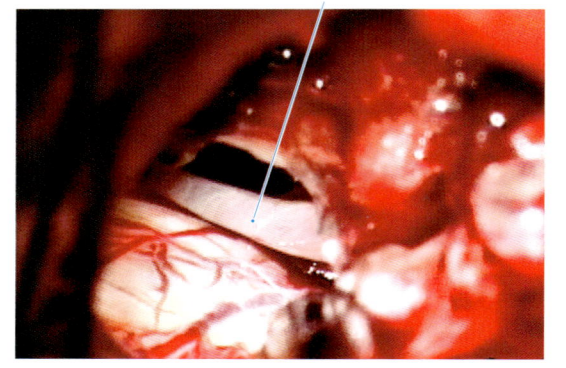

図ⅡB-23　外転神経の走行

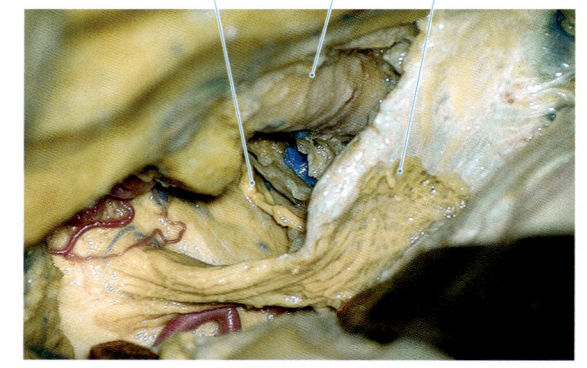

図ⅡB-24　SPS を切断し前後方向へ牽引

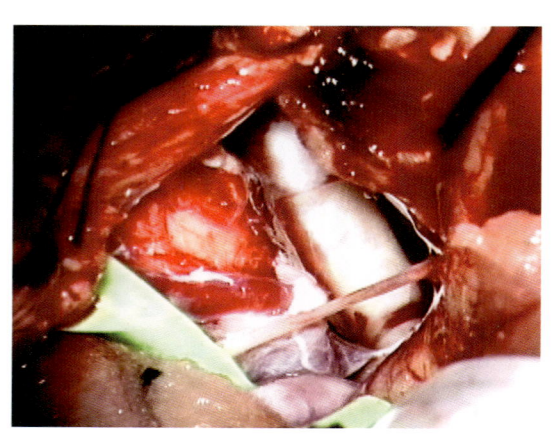

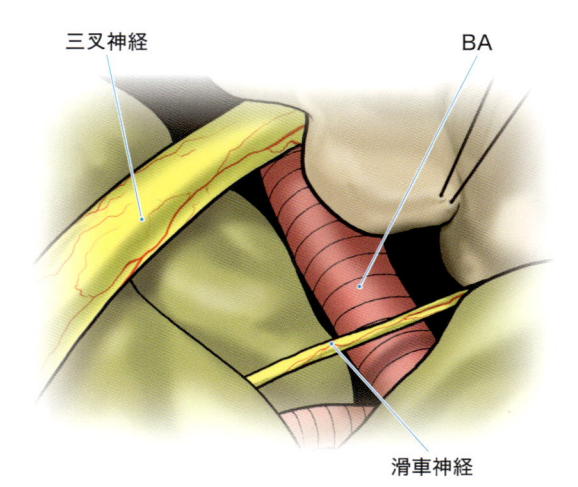

図ⅡB-25　滑車神経と三叉神経の間の術野

硬膜内操作

背板をもとの位置に戻し，硬膜内を観察する．

術野の中心に全長にわたる三叉神経が観察され，橋側方には直線的に到達できる．三叉神経の尾側には，脳底動脈本幹とそこから分岐する前下小脳動脈（anterior inferior cerebellar artery：AICA）が観察される（図ⅡB-26）．頭側には上小脳動脈（SCA）や後大脳動脈（PCA）が観察される．観察可能な脳神経は，Ⅲ，Ⅳ，Ⅴ，Ⅵである．

後頭蓋窩のバイパスのレシピエントとして選択されるのは，迂回槽を走行するSCAである．high flowバイパスのレシピエントとしてはPCAが選択されるが，やや迂回槽の高位を走行するために側頭葉の牽引が強くなることに注意が必要である（図ⅡB-27）．

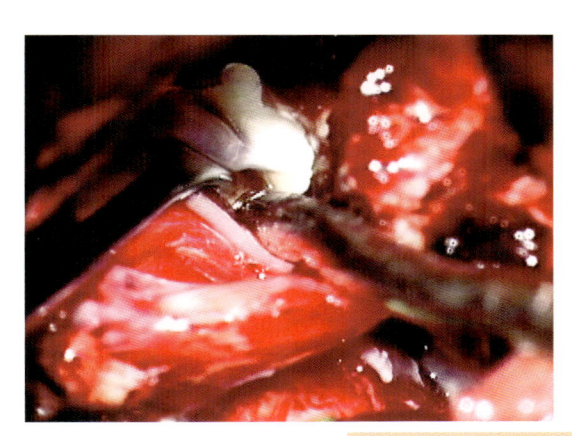

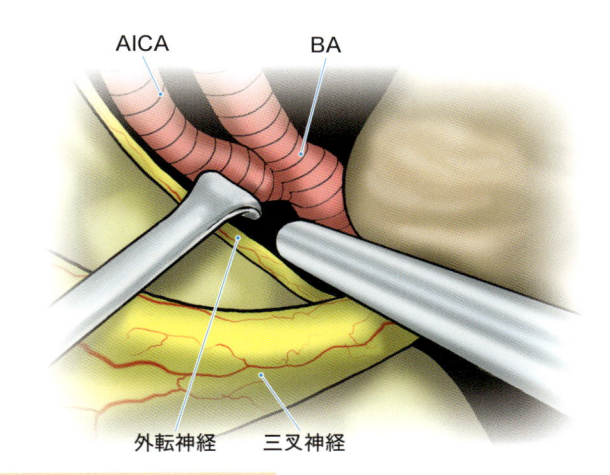

図ⅡB-26　脳底動脈-前下小脳動脈の分岐部を確認

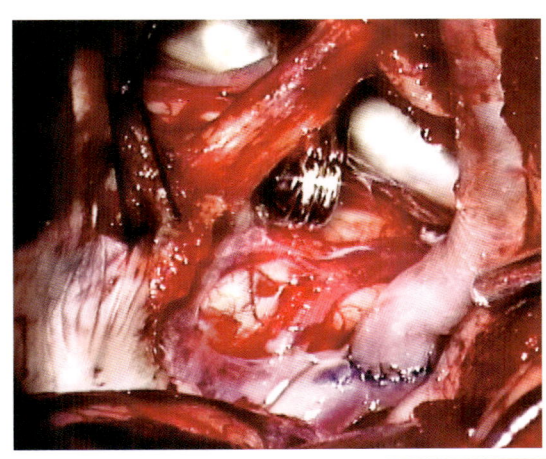

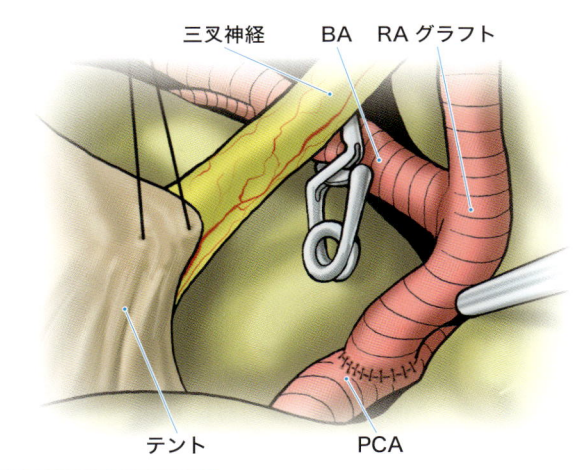

図ⅡB-27　同一術野でのバイパスも可能

3 経後頭顆アプローチ

経後頭顆アプローチ（transcondylar approach）は外側後頭下開頭術の拡大変法とも言えるアプローチであり，外側後頭下開頭術では切除しない外側下部の骨（後頭顆窩 condylar fossa）露出と切除によりアプローチの切り替えが可能となる．

transcondylar approachの適応

椎骨動脈V4部近位側から頸静脈孔までの椎骨動脈は通常の外側後頭下開頭で問題なく確保可能であるが，頸静脈孔よりも上方では椎骨動脈はその走行を内側向きに変えるため，椎骨動脈末梢部の確保が困難なことが多い．

椎骨動脈末梢部から椎骨動脈合流部を直視下の視野に入れるうえで，最も邪魔になるのが頸静脈結節の張り出しで，頸静脈結節の突出の程度により術野展開が決まる．したがって，椎骨動脈-脳底動脈移行部・両側椎骨動脈合流部の確保が必要と考えられる場合には，後頭顆結節から頸静脈結節にいたる部分の骨切除が必要となる．

transcondylar approachでは後頭顆結節そのものを切除するわけではなく，後頭顆結節と下部S状静脈洞・頸静脈球との間の骨をdrillingにより切除する必要がある．

解 剖

後頭下筋群の剥離と後頭動脈の剥離温存は外側後頭下開頭に準じた方法で行い，後頭下筋群第3層の剥離により後頭下三角を開放すると，第1頸椎椎弓上を内側に向かう椎骨静脈叢に囲まれた椎骨動脈V3部が確認できる．

そのすぐ上で第1頸椎-後頭顆関節が確認される．

V3部を囲む椎骨静脈叢から頸静脈球に向かう後頭顆導出静脈が後頭顆結節のやや上後方の後頭顆孔に入っていくのが観察される．後頭顆孔に入る直前で凝固切断することにより，後の後頭顆窩の切除が容易になる．

体 位

健側を下にしたパークベンチポジションで乳様突起体部がほぼ水平になる頭位をとる．頸部はニュートラルに保ち，頸部屈曲は不要である（図ⅡB-28）．両側内頸静脈が頸部屈曲により圧迫を受けないよう，下顎角と胸鎖乳突筋の間に余裕が得られるように体位をとる．

最も圧力のかかる健側の脇から胸腹部にかけての除圧を完全に行い，褥瘡が生じないよう配慮する．

皮 切

乳様突起切痕（incisura mastoidea）を頂点とする前方凸のcurved skin incisionで，皮膚弁を内側に翻転することにより後頭動脈は十分な長さを確保可能である．

asterionを皮弁内に入れた前方凸のC字型切開で後頭動脈のintermuscular layerとsubcutaneous layerを露出できる皮切とする（図ⅡB-29）．

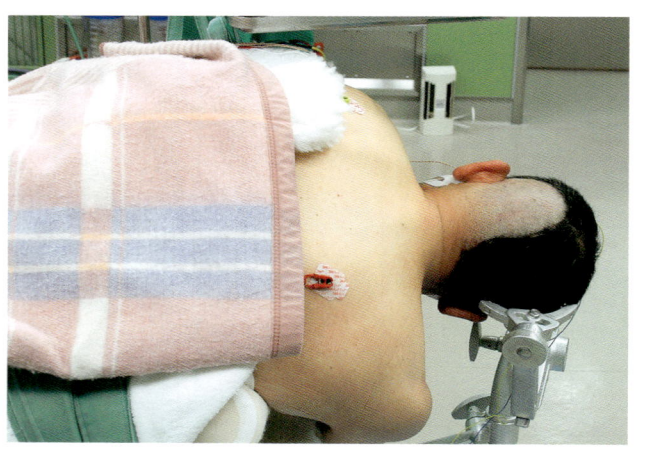

図ⅡB-28　頭位

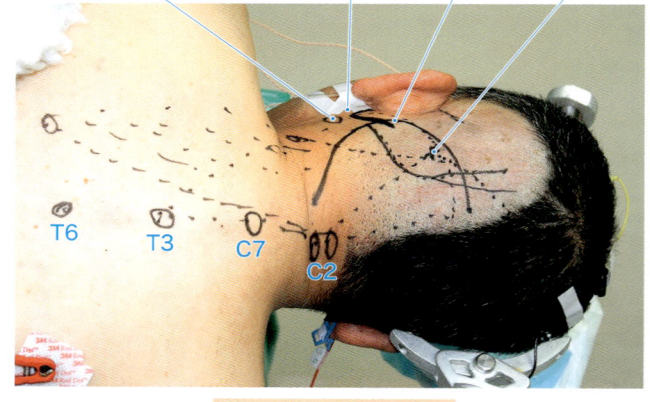

図ⅡB-29　皮切の準備

椎骨静脈叢・V3部の露出

上頭斜筋，大後頭直筋，小後頭直筋を inferior nuchal line から剥離翻転すると後頭下三角の上2辺が開放され，脂肪組織に覆われた椎骨静脈叢が確認できる．この脂肪層の中を C1 root が C1 横突起の上面から後方に出た後，内側に進み suboccipital nerve となって上頭斜筋，大後頭直筋，小後頭直筋に分布しているのが確認できる（図ⅡB-30）．

椎骨静脈叢を形成する静脈の網目からは，通常，顆導出静脈が occipital condyle の後上方の condylar canal に向かい，その先は頚静脈球に接続している．椎骨静脈叢と condylar canal の間で顆導出静脈を剥離・露出し凝固切断し椎骨静脈叢だけにすると，V3部を包む様子がよくわかる状態になる（図ⅡB-31）．

椎骨静脈叢開放

2～3mm 程度の静脈叢切開を行い，V3部動脈表面を露出確認できた段階で，これを包む静脈叢の外層と内層の膜状静脈壁を確実につまみ凝固することにより，静脈叢切開により開放した静脈開口部を完全に閉塞させることができる．静脈叢切開を V3部の長軸に沿って拡大し，V3部全体を無血で開放することが可能となる（図ⅡB-32）．

asterion の同定

occipitomastoid suture，parietomastoid suture，lamdoid suture を確認する（図ⅡB-33）．これらの集合点が asterion である．通常この直下が lateral sinus 前半部の下縁付近に相当する．

> **静脈性出血を抑えるコツ**
>
> 椎骨静脈叢を開放する際に，静脈の網目を形成する細かい静脈がどのように V3部を取り囲んでいるかをよく観察し，可能な限り静脈そのものを開放しないよう，その静脈間の結合組織の部分で開放すると，静脈性の出血を抑えることができる．このとき静脈叢表面の膜状組織を凝固することにより小さな静脈は閉塞させることが可能で，開放時の出血を減らすことができる．

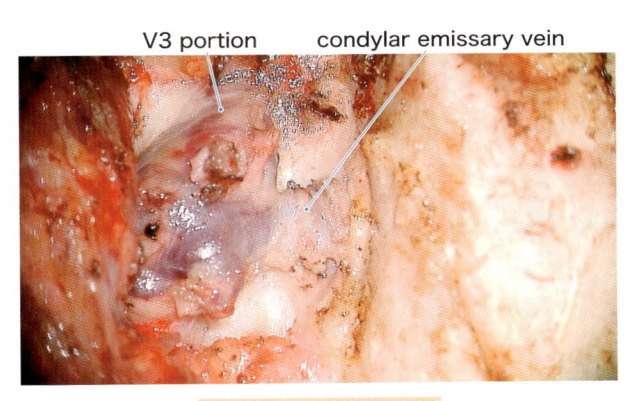

図ⅡB-30　椎骨静脈叢

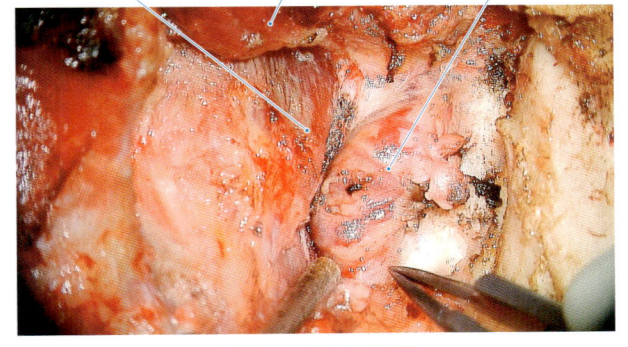

図ⅡB-31　V3部

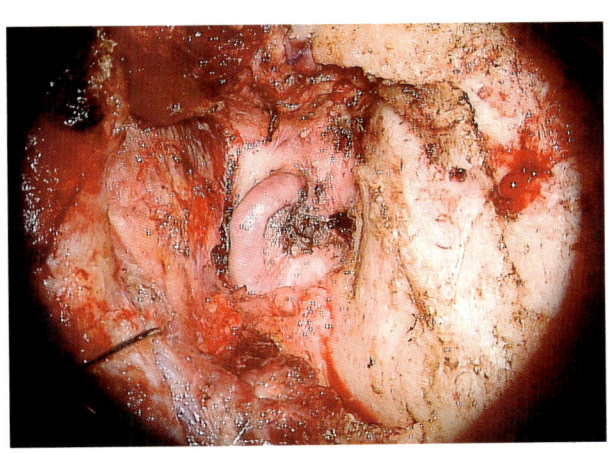

図ⅡB-32　椎骨静脈叢の切開

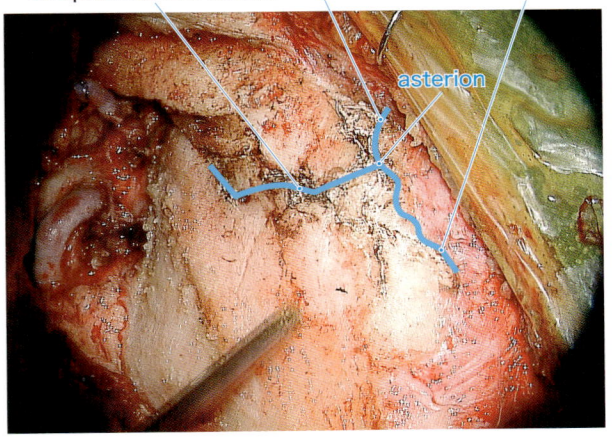

図ⅡB-33　asterion の位置

骨切除

lateral sinusからsigmoid sinusに続く部分の骨切除を行い，外側まで十分に開頭できるようにする．sigmoid sinusの後ろ半分はegg shell状に骨を残し，その後方で後頭蓋窩硬膜も骨弁から剥離できるよう露出しておく（図ⅡB-34）．

sigmoid sinus skeletonization

asterionからincisura mastoideaに至るsinus後縁に沿ったegg shell drillingとsuboccipital groove drillingを行い，後頭蓋窩硬膜を内板から十分に剥離できるようにする．asterionとsuboccipital grooveの間の骨は骨切りを行い，suboccipital craniotomyとする（図ⅡB-35）．

sigmoid sinusの下端とoccipital condyleの間の骨の残存を確認し，condylar canalもegg shell drillingを行い，中を走る顆導出静脈を不用意に損傷しないように操作を行う．occipital condyleの関節は破壊せずにsupracondyle-infrasigmoid boneを切除することで後頭顆窩が切除されtranscondylar approachとなる（図ⅡB-36）．

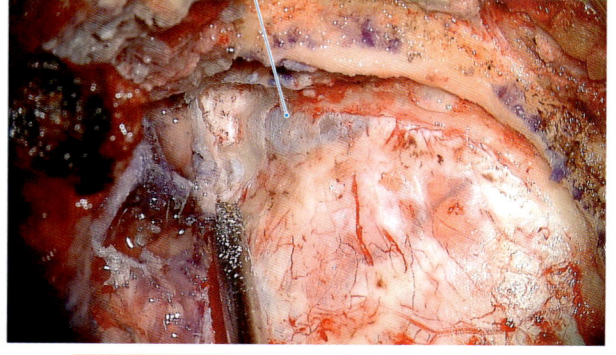

> **sigmoid sinus skeletonizationのコツ**
>
> asterionからincisura mastoideaにかけてのS状静脈洞の走行に沿った部分をピオクタニンなどでマークし，sigmoid sinus skeletonizationの目安にするとよい．

舌下神経管露出

大後頭孔外側部の骨を切除していくと，後頭顆関節面に平行に走行する舌下神経管（hypoglossal canal）を包む静脈叢が露出する．通常，舌下神経管を開放する必要はないが，不用意に損傷することのないよう，その存在に注意しておく必要がある（図ⅡB-37）．

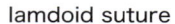

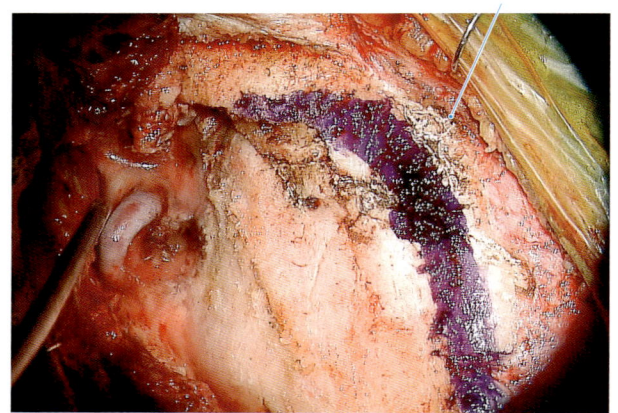

図ⅡB-34 骨切除

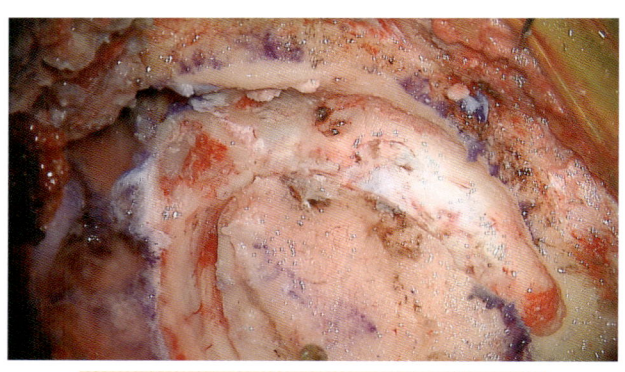

図ⅡB-35 sigmoid sinus skeletonization①

図ⅡB-36 sigmoid sinus skeletonization②

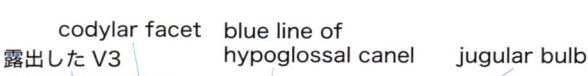

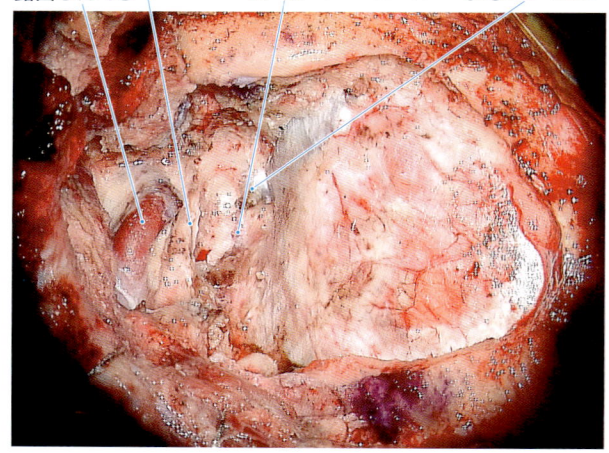

図ⅡB-37 舌下神経管の露出

硬膜内操作

硬膜を切開して前方に翻転し，くも膜を切開すると，頚静脈孔に向かう下位脳神経が正面に確認できる．その内側では舌下神経管に向かう舌下神経が椎骨動脈の外側後方に接して走行しているのが観察される（図ⅡB-38, 39）．

舌咽神経の吻側の間隙から内側奥では外転神経が確認できる．

外転神経が明るい視野の中に確認できると，同じ高さに椎骨動脈合流部が確認できる．その吻側では，すぐ脳底動脈起始部が確認される（図ⅡB-40）．

硬膜内術野確保の工夫

オプションとしてS状静脈洞の下1/3で外側および前方を包む乳突蜂巣を切除しS状静脈洞を全周性に露出して，硬膜の前方への翻転とともにS状静脈洞の下1/3を外側に翻転可能にすると，さらに明るい術野を得ることができる．

図ⅡB-38　硬膜切開に至る筋群の翻転

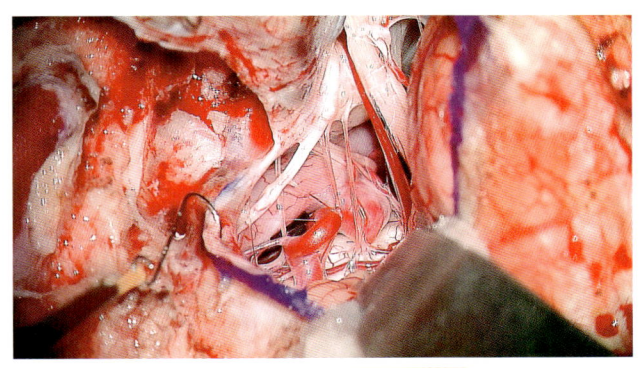

図ⅡB-39　舌下神経の露出

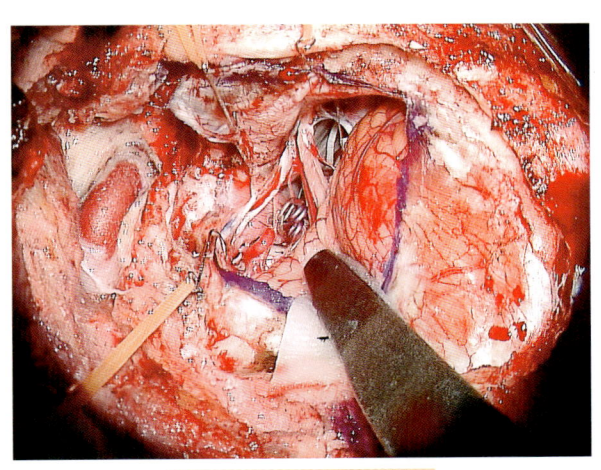

図ⅡB-40　硬膜内の様子

C バイパス手術

1 STA-MCAバイパス

　血管内外科治療の進歩により，多くの動脈瘤がコイルなどで治療が可能になっていることは事実である．この結果，外科治療でなければ治療が困難な動脈瘤は，治療そのものが極めて困難である動脈瘤であることが多い．したがって，頭蓋底技術に加えて，バイパスの技術は特別なものではなく，必須の技術となる．なかでも，STA (superficial temporal artery)–MCA (middle cerebral artery) バイパスは，最も基本的なバイパスであり，その手順，技術を十分に習得する必要がある．

　STA-MCAバイパスの必要な場面としては，
①母動脈の遮断を一時的に行う際に，その安全性を高めるために行う場合
②母動脈の永久閉塞を行う場合
③橈骨動脈移植などのhigh flowバイパスを行う前に，補助的なバイパスとして行う場合
などがある．

解　剖

　STAは，外頚動脈の最後の枝であり，耳介前面を通り，頬骨弓の上を通過して帽状腱膜上（皮下）を走行する（図ⅡC-1）．その走行には，大きなバリエーションはないが，頭頂枝と前頭枝の分岐部の位置は，個人差が大きい（図ⅡC-2）．分岐が極端に低く頬骨弓より下にある場合には，これを完全に剥離することは，顔面神経の損傷の問題もあり，必ずしも必要ではない．

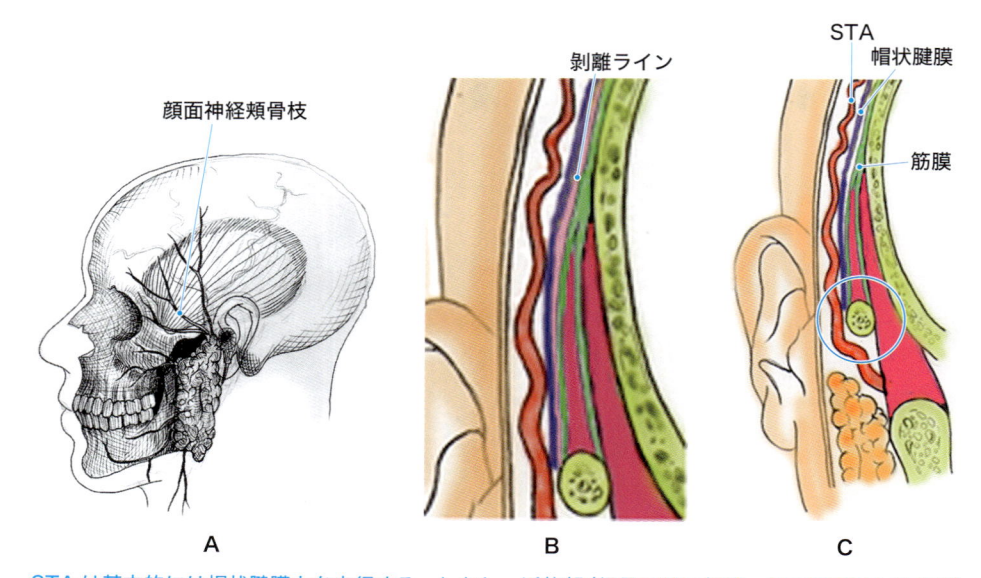

A　顔面神経頬骨枝
B　剥離ライン
C　STA　帽状腱膜　筋膜

STAは基本的には帽状腱膜上を走行する．しかし，近位部（頬骨に近い部位，Cの円で囲んだ部位）では，顔面神経も近い．これを損傷すると額の麻痺が目立つようになるので，注意する．頭皮の剥離ラインは帽状腱膜と筋膜の間（Bのピンク色のライン）であるから，帽状腱膜上でSTAを剥離する．

図ⅡC-1　STAバイパスに必要な解剖

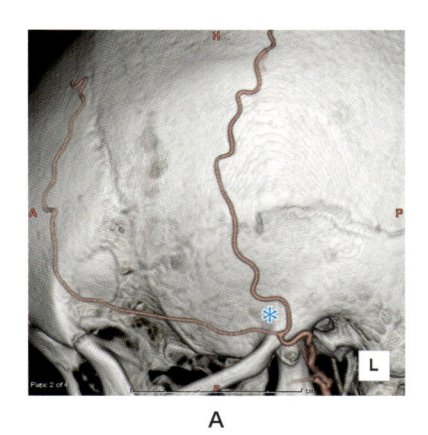

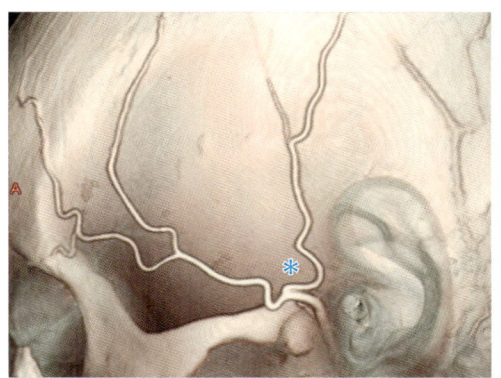

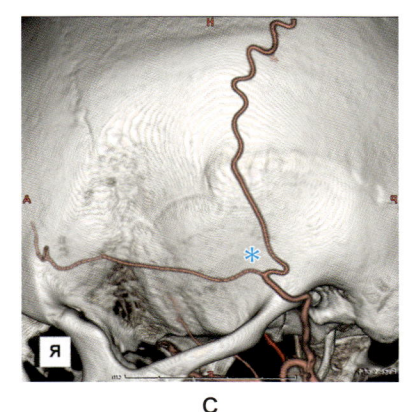

A：分岐部（＊印）まで剥離すると，顔面神経の頬骨枝などを損傷する可能性が高いし，前頭枝は細いので，一時的遮断の保障であれば，頭頂枝の確実な単独バイパスが現実的である．
B：＊印の分岐部はやや低いが，頭頂枝，前頭枝，いずれも十分なサイズがあり，ダブルバイパスを考慮する．
C：＊印の分岐部は剥離しやすい部位にあり，確実に剥離して，前頭枝，頭頂枝のダブルバイパスを考える．

図ⅡC-2　STAの走行のバリエーションとバイパスの戦略

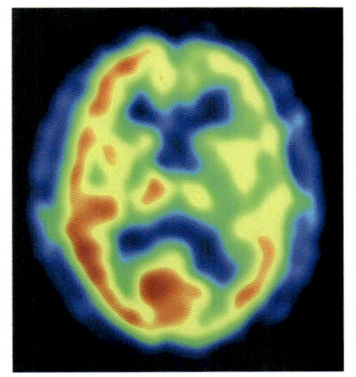

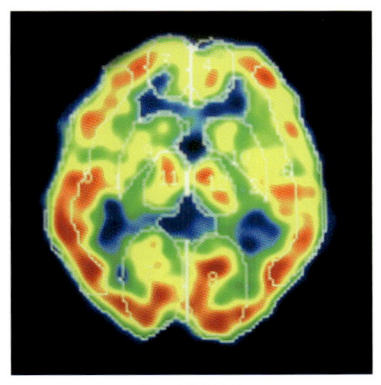

A：陽性例　　　　　B：陰性例

基本的には，主幹動脈へのバイパス手術を行う場合には，high flow のバイパスが必要である．ただ B の場合のように，BOT で陰性の場合には，STA-MCA バイパスで十分なこともある．

図ⅡC-3　BOTによる血流評価（Matasテスト）

また，分岐が高位である場合には，前頭枝の長さが十分でないことも起こりうる．STAのバイパスだけで母動脈の永久的遮断を行う場合には，頭頂枝，前頭枝の2本のバイパスを行うべきで，剥離もその分必要である．しかし，いわゆるアシストバイパスの場合には，太いほうの1本の枝のシングルバイパスでも問題ない．

high flowバイパスが必要になる場合

永久的遮断を行う場合（内頚動脈など）では，STAだけでよいか，橈骨動脈移植などの high flow バイパスが必要になるかの判断は balloon occlusion test（BOT）が有用である（図ⅡC-3）．ただ，安全を優先するのであれば，まったく血流の低下がない場合のみSTAバイパスを行い，わずかでも（神経症状がなくとも）血流低下がある場合には，迷わずに high flow バイパスを行うべきである．

バイパス技術のポイント

本項では，STA-MCA バイパスの基本的な動作の確認を紹介する．バイパス技術の詳細は，他の成書を参考にされたい．

バイパス手術は，当然のことながら，失敗（吻合の閉鎖，あるいは最悪の場合にはレシピエントの閉鎖）は許容されない．また，遮断してレシピエントの動脈切開をしてからは，やり直しも許されない．しかし，一方で無駄な操作が増えると，手術時間の延長は無視できないレベルとなる．

遮断前のポイントをまとめると，
① STA の長さとレシピエントの位置を考え，安全にバイパスが行える部位を選択する
② STA の断端の結合組織を十分に取り除き，MCA とのマッチングを考える
③ 無血的な術野（バイパス操作部位）を作成する
④ STA にねじれがないこと，flow がしっかりあることを確認する
⑤ STA の両端に stay suture を前もって設置しておく（図ⅡC-4）
ことなどが挙げられる．

バイパスの手順は，しっかり身につける必要がある．以下のような手順となる
① レシピエントの遮断（図ⅡC-5）
② 針，あるいは，ハサミなどによる動脈切開（図ⅡC-6）
③ 動脈切開は，線状でもよいが，直のハサミで切り貫く方法も優れている（図ⅡC-7）
④ stay suture を置き，両端を決定する（図ⅡC-8）
⑤ 両側を丁寧に一針一針縫合する（図ⅡC-9）
⑥ 最後の一針を入れる直前に，隙間から生理食塩水を軽く圧入させ，きれいに STA が広がることを確認する
⑦ 遮断解除（図ⅡC-10）
⑧ リークがあってもあわてない（多くは，軽い圧迫で止血する）
⑨ 流れの確認（最近では ICG 血管撮影などがあり便利，図ⅡC-11）
となる．

手技の実際は以下の図を参照されたい．

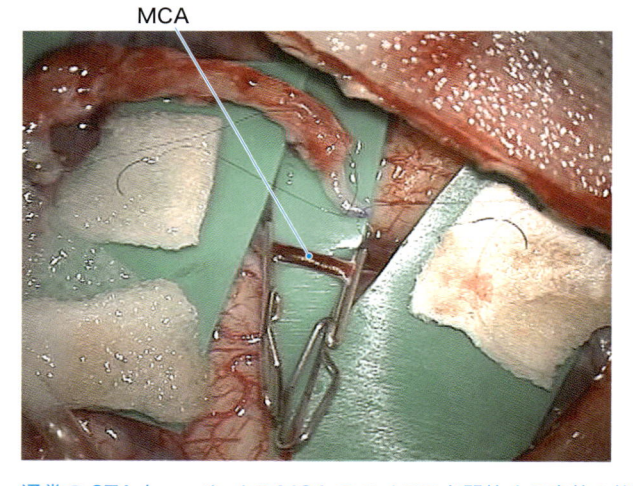

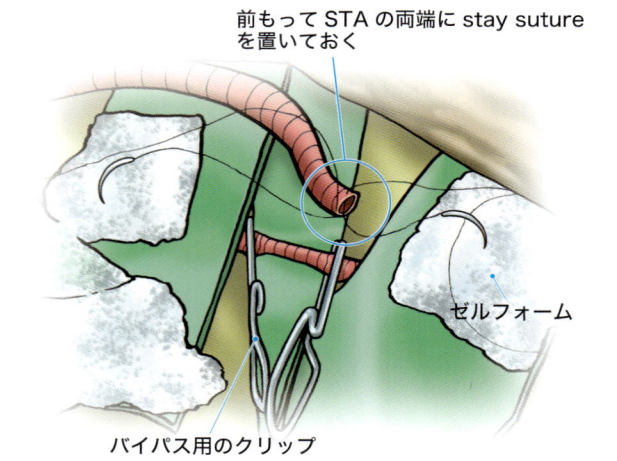

通常の STA と cortical の MCA のバイパスを開始する直前の状態である．STA の両端に 10-0 の糸が掛けられている．針は両側のゼルフォームの上に置く．髄液が術野にたまらないように，適当な位置（できるだけ，髄液が流れ込みやすいところ）に置く．

図ⅡC-4　STAバイパスのセットアップ

C. バイパス手術（STA-MCAバイパス）

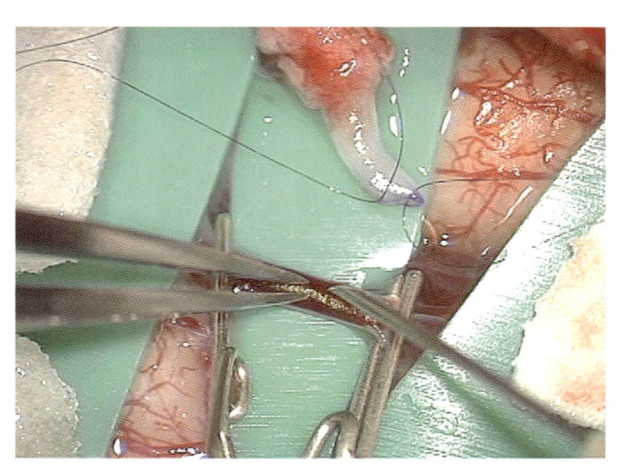

ツベルクリン針でわずかに刺し，完全遮断を確認

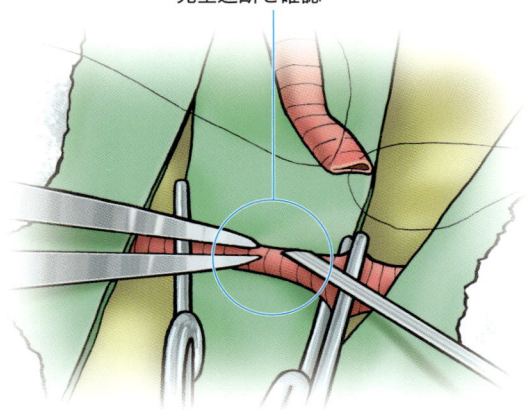

クリップで遮断した MCA を1度ツベルクリン針で刺し，遮断が完全であることを確認する．この操作は，表面 MCA の皮質枝では不要な場合もある．ただ，深部で太い動脈を遮断する際には，いきなり動脈切開を行って出血が起こった場合に，大きなトラブルになることを避けるために有用である．

図ⅡC-5　遮断の確認

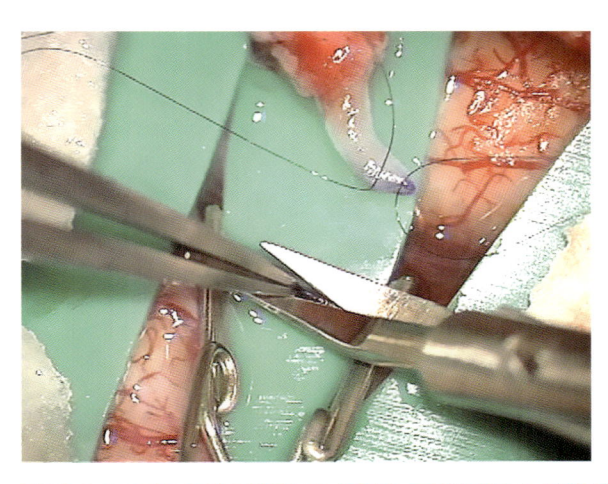

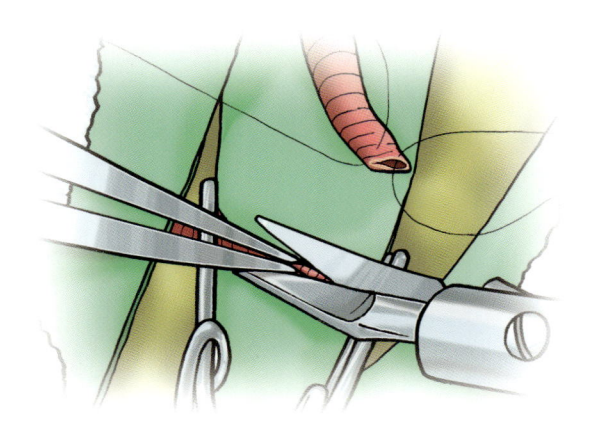

MCA のサイズや術者の技量にもよるが，できればレンズ形の動脈切開を行う．このためには，動脈壁をわずかにつまんで，上向きのハサミで削ぐように切開する方法がある（10-0 の糸で吊り上げる方法もある）．

図ⅡC-6　動脈切開①

II．脳動脈瘤手術の基本技術

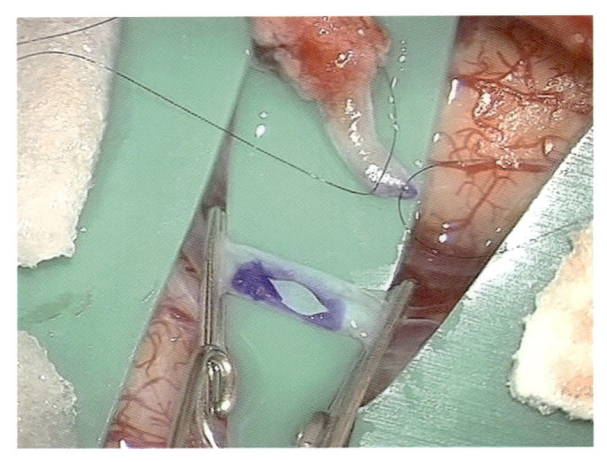

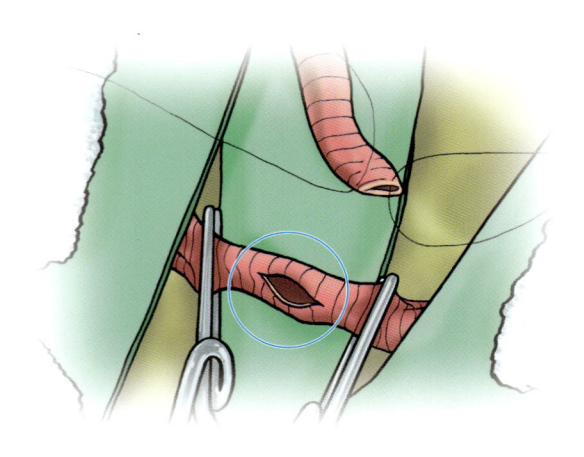

レンズ形に切り貫くことにより，縫合は容易になる．

図ⅡC-7　動脈切開②（レンズ形切開）

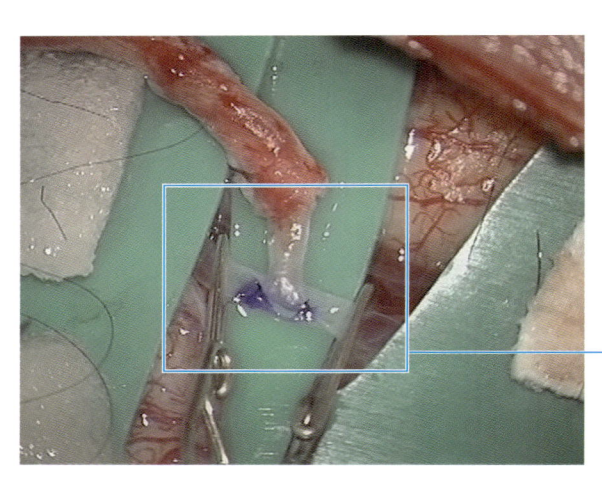

両端の縫合（stay suture）を終了したところ．MCA 側の動脈切開を切り貫きにしているので，縫合面が明瞭に把握できる．

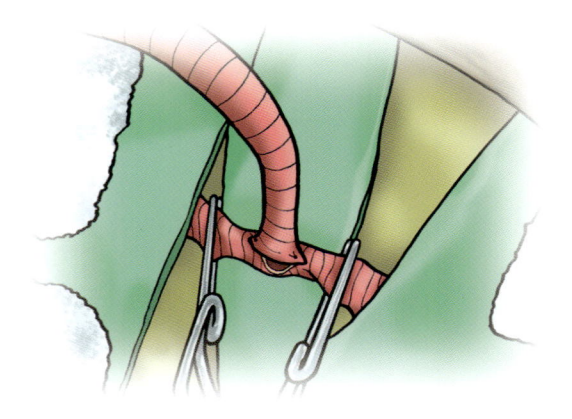

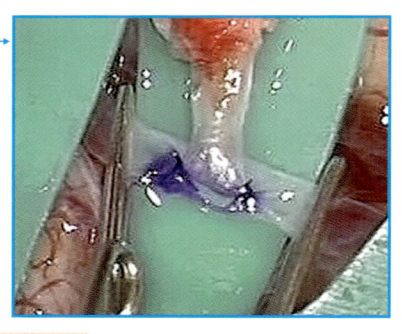

図ⅡC-8　stay suture

C. バイパス手術（STA-MCA バイパス）

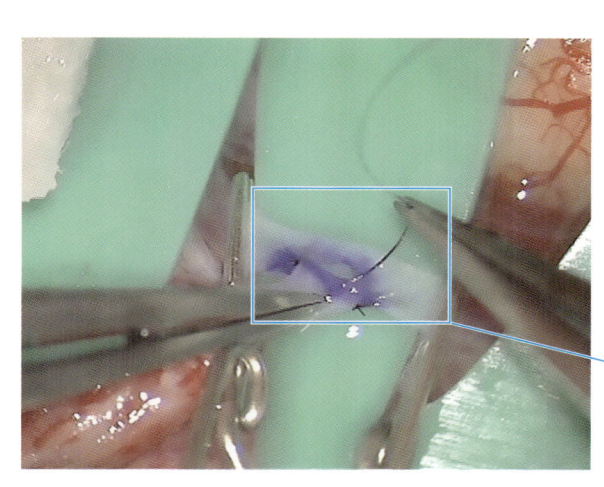

両端の stay suture が終わったら，一針ずつ丁寧に面を合わせて縫合を行う．

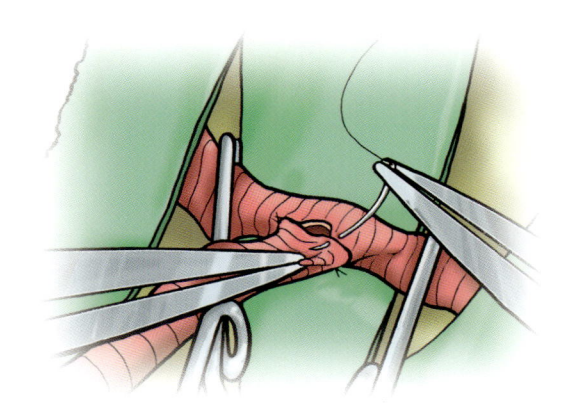

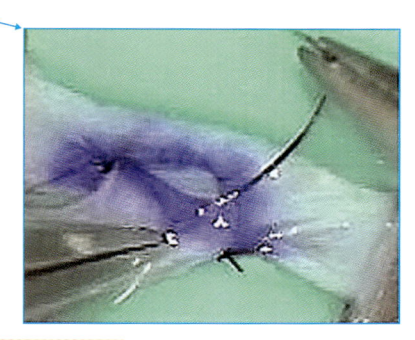

図ⅡC-9 interrupted suture

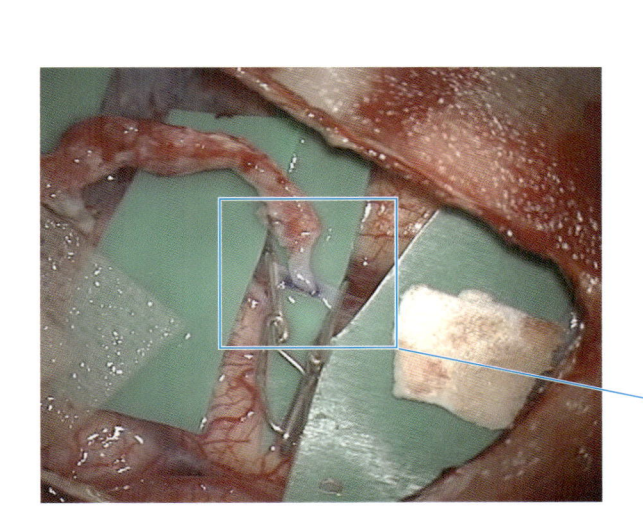

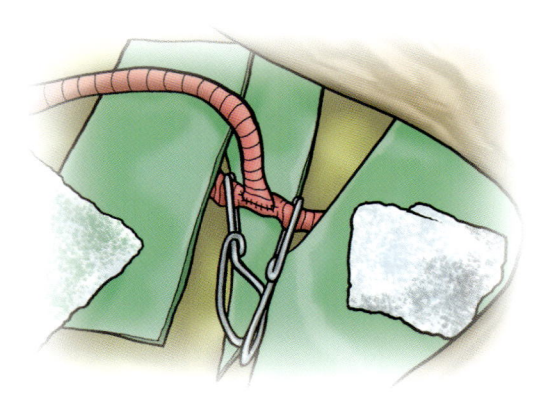

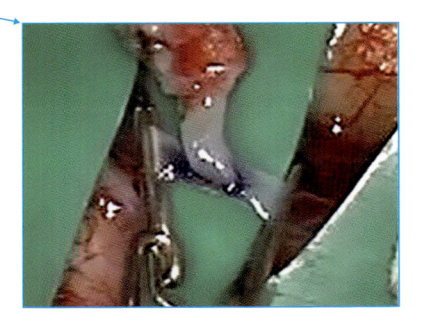

図ⅡC-10 STA-MCA バイパスの完成

68　II．脳動脈瘤手術の基本技術

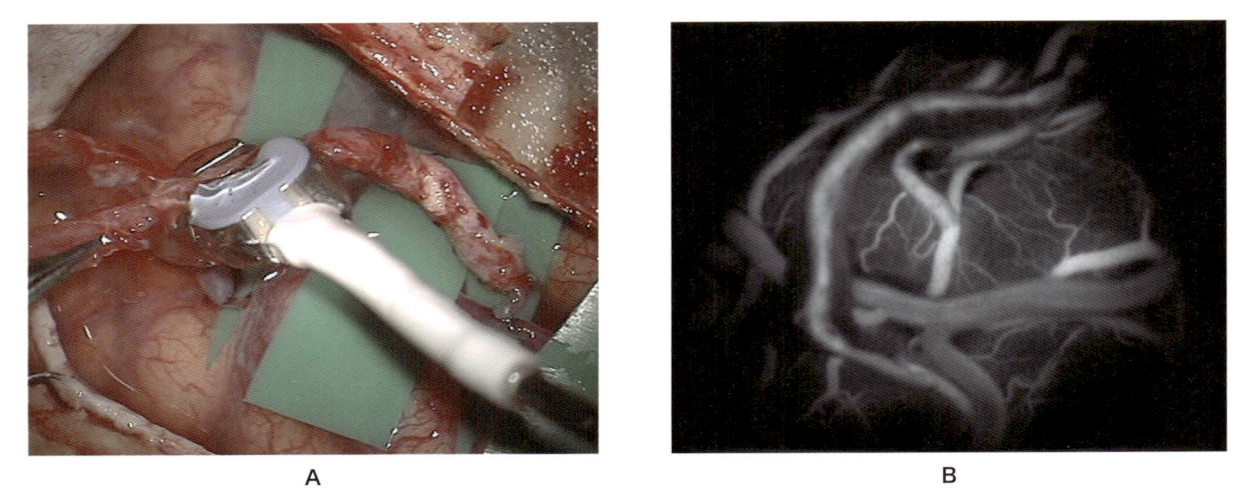

A　　　　　　　　　　　　　　　　B

確認にはドップラー血流計での定量的確認（A），ICG血管造影による確認（B）が有用である．

図IIC-11　血流の確認

2 ECA-M2バイパス

RAグラフト

　橈骨動脈（radial artery：RA）を用いたhigh flowバイパスの手術手技に関しては「脳血行再建術」などの教科書や論文などで詳しく述べられている．適応は内頸動脈を犠牲にせざるをえない場合の内頸動脈の代用としての再建である．つまりクリッピングが不可能でトラッピングや母動脈閉塞をしなければいけない動脈瘤などの場合に必要になる手技である．吻合操作は比較的容易なので，手順をしっかり守ってpitfallに陥らないようにして手術を行えば，成績やバイパスの開存度は比較的安定している．

　開頭を行うチームとRAの剝離を行う2つのチームに分かれて行うのが一般的であり，顕微鏡も2台あれば手術は早く進行させることができる．手順の多い手術であり，どのステップも重要である．また，緩慢な手術を避け，手早く，手順を正しく踏むことが重要である．多少のバリエーションはあり，特に，アシストバイパスの使用の有無は，手術チームによってはスキップしてもかまわないが，基本的には，①ドナーの採取と処理，②開頭，頭蓋内処置，③頸部の処置，の3つのステップがあり，2つのチームが共同して行うべきである．

　手術部位も3つあり，①上腕，②頸部，③頭部の3ヵ所である．部位ごとに時間経過と重要な律速段階を図ⅡC-12に示した．ここに示したように，上腕，頸部，頭部の3つの部位で手術が進められる．頸部・上腕チーム，頭部チームという編成もあるし，上腕チームと頸部・頭部チームという編成も可能である．この3つの部位での手術は独立して行われる部分もあるが，いわば，シンクロしなければならないステージもある．図ⅡC-12で横一線に並んだステージは，それぞれのチームがステップを合わせる必要のあるステージである．

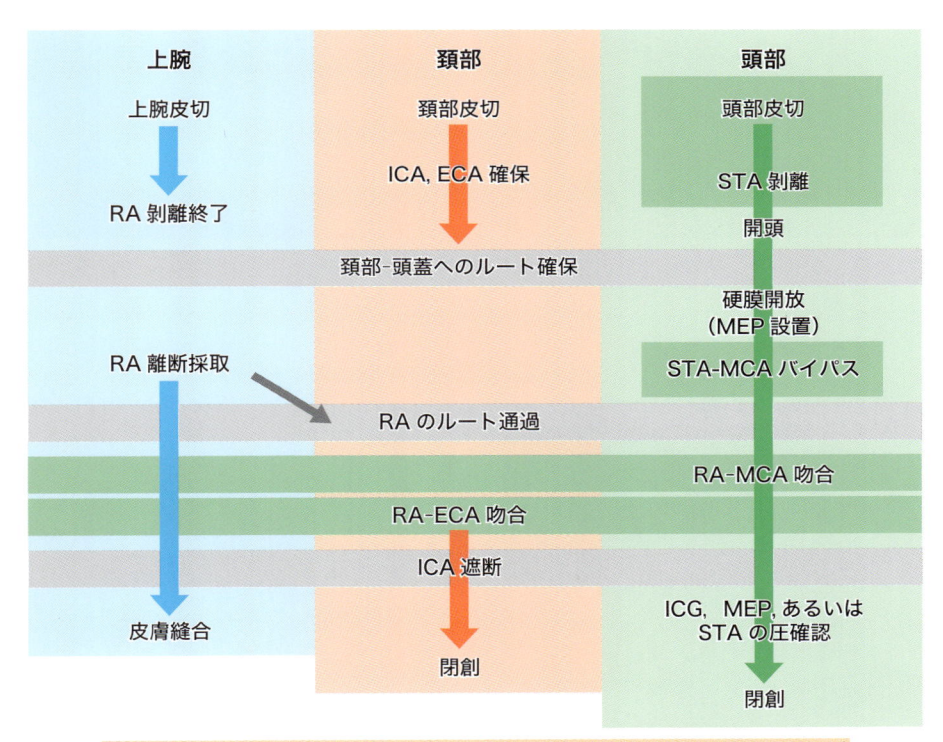

図ⅡC-12　RAグラフトによるECA-M2バイパス手術の部位別ステージ

体位

病側の前腕からRAを採取するのが，手術室の配置のうえで最も便利であるが，ケースバイケースで考慮する．麻酔器の位置や頸部確保，脳ベラの位置などすべて織り込んだうえで効率的に配置する必要がある．やや上体を挙上し，頸部を伸展させておくことも頸部の操作には重要である．

①浅側頭動脈（STA）のマーキングをしておくこと，②RAのAllenテストを行っておくこと，③RAの走行を確認しておくことなどが必要である．図ⅡC-13に示した例では前腕の皮膚切開は，両端で皮膚割線に合わせてS字状にしている．

開頭

開頭は，STA-MCAバイパスに準じて行う．しかし，加えて，橈骨動脈の通過部位確保のために，通常の前側頭開頭より，側頭骨を深く切除する必要がある（図ⅡC-14）．側頭骨の切除が足りないと，骨縁で移植された橈骨動脈が折れ曲がり，閉塞の危険がある．また，側頭筋は，翻転し，側頭筋と側頭骨の間に指が入る程度のスペースを確保する．

STA-MCAバイパス（アシストバイパス）

STA-MCAバイパスは，特別な技術は要さない．ただ，手順として，まず，十分な長さのSTAの前頭枝，頭頂枝を剝離する必要がある．

まず硬膜を開放して，頭蓋内操作に移る．硬膜の切開は，バイパスの通る経路を想定して，やや側頭葉側に深く，開頭縁から7～8mm離したところで切開する．

次にシルビウス裂を開放して，RAグラフトを入れるM2部を確保する．posterior trunkの起始部が最も太く使いやすいことが多いが，anterior trunkのほうが，浅い位置での吻合が可能である．適切なレシピエントを選択する（図ⅡC-15）．

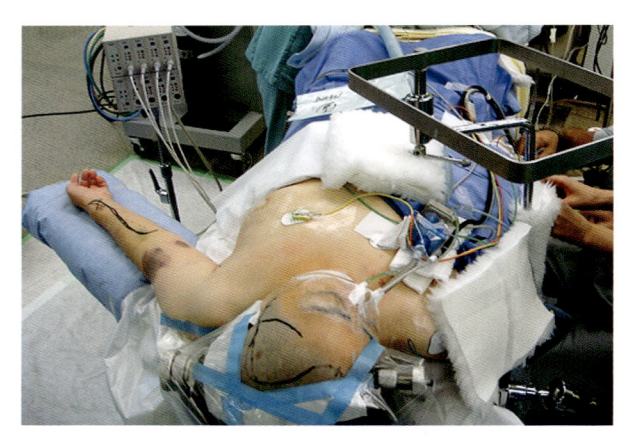

図ⅡC-13　体位と準備

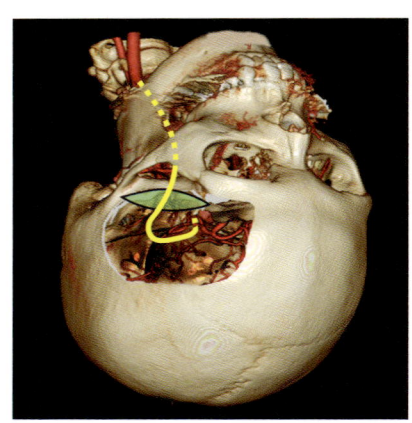

図ⅡC-14　開頭

通常の開頭より側頭骨の切除範囲は広くする必要がある（緑色の部位）．
これは，黄色のラインのように橈骨動脈が通過する部位を確保し，また，自然なラインで設置されるために必要な骨切除である．

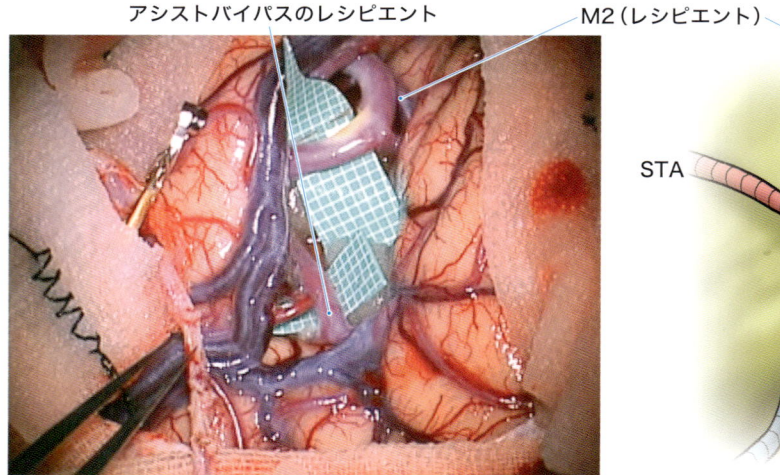

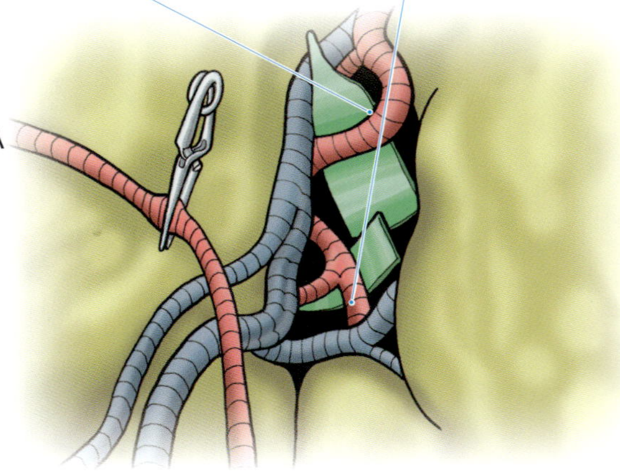

図ⅡC-15　STA-MCAバイパス（アシストバイパス）

C. バイパス手術（ECA-M2バイパス）

RAが入る位置を決めたら，その末梢に剝離を進め，アシストバイパスを入れる血管を確保する．

そのうえで，その末梢のM2あるいは適切な皮質枝にSTAをバイパスする．シングルバイパスのみとして，もう1本の枝を術中の遮断やバイパス開放時の圧モニターとして使用する方法もある（図ⅡC-16，17）．

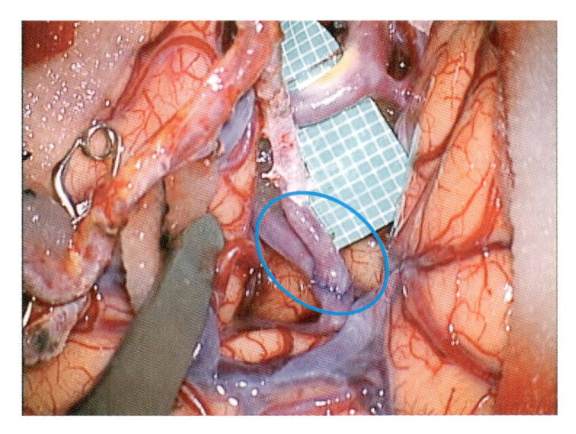

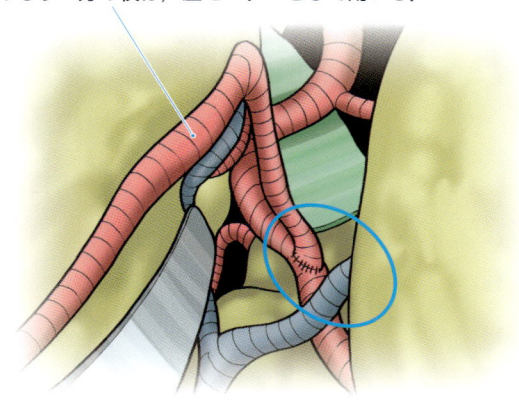

STAのもう一方の枝は，圧モニターとして用いる．

アシストバイパスはM2の遮断中に末梢の血流を確保するために作成するが，中大脳動脈の圧をモニターするのにも使える．STAの枝のうち良好なほうをバイパスに用いる．引き出し線で示したのがSTAのもう一方の枝である．最終的に問題がなければSTAは1本しかバイパスには使用しないことになる．

図ⅡC-16　アシストバイパスの作成

STAの前頭枝と中側頭動脈の皮質枝の吻合

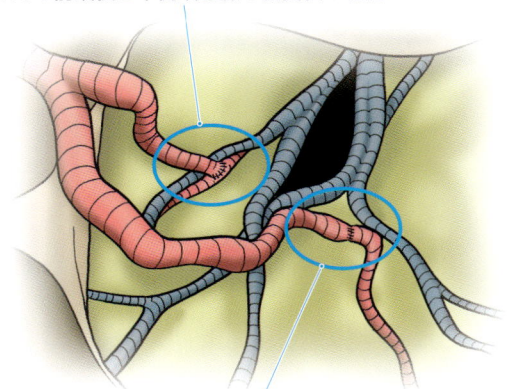

STAの前頭枝

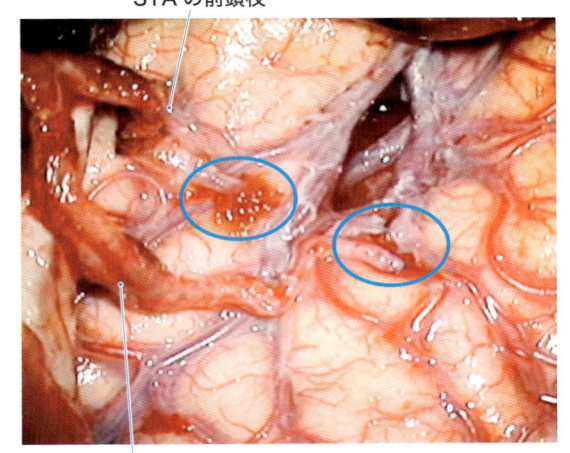

STAの頭頂枝

本例のようにSTAを用いて，2本のバイパスを行う場合もある（細いほうは，圧モニター）．

STAの頭頂枝と前中心溝動脈の皮質枝の吻合

M2のバイパス部位

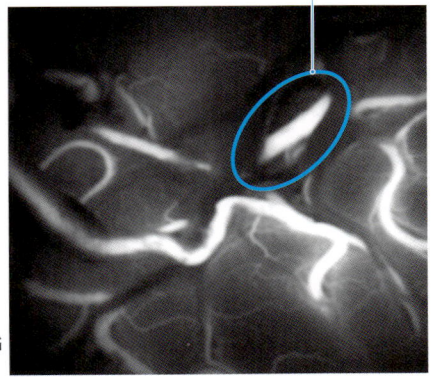

術中ICG

図ⅡC-17　アシストバイパスの完成

橈骨動脈採取

橈骨動脈は，前もって血管撮影，あるいは三次元CT血管撮影でその走行，直径などを確認しておくのが望ましい．筆者は尺骨動脈の欠損例は遭遇したことはないので，橈骨動脈の採取で，上腕・手の虚血性合併症を経験したことはないが，三次元CTAや最近の最良のMRAでは，簡単にその走行を前もって確認できる．図ⅡC-18に橈骨動脈採取の手順とコツを述べた．重要なことは，

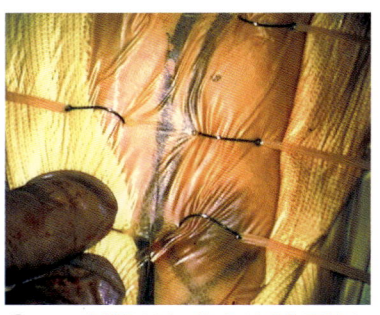

①橈骨動脈を愛護的に扱う
②出血させて安易に凝固すると細い橈骨動脈では狭窄が容易に起こることに注意する
③グラフトの通過，縫合の準備が整うまで，離断せずに，on siteに置いておく
などである．

以前は橈骨動脈採取後，静脈での再建を行っていたが，この必要はない．

①RAの剥離は別の術者が手術開始と同時に行っておくか，開頭側でマイクロを使わない時間を利用して行う．RAの剥離はSTAの剥離よりも簡単である．

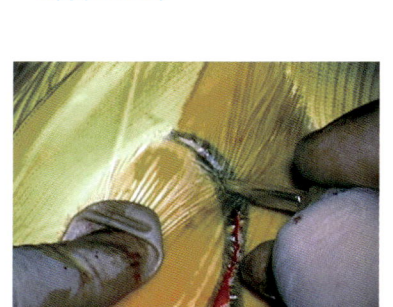

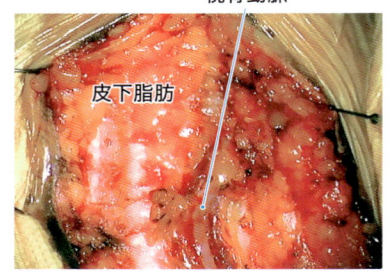

②RAの剥離は手首に近い位置から開始する．RAの剥離に際してもフックで十分に緊張をかけbipolar cuttingを行うことで，迅速な剥離が可能である．RAは基本的に分枝は出していない．また伴走する静脈が両サイドにあり，ときどきお互いに交通しているのが認められるので適宜処理をする．

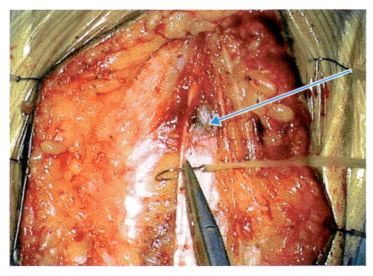

③肘に近づいてくると，橈前腕筋の筋膜（矢印）がRAに覆いかぶさってくるので，これを翻転しながらRAの剥離を中枢側へと進めていく．

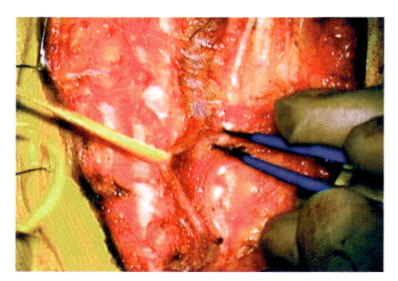

④遠位端の肘関節付近では皮膚割線に沿って弓状に切開線をしならせる．

⑤RAの採取のコツ：迅速な剥離のためには血管テープを掛けてRAを持ち上げながら裏面との剥離を進めていく．分枝はほとんど見られないが分枝があった場合は十分に分枝を確認して，分岐部から引き抜かないように凝固切断する．もし分岐部から引き抜けた場合には8-0ナイロンで縫合するほうがよい．凝固は動脈解離につながるので勧められない．

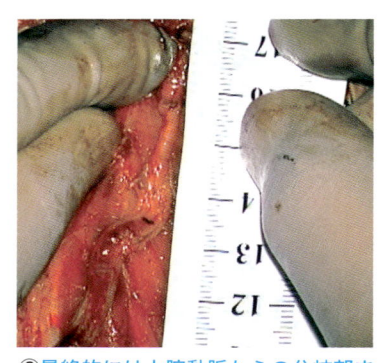

⑥最終的には上腕動脈からの分岐部まで17〜20cmのグラフトを採取しうる．

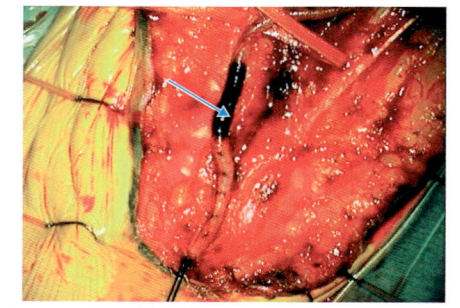

⑦RAのマーキング：どのような形でもかまわないが，筆者らは混乱することがないように常にRAには遠位側にピオクタニンで血管にマークをつけている（矢印）．動脈でも血液の流れる方向を保ってグラフトを配置する必要がある．

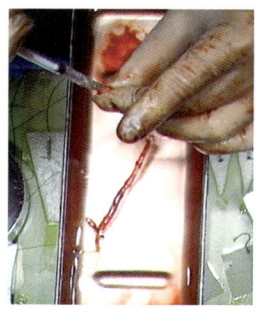

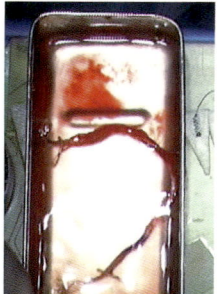

⑧RAグラフトの採取と保存：グラフトは頭蓋側で完全にグラフトの導入の準備が整った後で採取する．temporary clipを用いて両端を閉鎖しながら，ヘパリン生食にてグラフトを緊満させておくのがコツである．

図ⅡC-18 橈骨動脈の採取

橈骨動脈の通路の確保と通過

中頭蓋窩側は側頭筋の下で頬骨弓の下から指を入れる（前側から入れたほうがスペースがある）．頸部側は舌下神経の上で顎二腹筋の下から指を入れ，茎状隆起に触れ，そこから前側を探ると，頭蓋側から入れた指に触れる（図ⅡC-19）．

そこで頭蓋側からKelly鉗子を入れ，今作ったルートに通して，その間にトラッカーチューブ（矢印に両端が見える）あるいはネラトンチューブなどを通しておいてやり，スペースを確保する．ここで，採取した橈骨動脈をあらかじめ入れておいたトラッカーチューブの中を導入していく．グラフトの向き，つまり遠位端を間違わないように注意する．橈骨動脈が所定の位置に収まったら，これを残して，トラッカーチューブあるいはネラトンチューブを引き抜く（頭蓋側のバイパスが終わってから引き抜くとより安全である）．

頭蓋側でのバイパス

バイパスは，まず頭蓋内での橈骨動脈と中大脳動脈（RA-M2）のバイパスから行う．頸部から行う方法もあるが，やはりより難しい頭蓋内でのバイパスを少しでもやりやすい条件で行うべきである．一旦グラフトを頭蓋内へ余裕を持って引き入れ，バイパスをやりやすい状態にする．グラフトにねじれが生じないように，グラフトを緊満させる操作を必要に応じて繰り返し行う．

中大脳動脈の側の動脈切開は直線でも楕円形でもよい．バイパスの技術はSTA-MCAと大きく変わらないが，連続縫合で行う方法もある（図ⅡC-20）．ただ，リークすると動脈圧が高いのでトラブルの原因となるため，漏れがないようにきちんと縫合することが重要である．遮断の解除の前に吻合部ぎりぎりでデッドスペースができないように，橈骨動脈グラフト側にクリップを置く．

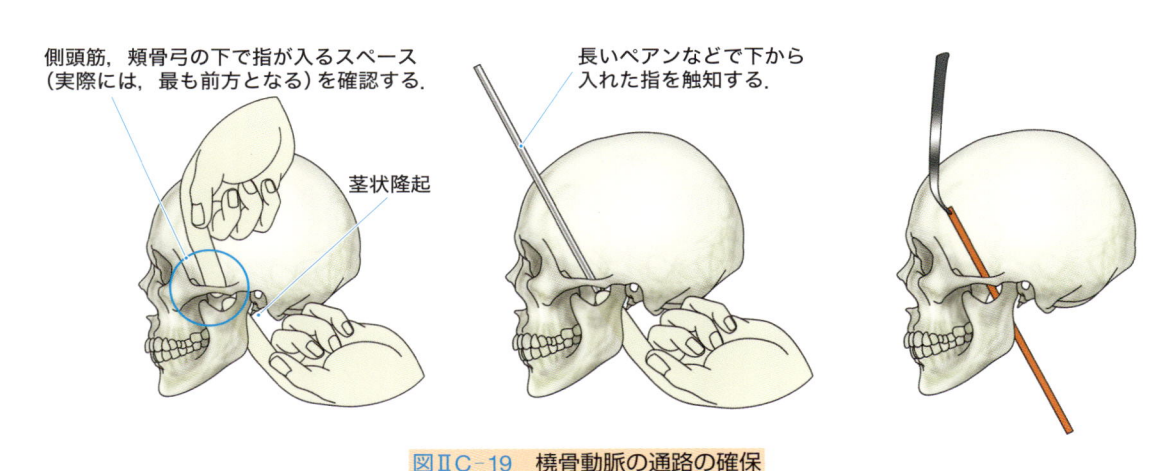

図ⅡC-19　橈骨動脈の通路の確保

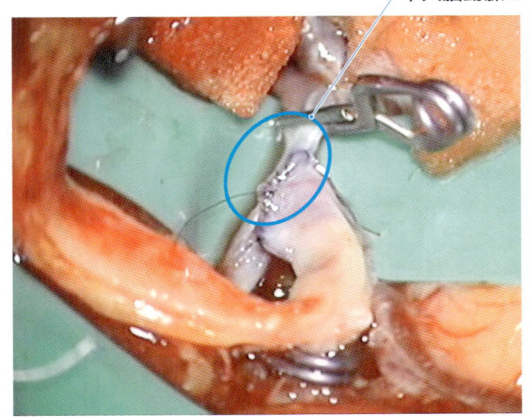

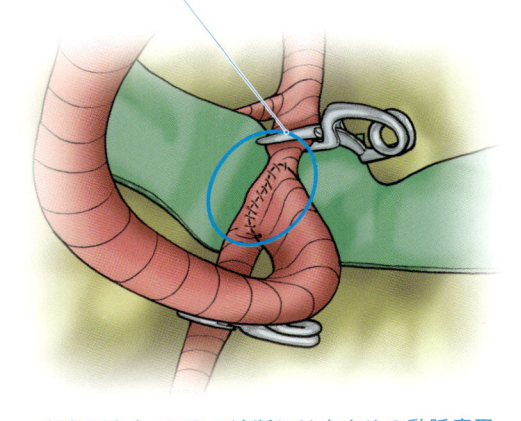

図ⅡC-20　RA-M2の吻合

頸部での吻合

バイパスの失敗の原因はさまざまあるが，実際には
① グラフトの物理的ねじれなどによる閉鎖
② 頸部での不適切な吻合
が主な原因である．言い換えると，頭蓋内での吻合の失敗は原因としては少ない．

まず，頸部側から，グラフトの内部に生理食塩水を圧入して，ねじれをとり，長さを手調整することが重要である．吻合する外頸動脈（ECA）は，通常，上甲状腺動脈の遠位くらいとなる．遮断のスペースを確保し，グラフトとの位置合わせを行う．

吻合の具体的なコツは図ⅡC-21〜26に示した．

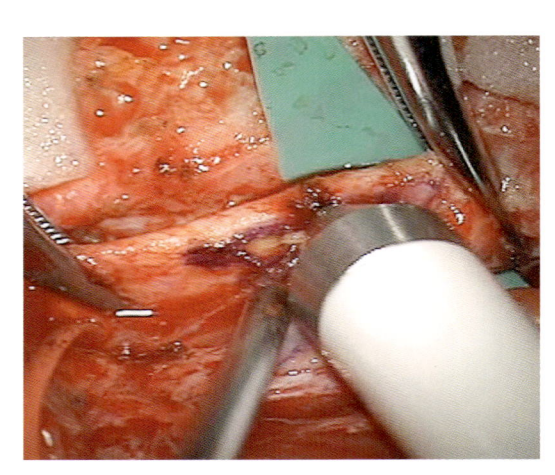

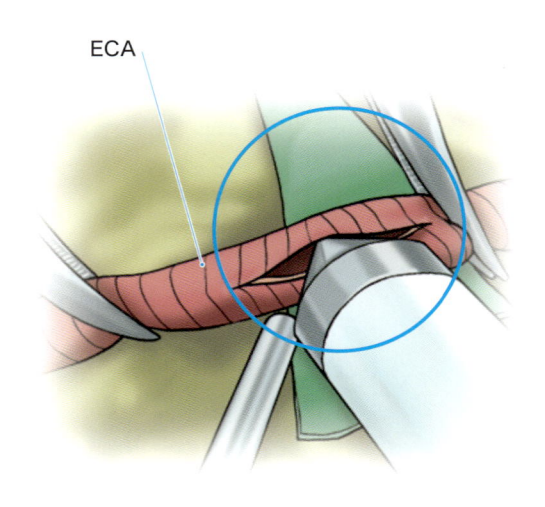

ECAはメスで切開を入れた後，4mmの血管パンチにて縦に2回血管壁を貫くようにして切開を拡げる．ハサミで切開を行う方法では解離が起こる場合があるので十分に注意しなければならない．

図ⅡC-21 外頸動脈の処理

血管パンチで切り貫いた楕円形の穴

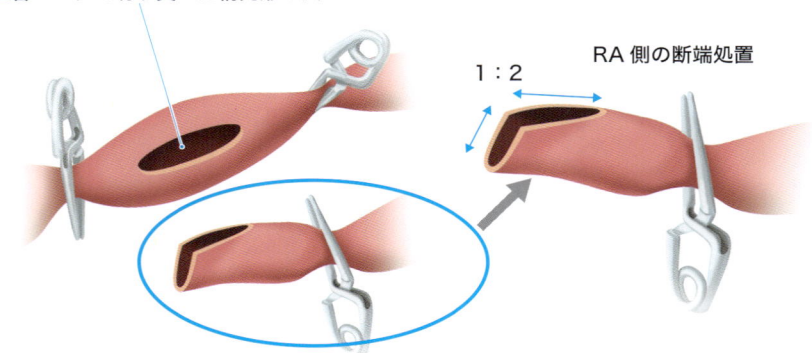

RA側の断端処置

1:2

グラフトのねじれをdistension techniqueで十分に解除した後に，頸部側に向かって引くようにしてグラフトの経路に入れていたトラッカーチューブを抜去する．その後ECAの表面をきれいにして，遮断をpermanent aneurysmal clipを用いて行ったあと，グラフトの段端の長さを調節して，1:2の比率で切開を加える．これはECAとRAが平行してほとんど同じ方向に向かって分岐させるために行う手段である．

図ⅡC-22 グラフト近位端の処理

C. バイパス手術（ECA-M2バイパス）

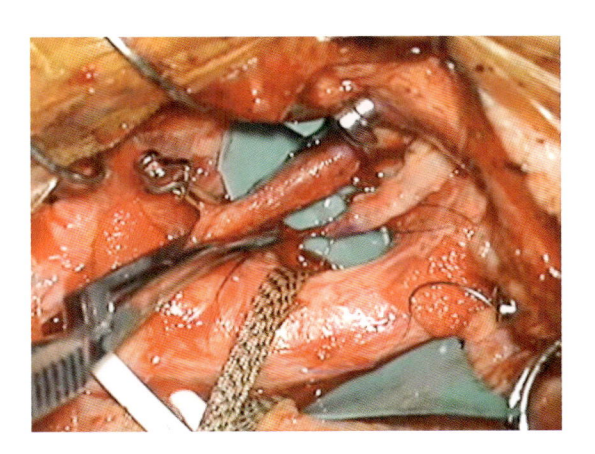

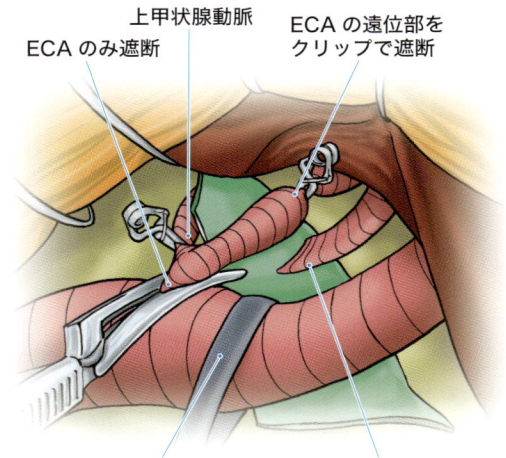

図ⅡC-23 ECAの血流遮断

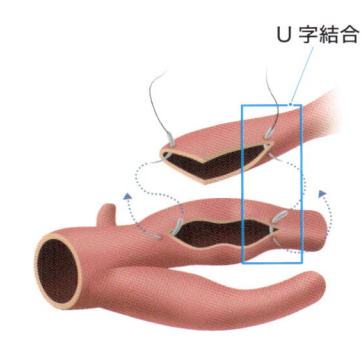

- 上甲状腺動脈
- ECAのみ遮断
- ECAの遠位部をクリップで遮断
- ICAをテープで確保
- RAの遠位端

U字結合

6-0プロリンにて縫合を行う．遠位端のstay sutureはU字縫合を用いて行う．

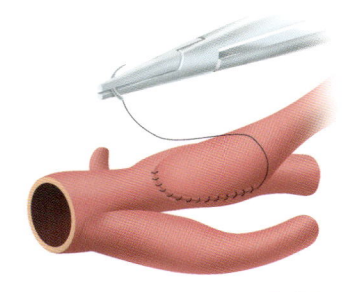

近位端のstay sutureは通常通りに行い，stay sutureの糸をそのまま用いて連続縫合する．血管の全層に糸がかかり，内皮同士が向き合って縫合されるように細心の注意を払う必要がある．

図ⅡC-24 ECA-RAの吻合

II．脳動脈瘤手術の基本技術

ECA-RA の吻合　　temporary clip を掛ける位置

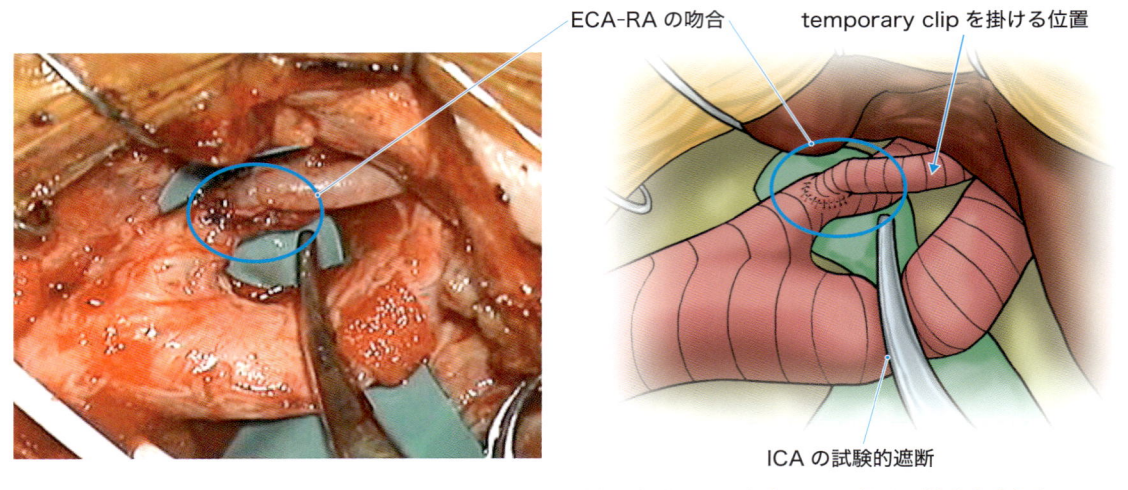

ICA の試験的遮断

縫合部に近接してtemporary clipを掛けておき，ECAの遮断を解除する．血液の漏れがあれば縫合を追加する．

図ⅡC-25　ECA-RA吻合終了後の処理

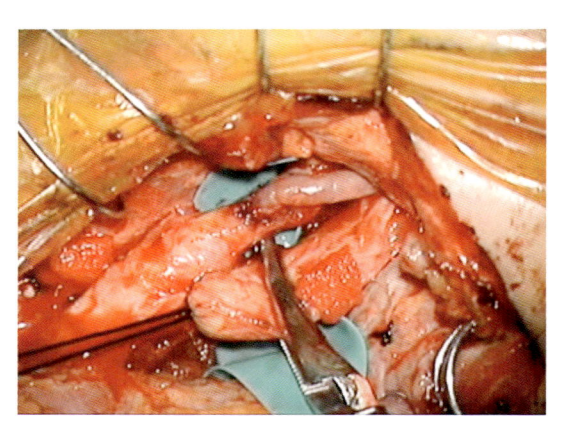

ICAを遮断してECA側から遮断を解除する．ICAを完全に犠牲にする場合には結紮用の絹糸をこの前にICAに二重に通しておいたほうがよい．間違ってブルドック鉗子が外れ，血栓が飛ぶなどの事態を避けるためにも勧められる．

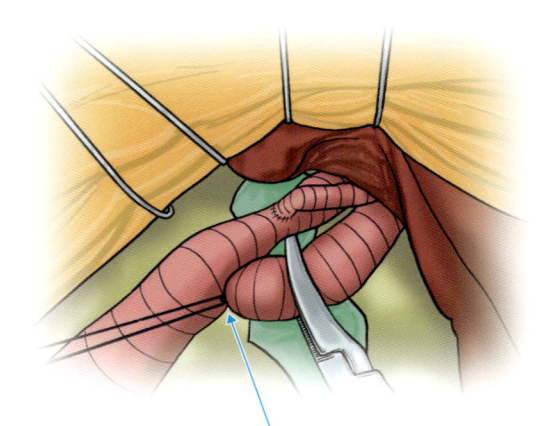

盲端にならないように内頚動脈はぎりぎりで結索する（二重結索）．

図ⅡC-26　ICAの遮断，RAグラフトの開放

C. バイパス手術（ECA-M2バイパス）

バイパスの開通と閉頭

頸部での吻合が終了したら，内部に血栓があることを前提に上甲状腺動脈側にすべての血栓を飛ばす手順で開放する．これはCEAと同様である．バイパスの開存は，ドップラー血流計，STAの一端を利用した圧測定などで確認するが，最近は，ICGによる術中血管撮影も有用である（図ⅡC-27）．また，慎重を期して，バイパス終了後もしばらくMEGやSEPなどの電気生理学的モニターを観察する慎重さも必要である．

最後に，グラフトの血流を確認しながら，閉頭に移る．側頭筋の一部をスプリットしてRAグラフトを保護しつつ硬膜を閉鎖する．bone flapによってバイパスが圧迫されないように，骨弁を切除しながら，グラフトの血流に十分に気をつけながら閉頭を行う．

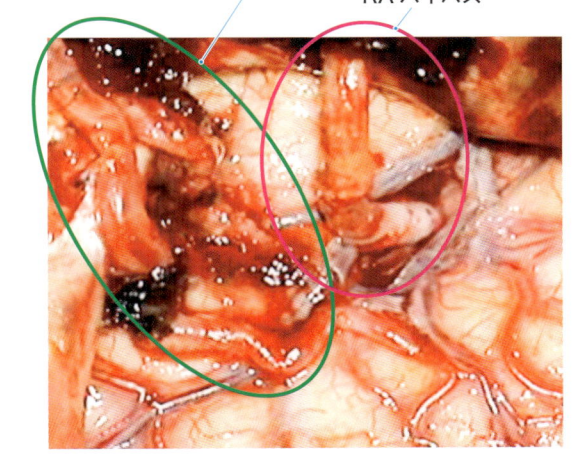

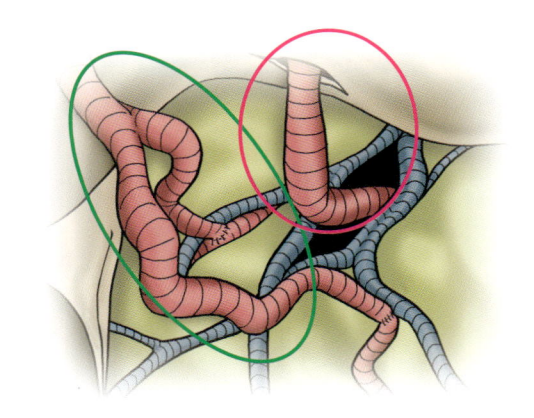

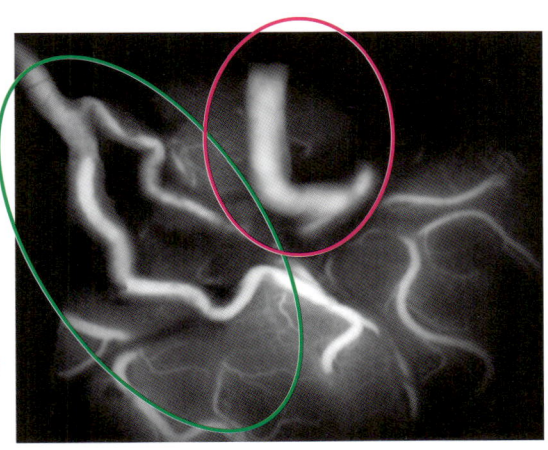

図ⅡC-27 バイパスの完成

saphenous veinグラフト

saphenous vein（伏在静脈）グラフトの利点・欠点

伏在静脈を使う利点は，
①皮切が下肢である
②目立たない
③血管のサイズが太い
などである．

欠点としては
①血管の弾性が乏しく，折れ曲がりやすい
②内部に静脈弁あり，方向を間違うとバイパスが開通しない
③上記②と同様の理由により，逆流による内部の空気や血栓などの除去が難しい
などが挙げられる．

また，saphenous veinを用いる場合は前もってその走行やサイズについて，三次元CTなどを用いて確認しておくのが望ましい（図ⅡC-28）．

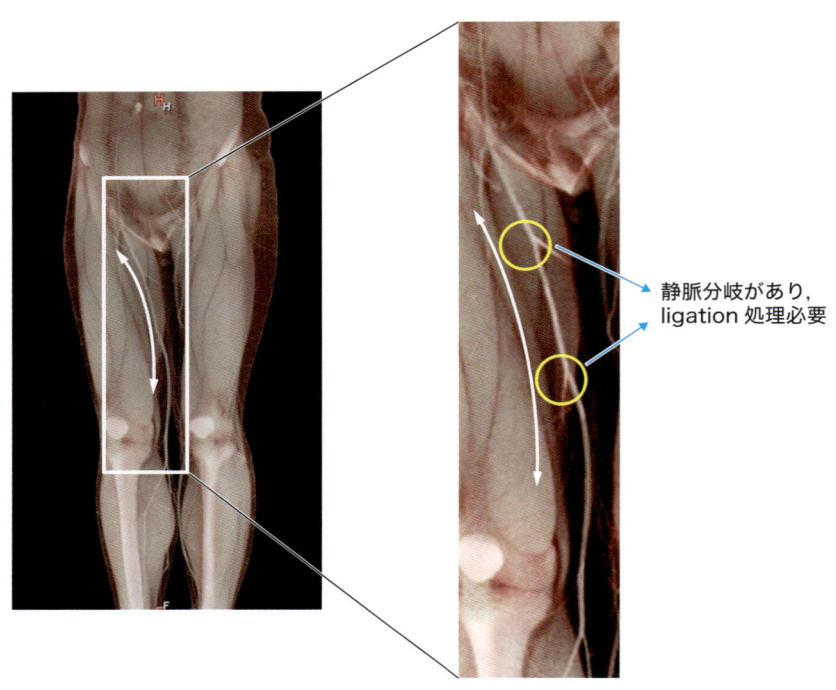

図ⅡC-28　三次元CTによるsaphenous veinの確認

C. バイパス手術（ECA-M2バイパス） 79

手技の実際

技術的には，橈骨動脈移植と本質的に差はない．ただ，図ⅡC-29に示したように，静脈にはかなり太い枝があり，これは必ず結索すべきであることや，動脈以上にねじれや折れ曲がりに弱いので，その点に細心の注意を要する（図ⅡC-30）．吻合そのものは，動脈よりサイズが大きい分だけ，やりやすいことが多い．

橈骨動脈と異なり，伏在静脈では枝が多くあり，これは必ず糸で結索（ligation）すべきである．また，静脈には逆流防止のための弁があり，流れる方向を間違えるとバイパスは流れないので，静脈グラフトの心臓側が頭側，末梢側が頚部側になるように十分に注意する．

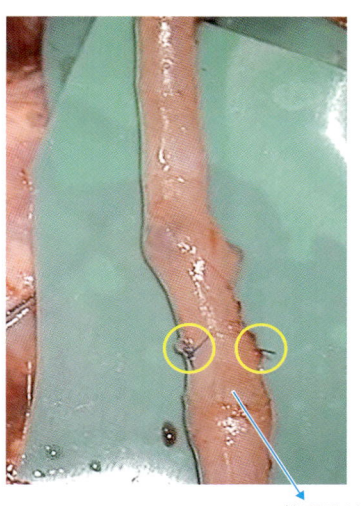

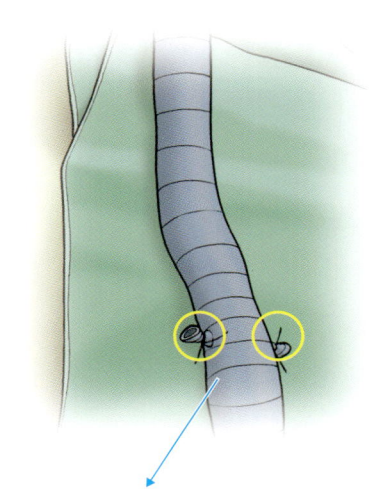

静脈分岐をligation処理した部分

図ⅡC-29　静脈分枝の結索

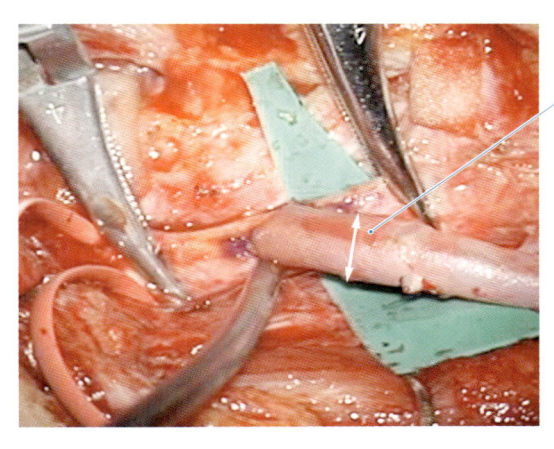

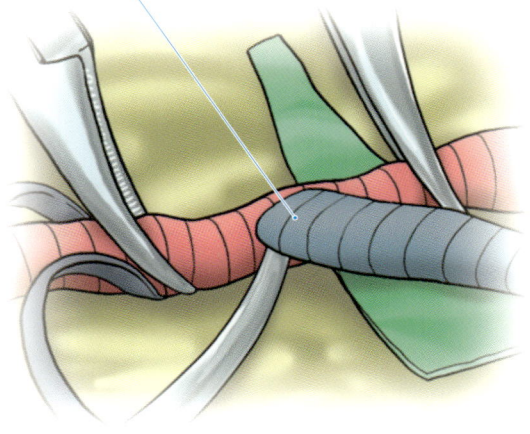

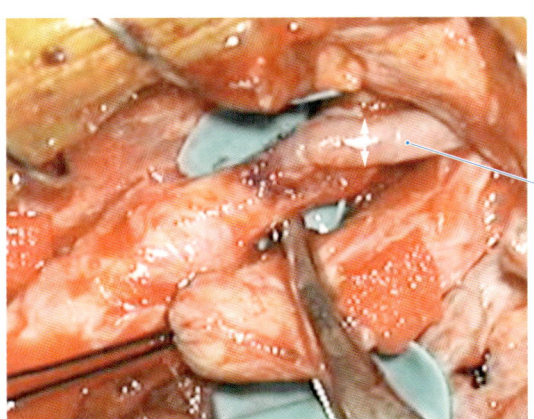

saphenous vein

radial artery（上のsaphenous veinと比べると，サイズが細いことがわかる）

saphenous veinはRA（写真下）と比べると径が大きいが，ねじれや屈曲が起こりやすいことに十分に注意が必要である．遮断の解除では，逆流でグラフト内の血栓，空気を除去できない．したがって，前もって，グラフト内に十分にヘパリン生理食塩水を充満しておく．

図ⅡC-30　saphenous veinグラフトとRAグラフト

3 OA-PICAバイパス

OA-PICAバイパスは，後下小脳動脈（porterior inferior cerebellar artery：PICA）の椎骨動脈からの起始部を含む椎骨動脈解離性動脈瘤をトラッピングする場合や，後下小脳動脈自体の解離をトラップする場合，あるいは椎骨動脈-後下小脳動脈分岐部（VA-PICA）動脈瘤でのネッククリッピングに伴いPICA閉塞が併発する場合の，後下小脳動脈への血流保障を目的に行われる．

PICAは，上小脳動脈との相互吻合が発達していることが多いため，積極的なPICAの再建は不要との意見もある．しかし，PICA起始部近傍から延髄に向かう細動脈が複数本存在することを考慮すると，PICAの血流不全による延髄梗塞は下位脳神経麻痺による重篤な嚥下障害やそれに伴う肺炎併発の危険性があるため，外科的に比較的容易に再建可能なPICAは再建するべきである．

ドナーとなる後頭動脈（occipital artery：OA）の剝離は，浅側頭動脈（STA）に比べると上項線より上方の皮下層では屈曲蛇行が強く，周囲結合組織がSTA周囲の組織とは異なり頑丈な組織であることが多いため，剝離そのものがSTAの場合よりも難しい．また，後頭下筋群の間を走行し上項線付近で皮下層に入るため，上項線より下方の剝離では後頭下筋群の正確な起始停止と後頭動脈との位置関係の把握が重要である．

解 剖

PICAは椎骨動脈V4部から分岐したのちanterior medullary segment（cisternal segment）として後方に向かった後，椎骨動脈（VA）と平行に下行し，延髄外側後方でlateral medullary segment（caudal loop）を形成し，延髄背側面から小脳扁桃内側面を上行して，posterior medullary segmentを形成する．

その後，第四脳室下端近傍で下方に走行を変えて，supratonsillar segment（cranial loop）をなす．posterior medullary segmentとsupratonsillar segmentとの境界付近で脈絡叢動脈（choroidal artery）を出し，この点を血管撮影上choroidal pointという．

OA-PICA anastomosisに使用するレシピエントは，lateral medullary segmentのcaudal loopからその末梢側のposterior medullary segmentの下方部分が適切である．何らかの理由で後頭動脈をドナーとして用意できなかった場合のオプションとして，PICA-PICA side to side anastomosisも可能ではあるが，側側吻合を行って失敗した場合には，両側のPICA領域の梗塞を引き起こす危険性が高いため第一選択とはすべきでなく，あくまで最終オプションとすべき術式であることを念頭におく必要がある．

ドナーとなる後頭動脈の局所解剖については，Ⅱ章A③「外側後頭下開頭術」の項（p40）で詳述しているので参照されたい．

後頭動脈の剝離と後頭下筋群の展開

1. 後頭下筋群第1層

頭板状筋（splenius capitis）の後縁からsubcutaneous layerに上がってくる後頭動脈本幹を確認する（図ⅡC-31，32）．頭板状筋の上からも後頭動脈が透見されることがある．

頭板状筋を上項線から乳様突起先端までの付着部から切離し，内側下方に翻転し，後頭動脈のintermuscular layerを露出する．

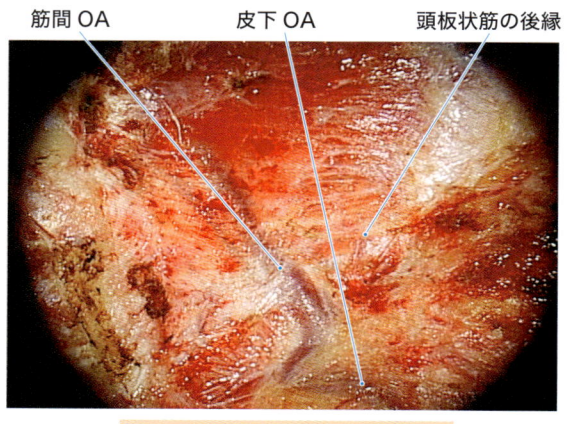

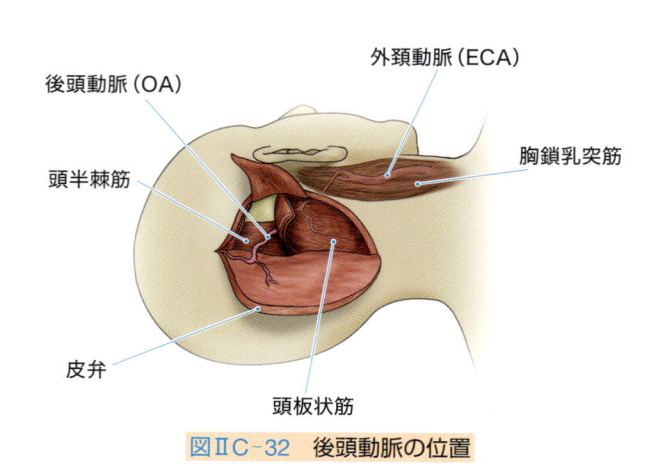

図ⅡC-31 頭板状筋と後頭動脈

図ⅡC-32 後頭動脈の位置

2. 後頭動脈のsubcutaneous partとintermuscular partの同定

intermuscular layerを出た後頭動脈は皮下組織内を走行するsubcutaneous layerに入るが，多くの場合帽状腱膜からの連続が上項線に付着する後頭筋（occipital muscle）の上の層に入り，皮下脂肪層との間を走行し頭頂へ向かう（図ⅡC-33）．

subcutaneous layerでは後頭動脈も，浅側頭動脈が帽状腱膜と皮下組織の間を走行しているのと同じ層を走行していることが理解できる．

3. 後頭下筋群第2層の剥離と後頭動脈露出

頭板状筋を翻転した後，intermuscular layerの後頭動脈を剥離し中枢側を露出する（図ⅡC-34）と，多くの場合（70％）で，頭長筋（longisimus capitis）の内側を走行している．

頭長筋を乳様突起から切離し下方に翻転すると顎二腹筋の直下を後頭動脈が走行し，その近傍から尾側に向かって分枝が見られる．この分枝は凝固切断してよい．多くの場合，この分枝は椎骨動脈V3部からの筋肉枝と相互に吻合を形成する．

4. 後頭動脈の皮切外への退避

顎二腹筋の直下まで後頭動脈を剥離できたら，開存させたまま術野の外に移動させておくと，以後の開頭操作の邪魔にならずに済む（図ⅡC-35, 36）．このとき後頭動脈に余計な緊張や力がかからないように配慮し，吻合に使用するまで開存を保つようにしておく．

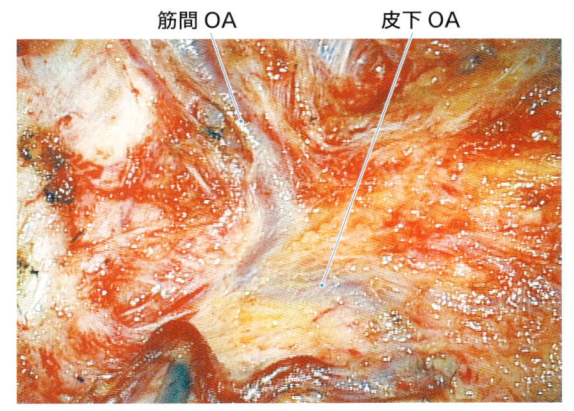

図ⅡC-33 後頭動脈の走行

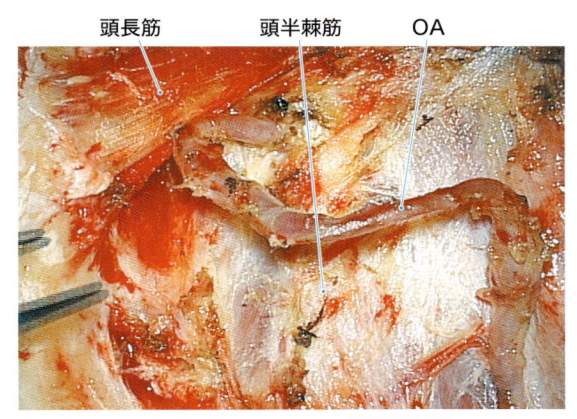

図ⅡC-34 露出した後頭動脈

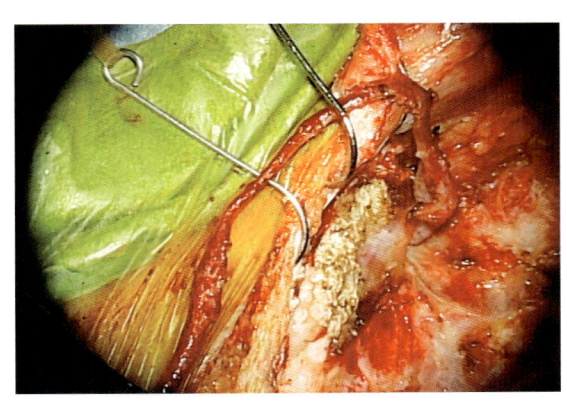

図ⅡC-35 後頭動脈の術野の外への移動

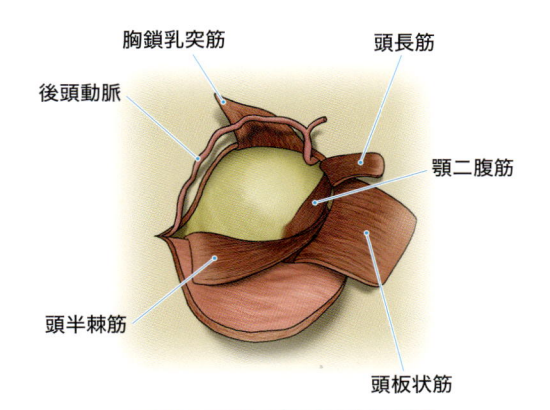

図ⅡC-36 後頭下筋群の翻転

椎骨動脈 V3 部の確保・露出

後頭動脈を皮切外に移動温存した後，頭半棘筋を上項線への付着部から剥離して内側後方に牽引することにより，上頭斜筋が同定される．下項線から上頭斜筋を剥離して外側下方に翻転することにより，大・小後頭直筋が露出される．後頭直筋を下項線から剥離することにより，椎骨動脈 V3 部を包む椎骨静脈叢が露出される（図ⅡC-37）．

椎骨静脈叢の露出と観察

椎骨動脈 V3 部は網目状の椎骨静脈叢により周囲を囲まれており，V3 部を露出するためには静脈叢の開放作業が必須である．静脈叢を開放する際に静脈の網目を形成する静脈チャンネルがどのように V3 部を取り囲んでいるかをよく観察し（図ⅡC-38），可能な限り静脈チャンネルそのものを開放しないよう，その静脈チャンネル間の結合組織の部分で開放すると，静脈性の出血を抑えることができる（図ⅡC-39）．

静脈叢切開の際に出血を抑える工夫

OA-PICA バイパスを必要とする病変は，椎骨動脈本幹（V4 部）の病変の場合がほとんどであるため，開頭前に椎骨動脈中枢部を確保（proximal control）することは動脈瘤手術を行ううえでの原則である．特に破裂椎骨動脈瘤では安全を担保するうえで重要である．

静脈叢表面の膜状組織を凝固することにより小さな静脈路は閉塞させることが可能で，開放時の出血を減らすことができる．2〜3mm 程度の静脈叢切開を行い，V3 部動脈表面を露出確認できた段階でこれを包む静脈叢の外層と内層の膜状静脈壁を確実につまみ凝固する．これにより，静脈叢切開により開放した静脈路開口部を完全に閉塞させ，静脈叢切開を V3 部の長軸に沿って拡大し，V3 部全体を無血で開放することが可能となる．

PICA の確保

図ⅡC-40 で示した例では PICA の lateral medullary segment から posterior medullary segment 移行部を延髄後方で確保している．小脳扁桃は脳ベラにより圧排しておくとよい．

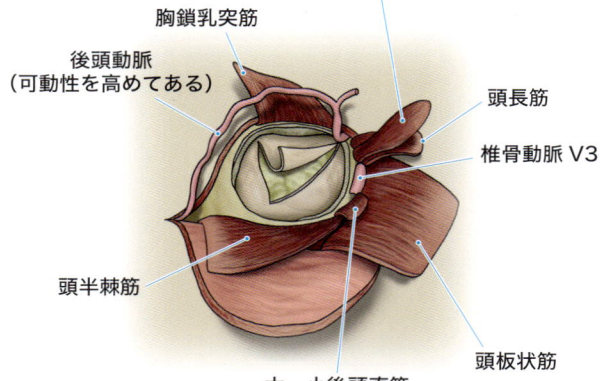

図ⅡC-37 椎骨静脈叢の露出

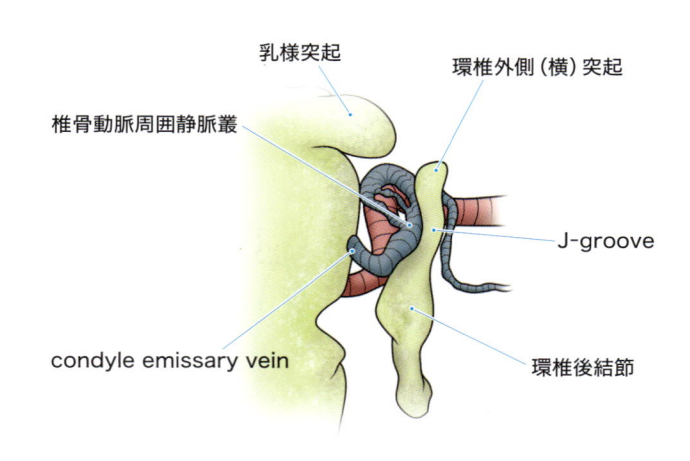

図ⅡC-38 静脈チャンネルの様子

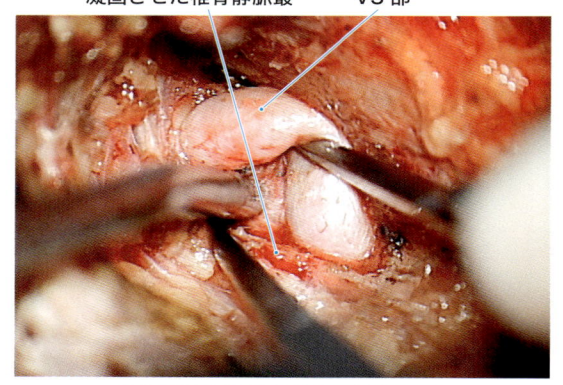

図ⅡC-39 椎骨静脈叢の開放

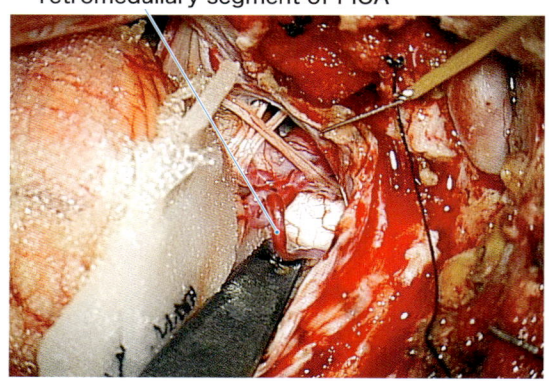

図ⅡC-40 確保された PICA

PICAと延髄の間へシリコンシート挿入

　PICAから分枝する，延髄に向かう穿通枝のないところを吻合部として使用するため，シリコンラバーダムシートを楔状に形成したものをPICAの下に挿入する．さらにラバーダムシートと延髄の間にゼルフォームを充填し，レシピエントであるPICAをできるだけ浅い位置に移動させておく（図ⅡC-41）．

　lateral medullary cisternに髄液排出のための持続ドレナージチューブ（5Fr 小児用栄養チューブ）を設置し，semi-wetな術野が得られるよう配慮する．

PICAへのarteriostomyのマーキング

　後頭動脈（OA）の断端はあらかじめfish mouse状にトリミングを行い，10-0ナイロン糸でstay sutureを2本かけておく．

　PICAは遮断前にOAの開口部に合わせて，arteriostomyの切開線をピオクタニンでマークしておく（図ⅡC-42）．

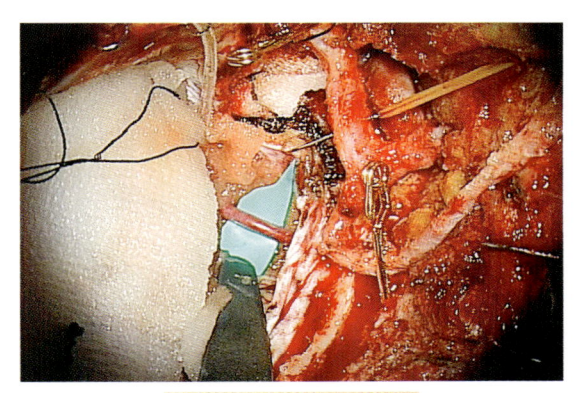

図ⅡC-41 PICAの移動

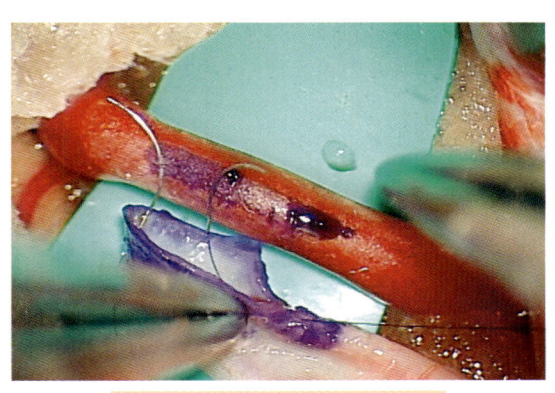

図ⅡC-42 切開線のマーキング

縫合を想定した吻合部断端トリミング

　ドナーの吻合部断端を60°の角度でトリミングを行い，fish mouse状に同じ距離をドナー断端から切り上げると，OAが直径2mmの場合，ドナー1辺の長さの比は，

$$2/\sqrt{3} \times 2$$

なので，

$$AB + BC = 2/\sqrt{3} \times 2 \times 2\,mm \fallingdotseq 4.61\,mm$$

となる（図）．
　このとき

$$AC = 4\,mm$$

レシピエントへのarteriostomyは最低でも4mmの長さが必要になる．

　通常，縫合ピッチはarteriostomyエッジから血管の厚さと等倍の距離を目安に針を貫き，縫合糸の入口部と出口部の距離は血管の厚さの2倍となる．縫合間隔は同じく血管の厚みの2倍の距離をとるように行う（square stitch）．OAやSTAの血管壁の厚みは0.2〜0.3mmであるので，針間隔は，

$$0.25 \times 2 = 0.5\,mm$$
$$0.5\,mm \times (8 + 1) = 4.5\,mm \fallingdotseq 4.61\,mm$$

となり，stay suture間を8針縫合することにより，一側の縫合がほぼ等間隔で完成する．

　ただし，stay sutureのすぐ隣の縫合は，血管の厚みの2倍よりも若干短めの距離で縫合したほうが，血液の漏れを少なくできる．

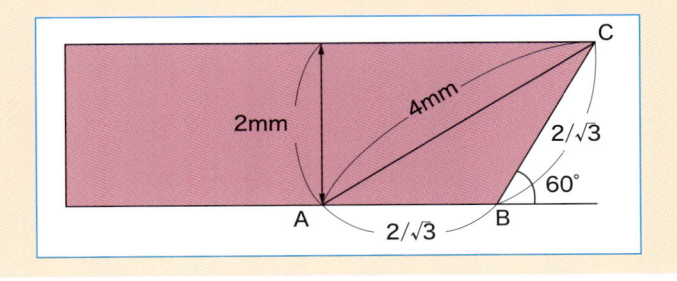

PICAへのarteriostomy

OAを遮断し，OAの開口部に合わせてarteriostomyを行う（図ⅡC-43）．このとき，切開線がまっすぐな1本の線状になるよう注意が必要である．できるだけ，ギザギザの切開線にならないように行う．

OA-PICA anastomosis

直径2mm程度のOAでは，fish mouse状トリミングを行うことにより，10-0ナイロンで片側8針程度の縫合を行う（図ⅡC-44）．stay sutureを入れて合計18針程度の縫合操作となる．

内膜同士がきちんと合うように正確に縫合を行うことが重要である．

遮断解除の前にtemporary clipを掛ける理由

吻合終了後PICAの一時遮断を解除する前に，確実にドナーであるOAに吻合部直前でtemporary clipを掛け，ドナー内部中枢側まで血液が逆流しないように配慮が必要である．

レシピエントの遮断解除後，吻合部から血液の漏れがあった場合に，縫合を追加しなければならないときには，数分間はドナーの順行性の血流を止めたまま作業をしなければならないことがありうる．その場合にはドナー内部で行き場を失った逆流血液が凝固してしまう危険性が高い．このため，temporary clipを掛けておくことが必要となる．

無用な末梢塞栓性合併症を起こさないためにも，配慮すべき操作のひとつである．

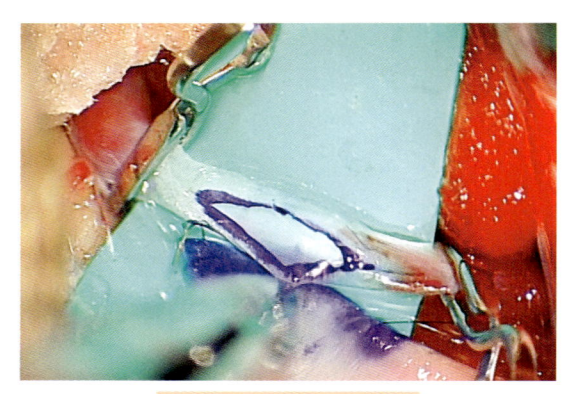

図ⅡC-43　arteriostomy

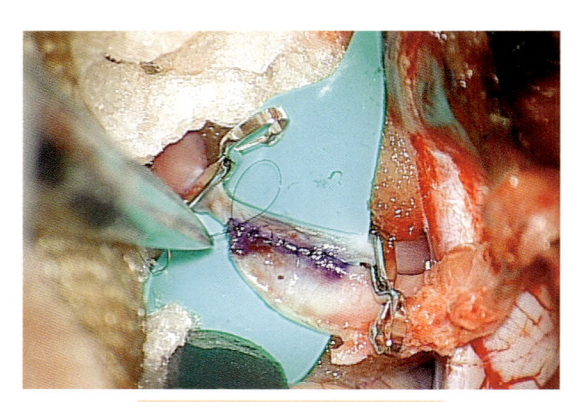

図ⅡC-44　OA-PICAの縫合

PICA遮断解除

縫合操作が終了後，吻合部の直上でOAにtemporary clipを置いてから，PICAの遮断を末梢側，中枢側の順に解除し，吻合部が紡錘状に膨らむことを確認する（図ⅡC-45）．

吻合部からの血液の漏れがないことを確認する．縫合間からの漏れがある場合には1針追加し，確実に漏れを止める．

後頭動脈の開放

吻合部の血液漏出がないことが確認できた後，後頭動脈を開放し，再度吻合部からの漏れがないか，OAの血流は十分流れているかを確認する（図ⅡC-46）．超音波transit time 血流計が有用である．

硬膜縫合

硬膜は水漏れが起こらないよう縫合する．硬膜の場合も先に詳述した血管縫合と同じ硬膜の厚さの2倍の距離を基準としたsquare stitchを行うことにより，縫合間からの水漏れは防止可能である．

バイパスドナーであるOAの硬膜貫通部は，硬膜断端によりOAが絞扼されたりすることのないよう緩めに縫合を行い，OA貫通部の硬膜下と硬膜外にOAを軸とするフィブリノーゲンを浸した割入り円形ゼルフォームで接着することにより，OA貫通部での水漏れを防ぐことが可能となる．

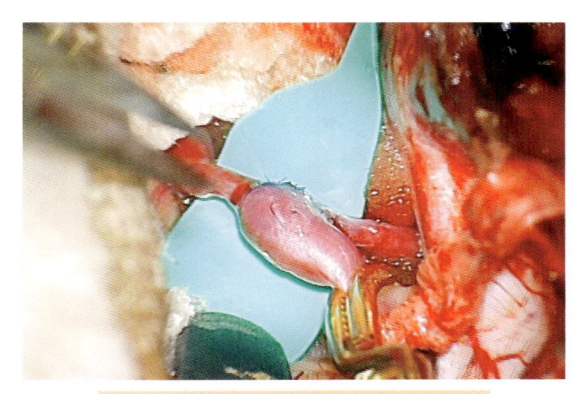

図ⅡC-45　PICA遮断を解除した様子

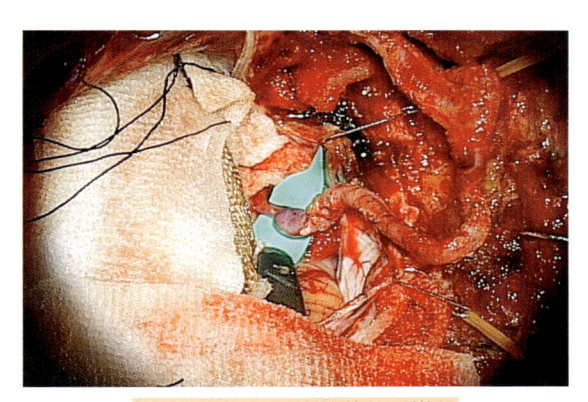

図ⅡC-46　OAを開放した様子

4 ACA-ACAバイパス

ACA-ACAバイパスは，ほとんどの場合 A3-A3 side to side anastomosis（A3-A3 側側吻合）を指し，頭蓋内血管同士の吻合である IC-IC バイパスである．

ACA-ACAバイパス単独では一側前大脳動脈の血行再建に用いられる．両側前大脳動脈の再建を行う際には，ACAの側側吻合に加え，浅側頭動脈（STA）からのバイパスを併用する EC-IC バイパスの併用が必要となる．

STAをドナーとした EC-IC バイパスを行うケースで STA前頭枝を末梢まで長く剥離して ACAに持ち込む場合，①STA頭頂枝を可及的に最大限剥離しその頭頂枝を切断後前頭枝末梢端に end to end anastomosis（端端吻合）して必要な長さを確保するやり方と，②橈骨動脈などの動脈グラフトを介在させる STA-RA-ACA バイパスの手法をとる場合の2つがある．どちらを採用するかは，浅側頭動脈（STA）の発達具合と STA前頭枝を長く剥離するための皮切デザインを行うことができるかどうかに依存する．

また，A3-A3 側側吻合は，A3部である脳梁体部直上の pericallosal artery で行われることが多いが，左右の pericallosal artery の発達状態が必ずしも左右対称でない場合には，左右の位置的に吻合可能な A3部動脈，すなわち脳梁辺縁動脈（callosomarginal artery）や前内側前頭動脈（anterior internal frontal artery），中内側前頭動脈（middle internal frontal artery）などの前大脳動脈末梢血管を用いることがある．この場合には A3-A4，あるいは A4-A4 バイパスとなることもある．

適　応

A3-A3 側側吻合の最もよい適応は，大きな前交通動脈瘤や血栓化前交通動脈瘤などのクリッピングに際し，一側 A2部を犠牲にせざるをえない場合である．この場合，対側 A1-A2 の順行性血流は温存できることが条件となる．両側 A2 が閉塞してしまうことが予想される場合には，あらかじめ皮弁翻転の際にドナー血管となる STAの剥離を行い，両側 A2 を閉塞させる前に A3-A3 側側吻合と STA-ACA（あるいは STA-RA-ACA）anastomosis を完了してから，動脈瘤の閉塞と両側 A2 の閉塞を行い，前大脳動脈領域に虚血負荷をかけない配慮が必要となる．

局所解剖

前大脳動脈血栓化巨大動脈瘤の症例（図ⅡC-47）で解説する．ACA側側吻合に使用可能な脳梁周囲動脈（pericallosal artery）は，脳梁膝部直前から脳梁体部直上を走行する部分である．

脳梁膝部直前で A3-A3 側側吻合を行う場合には，bregmaより前方に限局した上矢状洞をまたぐ両側前頭開頭で十分な術野を得られる．脳梁体部上での A3-A3 側側吻合や前・中内側前頭動脈などの側側吻合を行う場合には bregma の後方を必要に応じて露出できる両側前頭頭頂開頭が必要になる．開頭の左右幅は両側の linea temporalis の内側に限局した開頭幅で十分である．

必要に応じて開頭幅を適切になるよう調節するが，通常 linea temporalis を外側に越える必要はない．

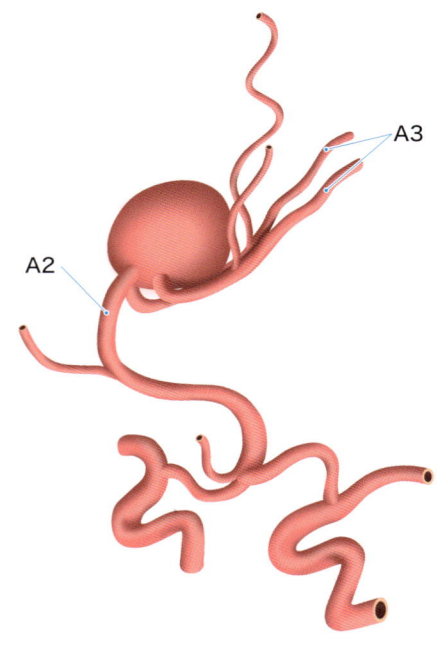

前大脳動脈 A2 部は左右共通管となる azygous A2 の形をとり，A2-A3 分岐部に血栓化巨大動脈瘤が存在し，動脈瘤から両側 A3 部が分枝している．
血栓化巨大動脈瘤の治療では母動脈温存が不可能なことが多いため，両側 A3 部以降の末梢側前大脳動脈への血行再建として A3-A3 側側吻合に加え，STA-ACA 吻合を行ったうえで動脈瘤の切除を行う．

図ⅡC-47　前大脳動脈血栓化巨大動脈瘤

開　頭

　bregmaが前後左右の中点になる上矢状洞(superior sagittal sinus：SSS)をまたぐ長方形の両側前頭頭頂開頭を行い，SSSの左右どちらかの架橋静脈が邪魔にならない側からinterhemispheric fissureを開放できるようにする．

pericallosal arteryの確保

　動脈瘤の後方である脳梁膝部の後方で両側脳梁周囲動脈(pericallosal artery)を露出する．シリコンラバーシートを楔形に切ったものを両側pericallosal arteryの下に挿入し，その奥にゼルフォームを充填し，pericallosal arteryができるだけ浅い位置に来るようにする(図ⅡC-48)．

　左右対称に内側凸のarteriostomyをマークしておく．

A3–A3 side to side anastomosis

1. arteriostomyと奥側血管壁同士の縫合

　temporary clipで遮断後，pericallosal arteryに切開を加え，奥の血管壁同士を連続縫合で縫合する(図ⅡC-49)．

　右利きの術者では，左側のpericallosal arteryのarteriostomyの前端の外膜側から針を入れ，右のpericallosal arteryのarteriostomy前端の内膜側に針を運び，そのまま左のpericallosal arteryの内膜に抜いてくる作業を繰り返し，arteriostomyの後方に縫合を進め，最後は右pericallosal arteryのarteriostomyの後端の外膜側に針を抜いて終了する．

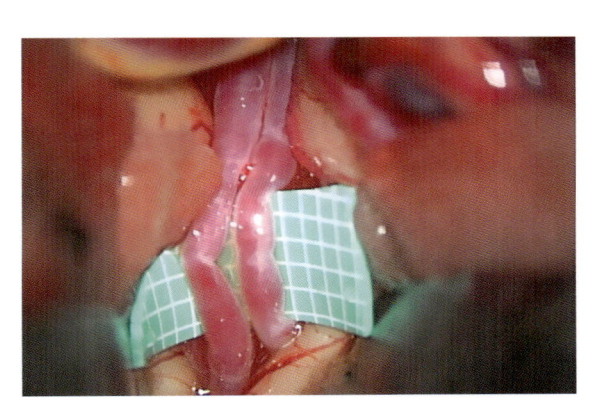

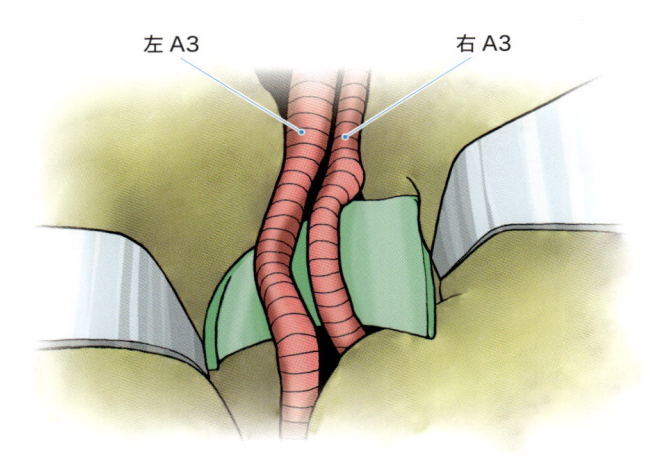

図ⅡC-48　両側脳梁周囲動脈とシリコンラバーシート挿入位置

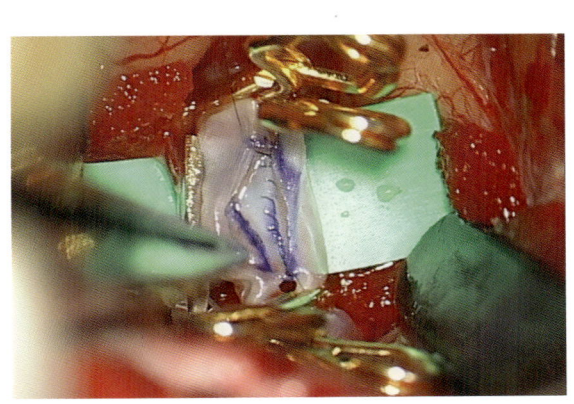

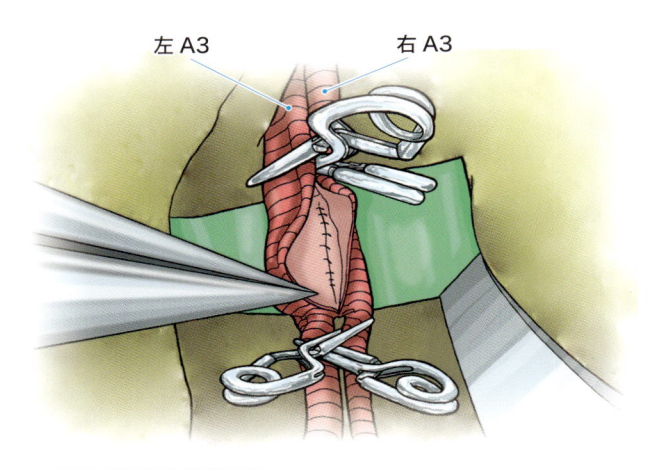

図ⅡC-49　両側脳梁周囲動脈の切開と連続縫合

2. 手前側血管壁の縫合完成

　手前側の血管壁は，結節縫合で完成させる．arteriostomy前端と後端の縫合では，下壁を縫合した連続縫合の糸の断端と結紮を追加することを忘れずに行う．

　縫合が終了したら，末梢側からtemporary clipをはずし，吻合部がきれいに膨らみ血液の漏出がないことを確認する（図ⅡC-50）．もし，縫合間隔からの漏れがある場合には，1針追加し，完全に漏れのない状態にする．

STA-ACAバイパス

1. anterior internal frontal arteryの確保

　動脈瘤から分枝した右pericallosal arteryから分岐し上行してくる右anterior internal frontal arteryを分枝の少ないところで確保し，STA-ACAバイパスのためにシリコンラバーシートを挿入する．シリコンラバーシートとその下の脳の間にはゼルフォームを挿入充填し，レシピエントが固定されるようにしておく（図ⅡC-51）．

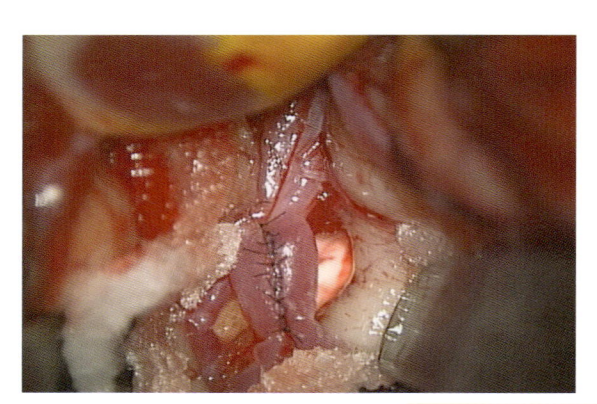

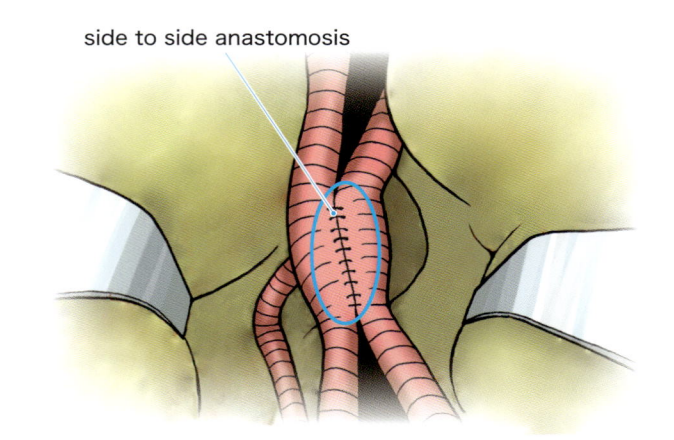

図ⅡC-50　縫合後の両側脳梁周囲動脈の確認

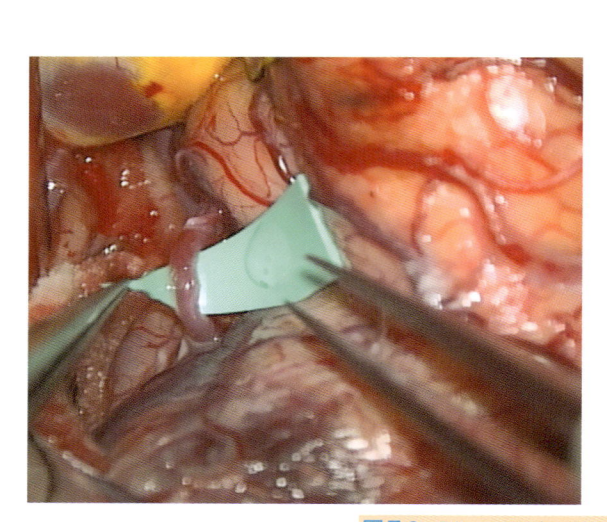

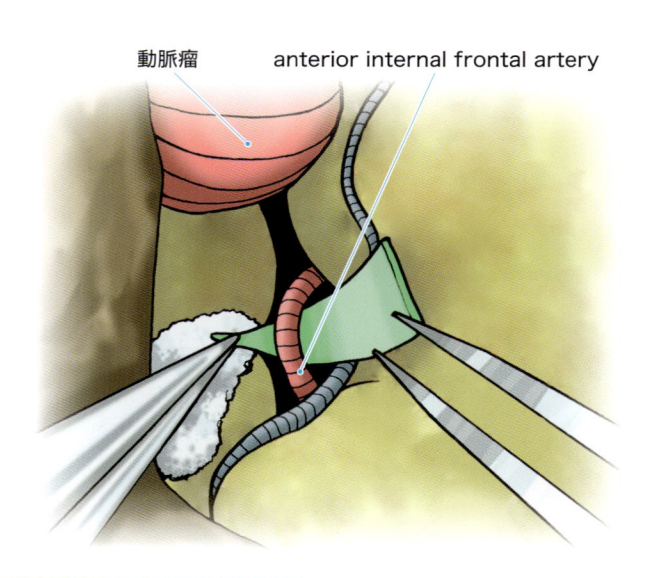

図ⅡC-51　anterior internal frontal arteryの確保の様子

2. STAの持ち込み

開頭時に皮膚弁から剥離しておいた浅側頭動脈前頭枝を持ち込み，STA-ACA（anterior internal frontal artery）バイパスを行う．挿入したシリコンラバーシートは，脳ベラで押さえておくと固定されて縫合操作がやりやすい（図ⅡC-52）．

吻合操作はSTA-MCAバイパスで行うのとまったく同じであり，深さはpericallosal-pericallosal side to side anastomosisよりも浅いので，比較的容易である．

3. 血管縫合

STA-MCAバイパスと同様にドナーとレシピエントの内膜同士がきちんと合うように，丁寧に縫合を行う（図ⅡC-53）．

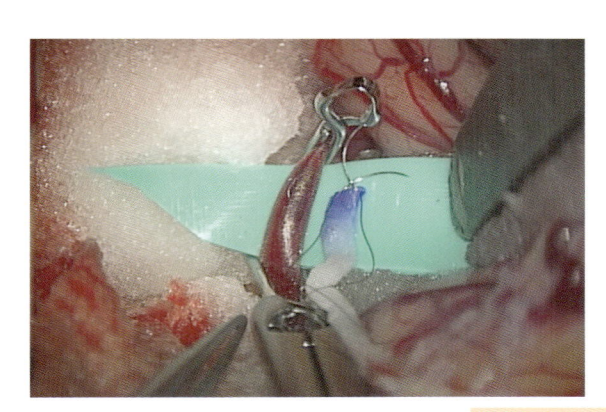

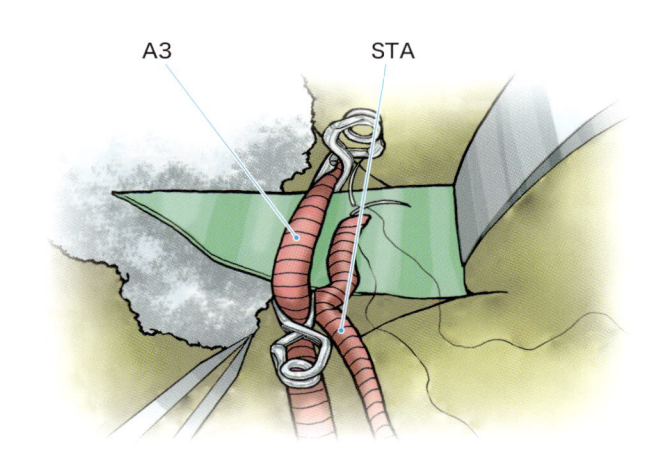

図ⅡC-52 STAの持ち込みの様子

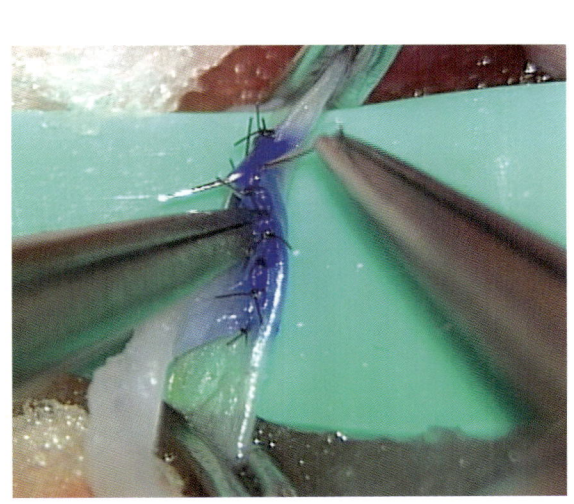

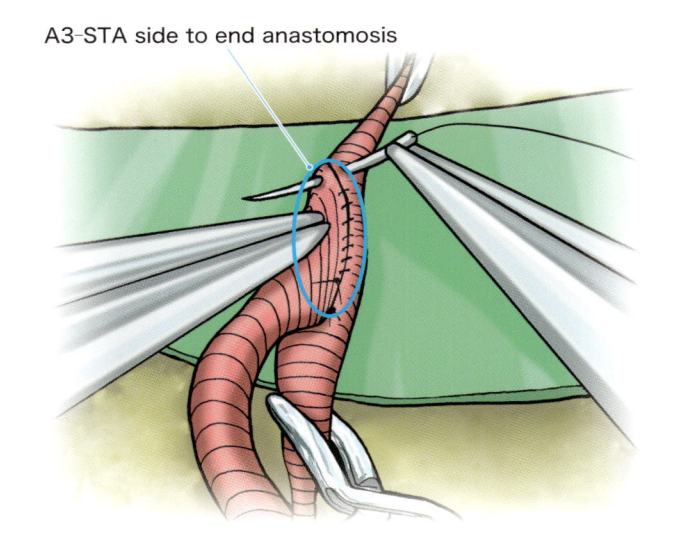

図ⅡC-53 ドナー血管とレシピエント血管の縫合

4. STA-ACAバイパスの開放

吻合終了後，遮断を解除しSTAから前大脳動脈への血流を開放する．縫合部からの血液の漏出がないかどうかを確認する（図ⅡC-54）．

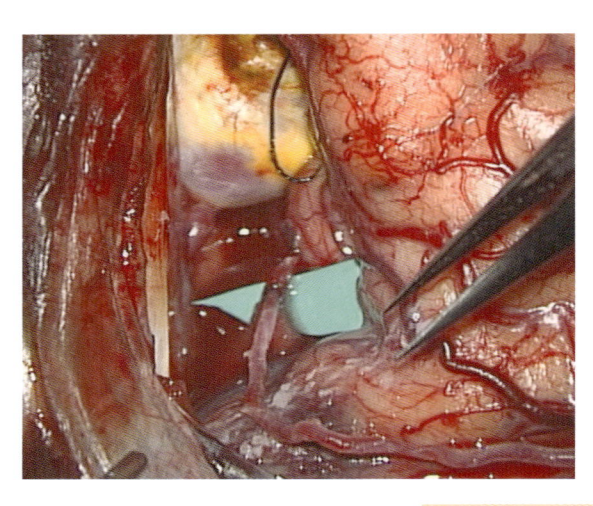

動脈瘤の切除

両側前大脳動脈末梢部への血流が確保されたので，動脈瘤の前後で母血管を確保・離断し，動脈瘤を切除する．

血栓化し脳梁に埋没している動脈瘤も摘出するため，動脈瘤を二分割し（図ⅡC-55），摘出する．

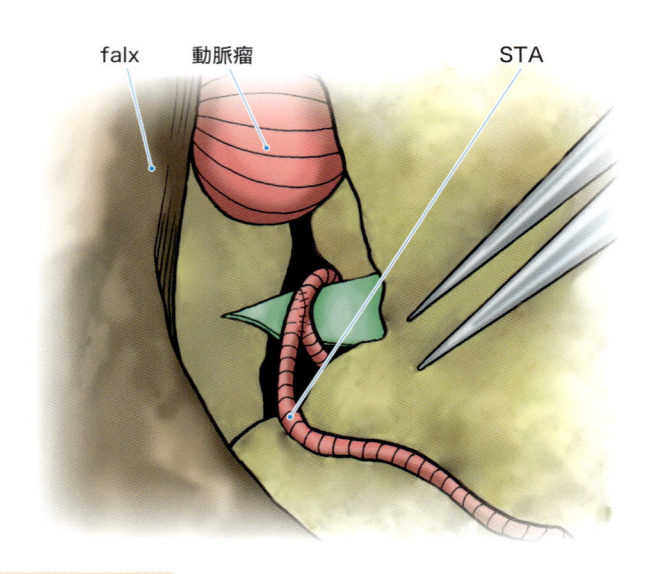

図ⅡC-54　バイパスへの血流の開放

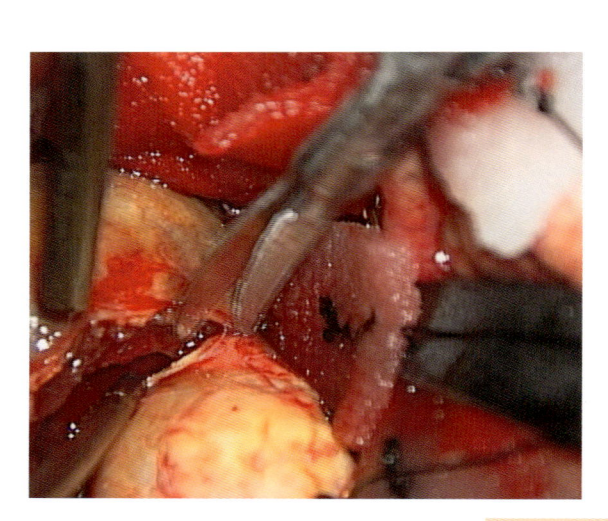

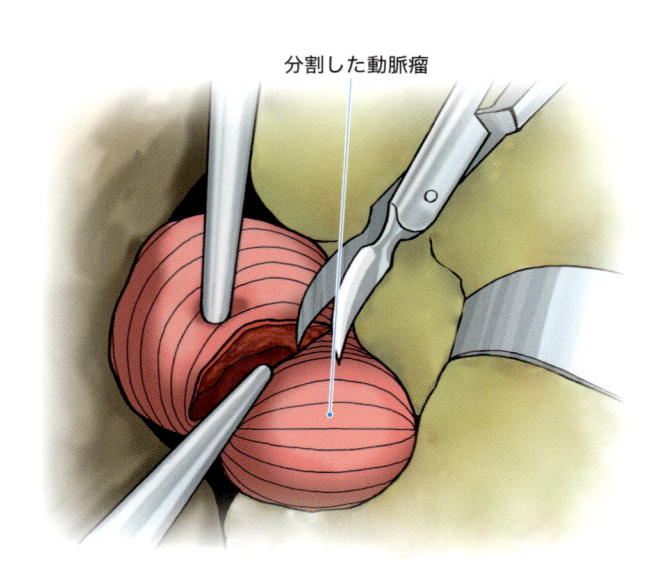

図ⅡC-55　動脈瘤の分割

動脈瘤摘出後のA2-A3の再建

動脈瘤を両側A3から切り離し，中枢側のA2からも切離した後，左A3とA2の端端吻合が可能であったので，直接再建を行った（図ⅡC-56）．このA2-A3の再建はあくまでオプションであり，STA-ACAバイパスとA3-A3バイパスが開存していれば必ずしも必須ではない．

術後確認

術後3D-CTAを示す（図ⅡC-57）．

頭蓋内に入った浅側頭動脈は，右anterior internal frontal arteryに吻合し，右pericallosal arteryを順行性に還流している．その末梢側では，A3-A3側側吻合が描出されている．

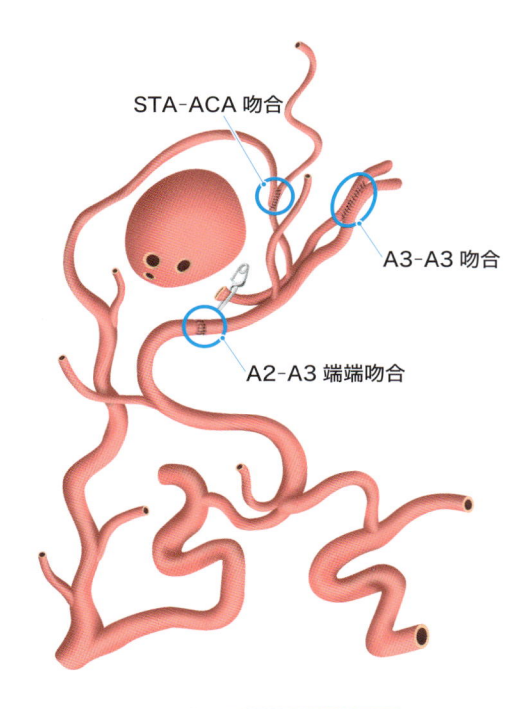

図ⅡC-56 症例の血行再建

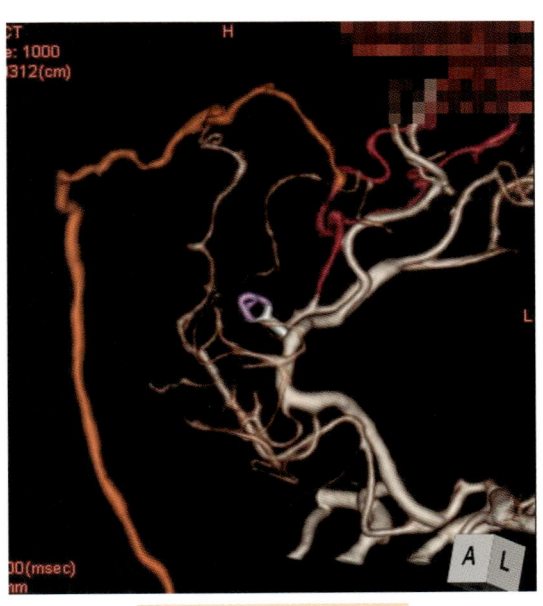

図ⅡC-57 術後3D-CTA

D くも膜下腔の確保

① シルビウス裂開放

シルビウス裂開放にあたっては，開放のプロセスと完成形のイメージを常に描いて，操作を必要最低限にすることを基本にする（図ⅡD-1）．しかし，静脈や動脈瘤の位置によっては静脈すべてを剥離して，いろいろな方向からの剥離，術野展開を行う必要がある場合もある．

基本的には，くも膜の剥離，静脈の分離，脳ベラの巧みな利用，適切な張力の利用などの，顕微鏡手術の基本のすべてが用いられる．

硬膜切開

開頭と硬膜切開ラインはシルビウス裂を中心にU字型に行う（図ⅡD-2，A）．

硬膜を頭蓋縁側に切開を拡げる．拡げた硬膜は釣り針でテンションをかけ，頭蓋縁に密着させ，止血の効果も得る（図ⅡD-2，B）．

シルビウス静脈を中心に完全に硬膜を開ける．図ⅡD-2，Cに示した例では止血は完全で，硬膜内にまったく血液が流入しない状態が完成している．

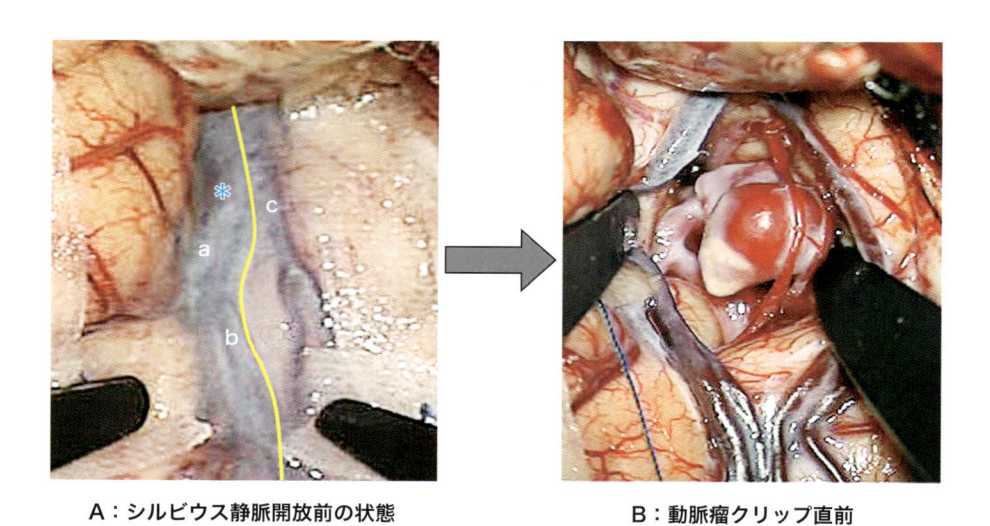

A：シルビウス静脈開放前の状態　　　　B：動脈瘤クリップ直前

症例は，中大脳動脈瘤であり，静脈間を開放することにした．
A：aとbの静脈は＊の部位で合流しており，十分な広さが確保できないことが予想された．そこで，bとcの間で剥離することとした．
B：開放後，十分な広さが確保された．

図ⅡD-1　シルビウス裂開放のイメージ

D. くも膜下腔の確保（シルビウス裂開放）

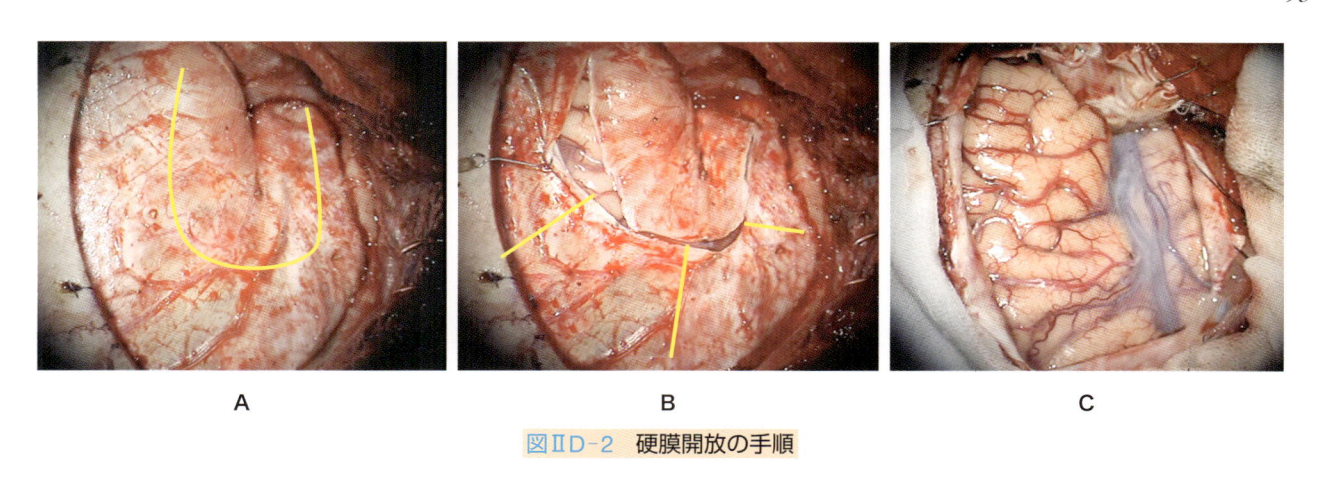

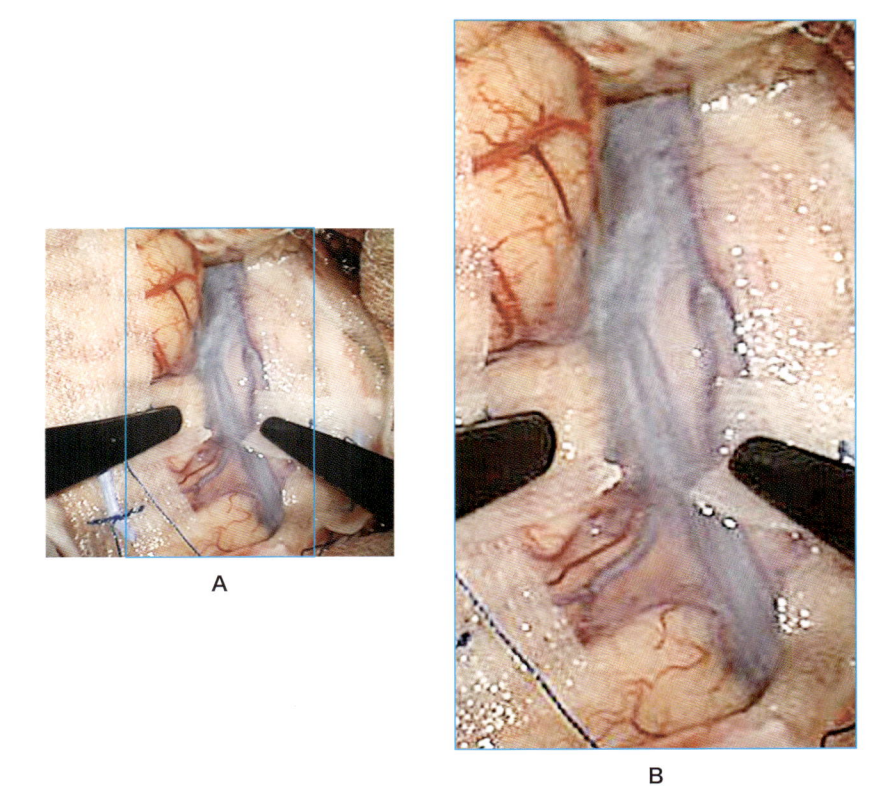

図ⅡD-2　硬膜開放の手順

図ⅡD-3　シルビウス静脈の様子

シルビウス裂の観察

　前頭葉，側頭葉，シルビウス静脈，これに流入する皮質静脈などを入念に観察する（図ⅡD-2, C）．操作が及ばない脳表を保護するためコットンやシートでカバーする（図ⅡD-3, A）．シルビウス静脈をよく観察して，最短で，最良の剝離を考える．動脈瘤への最終的な術野をイメージする（図ⅡD-3, B）．

シルビウス裂開放のイメージ

シルビウス裂の進入路をイメージする（図ⅡD-4）．この例では主に3本のシルビウス静脈（図ⅡD-4，A：a, b, c）があり，結果，4つの進入路がイメージできる（図ⅡD-4，B～E）．

くも膜切開の開始

ゼロピンでくも膜を持ちあげて，ツベルクリン針などの鋭利なナイフで小切開を入れる．切開は静脈を避けて静脈の間をカットすることを基本とする．

ツベルクリン針で開けた小切開にハサミを入れ，切開を拡げる（図ⅡD-5）．

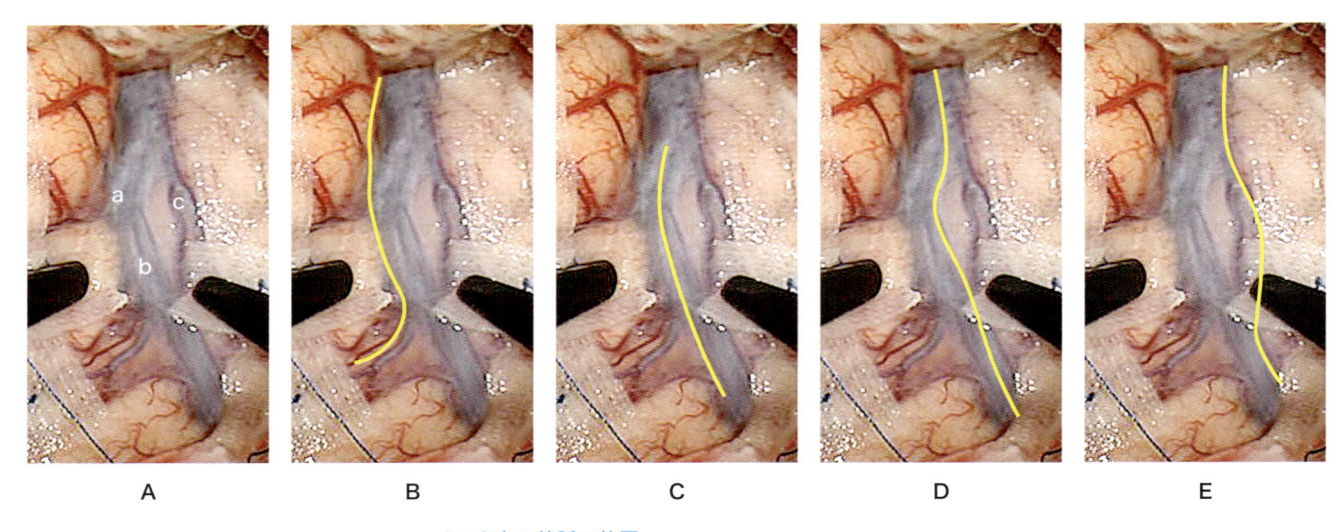

A B C D E

A：3本の静脈の位置
B：最も前頭葉側で脳と静脈の間を剥離する場合
C：前頭葉側の2本の静脈の間を剥離する場合
D：側頭葉側の2本の静脈の間を剥離する場合
E：最も側頭葉側で脳と静脈の間を剥離する場合

図ⅡD-4　シルビウス静脈の位置と剥離のイメージ

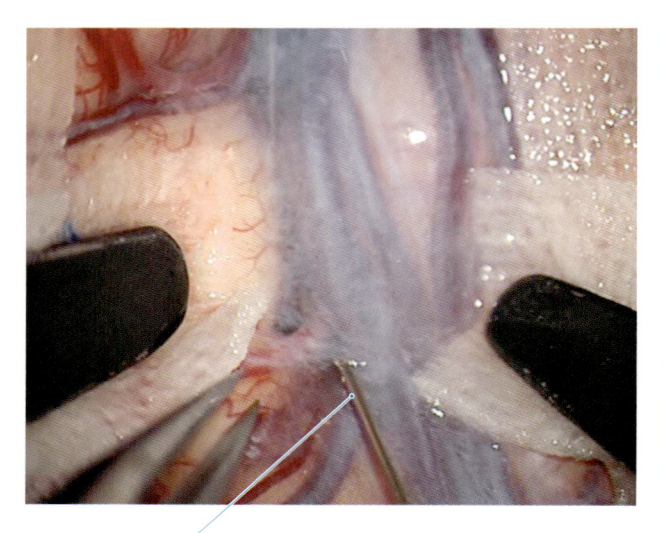

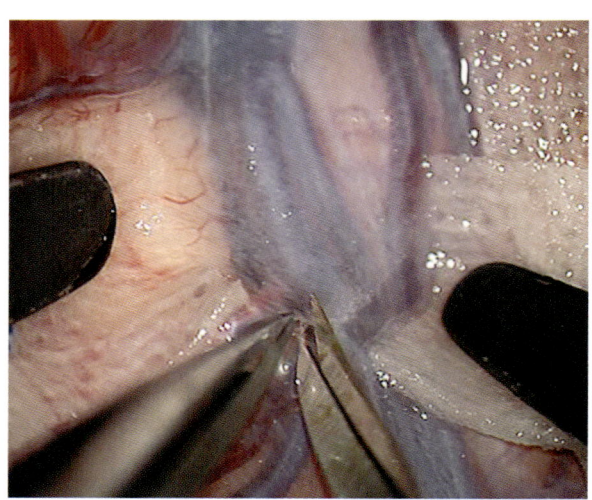

ツベルクリン針

図ⅡD-5　くも膜の小切開

鋭的くも膜開放（ハサミによるカット）

拡げた小切開にハサミを差し込み，アンダーマインして，くも膜下腔にスペースを作る（図ⅡD-6, A）．

アンダーマインしたくも膜下腔にハサミを入れ，静脈を損傷しないようにカットする（図ⅡD-6, B）．

脳ベラによる展開

適切な張力を与えることは，剝離・切開の操作に必須の技術である．脳ベラはそのために上手に使う．脳全体を圧排するのではなく，脳ベラの先端だけを展開したい部位に，効率的に当てる（図ⅡD-7）．

この操作の巧拙は手術全体のレベル・時間に大きな影響を与える．

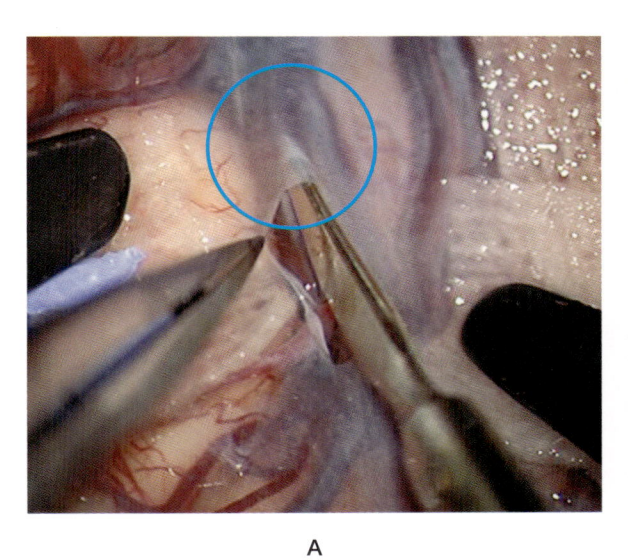

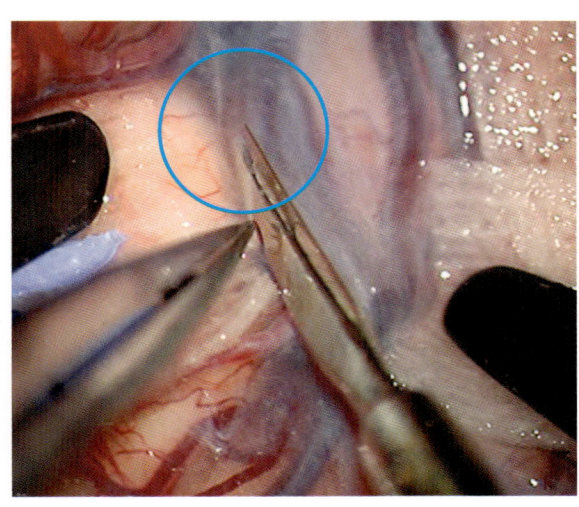

図ⅡD-6　ハサミによるくも膜開放

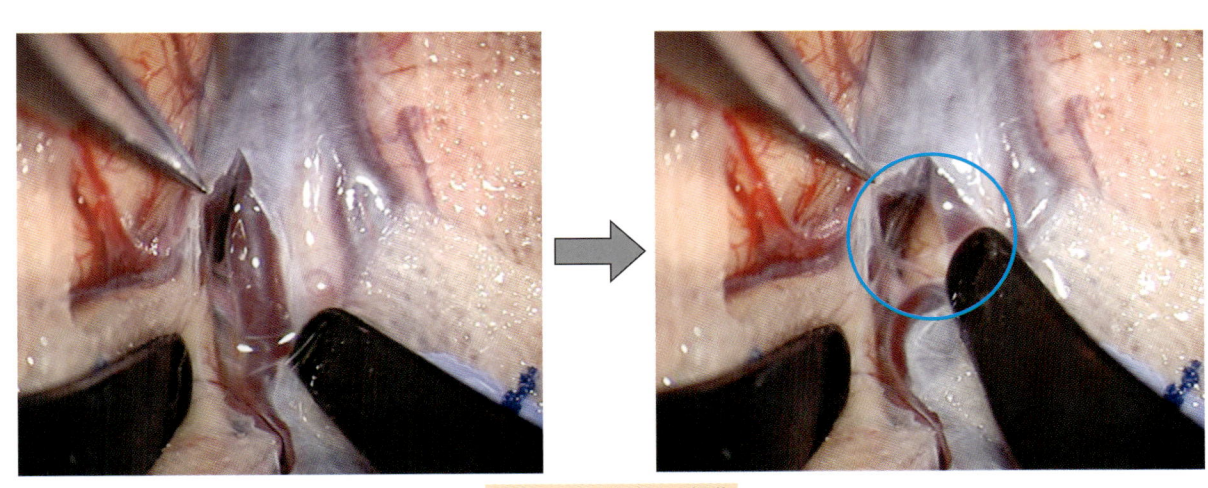

図ⅡD-7　脳ベラの操作

鈍的くも膜開放（ゼロピンによる）

ゼロピンで左右のくも膜を牽引して，適度な張力を加えると表面のくも膜は静脈の損傷なく開放することができる（図ⅡD-8）．

当然のことながら，正確に180°の方向にカウンターを当てることが必要である．

静脈と脳の剥離（くも膜（trabecula）の鋭的切開）

シルビウス裂の奥に入ると，脳と静脈，動脈あるいは，脳の間にくも膜索状（arachnoid trabeculum）があり，これは，一方の構造をゼロピンで引っ張ったり，あるいは，吸引管で押さえながらハサミでカットする技術が使われる（図ⅡD-9）．

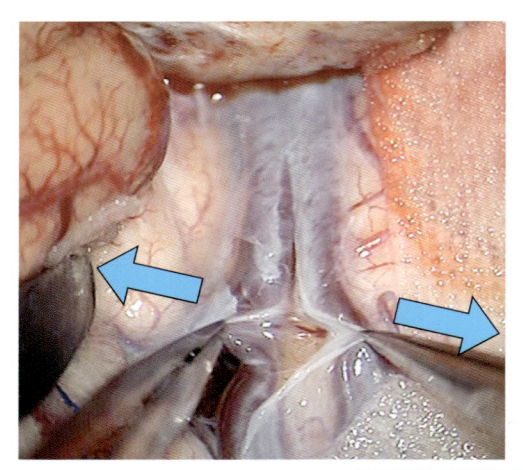

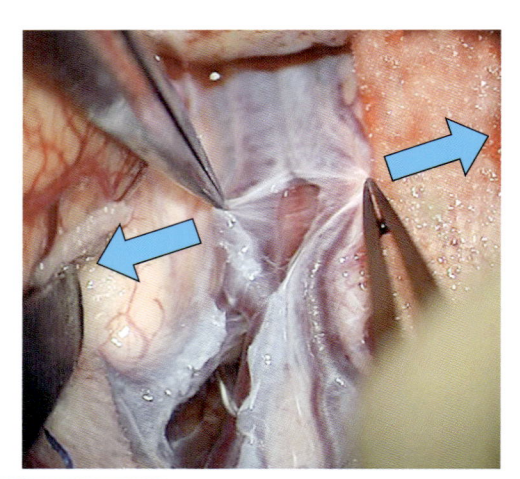

図ⅡD-8　ゼロピンによるくも膜開放

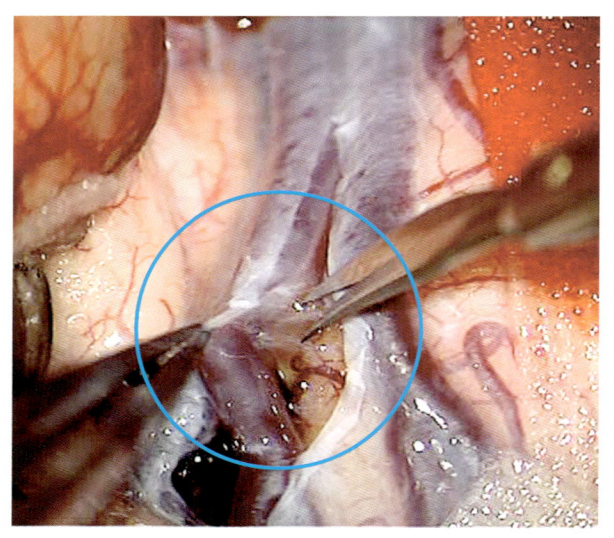

図ⅡD-9　くも膜の剥離

シルビウス裂開放の最終操作

ここまでの過程で，おおむね動脈瘤処置に必要なシルビウス裂開放が終了している（図ⅡD-10，A）．しかし，さらにシルビウス裂近位部，遠位部の開放を追加する（図ⅡD-10，B・C）．結果，動脈瘤処置が安全に行える十分な視野が確保された（図ⅡD-10，D）．

画像による手術シミュレーション

シルビウス裂開放の進め方を決めるにあたっては，画像によるシミュレーションが有効である．図ⅡD-11に三次元CTによる例を示す．

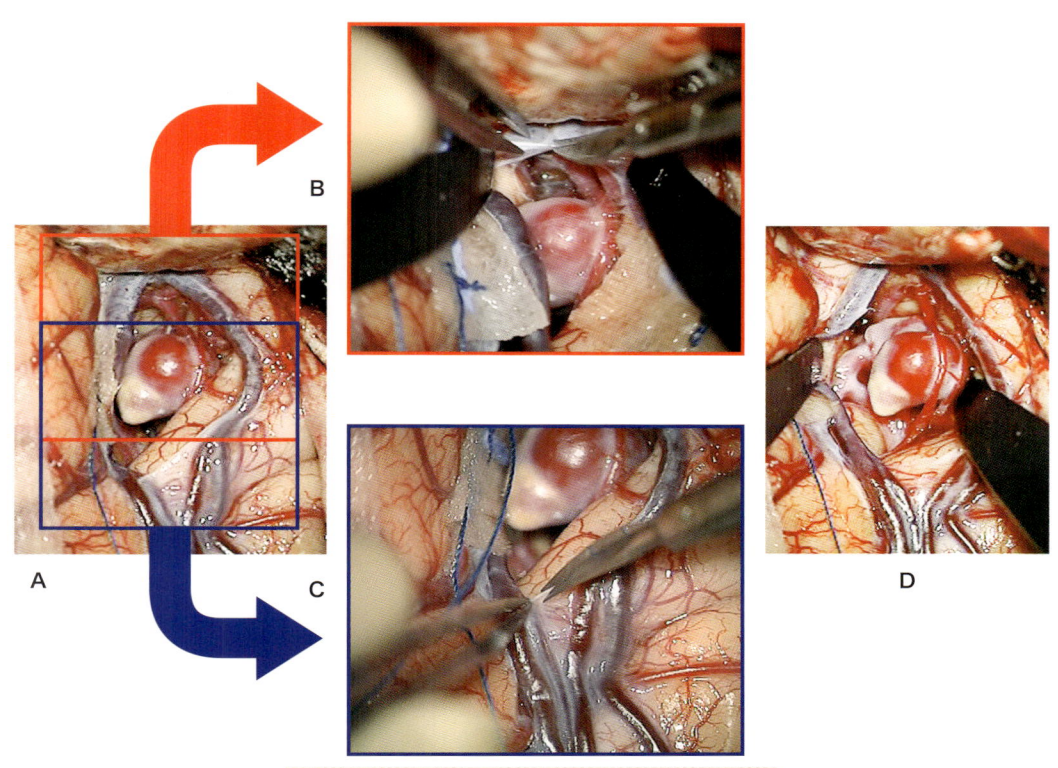

図ⅡD-10　シルビウス裂近位部・遠位部の開放

A 実際の術野で，シルビウス裂を開放する前

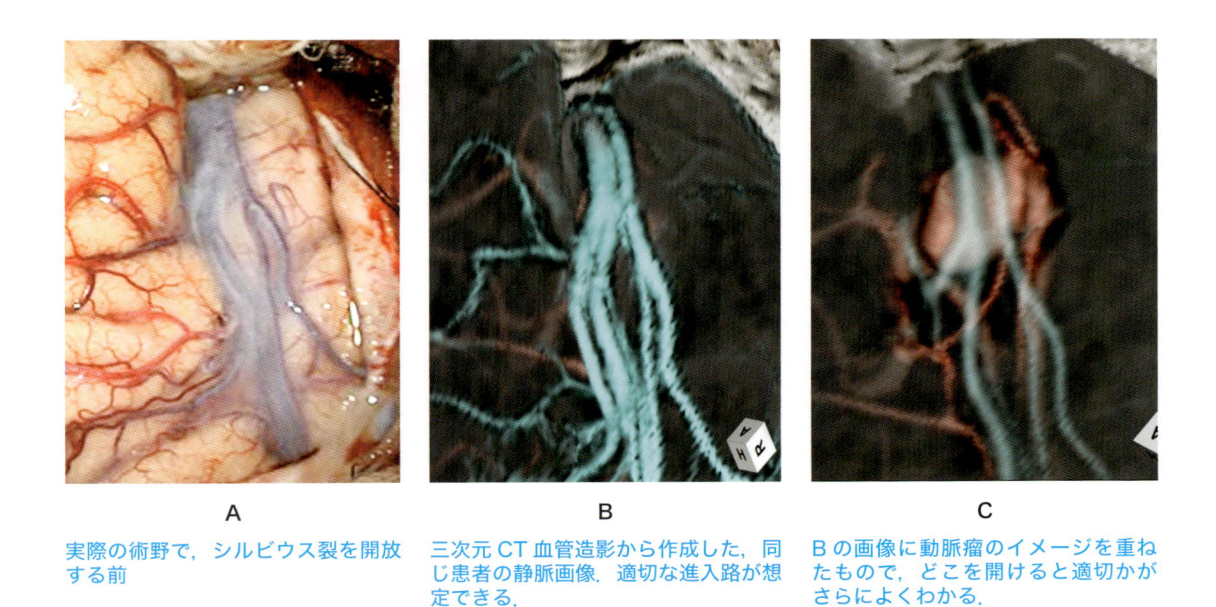

B 三次元CT血管造影から作成した，同じ患者の静脈画像．適切な進入路が想定できる．

C Bの画像に動脈瘤のイメージを重ねたもので，どこを開けると適切かがさらによくわかる．

図ⅡD-11　シルビウス裂開放のための画像シミュレーション

シルビウス裂の開放と静脈の関連

この例では，3本の主なシルビウス静脈がある．開放の仕方によって，静脈を温存できるかどうか，また広い視野が得られるかどうかに違いがある（図ⅡD-12〜14）．

症例は，2本の静脈の間で開放している（図ⅡD-15）

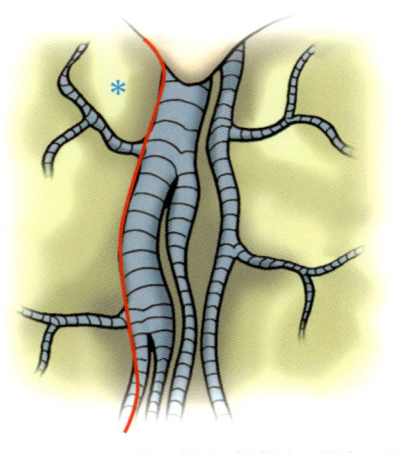

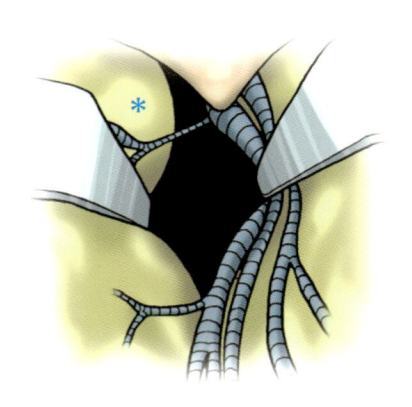

最も前頭葉側で剥離する場合には，＊の静脈をできるだけ温存したい．この場合には，＊の静脈を脳側から剥離して，ある程度の距離が出せる．しかし，言い換えると，この静脈の長さがシルビウス裂剥離の限界を規定する．ただし，これを凝固切断できれば，前頭葉は内側・上側に十分に牽引できることになり，広い視野が得られる．

図ⅡD-12　シルビウス静脈の剥離①（前頭葉側の剥離）

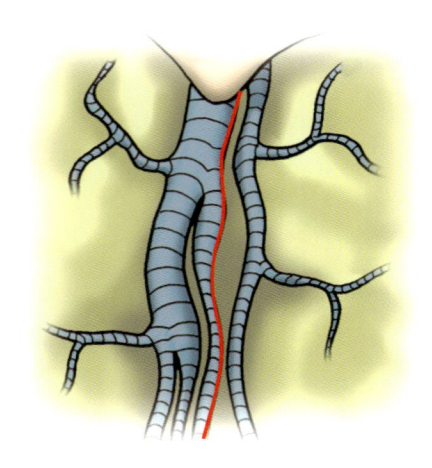

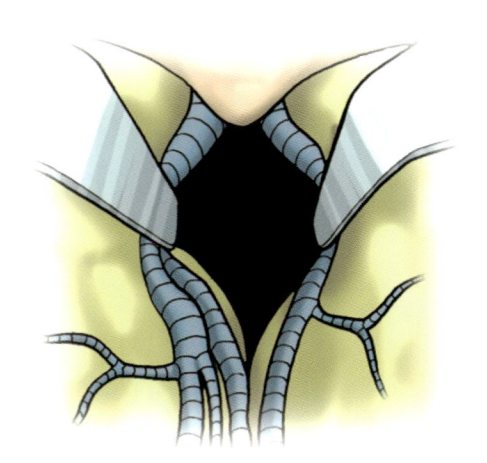

2本の静脈の間でシルビウス裂を開放する場合，皮質の静脈は1本も犠牲にすることはならない．しかし，前頭葉側の静脈が spheno-parietal sinus に流入する部位で，前頭葉側の静脈の移動に限界がある．

図ⅡD-13　シルビウス静脈の剥離②（静脈間の剥離）

D. くも膜下腔の確保（シルビウス裂開放）

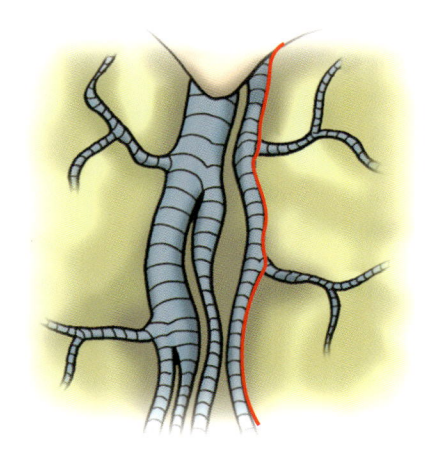

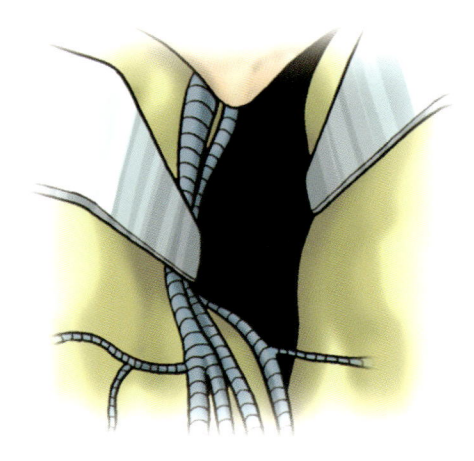

最も側頭葉側の静脈を剝離し，ここからシルビウス裂を開放する場合は前頭葉の場合と同様に側頭葉への皮質静脈を剝離する．しかし，この長さで剝離に限界がある．
場合によっては，図の例のように，静脈を犠牲にする必要がある．ただし，これにより，側頭葉を広く後方に牽引でき，いわゆる anterior temporal approach が可能になる．

図ⅡD-14　シルビウス静脈の剝離③（側頭葉側の剝離）

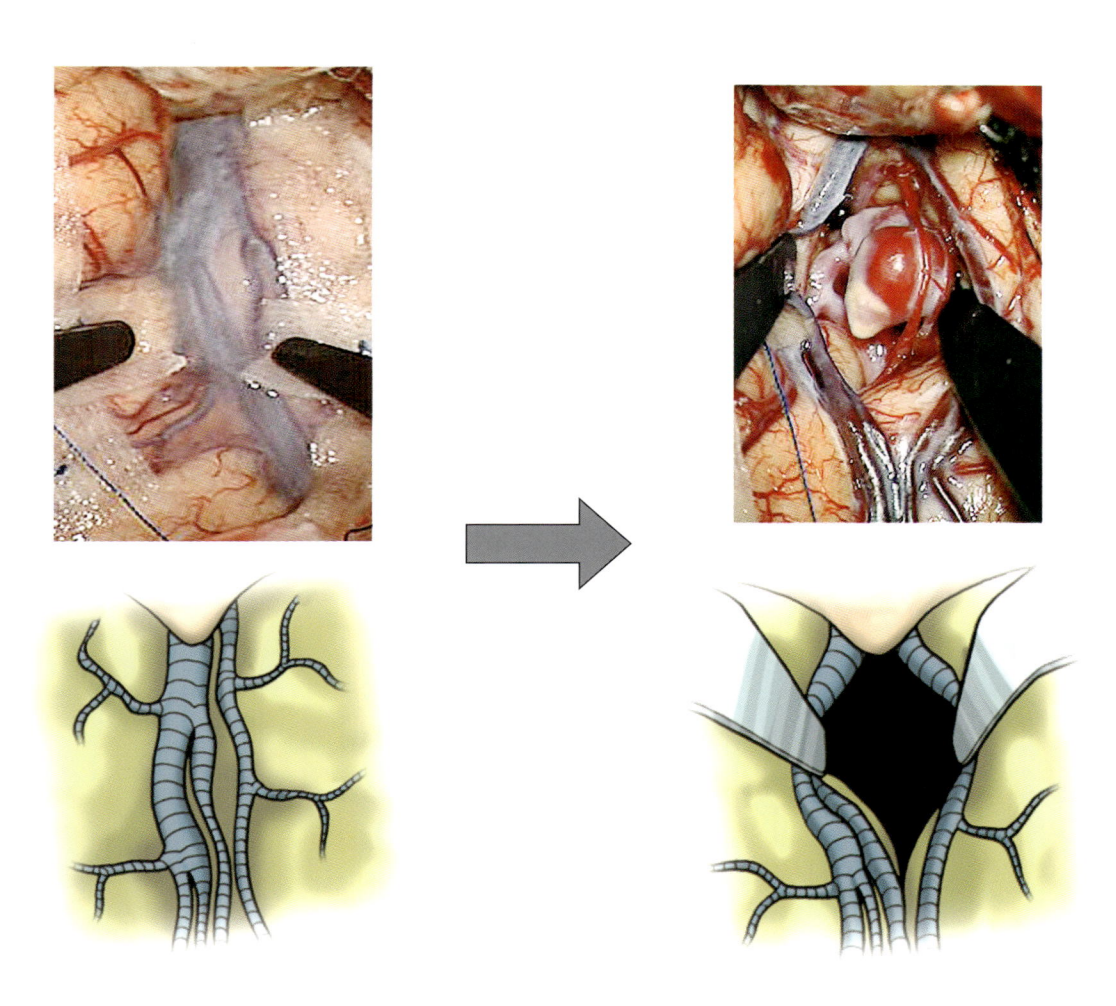

図ⅡD-15　本症例におけるシルビウス静脈の剝離

2 半球間裂剥離

　開頭手技は，Ⅱ章A②，およびⅣ章Aに詳しく解説されている．本項では開頭後の半球間裂剥離（inter-hemispheric approach）の技術について述べる．

　Ⅱ章A②でも述べたように，このアプローチは，半球間裂を広く開けるために用いられる技術であるが，半球間裂は正常ではくも膜の介在がなく，軟膜が接しており，その分離は簡単ではない．漠然と，あるいは一点を剥離しようとしても，適切な開放は無理である．多くの場合，解剖とそれに基づいた手順，コツを理解していなければ，軟膜を破綻させ，大脳半球の内側面を損傷する危険が高いし，十分な開放ができなければ，動脈瘤処置そのものが困難になる．

　ポイントは，半球間裂の開放手順を合理的に理解することと，必要な開放部位を理解したうえで，半球間の癒着の部位を前もって知っておくことである．またこの部位の剥離には根気と丁寧さも必要である．

半球間裂の接着構造

　半球間裂では，直回（rectal gyrus），およびその直上の脳回（gyrus）は，一般に左右が軟膜同士の強い接着で構成されている（図ⅡD-16）．大脳鎌のある部位は，当然接着はなく，大脳鎌直下の脳回同士も比較的剥離しやすい接着構造であり，この部位が，剥離に着手する部位としては適切である（図ⅡD-17）．しかし，ある部位を深く掘り下げることは，局所を牽引するテンションが高まり，軟膜でのみカバーされている大脳半球の内側は，容易に損傷され，正中を見失うことになる．

広範囲の剥離

　Ⅱ章A②，およびⅣ章Aに詳しく記載されているように，本アプローチでは半球間裂を広く開けることが極めて重要である．むしろ，広く開けなければ，脳損傷が起こりやすく，危険である（図ⅡD-18）．

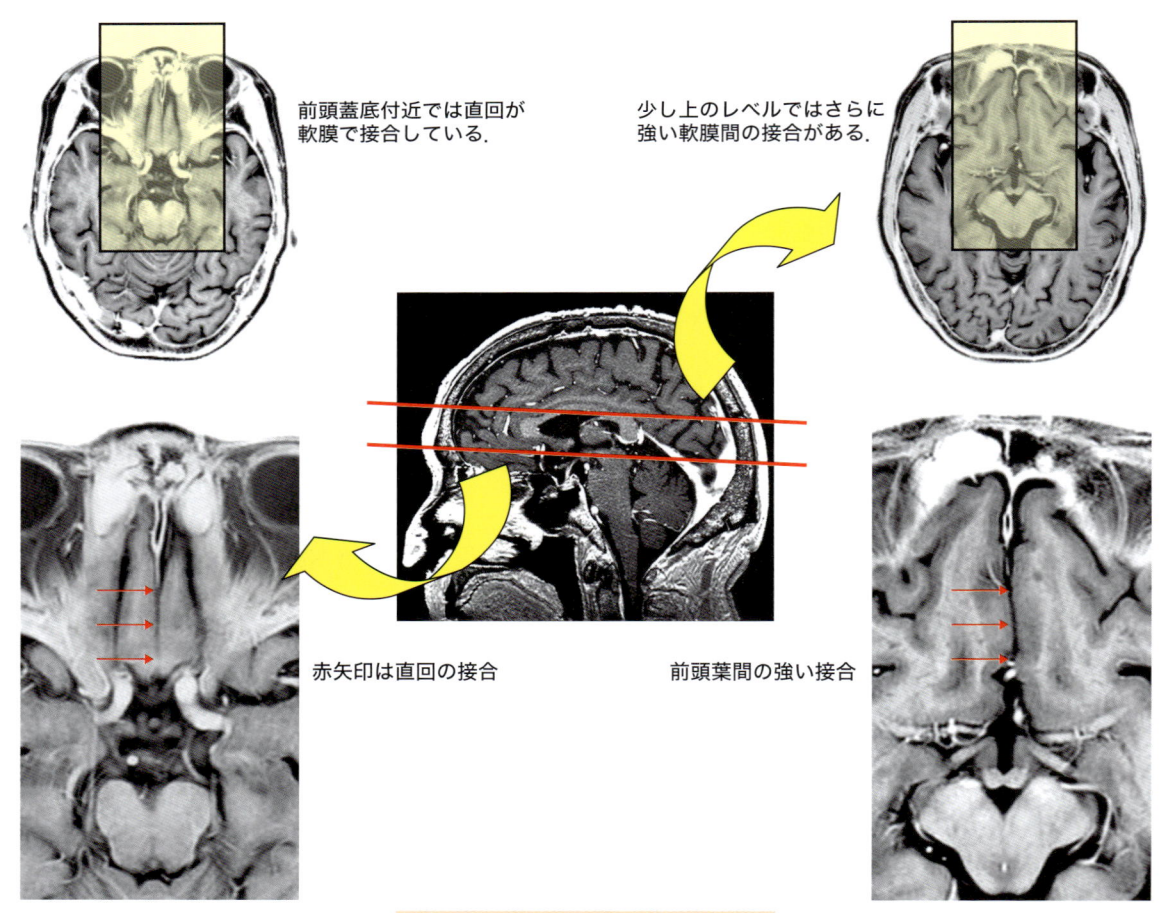

前頭蓋底付近では直回が軟膜で接合している．

少し上のレベルではさらに強い軟膜間の接合がある．

赤矢印は直回の接合

前頭葉間の強い接合

図ⅡD-16　半球間裂の接合・接着①

D. くも膜下腔の確保（半球間裂剥離）　101

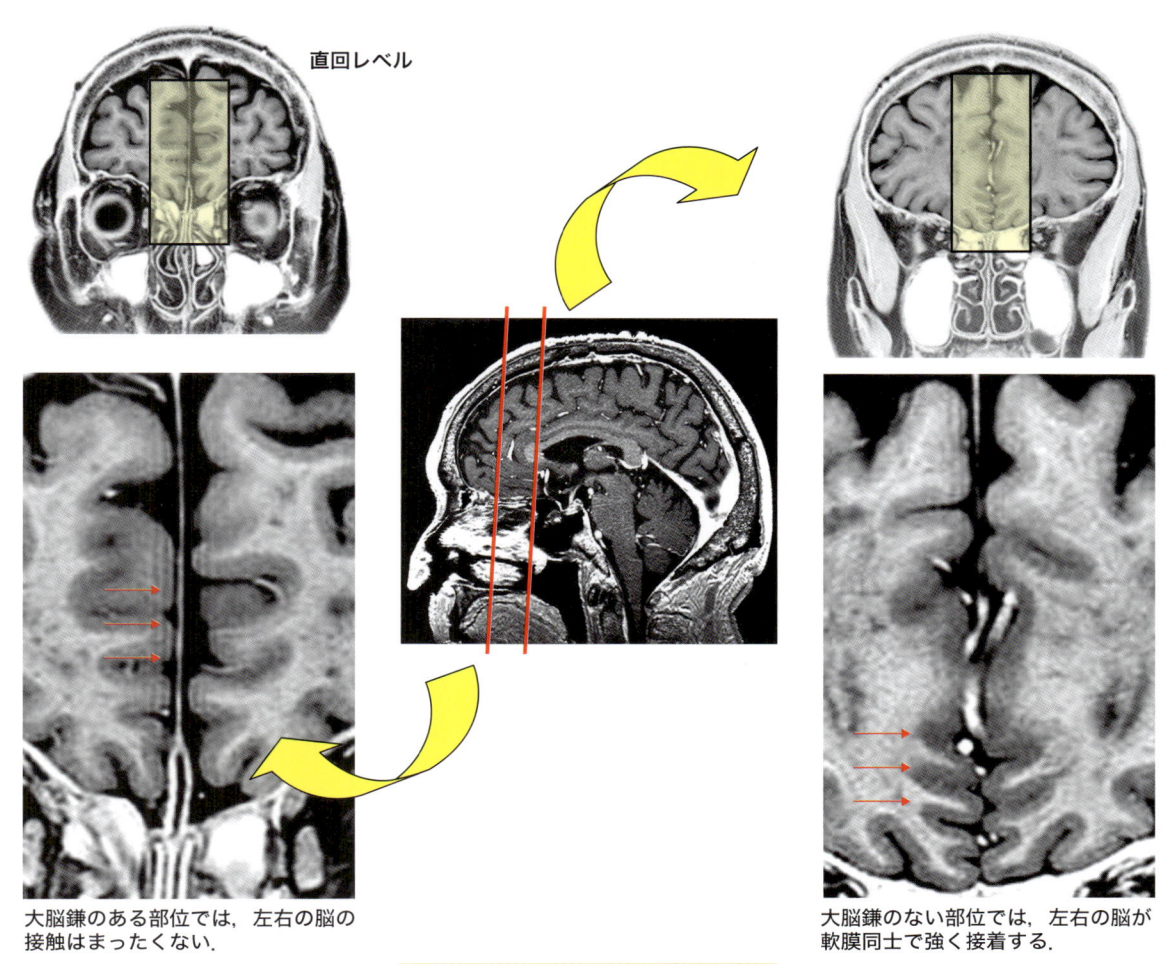

直回レベル

大脳鎌のある部位では，左右の脳の接触はまったくない．

大脳鎌のない部位では，左右の脳が軟膜同士で強く接着する．

図ⅡD-17　半球間裂の接合・接着②

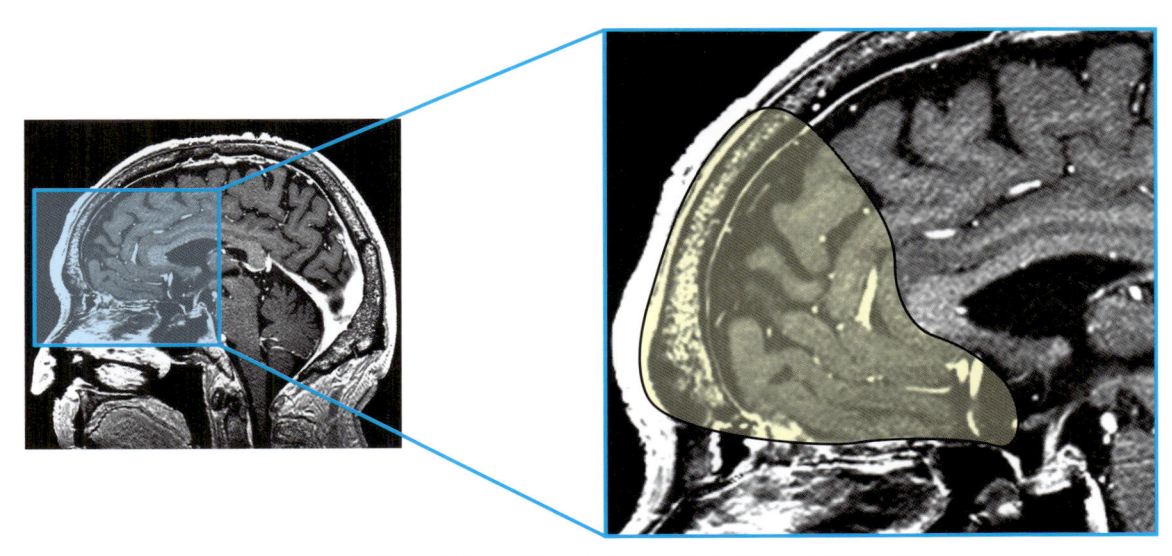

図ⅡD-18　一般的な前交通動脈瘤の安全な処置に必要な剥離範囲

広く剥離するためには，顕微鏡の角度，頭位の変換を適切に行うことが大切である（図ⅡD-19）．

剥離の手順は，大脳鎌前半部の切断の後
①直下の半球間裂の開放（図ⅡD-20①）
②嗅神経保護のための直回の剥離（図ⅡD-20②）
③半球間裂剥離を手前に拡げる操作（図ⅡD-20③）
④深部への剥離（図ⅡD-20④）
⑤脳梁の下の半球間裂の開放（図ⅡD-20⑤）
という手順になるが，③から⑤は，何度も同じ操作を繰り返すことになる．

剥離の手順の詳細を図ⅡD-21に示す．

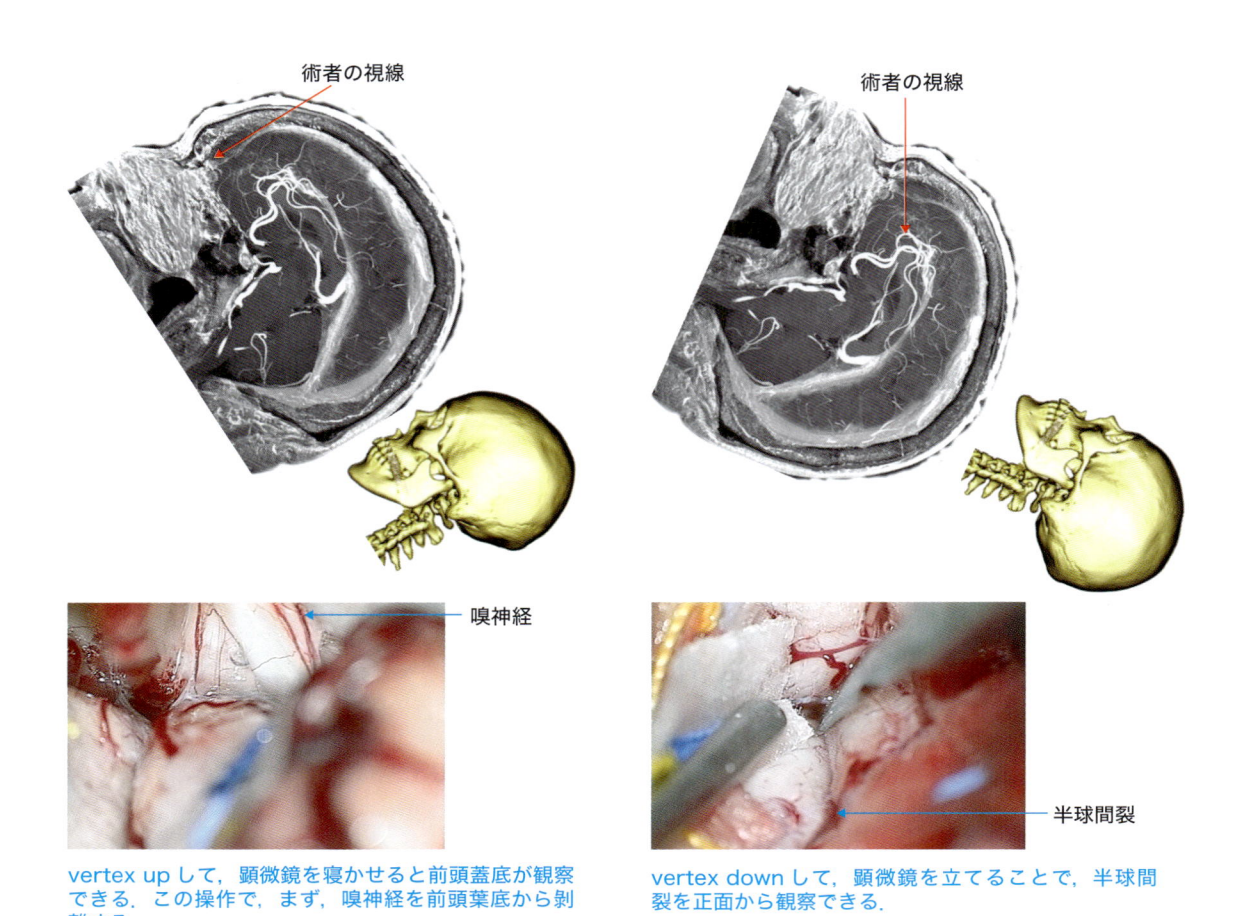

vertex up して，顕微鏡を寝かせると前頭蓋底が観察できる．この操作で，まず，嗅神経を前頭葉底から剥離する．

vertex down して，顕微鏡を立てることで，半球間裂を正面から観察できる．

図ⅡD-19　半球間裂開放のための視野の確保

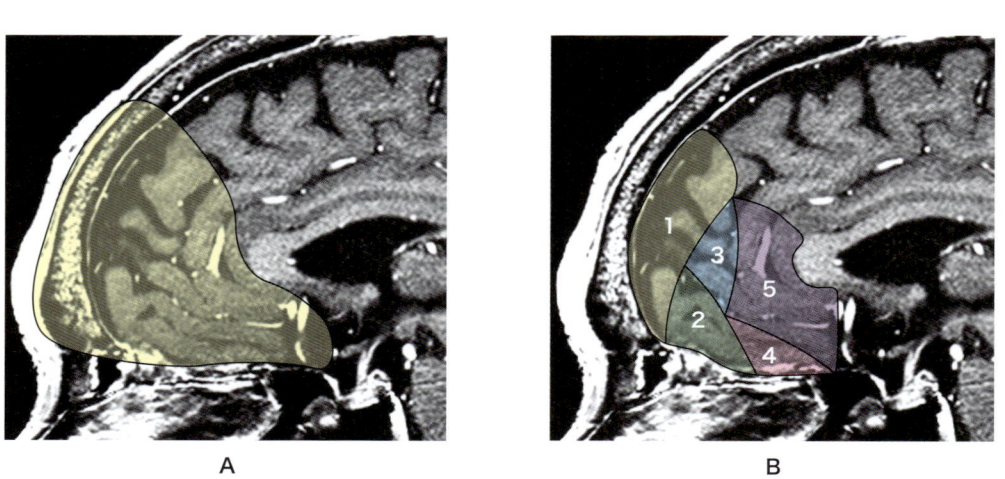

剥離はAに示した範囲をイメージする．これを実現するためには，Bのようにステップを踏んで行う必要がある．

図ⅡD-20　剥離の範囲と手順

D. くも膜下腔の確保（半球間裂剝離）

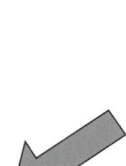

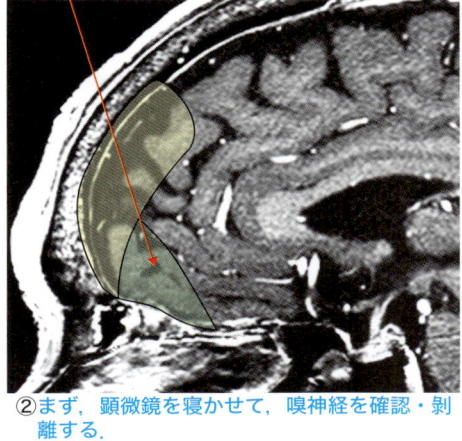

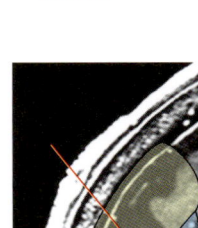

① 大脳鎌により分離されていて，剝離の必要のない部位．

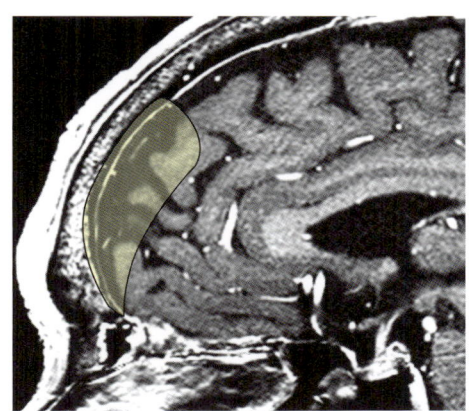

術者の視線

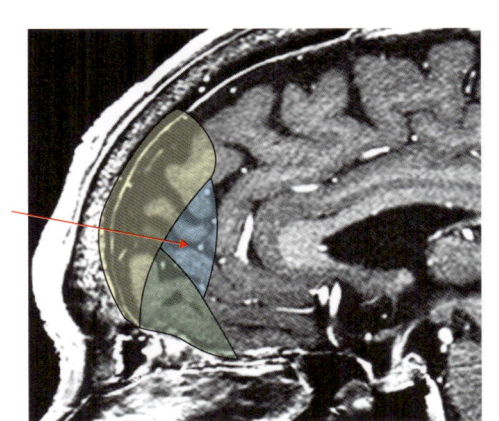

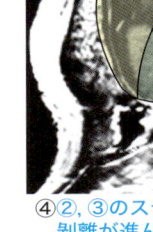

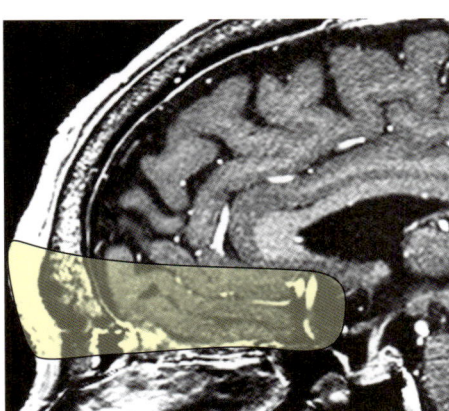

② まず，顕微鏡を寝かせて，嗅神経を確認・剝離する．

③ ある程度，嗅神経が剝離できたら，その深さで顕微鏡を立てて，左右の前頭葉の剝離を開始する．この操作を繰り返して，少しずつ，左右の半球の剝離を行う．

④ ②，③のステップを繰り返してある程度の剝離が進んだら，pre-chiasmatic cistern まで左右の直回を剝離する．

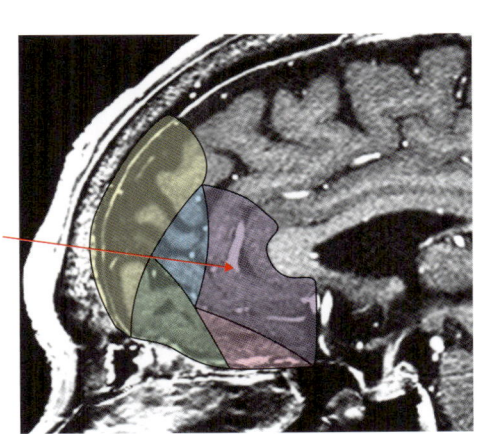

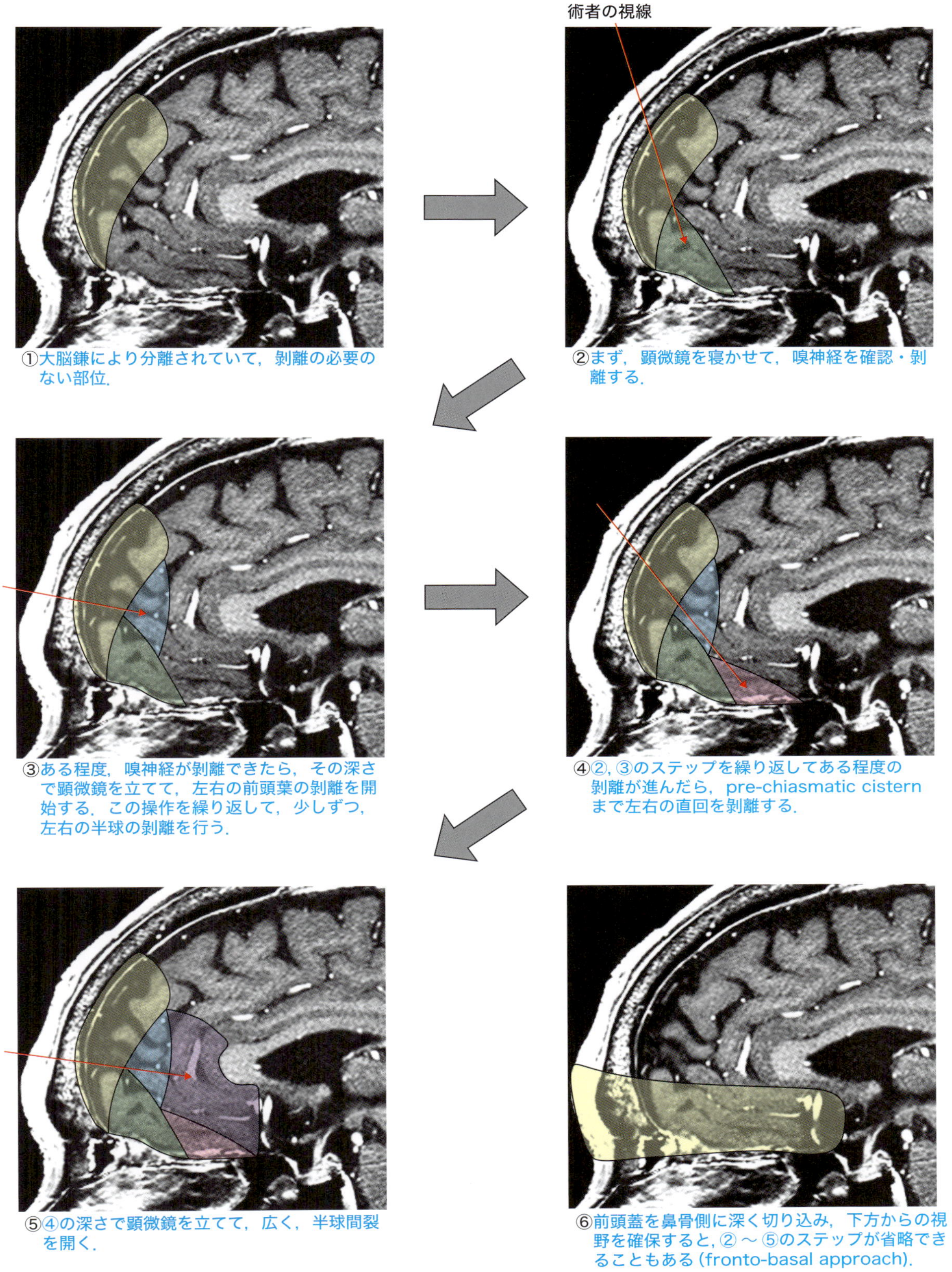

⑤ ④の深さで顕微鏡を立てて，広く，半球間裂を開く．

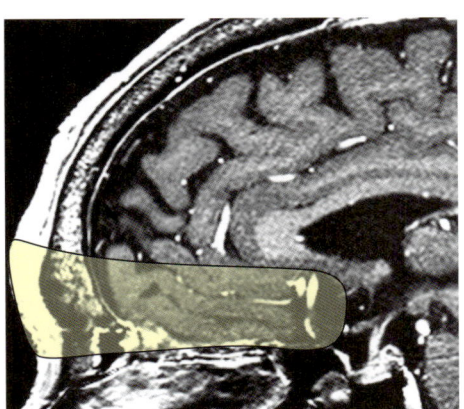

⑥ 前頭蓋を鼻骨側に深く切り込み，下方からの視野を確保すると，②〜⑤のステップが省略できることもある (fronto-basal approach)．

図ⅡD-21　半球間裂アプローチの手順

半球間裂の interlock sturcuture

半球間裂は脳回と脳溝が左右半球に存在し，くも膜ではなく，軟膜で接触するという特殊な解剖学的特徴を有する（図ⅡD-22）．したがって，一側の脳回と反対側の脳溝が接触する部位は三角形の構造を呈しており，この部位は剥離がしやすい（図ⅡD-23）．一方，脳回と脳回が直接に接するような部位では，接触がtightであり，分離には根気と丁寧さが必要である．

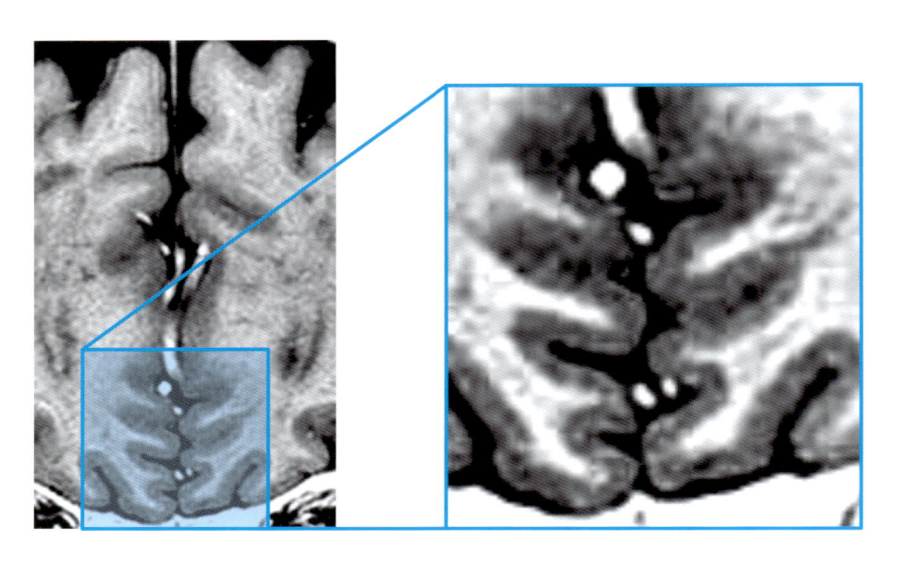

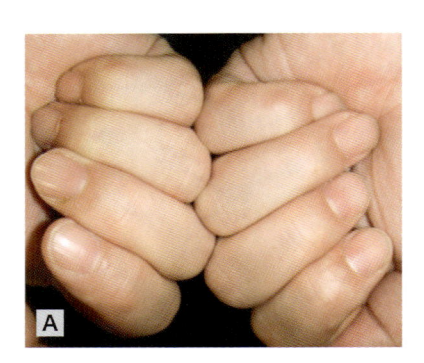

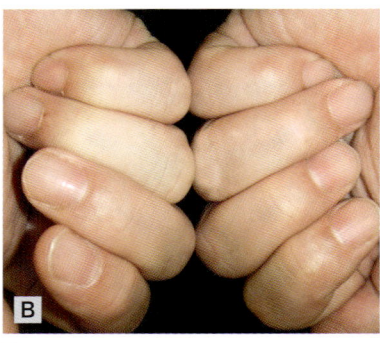

図ⅡD-22 大脳半球間裂の構造（冠状断で見た半球間裂）

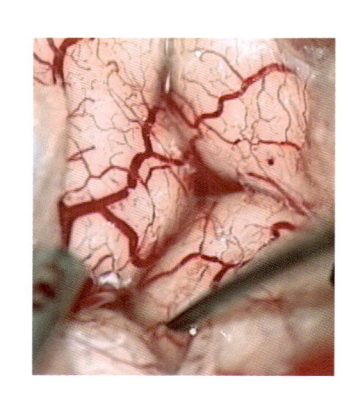

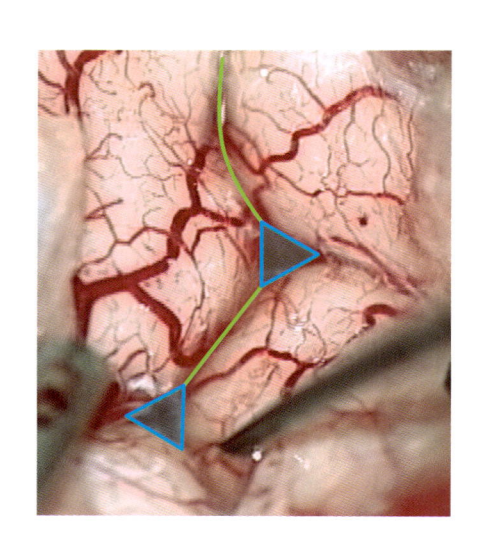

脳溝と脳回がロックするように接する場合（Aのような状態）や，逆に脳回同士が直接に接触する場合（Bのような状態）もある．いずれにしても接触している部位は，軟膜同士が接合しており，剥離は根気を要するし，この部位の剥離ができれば，脳溝の部分は接触がなく容易に左右に分けることができる．

図ⅡD-23 実際の半球間裂の構造と剥離のコツ

握りこぶしを合わせるとロックされた形になる．そうすると，黄色三角で示した隙間の部位と黒の直線で示された接触部位ができる．脳の半球間では似たような構造となり，示した間隙部位と緑のラインで示した接触部位があり，緑の部位の分離は根気よく丁寧に行う必要がある．

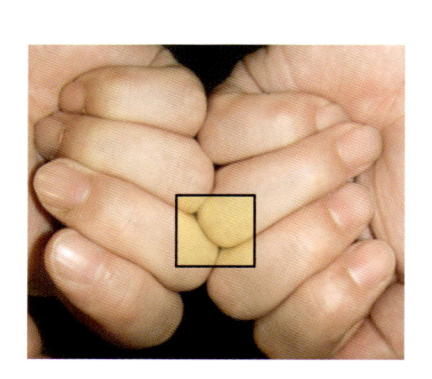

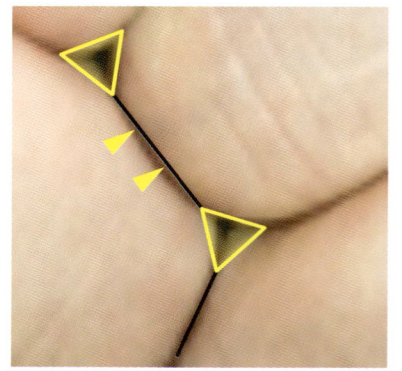

嗅神経の温存

　嗅神経の温存は，このアプローチでは重要である．言い換えると，このアプローチでは，嗅神経の障害が起こりやすい．嗅神経は前頭葉の下面に接着している（図ⅡD-24, 25）．嗅球は，篩板に固定されているが，嗅索は，前頭葉の下面から十分に剥離できる．この限界は，嗅三角部である．したがって，嗅索を十分に剥離すると篩板に固定されている嗅球の引き抜き損傷を防止できる．

嗅神経とは

　嗅神経という言い方は実は正しくない．脳外科医が嗅神経と呼称しているのは，実は，嗅葉が正確な解剖名であり，嗅球，嗅索，嗅三角からなる脳葉と考えるべきである．したがって，非常にfragileな組織である．嗅球は，篩板から起こる．篩板は盲孔（流出静脈が通る）と鶏冠の後方にある．

　嗅葉は，ほぼ正中から始まり，やや斜め後方へ走行し，外側嗅条，内側嗅条に分かれ，この部位で嗅三角を形成する．剥離は，前頭葉の下面と嗅葉を，できるだけ長い距離にわたって行うようにする．

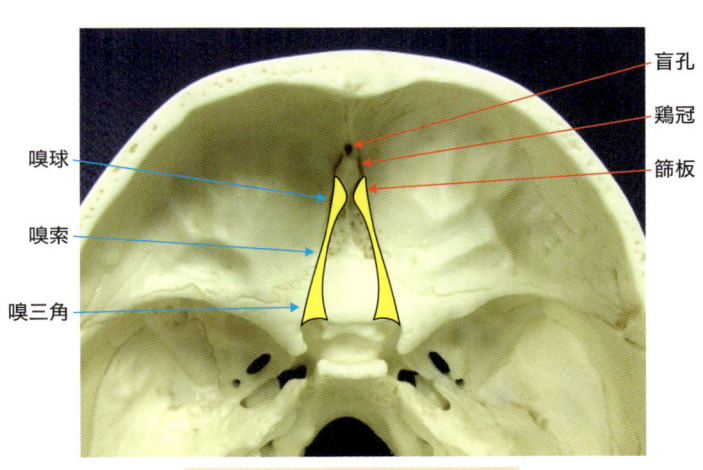

図ⅡD-24　嗅神経の位置と範囲

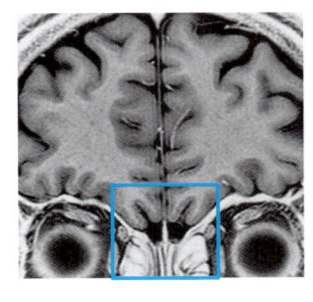

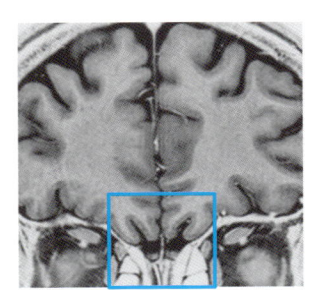

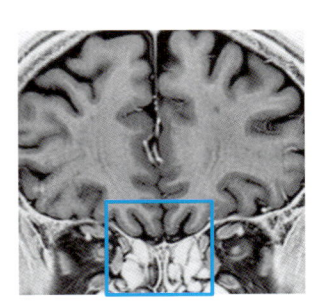

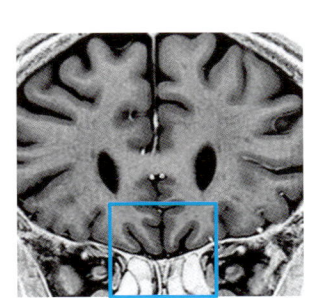

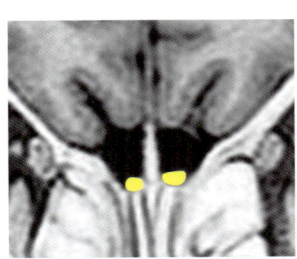

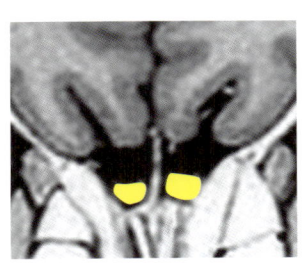

篩板の前側のレベル．

篩板の後方のレベルで，嗅葉が最大の大きさになっている．全体的に楕円形である．

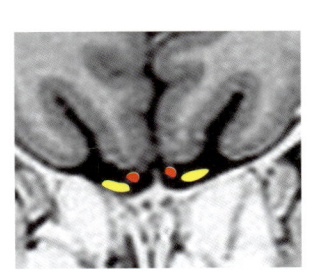

嗅索のレベル．平たい形に変わる．

嗅三角部に近くなり，幅が増す．

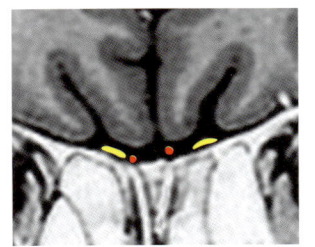

黄色が嗅神経（嗅葉）．赤は伴走する静脈．嗅葉は直回と眼窩回の間の脳溝に沿って走行することがわかる．

図ⅡD-25　嗅神経（嗅葉）の走行

E 動脈瘤処理

① 動脈瘤の剝離

動脈瘤剝離の基本技術

術野のとり方と動脈瘤へのアクセス

　動脈瘤剝離技術を語るにあたって，まず，どのような術野環境で動脈瘤に向き合うかを述べる．

　まずあらためて，広い術野が必要であることを強調しておきたい．その意義はこの後の「②動脈瘤クリッピング」で詳述するが，瘤消滅の確実性を高めてかつ分枝血管にとって安全な手術にするためには術野の十分な広さが必要となる．

　ただし，術野の広さが欲しいからといって，fissureの剝離が不十分なまま脳ベラで局所的に展開すれば，当然ながら脳実質への負担は強くなるし，広さも不十分となる．fissureを十分に遠位から開放しておかなければならない．また，分枝血管を十分に遠位まで剝離しておくことも大切である．これは動脈瘤の可動性を得ることや，分枝血管のねじれ（kinking）やクリッピング時のネック裂けを防止することが目的である．

　ところで，fissureの剝離は遠位から近位に向かって進めるのが基本である．当然ながら動脈瘤より近位の母動脈より先に，遠位分枝血管，動脈瘤の順に出会っていくことになる．特に破裂例においても安全に術野をとるためには，いくつかの必要な手順がある．

　各代表的アプローチにおける具体的なfissure開放の手法は本項の前までに解説されているのでそちらを参照されたい．ここでは，破裂瘤における動脈瘤近傍での剝離手順の例を少し述べておく．

破裂内頚動脈瘤（左内頚動脈-後交通動脈分岐部）

　まずシルビウス裂を遠位から開放しはじめると，中大脳動脈のM2の各分枝が露出される．さらに中大脳動脈M1を中枢側へたどりながらsylvian valleculaを奥へと分け進んでいくが，M1の上面ないしは内側面をたどるようにすると安全である．

　動脈瘤が側頭葉に癒着している場合もあるので，側頭葉の展開は控えめにしておく．脳ベラを側頭葉側にも用いる場合は，島回表面の深さまでにとどめておけば大丈夫である（図ⅡE-1）．

　動脈瘤は，内頚動脈の後方ないしは外側へ向いているので，内頚動脈終末部の上面が視認されたら，内頚動脈の上内側面をたどるように剝離していく．主に前頭葉を展開するようにしながら内頚動脈と視神経の間をフリーにしつつ，動脈瘤のある高さを通り越して最中枢側に至る．この時点で母動脈は半確保されたことになる．内頚動脈を外側にある硬膜の壁に押し付けるようにすることで遮断にもなりうる（図ⅡE-2）．

　次いで，内頚動脈のPcomよりも近位で外側面を剝離することで完全な母動脈確保となる．ただし，内頚動脈の壁を内側に引っ張るような力が加わらないように注意が必要である．

E. 動脈瘤処理（動脈瘤の剥離）

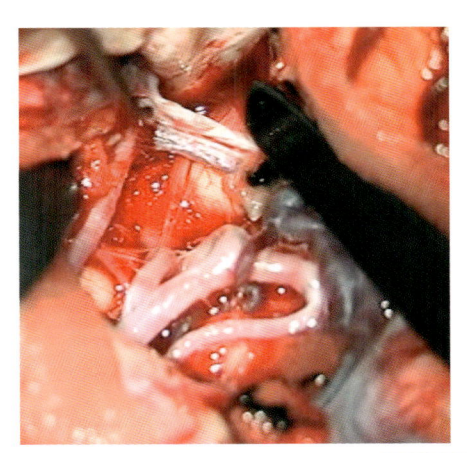

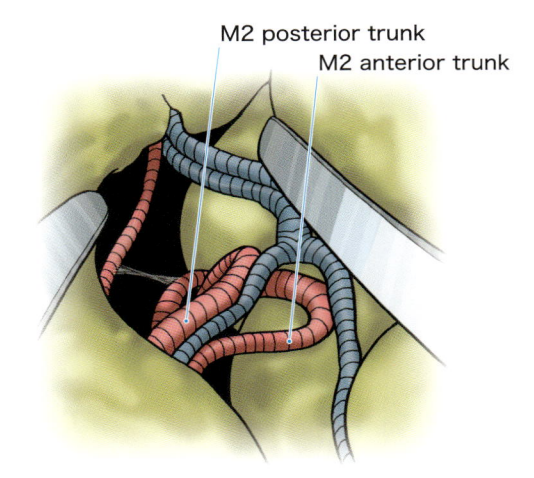

M2 posterior trunk
M2 anterior trunk

図ⅡE-1　シルビウス裂遠位の開放

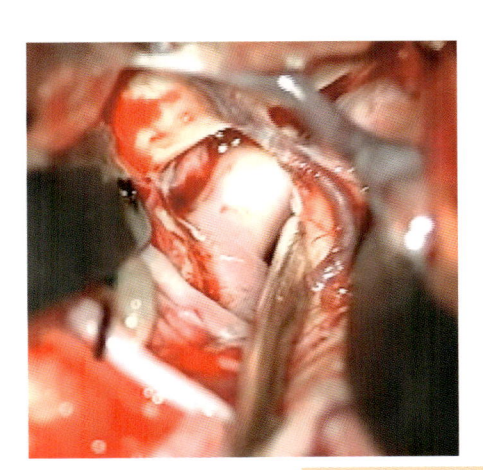

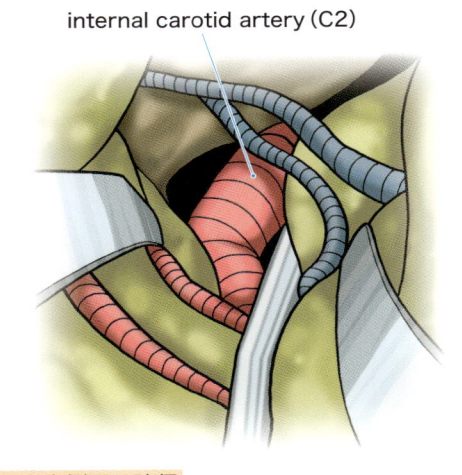

internal carotid artery (C2)

図ⅡE-2　内頸動脈上面の視認と内側面の確保

II. 脳動脈瘤手術の基本技術

　この時点で動脈瘤の向いている方向や側頭葉との位置関係は，ある程度オリエンテーションがついているはずである．側頭葉と癒着していなければ破裂例でも積極的に側頭葉を外側に展開させてよい．必要に応じて前側頭動脈系の各分枝も側頭葉表面から剥離しておく．この操作は図ⅡE-2の操作よりも先立って行ってもよいであろう（図ⅡE-3）．

　母動脈が確保されて十分な視野が得られたところで，動脈瘤ネックの確保に入る．まずは内頚動脈の遠位からたどって前脈絡叢動脈を確認して，動脈瘤の遠位部のネックを先に確保する（図ⅡE-4）．

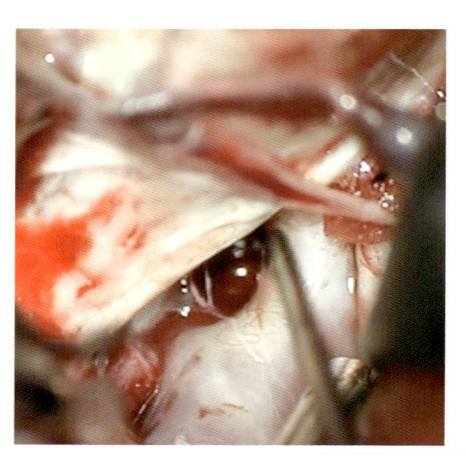

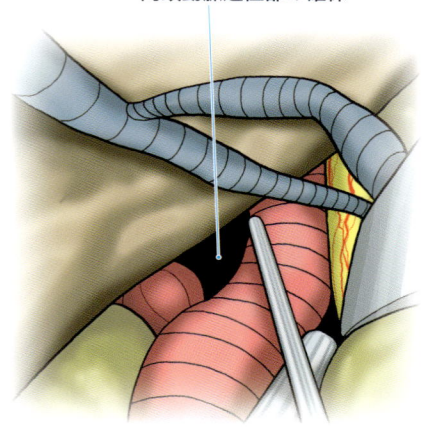

図ⅡE-3　内頚動脈近位部外側面の剥離

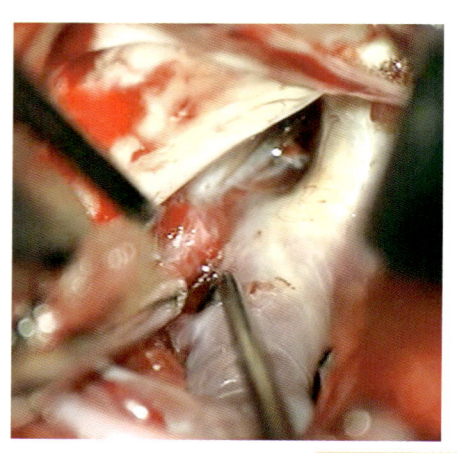

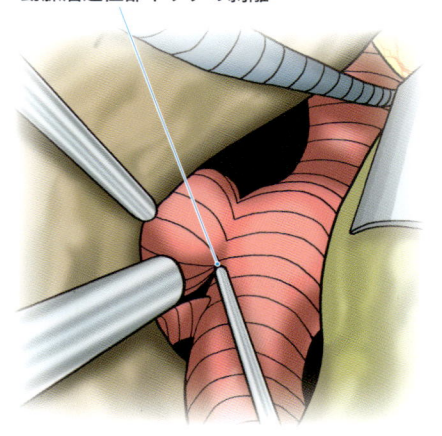

図ⅡE-4　動脈瘤ネックの確保（遠位部）

E. 動脈瘤処理（動脈瘤の剝離）

　その次に近位部ネックの確保である．ただし内頸動脈の近位から戻るようにして，まずはPcomの頭蓋底側の縁を確認する．動脈瘤近位部のネック（Pcomと動脈瘤壁の間）を確保するのは一番最後にする．ここを見ようとするときに一番動脈瘤に力がかかりがちだからである（図ⅡE-5）．

　これでほぼmaturedな体勢が得られたことになるので，いよいよ本格的な動脈瘤のクリッピング操作に入ることができる（図ⅡE-6）．

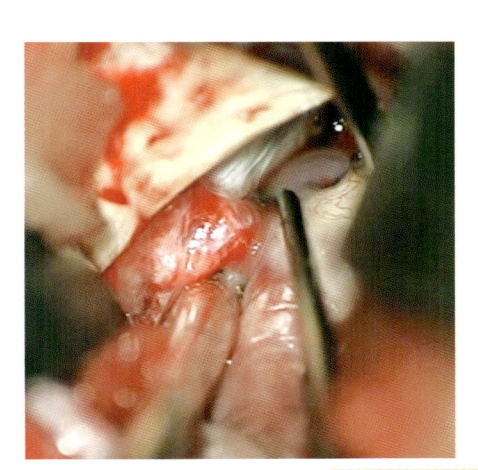

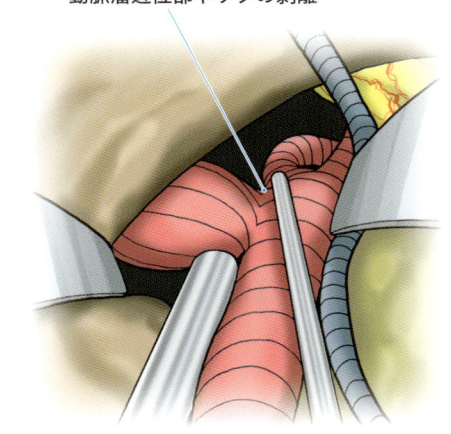

図ⅡE-5　動脈瘤ネックの確保（近位部）

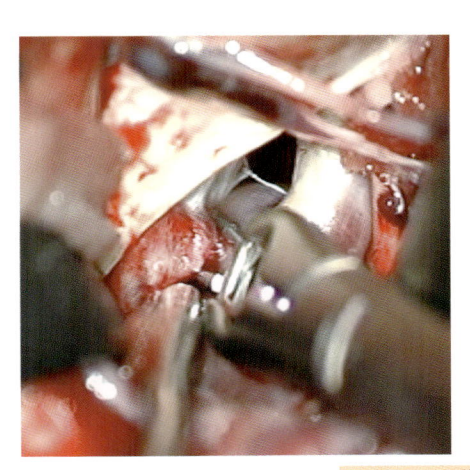

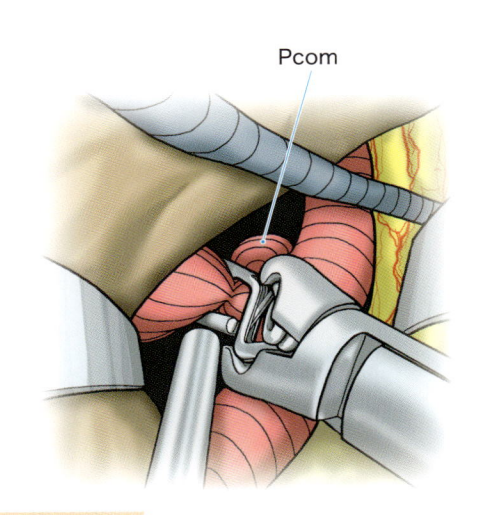

図ⅡE-6　動脈瘤ネッククリッピング

中大脳動脈瘤（右 M1-M2 分岐部）

まずシルビウス裂を遠位から開放すると，中大脳動脈のM2前枝系の末梢分枝が露出される．この時点ではM2後枝は遠位が一部垣間見える程度だが，それ以上あまり近位までは追及しないでおく．これは中大脳動脈瘤は側頭葉側に突出して癒着している例が多く，後枝を露出しようとする操作は動脈瘤に無理な力がかかりやすいためである（図ⅡE-7）．

M2前枝を中枢側へたどりながら，動脈瘤は側頭葉側に付けて，中大脳動脈と前頭葉の間を剝離するようにしてシルビウス裂を底部に向かっていくと，安全に動脈瘤の基部を通過してM1の確保に至る．動脈瘤の向きとM1・M2の走行との関係によって，M1は図ⅡE-8のように両M2の又の間からとれることもあるし，M2前枝の内側かつ頭蓋底側でとれることもある．なるべくM2前枝の内側（前頭葉側）を中枢側へ向かって剝離していくと安全である．

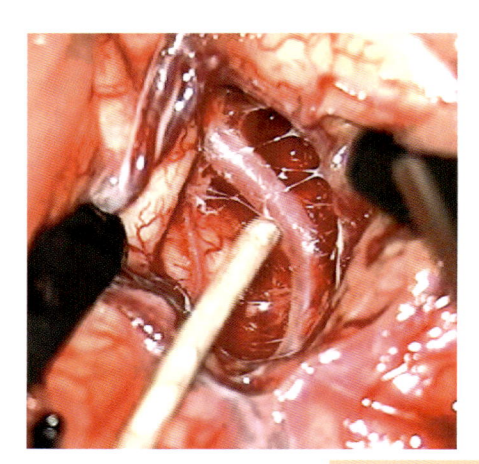

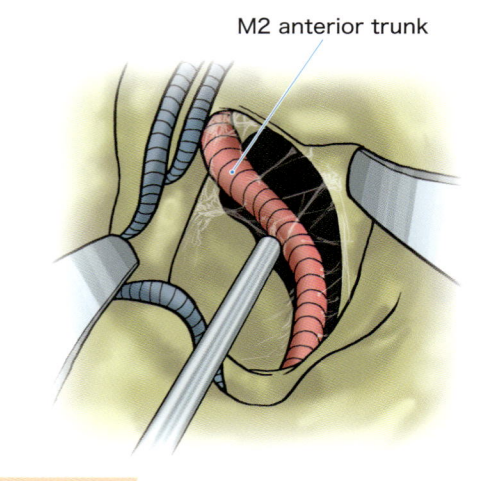

図ⅡE-7　シルビウス裂遠位部の剝離

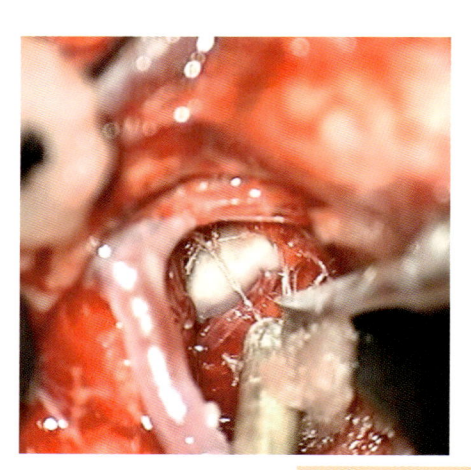

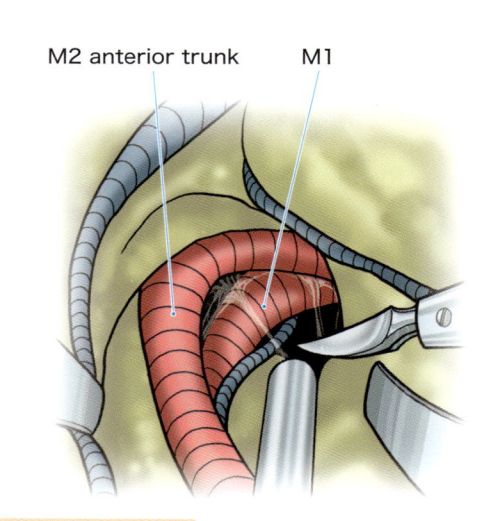

図ⅡE-8　M2前枝近位への追跡とM1の確保

E. 動脈瘤処理（動脈瘤の剥離）

　M1が確保された時点で，動脈瘤は側頭葉に付けたままシルビウス裂は広く展開されるので，自然とM2後枝も露出されてくる．動脈瘤に無理な力がかからない範囲で，M2後枝を近位まで剥離していく（図ⅡE-9）．

　こうして安全にネックの追及ができ，クリッピングの体勢に入ることができる（図ⅡE-10）．

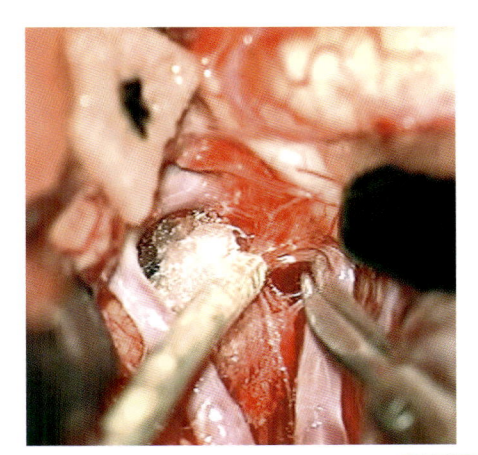

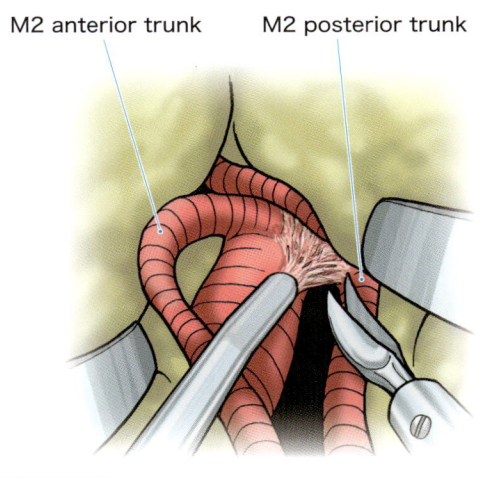

図ⅡE-9　M2後枝の剥離

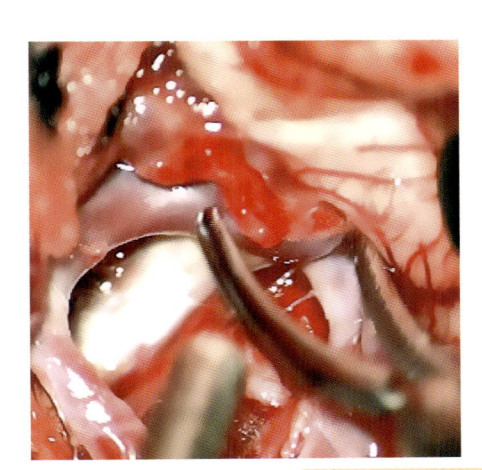

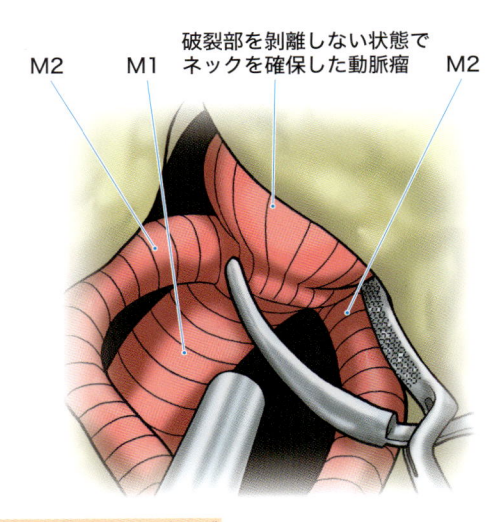

図ⅡE-10　動脈瘤ネックの確保とクリッピング

ネック確保の操作

動脈瘤ネックの確保には，2つの段階があると思われる．

1つは，tentativeなドームクリッピングでもよいので，クリップブレードをとりあえず挿入できるように，おおまかなネックの空隙を確保する段階である（第一段階）．もう1つは，ドームの大きさに対してネックの狭い動脈瘤は往々にしてそうなのだが，動脈瘤の基部近傍の瘤壁と分岐血管の起始部の血管壁とが癒着していることがあるので，そこを剥離して真のネックを追求して露にする段階である（第二段階）．

ここで，破裂瘤の場合と未破裂瘤の場合とで，若干操作の手順や留意点は異なってくる．まず第一段階において，破裂瘤の場合は，当然ながら破裂点近傍の周囲との付着はそのままにして行う必要がある．用いる器具としては，45°に曲がった棒状のロートン剝離子の11番などが便利である．これをネックに相当する部分に挿入して，クリップブレードが挿入できる十分な空隙を拡げる．前述の破裂内頸動脈瘤におけるネック確保の例を示す（図ⅡE-11）．

ネック確保の際の操作のポイント

ネック確保の際に，隙間を見たいがために母血管（分岐血管）のネック近傍の壁を押しつぶしぎみに引っ張るような動作は禁物である．動脈瘤本体が付着部から引き離されるような力が加わってしまうからである．ネック近傍の瘤壁を横に押しつぶすような動作も同様の理由で注意が必要である．

常に，破裂点周囲の癒着部近傍の壁にテンションがかかっていないか，壁に過度の動きが生じていないかを，配慮しながら操作を進める．血管壁や瘤壁の位置をなるべく変えないようにしながら，ネックの隙間に剝離子をまっすぐ差し込んで，ねじるような動作が望ましい．動脈瘤本体を破裂部に押し付けるような方向の動作は問題はない．

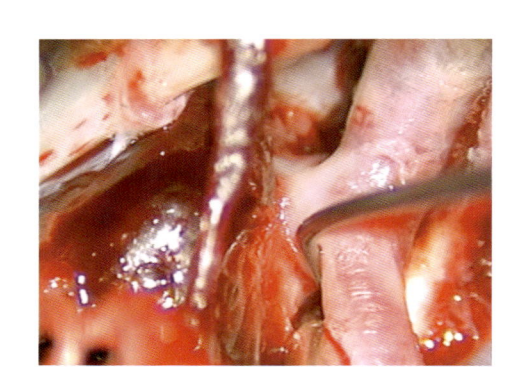

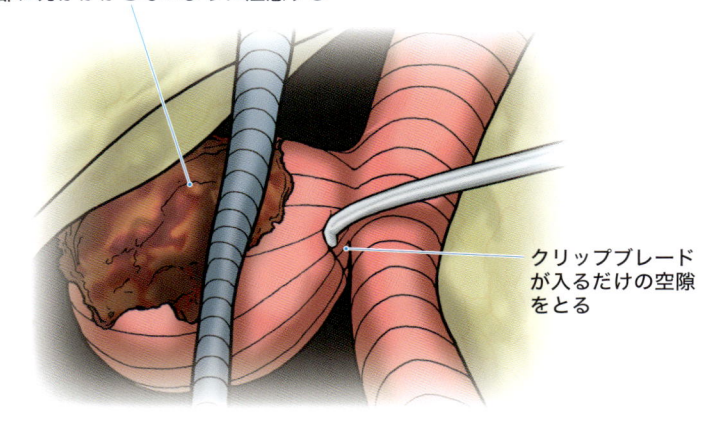

図ⅡE-11　ロートン剝離子による破裂動脈瘤のネック確保

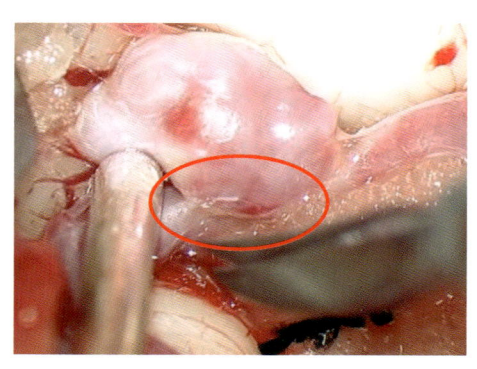

interhemispheric で approach した前交通動脈部の動脈瘤の例である．
左側のネックに癒着があるのがわかる．

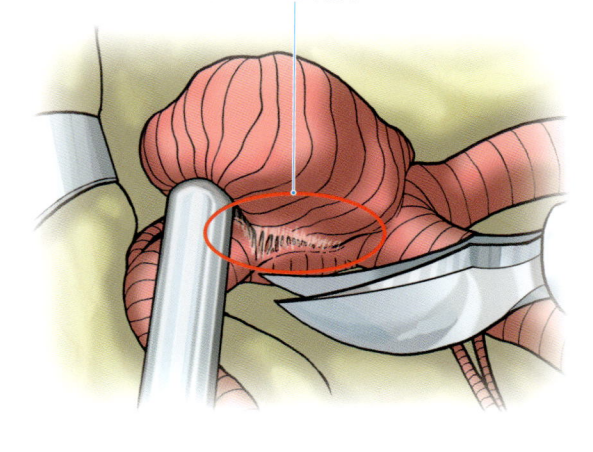

図ⅡE-12　ネック癒着の剝離例①

E. 動脈瘤処理（動脈瘤の剥離）

未破裂瘤の場合も，動脈瘤のドームが脳実質などと癒着していれば，第一段階と同様の配慮が必要である．ただし，動脈瘤と分岐血管の向きなどによっては，ある程度ネックの位置の見当をつけたうえで，状況が許せば先にドームを周囲から剥離してしまう場合もある．なお，動脈瘤が特に周囲組織と癒着することなくfissure内に浮いて存在している場合は，術野が確保された時点で，自ずとおおまかなネックは露になっているであろう．

第二段階の操作は，第一段階の延長上にある．とりあえずのネックに差し込んだロートン剥離子11番を真のネックの方向に滑らせて，壁の癒着部に擦り上げるような操作が一般的な方法だが，その他に以下のようないくつかの方法がある（図ⅡE-12～15）．

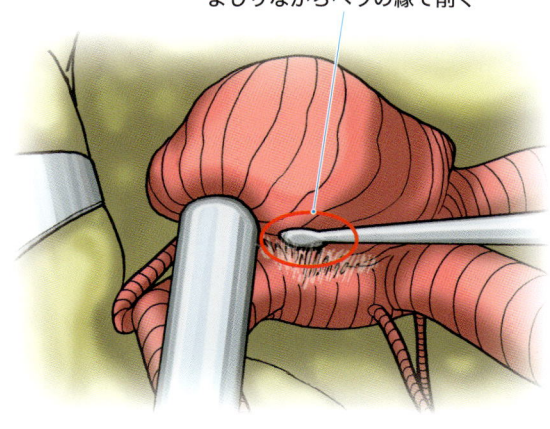

薄いヘラ型の剥離子の面で血管壁もしくは瘤壁を抑えつけつつ，ねじりながら縁の部分で削ぐ，もしくは縁を引いて切る．この操作には（岩崎・上山式）プラス片メス型剥離ベラ（IKメス）のIK-230などが有用である．

図ⅡE-13　ネック癒着の剥離例②

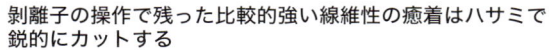

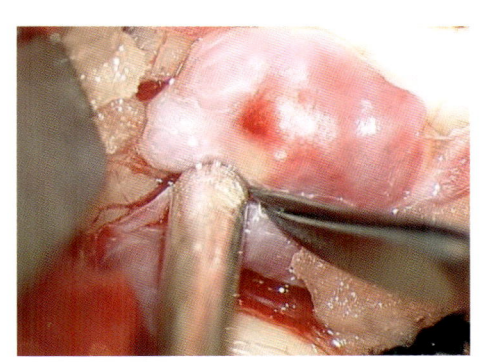

比較的硬めの結合組織に対しては，ハサミできちんと切離するようにしたほうがよい．

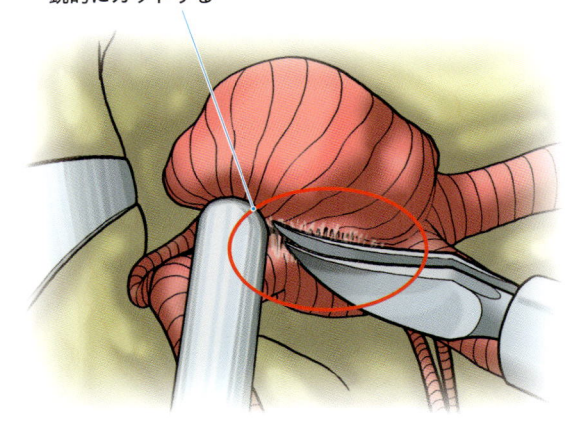

図ⅡE-14　ネック癒着の剥離例③

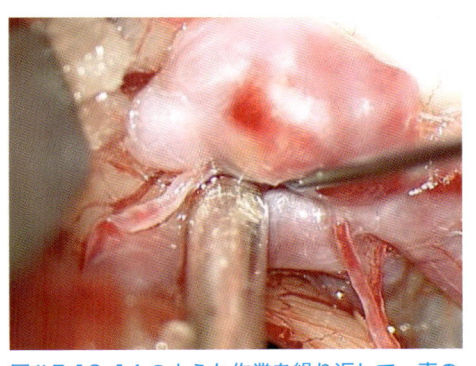

図ⅡE-13, 14のような作業を繰り返して，真のネックを確保する．

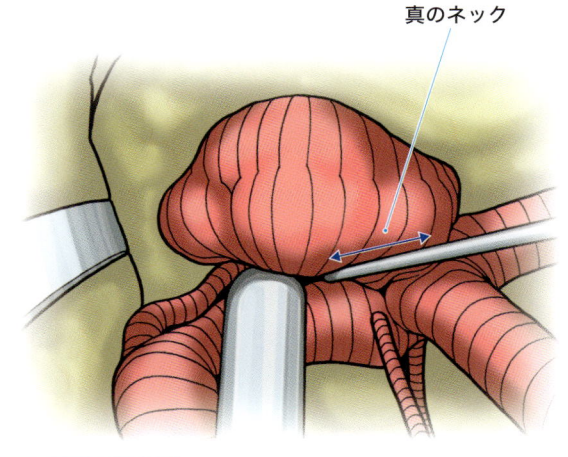

図ⅡE-15　確保された動脈瘤ネック

これらの操作に関しては，左手の吸引管で動脈瘤壁もしくは分岐血管壁を支えて微妙な tension を加えながら行う．右手の剥離子の腰の部分では，それと相対する壁を支えつつ操作するとうまくいきやすい．

ネックを追及するあまりネックに亀裂が入ることは避けなければならない．しかし，できるだけ癒着を剥がして真のネックに近づくほど，クリップ時の分岐血管の kinking は防止できることを肝に銘じておくべきである．

この第二段階の操作は，未破裂瘤の場合であれば，動脈瘤本体の周囲との癒着を完全に剥がして自由に動かせるようにしてから行うのがよいであろう．

破裂瘤の場合であれば，第一段階と同様，破裂点に力がかからないよう留意しながら行う．tentative なドームクリップを掛けてから瘤本体を剥離したうえで行うのもよい．

周辺組織と動脈瘤本体の剥離

動脈瘤はしばしば近接する脳実質と癒着している．未破裂動脈瘤であれば，クリップを掛ける前にこれを完全に剥離して，分岐血管とともに十分な可動性を持たせることが鉄則である．裏側を含めて全貌を視認することは重要であるし，理想的なライン取りでクリップを掛けるためには，クリップ鉗子と動脈瘤の両者を動かして調整しながら行うのが望ましいからである．

この際，癒着部の脳表軟膜は極力保つように留意する．たとえ非機能的な部位であっても，脳実質を吸引するなどはもってのほかである．軟膜や実質が崩れると，脳ベラも効かなくなるし，クリアな術野が保てなくなる．何よりも常に軟膜を保つ操作を努力していなければ，いざ本当にそれが必須な部位に遭遇したときに妥協が生じてしまう．

右中大脳動脈瘤を例に，以下にその手技を示す．

動脈瘤と脳表との癒着の剥離

癒着部には過度な張力がかからない程度に，おおまかに脳ベラで場を展開しておく．脳ベラはあまり癒着部局所には近づきすぎないほうがよい．無理な力がかかりやすいのと，剥離すべき部位の可動性を失って，操作性を悪くする．前もって分枝血管を遠位まで隔離し，フリーにしておくことも大切である．癒着部の端の部分（図ⅡE-16，写真における前端（青矢印）もしくは後端（赤矢印），すなわち奥まで空隙になっている部分）が最初の取りかかり口になる．

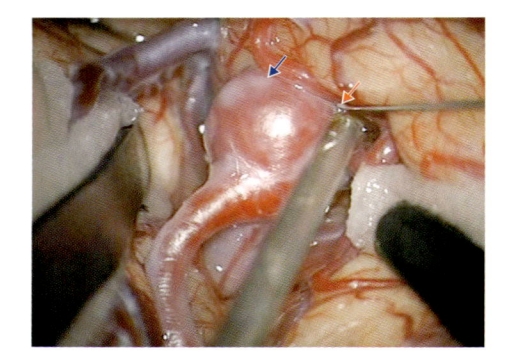

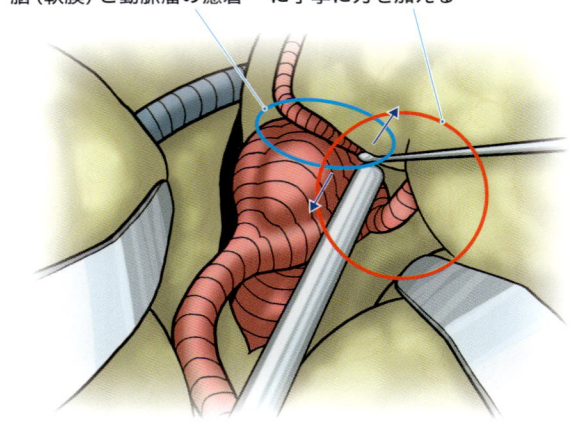

図ⅡE-16　脳軟膜との癒着の剥離①

E. 動脈瘤処理（動脈瘤の剝離）

癒着している際を，ロートン11番やIKメスなどで擦るようにしながら，癒着部を半ば鈍的に削ぎ分けていく．このとき，自由面になっている瘤壁を左手の吸引管で支えて，tensionを加えた状態で脳表のほうを右手の剝離子で動かしていくか，その逆のパターンでもよい．瘤壁のほうを剝離子で動かすときは，細い道具を使うのであれば，突き刺さる方向には向けないように注意するか，あるいは幅のあるヘラ状の道具を使うようにする（図ⅡE-17）．

ところどころで硬い筋状の結合組織が張っていたり，硬い被膜状の結合組織で密に覆われている部分があるが，ここはハサミできちんと剝離していく．ハサミが途中まで嚙んだ状態で，横に引きずるようにして切り離す操作も用いたりする（図ⅡE-18）．

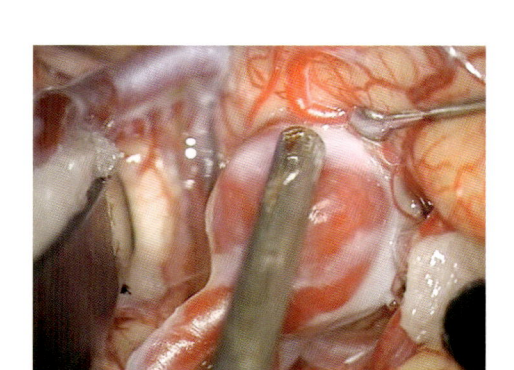

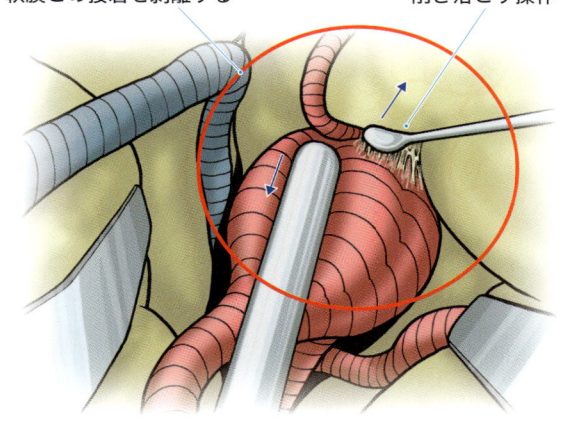

図ⅡE-17　脳軟膜との癒着の剝離②

吸引管と剝離子のカウンターで動脈瘤と軟膜との接着を剝離する
ヘラ状の剝離子による削ぎ落とす操作

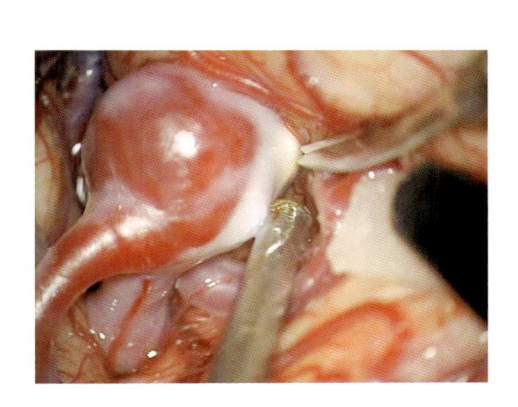

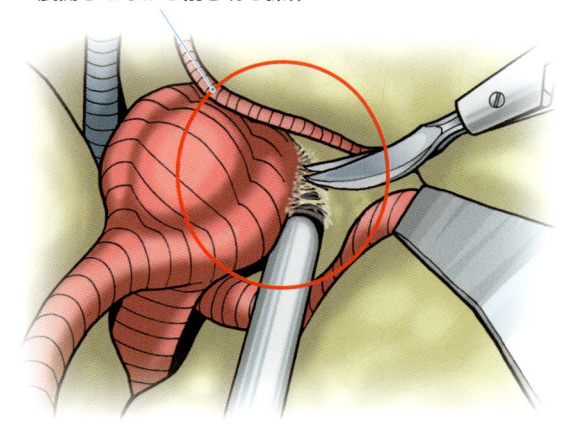

図ⅡE-18　脳軟膜との癒着の剝離③

ハサミを横方向にスライドさせて展開させながら削ぎ切る操作

II. 脳動脈瘤手術の基本技術

　癒着の中央部に向かって剥離された面をたどるように進んでいくにつれ，脳表や瘤壁には新たな可動性が出る．すると，脳ベラを強めたり，動脈瘤本体を展開することができるようになり，次々と操作が楽になってくる（図ⅡE-19）．

　展開が厳しい場合は，癒着部の反対側の取りかかり口に切り替えて同様の操作を行う（図ⅡE-20）．こうして動脈瘤は完全に剥離される．

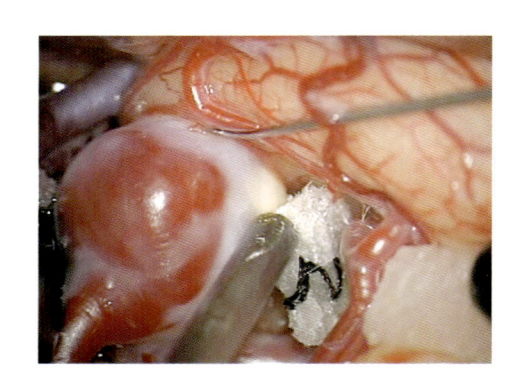

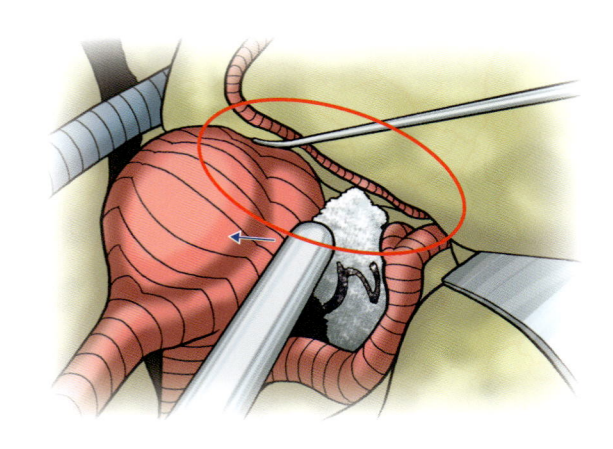

剥離が進むにつれて可動性が増し，新たなスペースが次々と生まれてくる．
図ⅡE-19　脳軟膜との癒着の剥離④

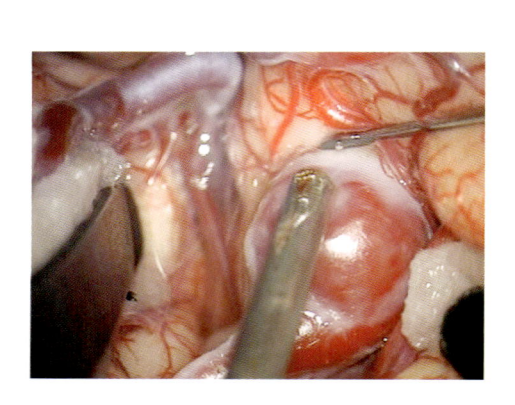

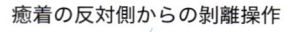

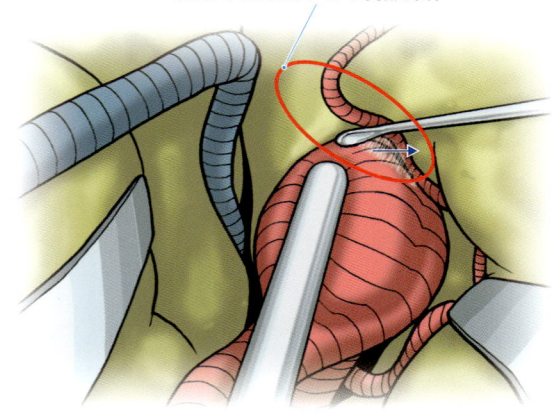

図ⅡE-20　剥離の方向性の転換

動脈瘤と脳神経との癒着の剥離

　視神経や動眼神経などの神経と動脈瘤の癒着の場合は，神経自体にはできるだけ圧排操作は加えないようにして，主に瘤壁を展開していく（凹ませる）ような操作に終始したほうが望ましい．神経の位置はそのままで，動脈瘤を引き起こしてくるような操作である．図ⅡE-21は右内頚動脈-後交通動脈分岐部動脈瘤の例である．

動脈瘤と硬膜との癒着の剥離

　内頚動脈-後交通動脈分岐部動脈瘤で，動眼神経を下に押しやりながらテントの影に陥入しているようなタイプの場合，瘤壁とテント硬膜との間にくも膜のレイヤーがあるので，そのくも膜を瘤壁に付けた状態で剥離していくと安全である．図ⅡE-22は右内頚動脈-後交通動脈分岐部動脈瘤の例である．

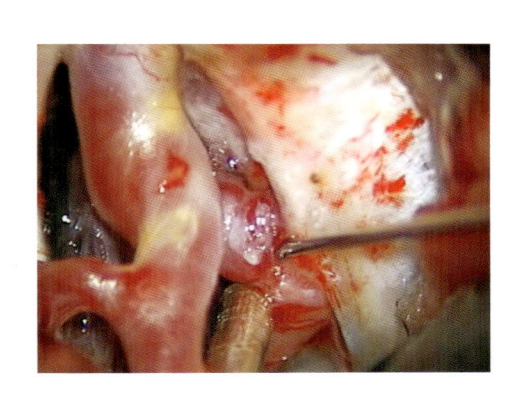

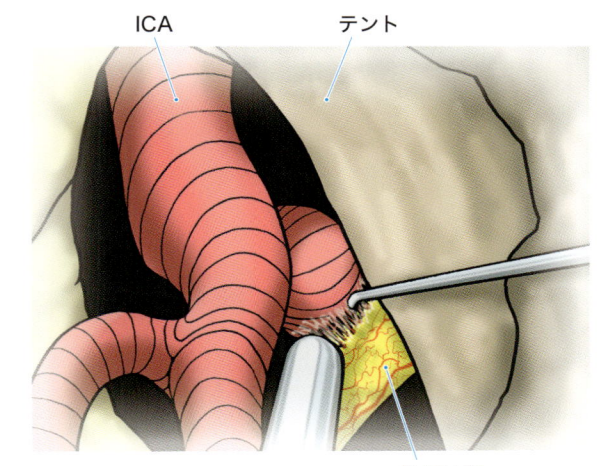

図ⅡE-21　動眼神経との癒着の剥離

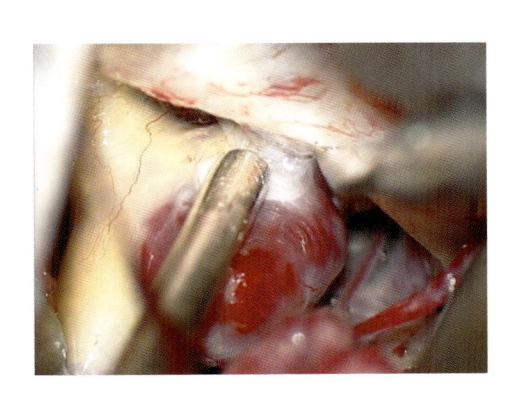

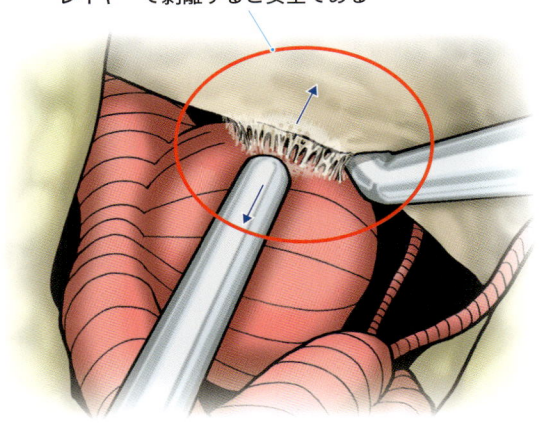

図ⅡE-22　硬膜との癒着の剥離

動脈瘤壁に癒着した血管分枝の剝離

　動脈瘤壁と癒着した動脈は，両側面が裾野のような硬めの結合組織で覆われているが，直接動脈瘤と接している膜の部分は比較的ルーズである（図ⅡE-23）．その両側の被膜状結合組織を並行して切り離していく意識で剝離を進める．通常は癒着した動脈の遠位フリー端を取りかかりに剝離し始める．動脈を持ち上げて軽く引き離すようにしながら，瘤壁を少し押し下げるように支えつつ，両側の裾野状結合組織を剝離子で擦り上げながら切り離していく（図ⅡE-24）．ロートン11番でもよいが，ここではIKメスの細いタイプ（IK-120）が圧倒的に有効である．

　結合組織は，幾重にも重なって動脈瘤や瘤壁の外膜に移行している．動脈壁と瘤壁のどちらの外膜を優先して保つように剝離するレイヤーを取っていくかは，各々の状況による．その中間で剝離が進むのが理想的だが，動脈が穿通枝などの温存必須な血管で，癒着部が動脈瘤ネックから離れているのであれば，仮に瘤壁に亀裂が入っても，クリップが掛かれば済むことなので，動脈壁のほうを保つようにすべきである．逆に，癒着部が動脈瘤ネック近傍であれば，是が非でも動脈瘤を傷めないようにしたい．

　ここで，裾野状結合組織が動脈壁と瘤壁の両者に対して均等に剝離されていくうちは問題ない（図ⅡE-25，A）．しかし，しばしばどちらか一方の壁から先行して剝がれていくときがある（図ⅡE-25，B）．このようなときは，先行している側は，より深いレイヤーに入って外膜に入ってきている（図ⅡE-26）ので，そのまま安易に操作を進めると，壁の損傷に至る．これを避けるには，束になった結合組織を乗り越えて，反対方向に引き戻す操作に切り替える（図ⅡE-27）．

　あるいは，鈍的剝離操作で小さい束状になった硬い結合組織を，適宜マイクロハサミで鋭的に切離する手技も臆せずに用いるべきである（図ⅡE-28）．

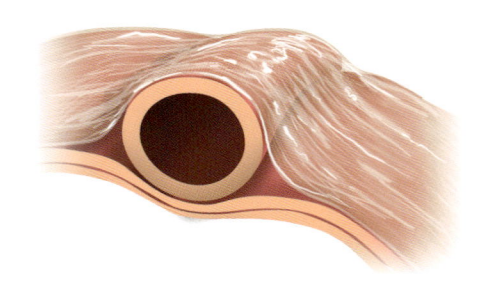

図ⅡE-23　動脈瘤壁と癒着した血管のイメージ

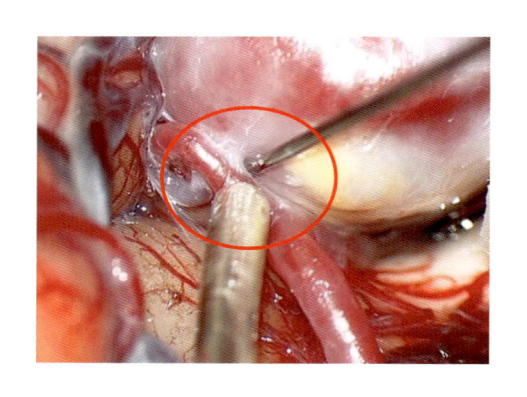

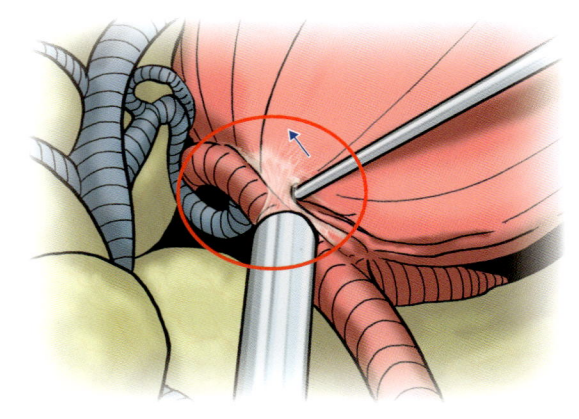

図ⅡE-24　動脈分枝との癒着の剝離①

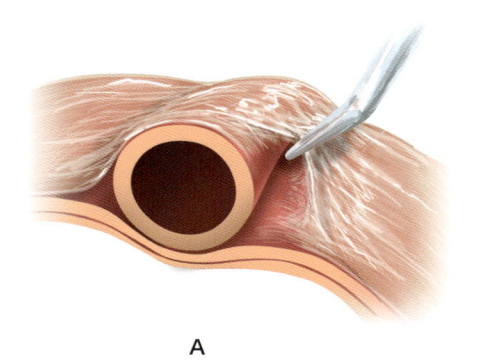

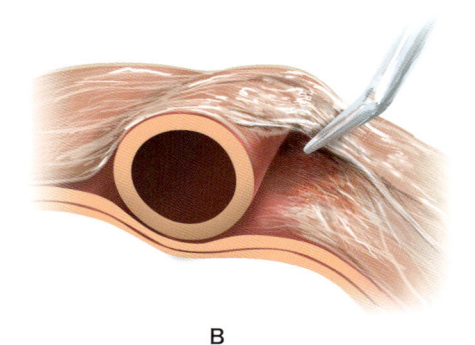

A　　　　　　　　　　　　　　　B

図ⅡE-25　裾野状結合組織の均等な剝離（A）と偏った剝離（B）

E. 動脈瘤処理（動脈瘤の剥離）

剥離された結合組織のレイヤーが
動脈瘤壁寄りに深く入りつつある

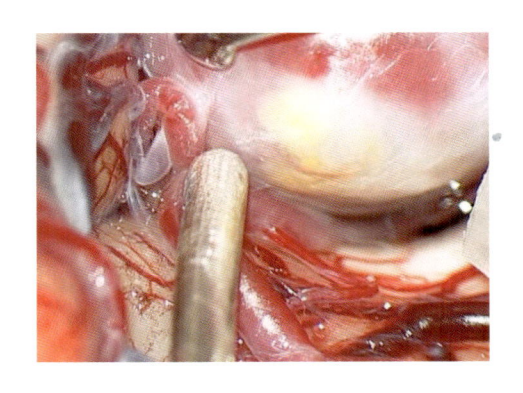

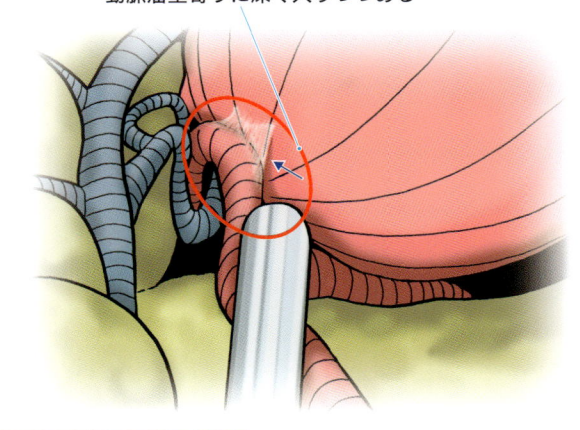

図ⅡE-26　剥離された結合組織レイヤーの偏り

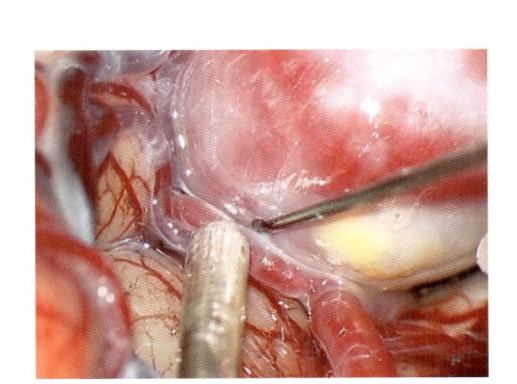

剥離の方向を逆向きに切り換える

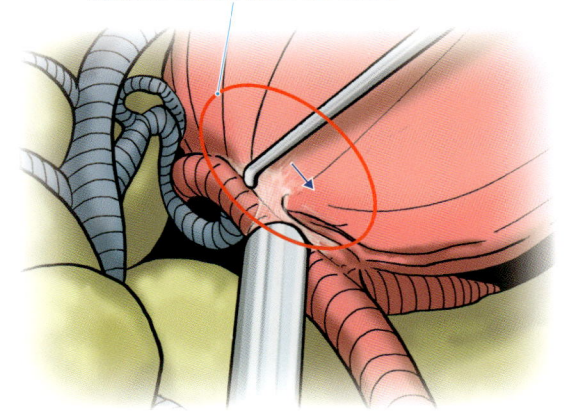

図ⅡE-27　動脈分枝との癒着の剥離②

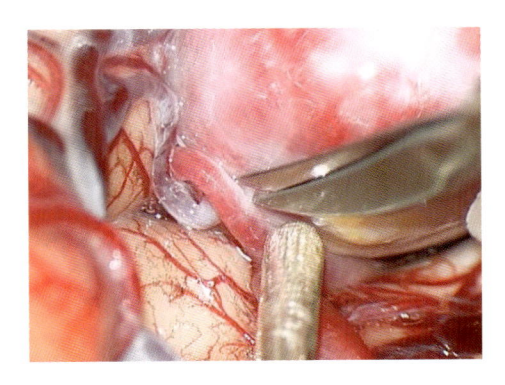

強固な線維性癒着にはハサミを用いる．

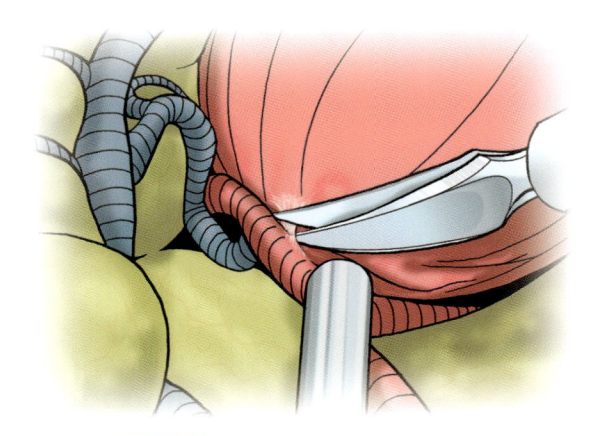

図ⅡE-28　動脈分枝との癒着の剥離③

静脈の癒着も動脈の場合と同様である．ただし，静脈は壁が薄いうえに，動脈瘤に圧排されて平坦化しているので，ハサミでの鋭的切離よりも，剥離子（IKメス）での剥離に頼ることが多い（図ⅡE-29）．

母血管の遮断

安全な操作のために，母血管の一時遮断は臆せず用いたほうがよい．遮断することで剥離が容易になって作業がより早く進むのも大きな利点である．ただし，心理的に遮断時間を気にするあまり作業が少し粗雑になりがちなことがあるのも踏まえておいたほうがよい．遮断をせずに時間をかけてゆっくりと丁寧な剥離操作をしたほうが優る場合もあろう．癒着が緩い場面と強固な場面とで，遮断の有無を上手に切り替えるのも重要である．

動眼神経や視神経など，神経との癒着部では，神経の保護のためにも，積極的に遮断したほうがよい．特に内頚動脈-後交通動脈分岐部動脈瘤で動脈瘤が動眼神経に陥入している例（前述の図ⅡE-12）や，内頚動脈-眼動脈分岐部動脈瘤などで視神経が動脈瘤で圧排されているときは，遮断はほぼ必須である（図ⅡE-30，31）．あるいは，ネック近傍の瘤壁が可動する遊びを作る程度に少し剥離したところで，tentativeにドームクリップを置いてから全剥離したり，ドームを切断するのも一つの方法である．

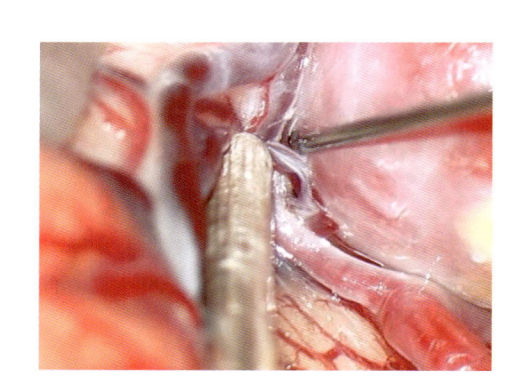

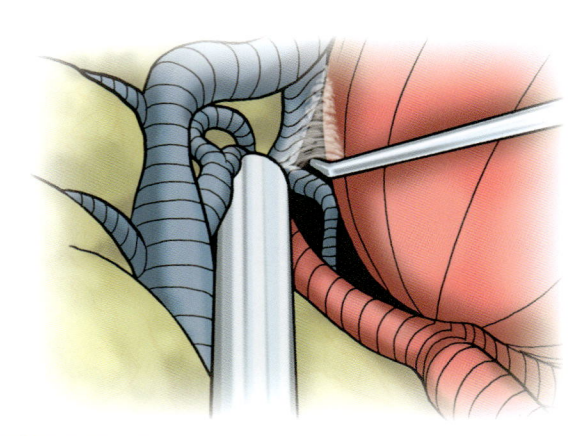

図ⅡE-29　静脈分枝との癒着の剥離

E. 動脈瘤処理（動脈瘤の剥離）

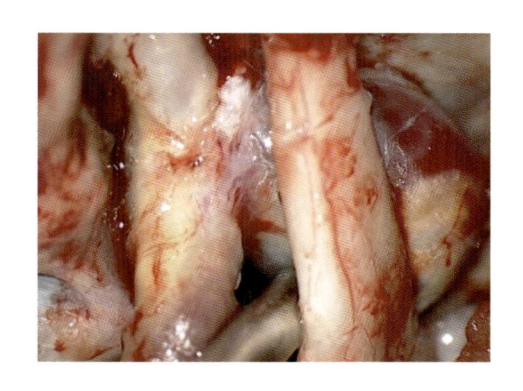

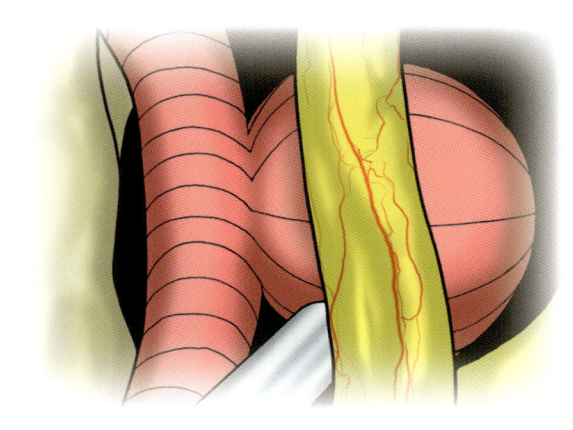

視神経との剥離では視神経管を開放して視神経の鞘を開放し，可動性を与えることも必要である．

図ⅡE-30　視神経との癒着の剥離①

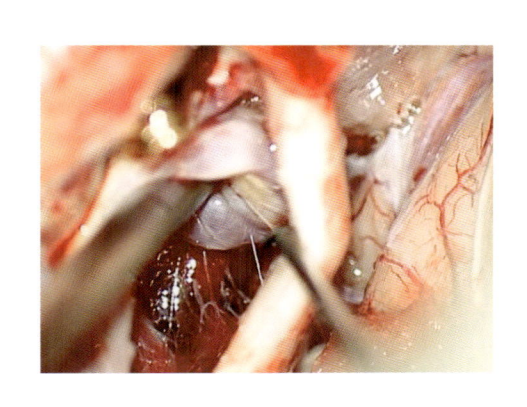

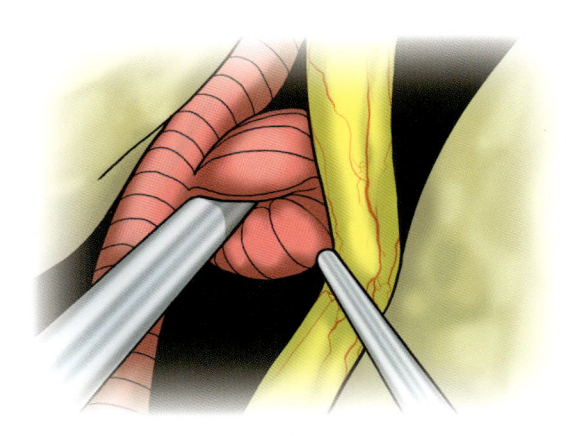

母動脈の一時遮断により動脈瘤を collapse させれば神経を障害することなく剥離ができる．

図ⅡE-31　視神経との癒着の剥離②

破裂動脈瘤の完全剥離

 破裂動脈瘤では，破裂点は剥がさないようにして周囲に癒着させたままで，ネッククリッピングに至るのがセオリーである．

 ところで，破裂動脈瘤のほとんどは，破裂点に外側からフィブリン血栓が付着して止血されていて，その周囲には血腫のレイヤーが取り囲んでいる構図になっている．ここで実は，クリップを掛ける前に，そのフィブリン血栓の外周を剥離面にして操作の力が及ぶ方向に細心の注意を払って作業すると，破裂点のフィブリン血栓を付着させたままの体勢で破裂動脈瘤を完全に剥離フリーにして未破裂動脈瘤と同じ体勢にすることができる（図ⅡE-32）．

 その詳細はここでは割愛するが，もちろん，その剥離操作に先だって，ネックがきちんと確保されていていつでもクリップ挿入ができる，いわゆるmaturedの体勢がとれていることが必須条件である．

 こうすると，tentative clipや遮断クリップなどの邪魔がない体勢で，未破裂動脈瘤と同様に全貌を見わたしてネックを際まで追及して，自由なライン取りでクリッピングできるので，そのメリットは大きい（p133, 140参照）．また，一旦完全に剥離されてしまえば，破裂点にはむしろ引き離されるような力は一切かからなくなるので，かえってクリップ操作時の出血のリスクは低くなる．

 ただし，決して術者万人に一般的に勧められる方法ではないことは改めて強調しておく．

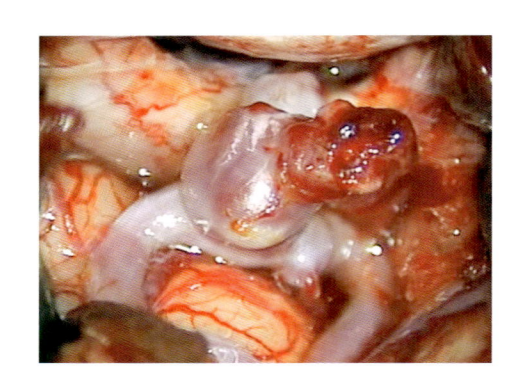

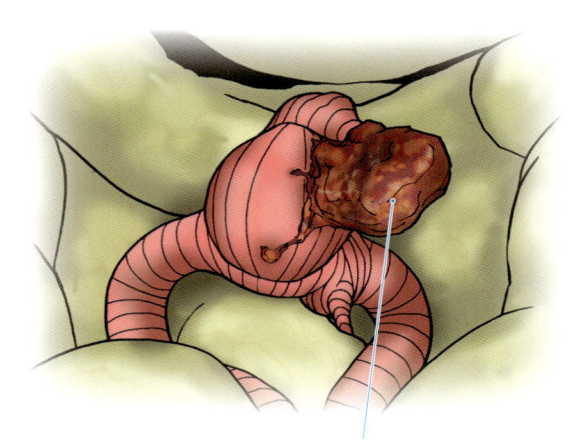

破裂部位の血腫を付けたまま剥離できれば，未破裂動脈瘤と同じ操作が可能になる．

図ⅡE-32　破裂動脈瘤の癒着の剥離

謝 辞
本稿（「動脈瘤剥離の基本技術」および「破裂動脈瘤の完全剥離」）作成にご協力いただいた，北海道大学神経外科学の杉山拓先生に感謝致します．

動脈瘤と癒着した小動脈の剥離

　動脈瘤のネックの剥離の中でも，困難なものの一つは，動脈瘤のドームに癒着した小動脈である．この剥離では，必ずしも鋭的な剥離が安全ではない．
　ポイントは，
● 動脈瘤ドームの薄い部分ほど癒着が強く，その剥離は容易でない

一方で，
● ネックの周辺ではむしろ癒着が軽度あるいはほとんど癒着していない部位もある
ことである．
　こうした剥離が容易な部分から開始して癒着が強いドーム周辺に剥離を進めていくことがコツである．必ずしも小動脈とドームを完全に剥離する必要はなく，ネックに自然なクリップが入るスペースができれば十分である（図ⅡE-33〜43）．

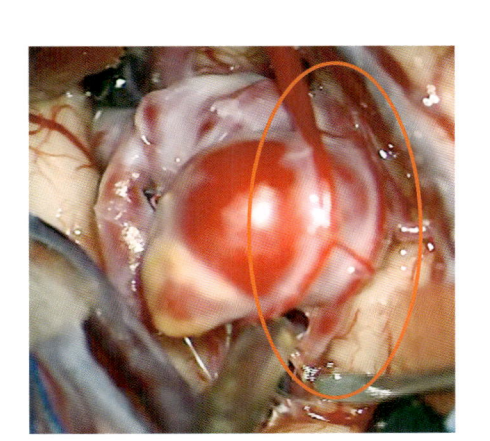

動脈瘤に強く癒着した小動脈が数本見られる．

動脈瘤と小動脈の強い癒着

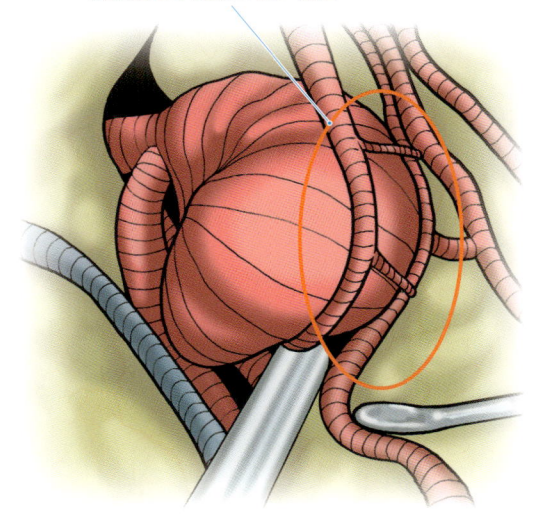

図ⅡE-33　小動脈と動脈瘤の癒着①

II．脳動脈瘤手術の基本技術

動脈瘤と小動脈のもう一つの癒着

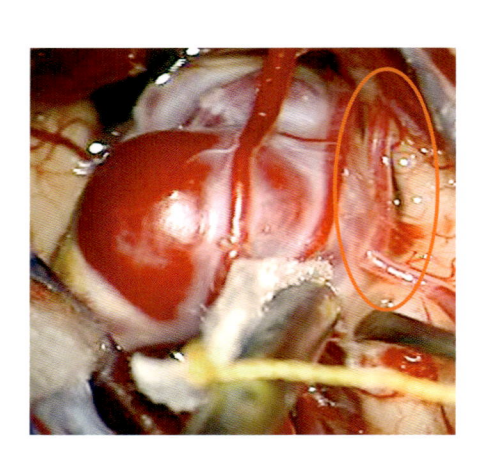

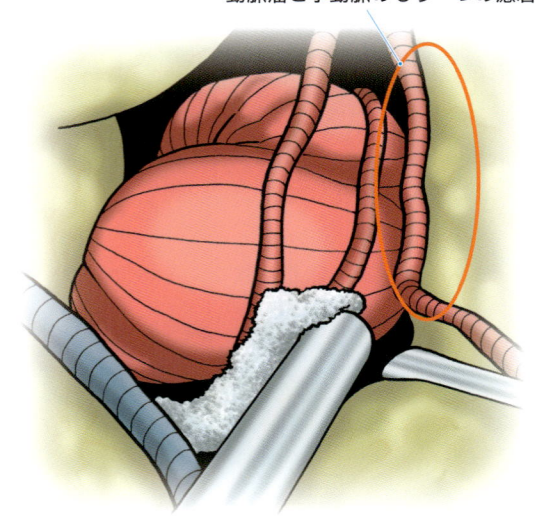

図ⅡE-34　小動脈と動脈瘤の癒着②

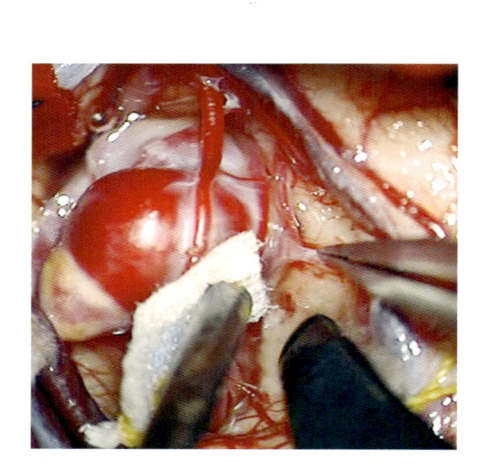

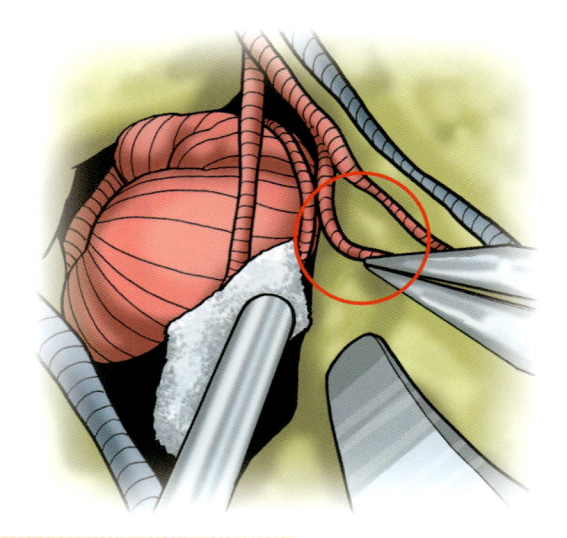

図ⅡE-35　小動脈との癒着の鈍的剥離（ゼロピン）

E. 動脈瘤処理（動脈瘤の剥離）

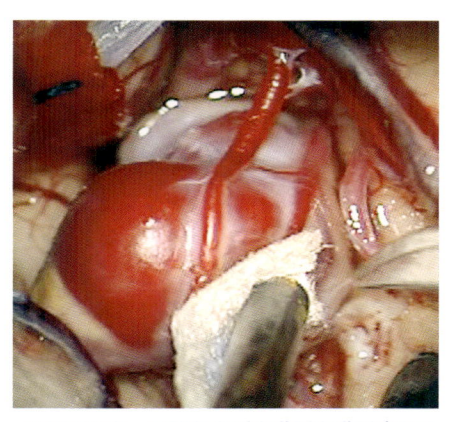

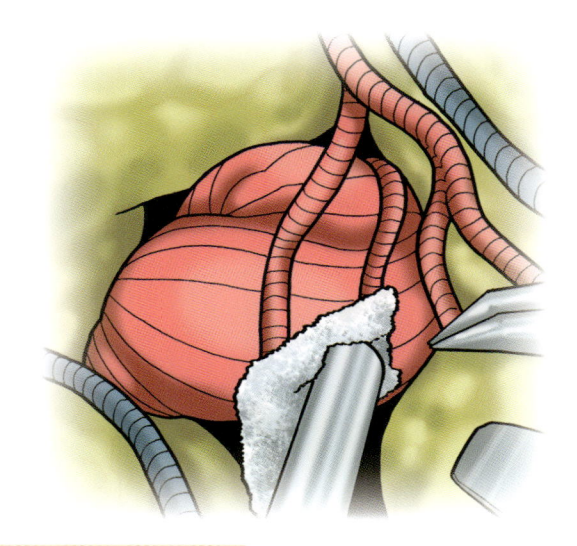

ハサミによって脳および小動脈を動脈瘤から剥離している．

図ⅡE-36　小動脈との癒着の鋭的剥離

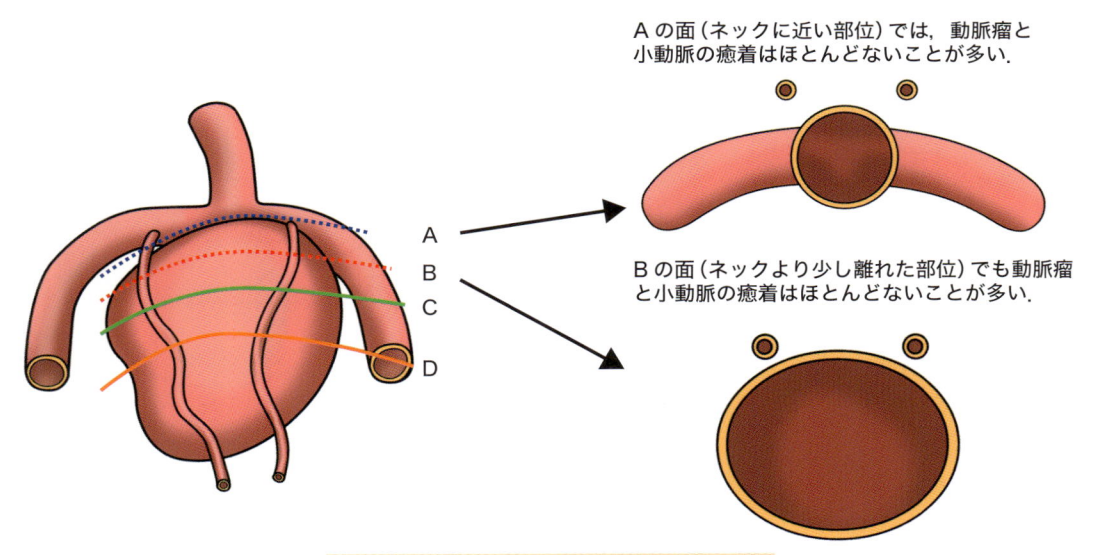

Aの面（ネックに近い部位）では，動脈瘤と小動脈の癒着はほとんどないことが多い．

Bの面（ネックより少し離れた部位）でも動脈瘤と小動脈の癒着はほとんどないことが多い．

図ⅡE-37　小動脈との癒着の部位別特徴①

Ⅱ．脳動脈瘤手術の基本技術

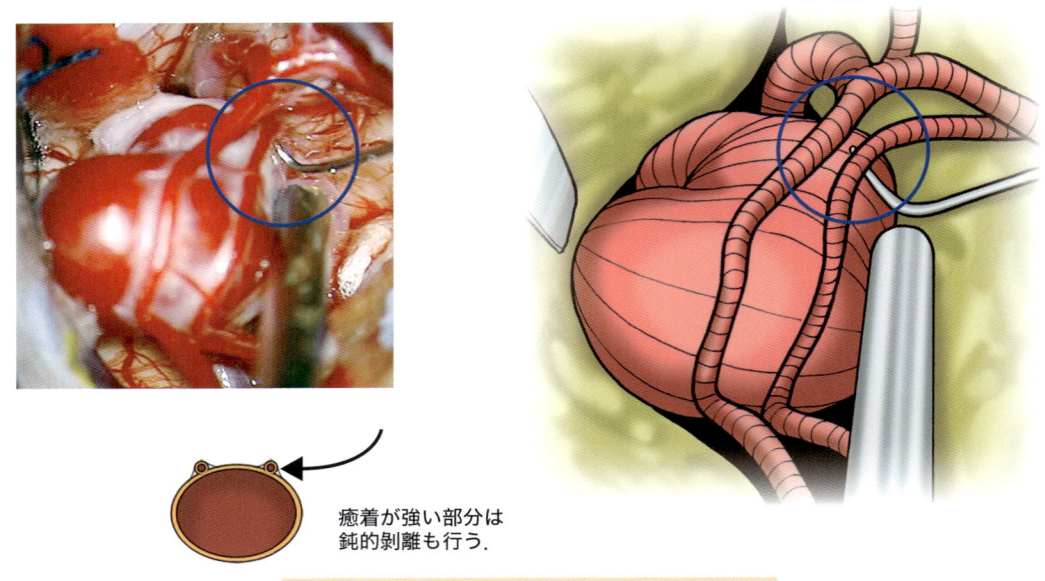

癒着が強い部分は
鈍的剥離も行う．

図ⅡE-38　小動脈との癒着の鈍的剥離（剥離子）

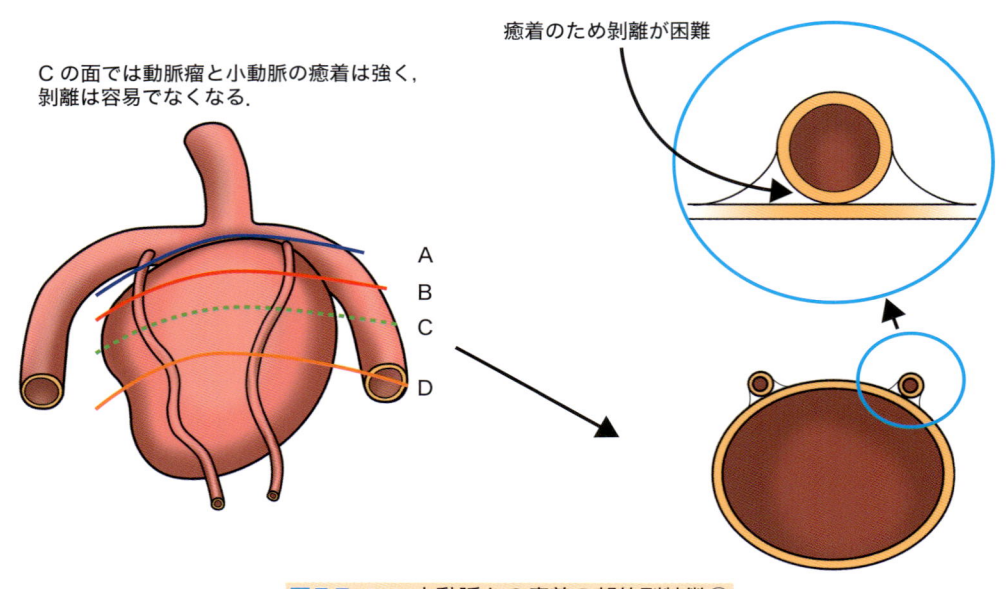

Cの面では動脈瘤と小動脈の癒着は強く，
剥離は容易でなくなる．

A
B
C
D

癒着のため剥離が困難

図ⅡE-39　小動脈との癒着の部位別特徴②

E. 動脈瘤処理（動脈瘤の剥離）

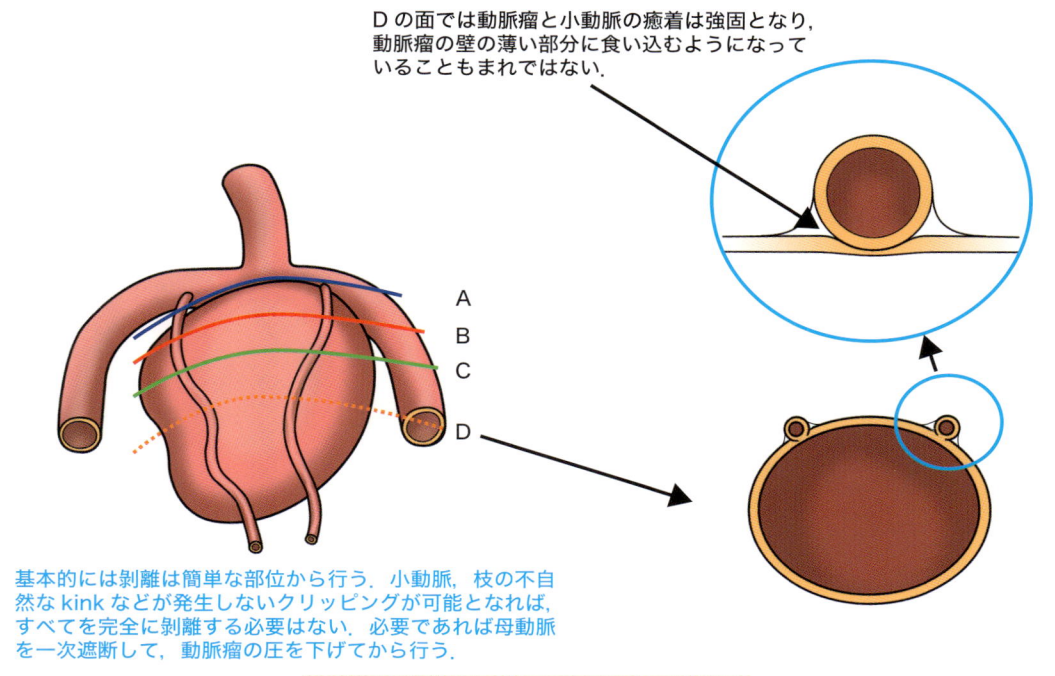

Dの面では動脈瘤と小動脈の癒着は強固となり，動脈瘤の壁の薄い部分に食い込むようになっていることもまれではない．

基本的には剥離は簡単な部位から行う．小動脈，枝の不自然な kink などが発生しないクリッピングが可能となれば，すべてを完全に剥離する必要はない．必要であれば母動脈を一次遮断して，動脈瘤の圧を下げてから行う．

図ⅡE-40　小動脈との癒着の部位別特徴③

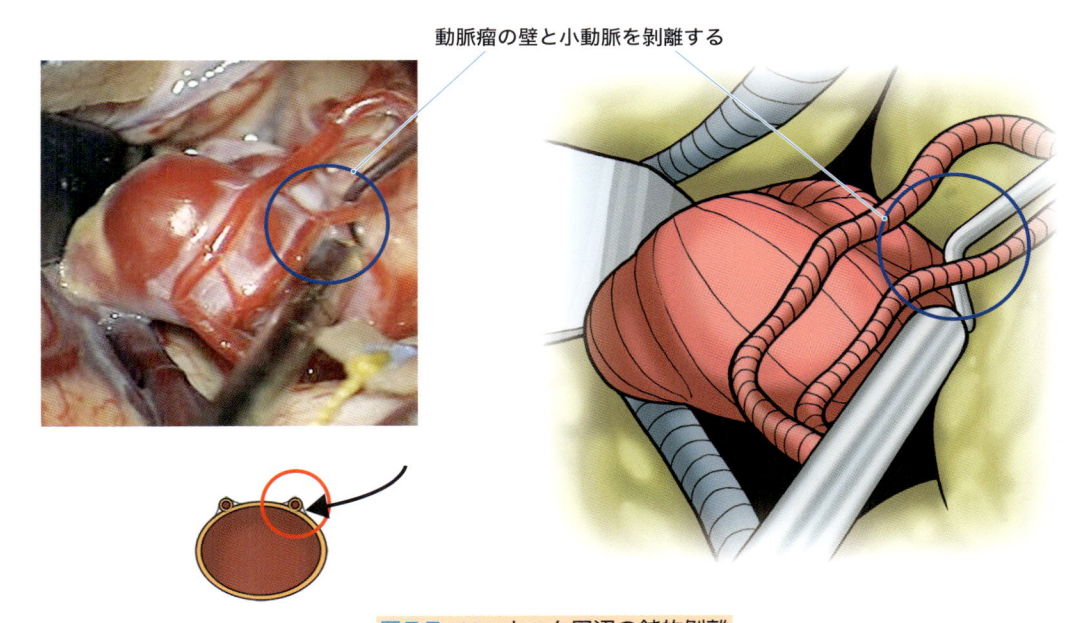

動脈瘤の壁と小動脈を剥離する

図ⅡE-41　ネック周辺の鈍的剥離

II．脳動脈瘤手術の基本技術

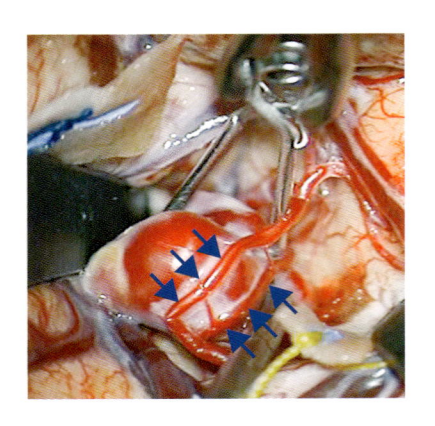

ネック周辺の剥離されたスペースに動脈瘤クリップのブレードを挿入する．矢印の部位を無理に剥離する必要はない．

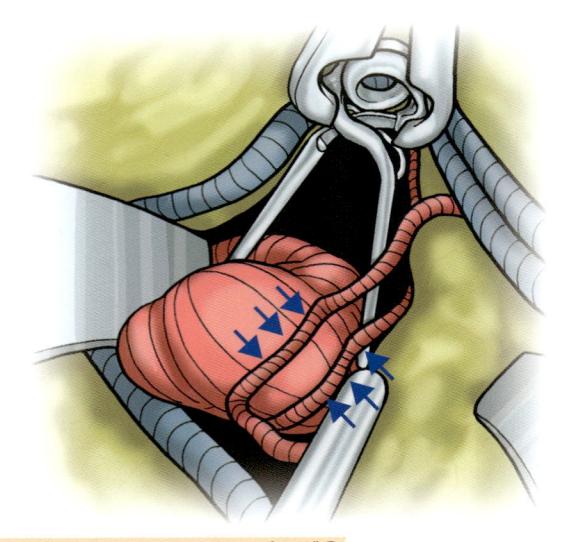

図ⅡE-42　小動脈と癒着した動脈瘤のネッククリッピング①

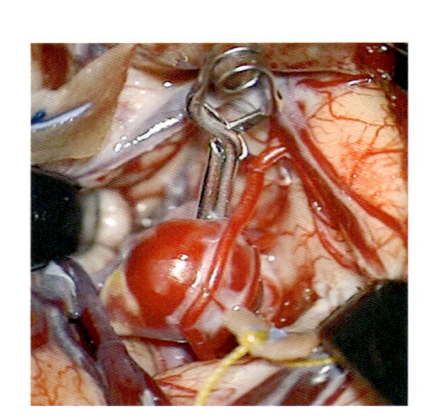

2本の小動脈は温存されている

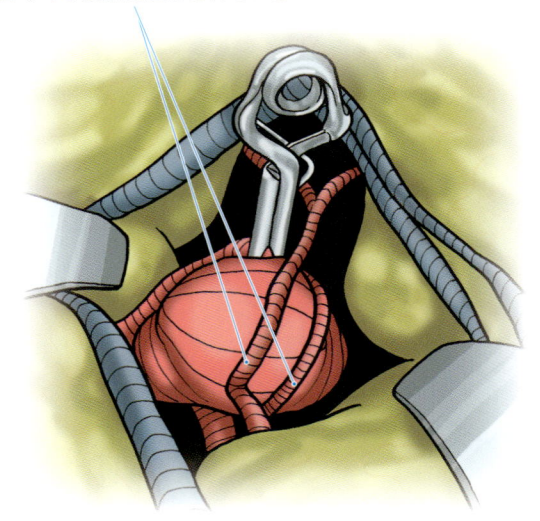

図ⅡE-43　小動脈と癒着した動脈瘤のネッククリッピング②

2 動脈瘤クリッピング

戦術としての closure line

クリッピングに際しては，動脈瘤の膨隆や，壁の薄い瘤壁成分を極限まで消滅させるのが理想である．ただし，母血管や分岐血管は狭窄しないよう，径を正常なまま保たなければならない．どのようなクリップを用いてどのように形づくるかは非常に重要なことである．

クリッピングとは，クリップブレードを閉鎖することによって，動脈瘤という三次元的な立体構造物を二次元的な曲線に次元を落とすことである．もう少し正確に言えば，類円形である動脈瘤の入り口（ネック）を，縫い合わせるように閉じて線にすることである．このクリッピング閉鎖によってできる曲線を"closure line"と呼ぶことにする．動脈瘤の入り口は類円形ではあるが，二次元平面上での円ではなく，三次元的な立体形状である．したがって，理想的な closure line も三次元空間の中で形づくるように考えなくてはならない．

closure line を，どのような方向でどのような形状の線にすると理想的になるのかは，それぞれの動脈瘤ができる以前の姿がどのようであったか，どのような過程でその動脈瘤が形成されてきたかを想像すると，理解しやすい．多くの場合は，理想的な closure line は曲線である．必然的に，カーブしたクリップを多用することになるが，任意の曲率の曲線の closure line を実現するために，複数のクリップを用いて形成することが多い．

個々の動脈瘤に対して，理想的なものとして想定した closure line はさまざまな方向をとりうる．なるべくそれを実現するためには，ありとあらゆる方向からクリップ鉗子を挿入できることが望ましい．つまり術者自身の体の使い方，腕や手首の自由度も大切な要素である．ローテーション型クリップ鉗子の利用も，鉗子挿入の角度のみでは対応しきれない部分を補ってくれる．

このような，クリップ挿入方向の自由度を確保するためには，術野の間口が十分に広いことが前提である．すなわち，ある程度以上の大きさの開頭で，fissure も広く開放されていることが必要である．このことは，鉗子挿入軸と視軸を違う方向にとって，全貌を見ながらクリッピングしやすくすることにも寄与する．

実際のクリッピングにあたっては，クリップで動脈瘤を挟んでから，クリップのライン取りを微調整することも非常に大切な要素である．破裂動脈瘤も未破裂動脈瘤も，目標とするところは同じである．ただし破裂動脈瘤の場合は破裂点を露出しないようにして最初のクリッピングをするのが通常である．動脈瘤をあまり動かさずに破裂点を剝がさないようにしながらクリッピングをする．そのうえで，全体を剝離して全貌をよく観察し，クリップの掛け替えの技術などを駆使して理想的な closure line を追及し，最終的なクリッピングの形とする．

動脈瘤の分類と closure line

推定的な動脈瘤の形成過程は，bifurcation type と trunk type の2つに大別して考えると理解しやすい．それらの複合的な瘤形成も存在するし，複数の膨隆成分を持つものもある．大型のものになってくると，もはや初期の状態を想定することは困難になる．それぞれに対する closure line の取り方を提示する．

bifurcation type

しばしば手術中に，血管分岐部の又に縦に亀裂が入ったような動脈瘤の初期病変を見かけることがある（図Ⅱ E-44）．

血管分岐は，加齢に伴って動脈硬化性変化とともに分岐角度が開いてくる．その過程で，分岐部の血管壁に血流が当たることによる物理的ストレスも加味されて，分岐部の又が裂けるようにして縦の亀裂が入ることは容易に想像される．その部分では血管平滑筋のリング状繊維の配列が崩壊して，中膜欠損に至っていることは十分に頷けることである．

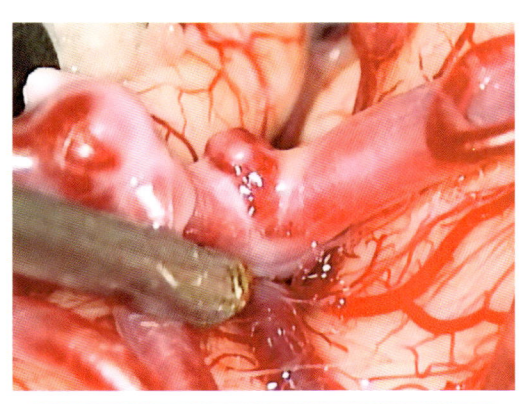

図Ⅱ E-44　分岐の又に生じた縦の亀裂から始まる動脈瘤初期病変

そして分岐角度が開くにつれて亀裂も広がり，間の壁に膨隆が生じてくると推定される（図ⅡE-45，A）．

こうして形成されたと推察される動脈瘤をbifurcation typeと呼ぶ．おそらく8割方の動脈瘤がこのタイプに属するものと思われる．

bifurcation typeに対する理想的 closure line

このタイプの動脈瘤は，瘤壁の裾野の丘状に隆起した部分やあるいは壁の薄い赤い部分が，分岐部の又をとり囲むように母血管にまで及んでいるのが特徴である．

ここで動脈瘤を切り取った姿を考えると，その切り口は2つの半円弧がV字に開いた形をしている．この2つの半円弧を，あたかも蝶の羽が閉じるように，立ち上げながら閉じ合わせるようなクリッピングを想定する．類円形に見なしたネックを単一の平面上で潰すのではなく，三次元的に引き起こして折りたたむイメージである．

この際，分岐血管の角度も寄り添うように立ち上がることになる．こうしてできたclosure lineは，分岐血管に直交した向きで，分岐の又をとり囲むような弧状曲線の，いわゆるperpendicular closure lineとなる．つまり，分岐の又に縦亀裂が入っただけの初期状態に戻すわけである（図ⅡE-45，B）．こうすると，母血管にまで及んだ瘤壁をも最大限に閉鎖することができるし，分岐血管の径は保たれる．むしろ分岐角度が小さくなることは，血管の分岐状態を若返らせたことを意味し，血行力学的ストレスを減らすことにもつながっているはずである．

典型的なbifurcation typeの左中大脳動脈瘤，右内頚動脈–後交通動脈分岐部瘤，左内頚動脈–後交通動脈分岐部瘤のクリッピングの例を示す（図ⅡE-46〜48）．

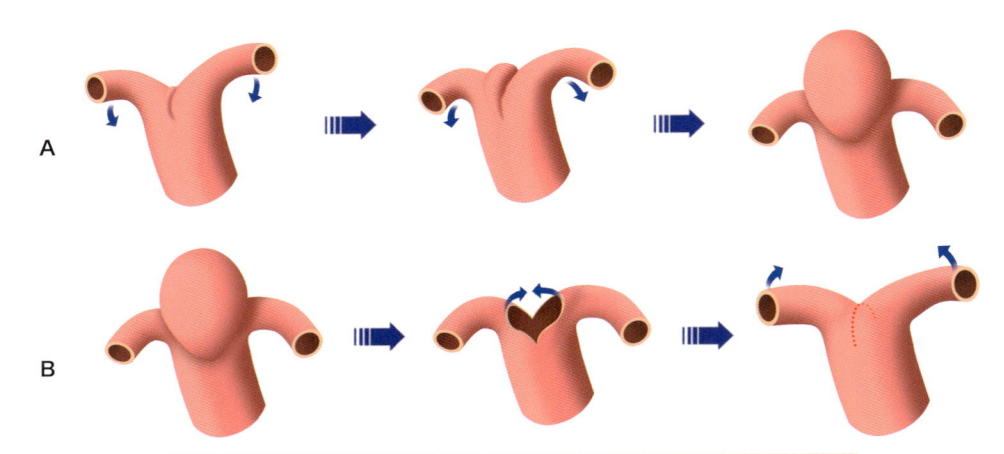

図ⅡE-45　bifurcation typeの動脈瘤の形成（A）とclosure line（B）

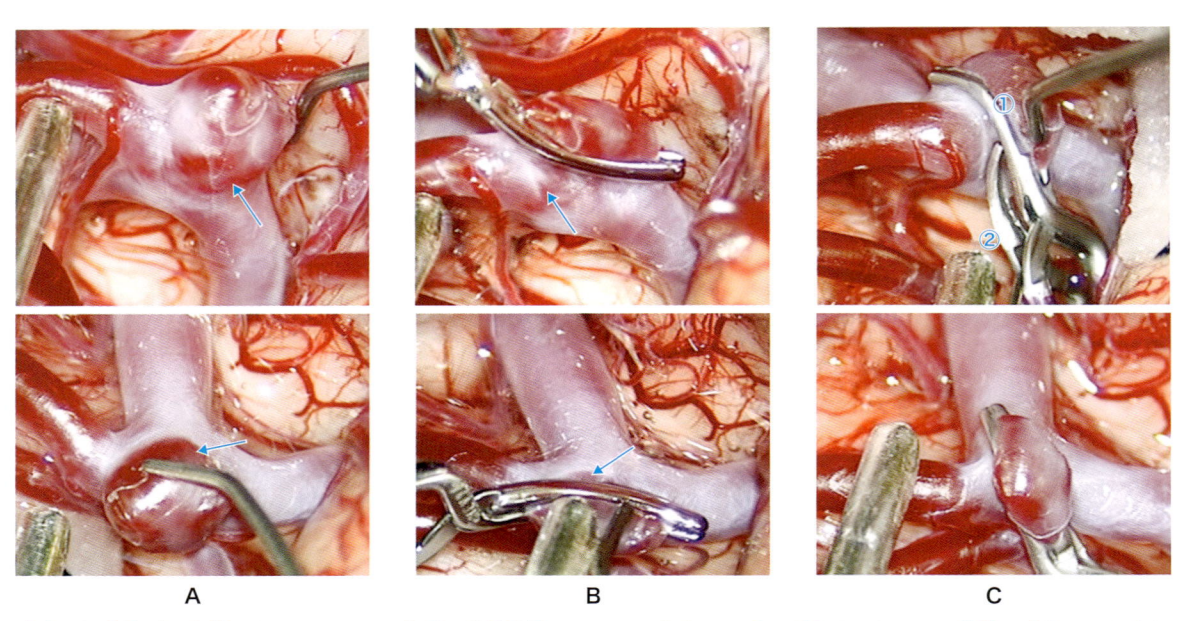

膨隆した瘤壁が母血管にまで及んでいる（A）．分岐血管にparallelなクリッピングをすると，その瘤壁は残存してしまう（B）．そこで，分岐に対してperpendicularに，まず片面の瘤壁膨隆を完全になくすように，分岐を抱きかかえるようなカーブしたクリップで閉鎖する（C①）．もう一方の面に余りが生じるので，もう一つのクリップを追加し，これら二つのクリップで分岐の又を回り込む一つの曲線を形成する（C②）．このとき，分岐血管の角度が寄り添っていることに注目されたい．

図ⅡE-46　典型的なbifurcation typeの左中大脳動脈瘤

E. 動脈瘤処理（動脈瘤クリッピング）

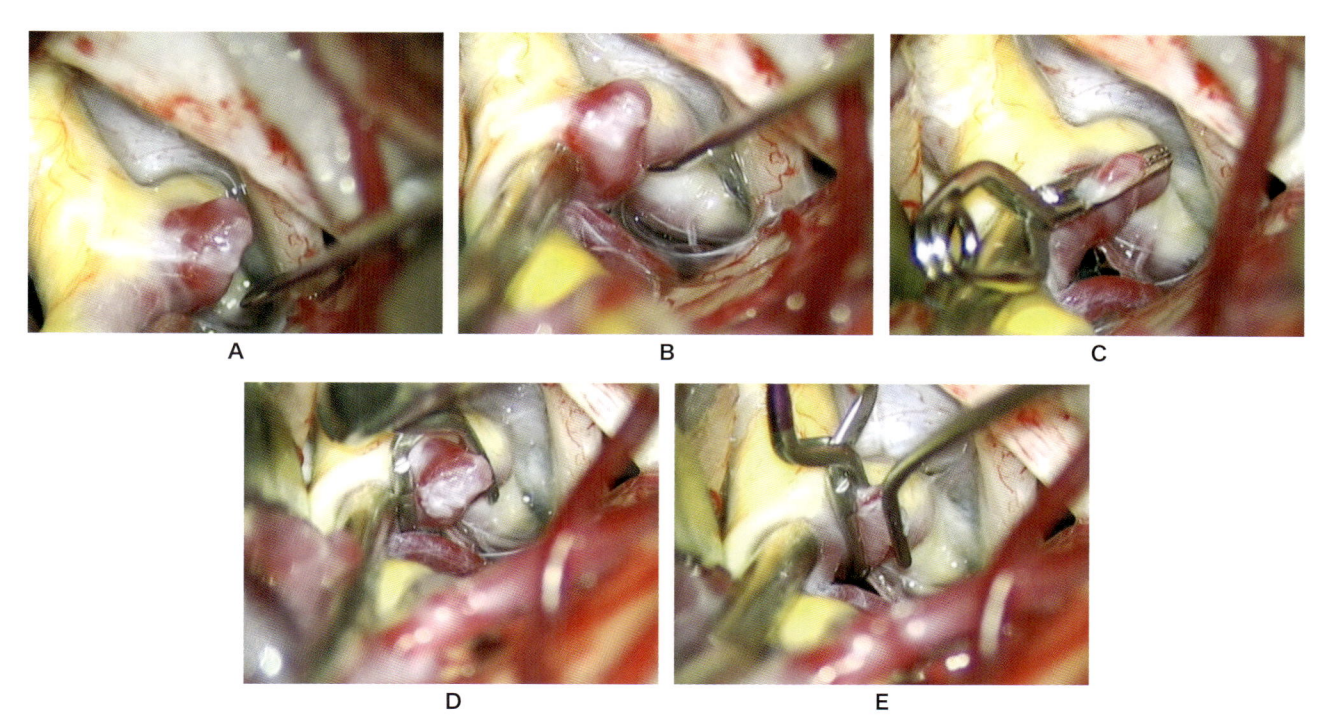

後交通動脈分岐の又に亀裂が入ったように瘤壁が回り込んでいる（A，B）．内頚動脈の外側壁〜後交通動脈のラインにparallelなクリッピングをすると，その影には相当の瘤壁残存があり，意味をなさない（C）．分岐にperpendicularな向きで，後交通動脈の分岐角度を引き寄せながら閉じ合わせると（D），過不足なく動脈瘤を閉鎖できる（E）．

図ⅡE-47　右内頚動脈-後交通動脈分岐部動脈瘤

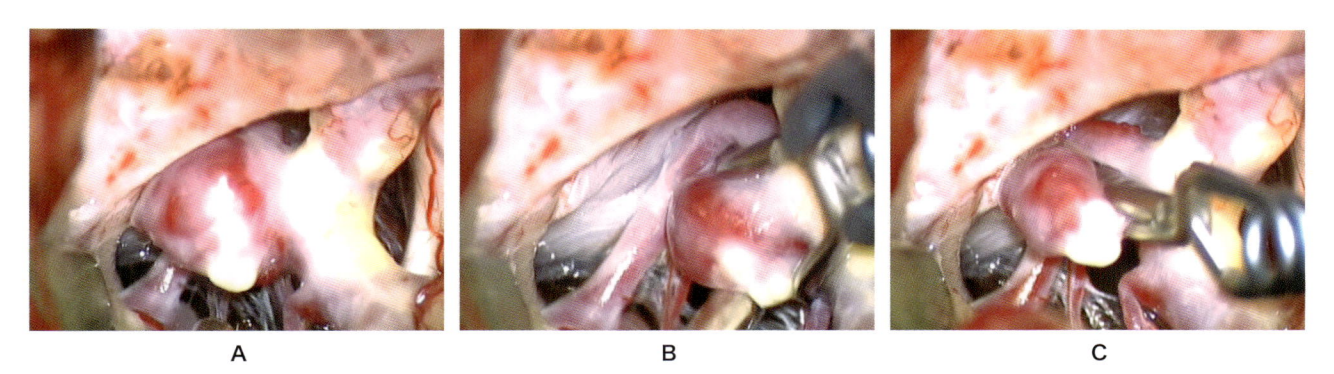

幅の広いやや大型ではあるが，後交通動脈の分岐角度が大きく開きながらネックの幅が広がっていったbifurcation typeという見方もできる（A）．分岐に対して抱え込むようなperpendicularの向きで，後交通動脈の角度を大きく引き戻しながら閉鎖すると（B），血管径を損ねることなく，内頚動脈の裏側のほうも含めて完全に近く瘤を閉鎖することができる（C）．この内頚動脈の裏側に回り込む成分も含めて，真のネックに近づいた抱え込むようなクリッピングのほうが，ネックの締まりもよく，クリップは落ち着きやすい．

図ⅡE-48　左内頚動脈-後交通動脈分岐部動脈瘤

II. 脳動脈瘤手術の基本技術

その他の例を図ⅡE-49～53に示す．それぞれ，一つないしは複数のクリップで，perpendicularな曲線のclosure lineが実現されている．

このほか，2つ目のクリップとして，有窓クリップを用いる方法も推奨されている．

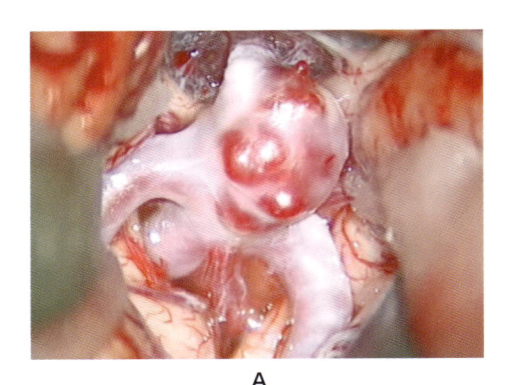

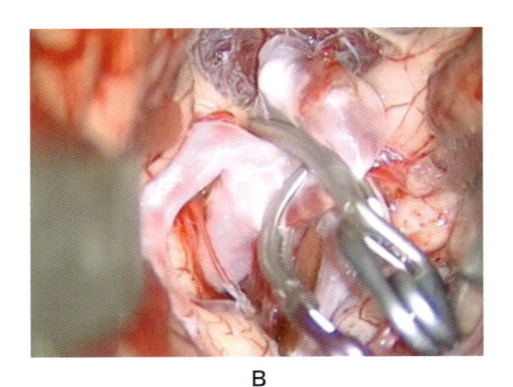

A

B

interhemispheric approachでの前交通動脈部動脈瘤(A)．カーブしたクリップで抱え込むようにして頭蓋底側の面をタイトに閉鎖し，手前に余った部分に対してクリップを追加し，総じて2本のA2分岐に対して直交するperpendicular closure lineを形成している(B)．

図ⅡE-49 bifurcation type動脈瘤のperpendicular closure line①

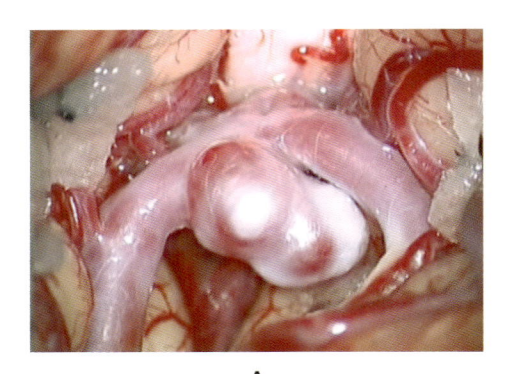

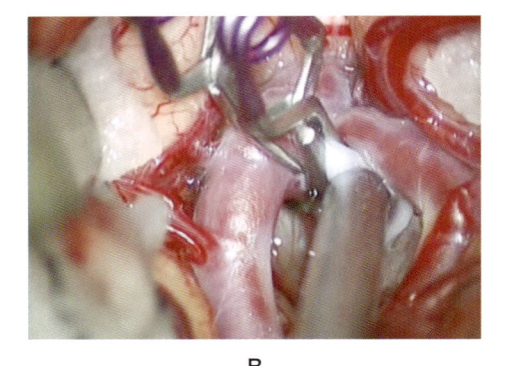

A

B

interhemispheric approachでの前交通動脈部動脈瘤(A)．図ⅡE-49と同様に2本のクリップで分岐血管に直交するperpendicular closure lineを形成している(B)．

図ⅡE-50 bifurcation type動脈瘤のperpendicular closure line②

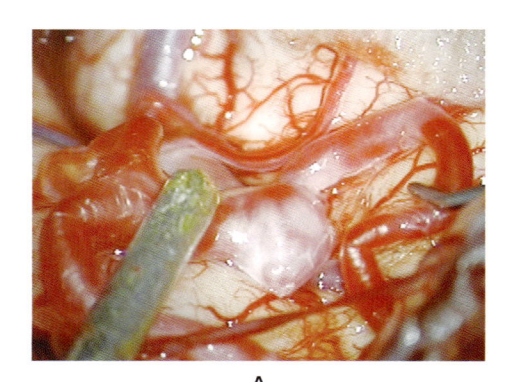

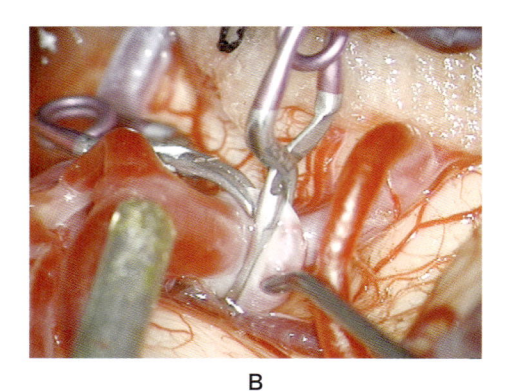

A

B

右中大脳動脈瘤の例(A)．このケースでは2本目の追加クリップをローテーション型鉗子を用いて逆さまにしてカーブを抱え込む向きで用いることで，より真のclosure lineに近い曲線を形成している(B)．

図ⅡE-51 bifurcation type動脈瘤のperpendicular closure line③

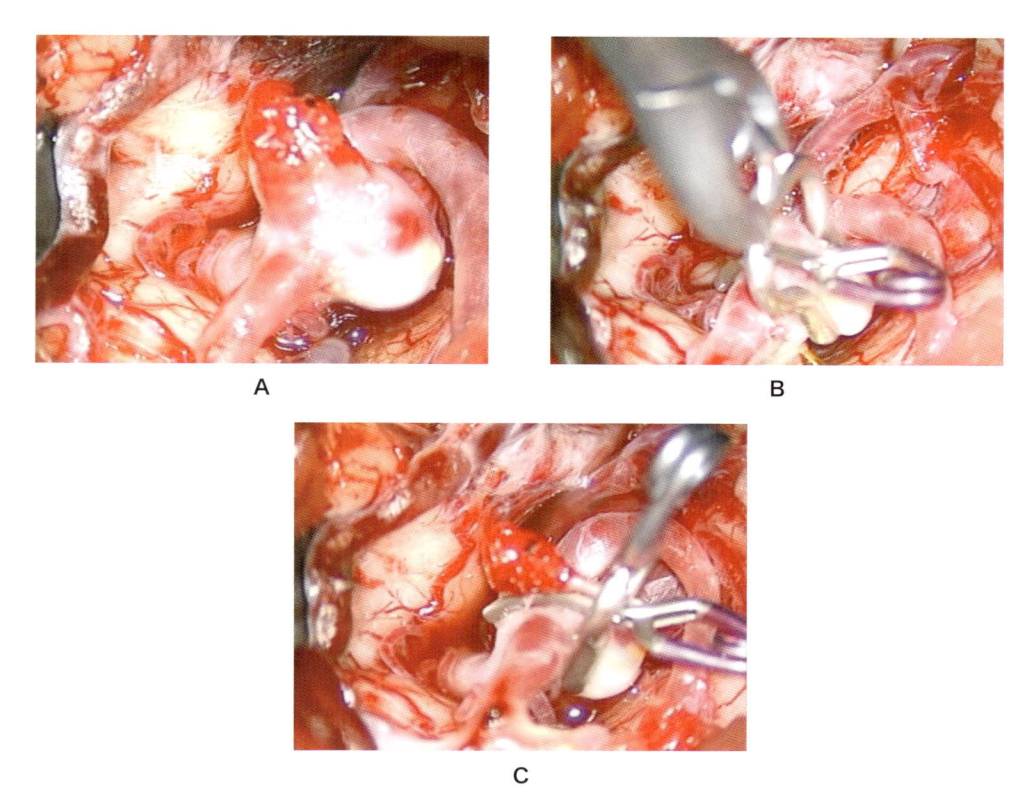

E. 動脈瘤処理（動脈瘤クリッピング）

破裂右中大脳動脈瘤で破裂部の止血血栓を付着したまま完全剥離した状態 (A)．2本目のクリップには有窓のクリップを用いて，やはり分岐血管に直交した closure line を形成している (B, C)．

図Ⅱ E-52 bifurcation type 動脈瘤の perpendicular closure line ④

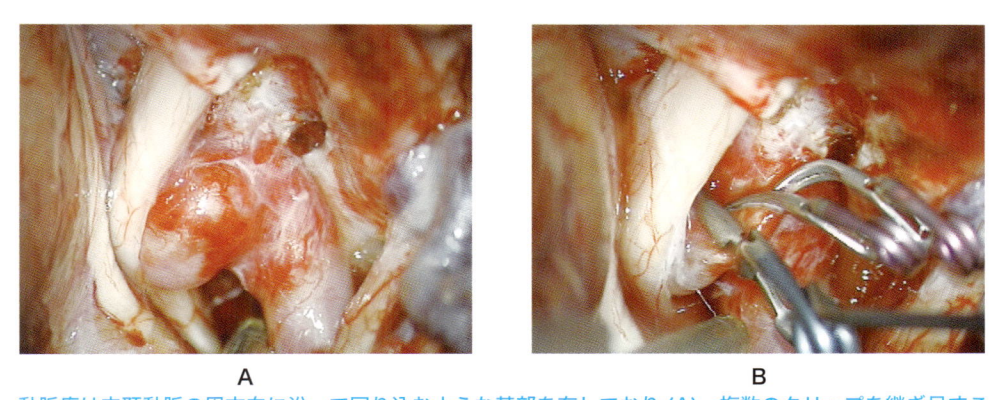

動脈瘤は内頚動脈の周方向に沿って回り込むような基部を有しており (A)，複数のクリップを継ぎ足すことで，内頚動脈の走行に直交して周方向に沿った曲線の closure line を形成している (B)．

図Ⅱ E-53 内頚動脈-眼動脈分岐部動脈瘤に対する perpendicular closure line

trunk type

　もう一つの推定される動脈瘤の形成パターンは，血管の走行に沿った血管壁の脆弱部が生じて，そこから膨隆が発生するものである（図ⅡE-54，A）．どちらかの分岐血管に偏った位置に発生していることが多い．これをtrunk typeと呼ぶ．trunk typeはその発生母地から考えても，母血管に及んで回り込むような瘤壁成分は少ない．

trunk typeに対する理想的 closure line

　trunk typeの動脈瘤を切り取った姿を想像すると，その切り口は血管の走行に沿った方向に長径を持つ楕円形をしているはずである．この場合はその長径に沿うように，すなわち血管の走行に沿って楕円を潰してやればよい（図ⅡE-54，B）．いわゆるparallel closure lineである．このparallelなラインは，血管の走行カーブに一致するように緩い曲線的であったり，直線であったりする．bifurcation typeと比較すると，切り口の閉鎖はむしろ平面的な動きに近い．

trunk typeに対するクリッピングの実例

　典型的なtrunk typeの右中大脳動脈瘤を示す（図ⅡE-55，A）．動脈瘤の位置が一方の血管に偏って存在している．

　その発生母地になっている血管自体の形を形成するように，血管の走行に沿ってクリップ閉鎖する（図ⅡE-55，B）．

　次の症例は前交通動脈瘤だが，A2に偏った位置のtrunk typeである（図ⅡE-56，A）．そのA2の走行に沿った方向でparallel clippingをする（図ⅡE-56，B）．

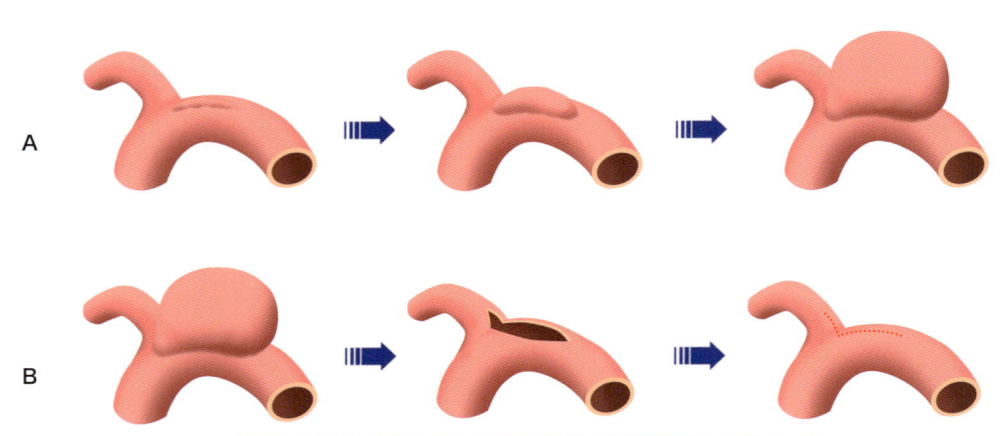

図ⅡE-54　trunk type動脈瘤の形成（A）とclosure line（B）

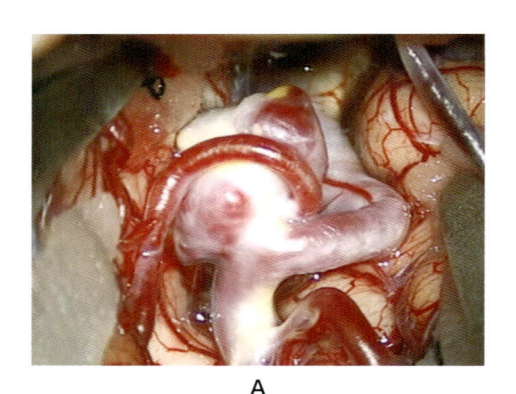

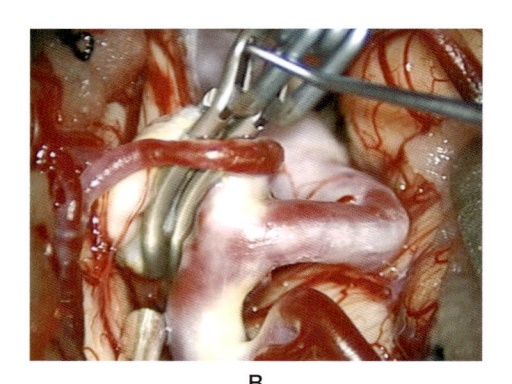

図ⅡE-55　trunk type動脈瘤のparallel closure line①

E. 動脈瘤処理（動脈瘤クリッピング）

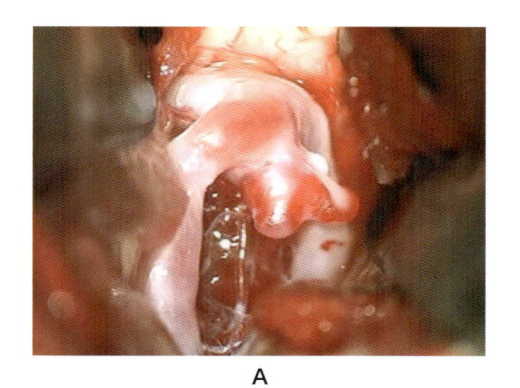

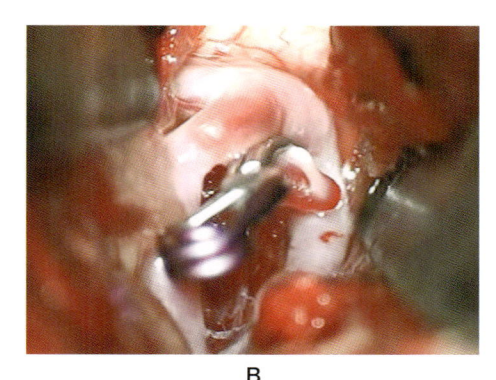

A　　　　　　　　　　　　　B

図ⅡE-56　trunk type 動脈瘤の parallel closure line ②

combined type

bifurcation type の要素と trunk type の要素を兼ね備えた動脈瘤も存在する．つまり，分岐血管の長軸に沿った発育母地を持って幅がありながら，分岐の又を縦に回り込む瘤壁成分を持っているものである．これを combined type と呼ぶ．動脈瘤のサイズが少し大きめになってくるとこの形をとることがある．

前交通動脈瘤の combined type の例を示す（図ⅡE-57，A）．これは破裂例で，破裂点を止血するフィブリン血栓を付着させたまま完全に剝離した状態でクリッピングを行っている．

この場合のクリッピングは，parallel closure line と perpendicular closure line を兼ね合わせて，分岐部を斜めに抱え込むような"袈裟がけ"の closure line をとる．trunk type の要素はどちらか一方の分岐血管に偏っていることが多いので，そちらから血管の走行に対して平行気味に始まり，ただし若干斜めで，カーブしたクリップの先端は母血管に及ぶ成分の強い面へ向かって落とし込むようなライン取りになる（図ⅡE-57，B）．

もちろん，どうしても複数箇所に瘤壁の残存は生じることにはなる．しかし，それが最小限になるように，最大公約数的な closure line を見出すようにする．

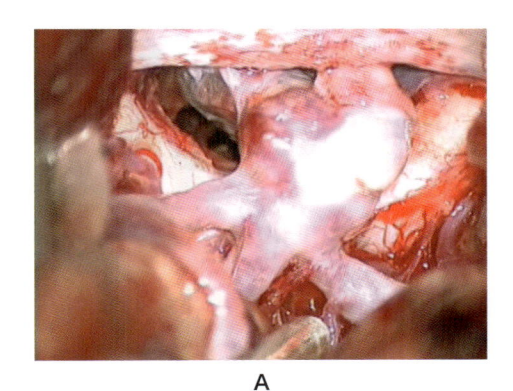

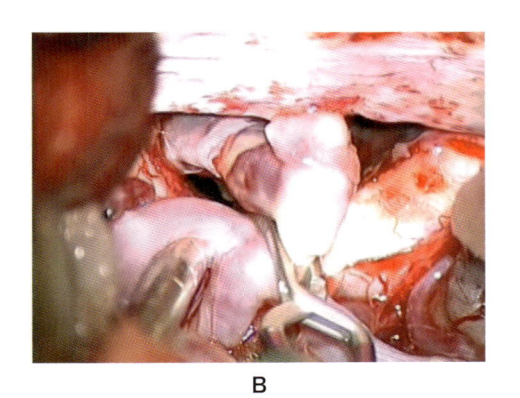

A　　　　　　　　　　　　　B

図ⅡE-57　combined type 動脈瘤に対する"袈裟がけ"closure line

ねじれた closure line

　ここまで提示したいくつかの実例のように，複数のクリップを用いてその総和で一つの closure line を作ることの利点の一つは，任意の曲線を作り出しうることにある．たとえば Yasargil クリップのカーブは，基本的には弱弯と強弯の2種類しかないが，複数用いることで，さまざまな曲率のカーブが作れるし，また非対称的なカーブも可能である．

　もう一つの利点は，ねじれたカーブを作れることにある．前述の bifurcation type の項で示した C 字型の closure line は，ひとつの平面上に乗った曲線を想定している．ところが，母血管に及ぶ瘤壁が分岐の又から少しずれた位置にあると，理想的な closure line は単一の平面から逸れて，三次元的なねじれた曲線になる．この場合，継ぎ足していくクリップの角度を少しずつ変えていくと，その曲線を実現させることができる（図ⅡE-58）．

大型の動脈瘤における closure line

　動脈瘤が巨大化してくると，もともとどのタイプから始まった動脈瘤なのかは判断できない姿になっているし，どこまでが瘤壁でどこまでが母血管壁なのかの判別は不能になっている．そこで，多くの場合は，母血管のアウトラインを形成するように closure line を作ることになる．この際も，複数のクリップを継ぐことで，自由なカーブの一つの曲線 closure line を描くことができる（図ⅡE-59）．

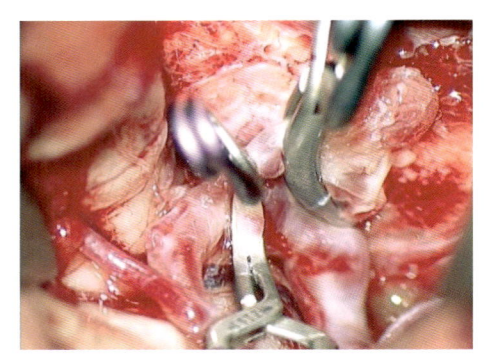

図ⅡE-58　ねじれたカーブを作ったクリッピング

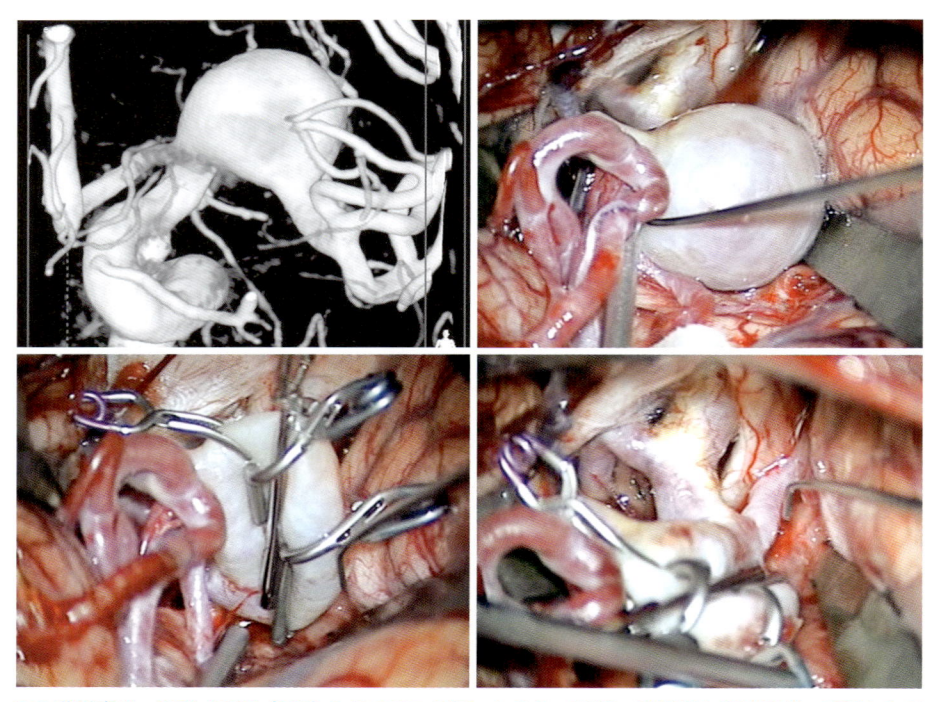

この動脈瘤は，STA-MCA（M2）のバイパスを置いたうえで遮断，動脈瘤を直接穿刺で吸引しながらクリッピングしている．

図ⅡE-59　大型の動脈瘤に対する parallel closure line

E. 動脈瘤処理（動脈瘤クリッピング）

クリップ操作技術

クリップ操作のイメージ

いざクリッピングを行うにあたっては，まず頭の中で，どのようなライン取りのclosure lineにするかをしっかりイメージする．
① どんな形のクリップをいくつ使うのか
② クリップを当てがう方向
③ 2本のクリップブレードをそれぞれどの位置に当てるのか
④ クリップを閉鎖したときに分岐血管はどのような走行になるのか
などを十分に想定してからクリッピング操作に入る．

実際のクリッピング操作は，右手に持つクリップ鉗子（ひいては2本のクリップブレード）と，左手に持つ吸引管とのコラボレーションである．左手はただ周囲を吸引しているだけではなく，血管や瘤壁に対して操作を加える．右手もただクリップを閉じるだけではなく，クリップブレードの位置や角度を微調整しながら，左手の助けとの共同作業でクリップ閉鎖を完遂する．

まずは，あらかじめイメージしたライン取りにおおまかに合うように，開いたクリップを挿入して動脈瘤をくわえ込んだ体制をとるが，ここからクリップを閉じる前に行う微調整が非常に大切である．クリップの微妙な位置や角度の違いで，ときにはクリップブレードの太さよりも小さい幅での位置の違いすら，母血管の狭窄や引きつれの有無や瘤壁の消滅度を大きく変えうることを肝に銘じておくべきである．

クリップ閉鎖時の微調整

ここでは，一例としてbifurcation typeにおいて，左右に開いた分岐の又に対してカーブしたクリップを手前からperpendicularに抱え込むようにしてクリッピングをする光景を想像しながら読んでいただきたい．微調整の要素は3つある．

一つは，クリップを立てたり寝せたりする方向の微調整である（図ⅡE-60）．これは鉗子を持つ右手としては，頭蓋底側に起こして立てたり手前側に引き倒したりする動作になる．あるいは右手の位置を留めた状態で，左手の吸引管を動脈瘤壁に当てがい，クリップブレードの又の間にたくし込んだり（図ⅡE-61）引きずり出したりしながら動脈瘤を回転させる操作で微調整する．

クリップブレードのどの位置を支点にしてこの微調整をするかも重要な要素である．クリップブレードの先端を支点にクリップを立ち上げると，分岐の頂部ではブレードの中腹がネックから少し浮いて余裕が出る．一方，ブレード中腹はネックにタイトに当たっている状態から，そこを支点にクリップを立ち上げれば，ブレード先端は母血管側に密着する方向に動く．

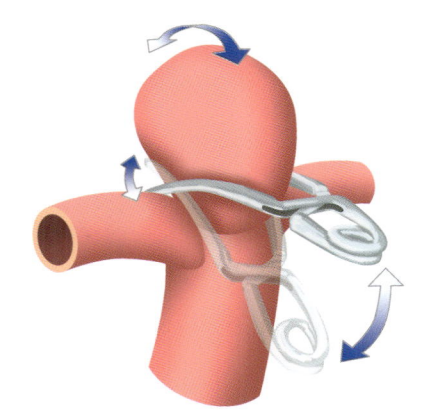

図ⅡE-60　クリップを立てる，あるいは寝せる操作

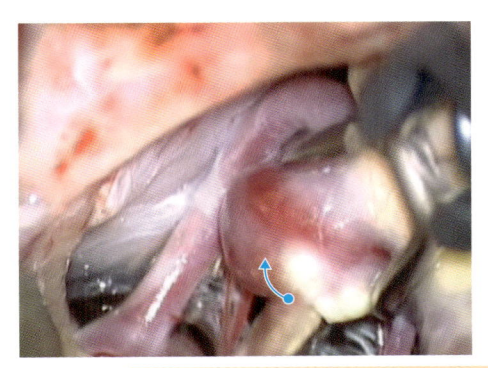

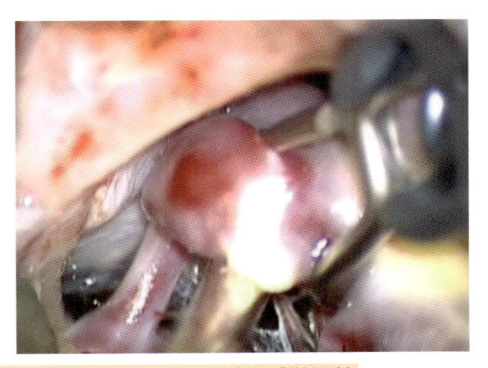

図ⅡE-61　吸引管で動脈瘤を引き起こす操作によるクリッピング微調整

二つ目の微調整は，クリップを回旋させる方向の微調整である（図ⅡE-62）．これは鉗子を持つ右手としては，手首の回外/回内の動作に相当する．その際，左右どちらのクリップブレードを支点にしているのか，回旋するのが時計回りなのか反時計回りなのかによって，意味が異なってくる．たとえば，右側のブレードを支点にしてクリップを時計回りに回せば，左のブレードはネックから浮きあがって血管分岐に余裕を持たせる方向に動くし，反時計回りに回せばネックに対してタイトに食い込む方向に動く．

これもやはり右手と左手の共同作業である．たとえば上記のような状況で時計回りに回すときは，右手を回外させるだけでなく，左手の吸引管で左側の分岐血管壁を外側に引き離すように操作する（図ⅡE-63）．逆に反時計回りに回すときは，右手の回内とともに，左手で動脈瘤の左壁をクリップの又の間に引き上げるような操作を加える（図ⅡE-64）．ただし，こうした操作は，ネックを裂いてしまうような力が加わりやすいので，注意が必要である．

三つ目は，水平面上における，クリップの侵入する向きの変更である（図ⅡE-65）．右手の動きとしては，動脈瘤部（クリップ部）を支点にして，水平面上で右手を扇型に左右に振る動作になるが，この動きはけっこう難しい．また，開いたクリップで動脈瘤をくわえた状態から，そうした動きをしようとしても，たとえ左手で瘤壁を支えながらやっても，どうしてもクリップと一緒に動脈瘤も動いてしまって，なかなかクリップ挿入軸は変わらない．挿入軸を変えたければ，一旦クリップを動脈瘤から完全に抜いて，改めて別な角度から挿入し直すほうがよい．

これらの微調整のうち，一つ目と二つ目の要素については，一旦クリップを閉鎖して鉗子をリリースしたあとも，わずかな変更調整であれば，完全にクリップを抜かずに，少し半開きした状態でそれらの微調整動作をすることも多い．ただしクリップの緩め方が不十分だったり，壁をあまり強く引っ張りすぎると，裂けたりする可能性もあるので注意されたい．

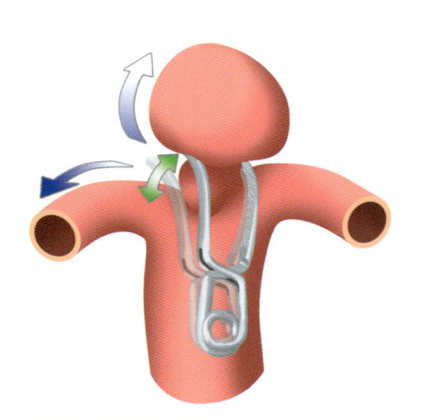

図ⅡE-62　クリップを回旋させる操作

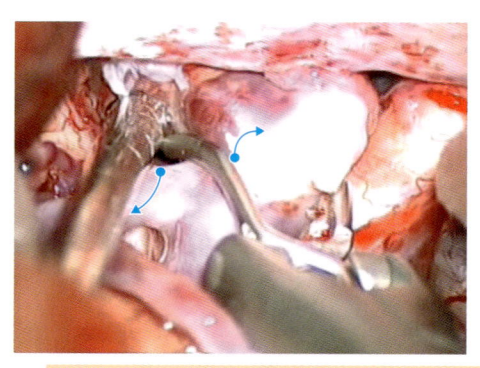

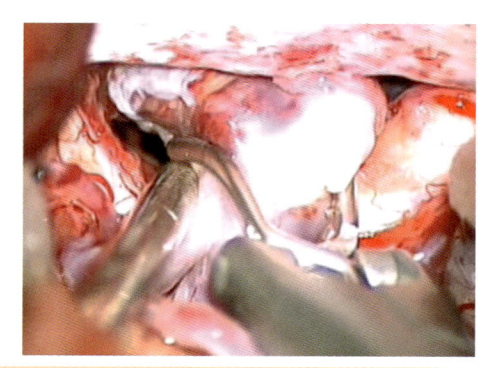

図ⅡE-63　吸引管での動脈瘤引きずり出しとクリップの回旋によるクリッピング微調整

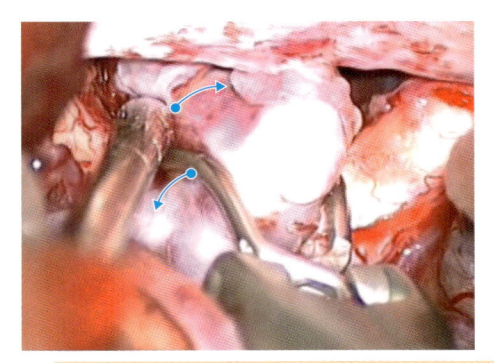

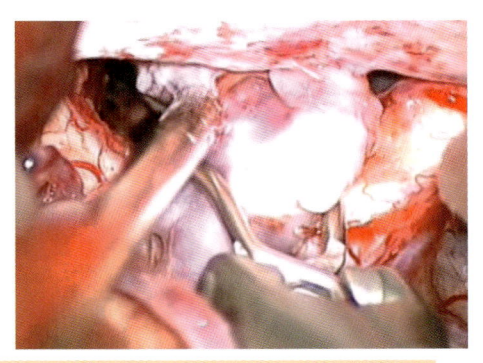

図Ⅱ E-64　吸引管による動脈瘤たくし込みとクリップの回旋によるクリッピング微調整

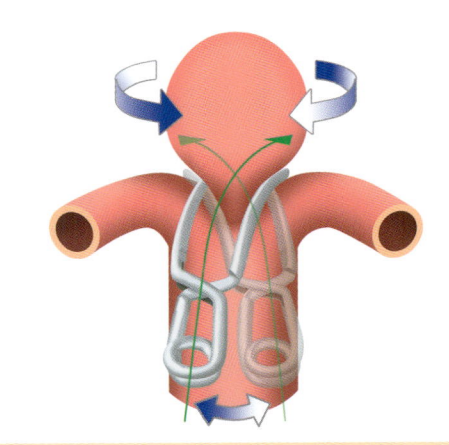

図Ⅱ E-65　クリップに侵入する向きの変更操作

クリップ閉鎖時の一時遮断

　完全に剥離されてフリーになった動脈瘤でも，母動脈の一時遮断は上手に使いたいものである．クリップ閉鎖時に必ずしも遮断が必要というわけではないが，動脈瘤の幅が広くてクリップを閉じる際の壁の動きが大きくなるときは一時遮断の恩恵は大きいので，状況に応じて判断する．遮断によって内圧が下がることで，動脈瘤壁が動く際に無理な力がかからないので，裂けたりするようなトラブルは回避できるし，内圧に撥ねられてブレードが狙った位置からずれてしまうことも少なくなる．

　ただし，あまり内圧が下がりすぎるようだと，分枝血管の壁も緩みすぎて，クリップをかけた完成形やclosure lineがわかりにくくなってしまうことがある．この点は踏まえておいたほうがよい．

multiple clipping

　複数のクリップでライン取りを形成する場合は，1本目のクリップの方向が，2本目以降のクリップの方向をかなり制限するので，そのことを十分に考慮に入れて1本目を掛けるようにする．前述のclosure lineの項でねじれのラインも作れることは記載したが，それにも相当の限界がある．1本目のクリップを掛けてできる残りの部分の形をよく見ながら，前述の微調整をするようにする．

　複数のクリップで形成したあとで，最初に掛けたほうのクリップの位置を少し変更したくなることがある．この場合，たとえ2本目以降のクリップの位置はそのままでよいと思っても，最後に掛けたクリップから逆の順番で除去していってから，最初のクリップの微調整を行う．2本目以降のクリップを残したまま1本目を外すと，残したクリップが膨らんだ瘤壁に食い込む形になり，非常に危険なためである．

破裂動脈瘤におけるクリッピング

破裂動脈瘤においても，クリッピングの基本的なコンセプト，最終的に目指すものは，未破裂動脈瘤と何ら違うものではない．ただし，破裂瘤の場合は，破裂点を周囲から剥離せずに最初のクリップを挿入しなければならないので，最終的な理想形に持ち込むまでにいくつかのステップを踏む必要がある．

破裂瘤では，隙間が確保された時点で，ここに2本のクリップブレードを差し込むわけだが，必然的に奥へ向かってほぼまっすぐ差し込むことになる．つまり，最初の時点ではクリッピングの方向性は限定されている（図ⅡE-66）．

このとき，奥の方ではどのような状況になっているかはやや不確実である．考えるべき点は主に2つある．一つは，瘤壁がどこまであるか，つまりクリップが最後まで届ききっているか否かである．もう一つは，奥のほうで穿通枝などをクリップで挟んでしまわないかどうかである．奥で穿通枝を噛むことを回避するには，カーブしたクリップを反らせて母血管から逃げる向きにするとよいが，こうすると奥行のあるドーム方向に逃げるので，瘤壁を越えるまでブレードが届かない危惧がある．逆に，カーブしたクリップで抱きかかえるように挿入すると，ネック閉鎖の確実性は高いが，奥で穿通枝や母血管を噛んでしまう危惧がある．まっすぐなクリップは両者の中間の意義を持つ．動脈瘤それぞれの状況に応じて1本目のクリップを選択するとよい．

動脈瘤の形状も比較的単純で，破裂点を剥がしていなくとも全貌がほぼ把握できている，つまり最終的な理想的 closure line のイメージも十分得られていて，この状況下で挿入できるクリップの方向性がその最終理想形の方向性に合致しているならば，初めから最終形のつもりでクリッピングを決めてよい．そのクリップを掛けてから，動脈瘤を完全に剥離して，全貌をよく確認してそのままで問題ないか確認すればよい．

しかし，必ずしも最初に挿入したクリップ＝最終理想形のクリップとは限らないので（図ⅡE-67，A），剥離してよく吟味したうえでクリップを掛け直すことになる．その際は，まず最初のクリップの上にまた別なクリップ（中継ぎ役のクリップ）を置いて（図ⅡE-67，B），最初のクリップを抜いて（図ⅡE-67，C），最終形のクリップに掛け直す（図ⅡE-67，D）．

なお，最初のクリップは tentative clip として，おおまかなドームクリッピングにより破裂点を制御したうえで完全剥離し，しかるべきクリップのライン取りを吟味するのもよい方法である．

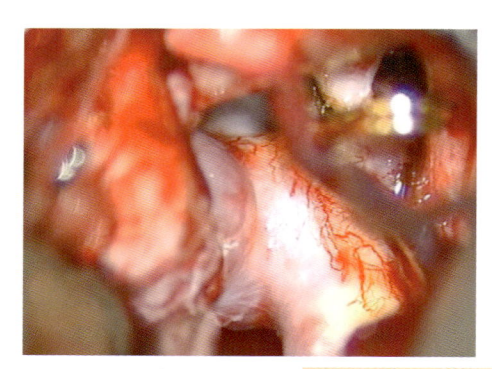

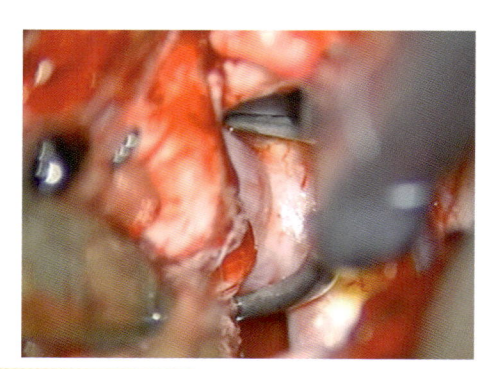

図ⅡE-66　破裂動脈瘤のクリッピング

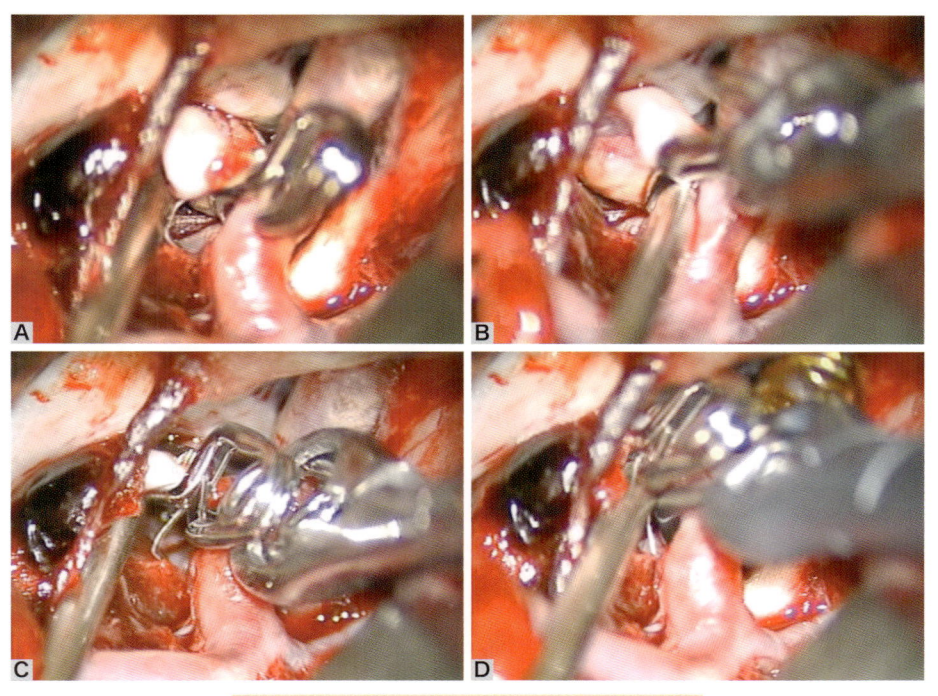

図ⅡE-67　破裂動脈瘤のクリッピング手順例

母血管の一時遮断

　母血管の一時遮断は，状況に応じて適宜用いる．最初のクリップを入れる際，ネックの幅が広いものや，動脈瘤のサイズが大きいもの，母血管の壁が硬い一方で動脈瘤壁は薄くて裂けることが危惧されるもの，逆に動脈瘤のネック近傍の壁が硬くて柔軟性に欠けるものなどでは遮断を用いたほうがよい．また，中継ぎのクリップを掛け替えていく最中も，内圧に負けて中継ぎクリップがはじかれることが危惧される場合などは遮断しておいたほうがよいだろう．

クリッピングの際の注意

　中継ぎ役クリップの方向性は，最初に入れたクリップの方向性に制約される．必然的に最終形のクリップの方向性も，最初のクリップに制約される．動脈瘤の背丈に余裕がある場合には，中継ぎクリップを少しずつ角度を変えながら複数回掛け直していくことで，最終形のクリップの方向性を最初のものからはまったく別な方向に変えることも可能だが，なかなかそうはできないことも多い．どうしても最初のクリップとはまったく違う方向にしたければ，全遮断して掛け直すしかないであろう．

視軸と操作軸と術野の関係

鉗子の挿入軸（操作軸）

自分の頭の中でイメージした理想的なclosure lineを実現するためには，その方向でクリップ鉗子を挿入できなければならない．それができなければ，鉗子挿入が叶う範囲で，理想的なものとは異なる次善のclosure lineを選択することになる．理想的なclosure lineは，ありとあらゆる方向をとりうるのだから，クリップ鉗子を持つ手も開頭野の360°にわたってあらゆる方向から挿入できる能力を持つことが望ましい．

道具を持つ手は，カタカナの「ハ」の字型に，手前から術野に入れるのは容易である．開頭野を時計に見立てて表現すると，右手であれば3時〜5時の範囲から鉗子を挿入するのは誰でも自然にできるであろう．

1時〜3時の範囲からの挿入も，腕を向こう側に回して鉗子を立てて，手首をこちら側に向けるように捻って鉗子の正面を自分の側に向けるようにしていけば十分可能である．さらに手首に十分な柔軟性を持たせてある程度の腕の長さがあれば，1時よりもさらに向こう側の12時近辺，ひいてはそれを超えて11時くらいまで右手で対応できる（図ⅡE-68）．

手の回し込みが厳しいときは，座る位置を移動すればよいのではあるが，なるべくfissureに正対した座り位置のままで手の可動域が広いほうが，一連の動作ですべての操作を完遂できるので有利である．ちなみに，手や鉗子で光を妨げてしまわないように，手首や手の形を工夫することも必要である．

8時〜11時の範囲は，もっぱら左手に依存することになる．右手はもちろん吸引管に持ち替える．クリップが左側から挿入されるべき機会は右側からのものとほぼ同等にあるのだから，利き手でないほうの手でもクリップ鉗子を扱えるようにしておくべきである．しかし，微妙な動きはどうしても利き手のほうが長けている．そこは右手で持つ吸引管での微調整を主に行えばよい．

意外に難しいのは，完全に手前である5時〜8時の範囲からの挿入である．手がどうしても窮屈な格好になってしまう．7時〜8時からの挿入については，少し曲芸じみたやり方ではあるが，鉗子を持った右手の手首を回内させつつ屈曲させながら肘を少し立てて手を裏返しにすると，自然に7時〜8時から挿入する体位になる．5時〜7時からの挿入については，座る位置を少し左側に回り込むか，上半身を左にねじって対応するしかないであろう．

多彩なclosure lineに対応するためには，鉗子挿入の自由度ばかりでなく，ローテーション型のクリップ鉗子を利用することも多々ある．これでクリップを水平に寝かせる形であてがうことができるし（図ⅡE-69），極端な例では逆さの向きにすることも可能である．

鉗子の挿入の自由度が重要なのは前述したとおりであるが，動脈瘤の自由度も大切である．鉗子を挿入する方向が限定されるならば，動脈瘤の向きを左手で動かして，動脈瘤のclosure lineを術野に挿入されたクリップに合わせてやればよい．通常は分岐血管を動かすことで動脈瘤の向きを変える．この際，動脈瘤を完全に剝離するばかりでなく，分岐血管も長い距離にわたって十分に剝離しておくことが必要である．

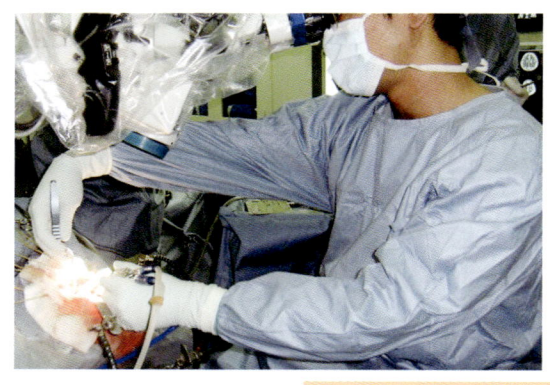

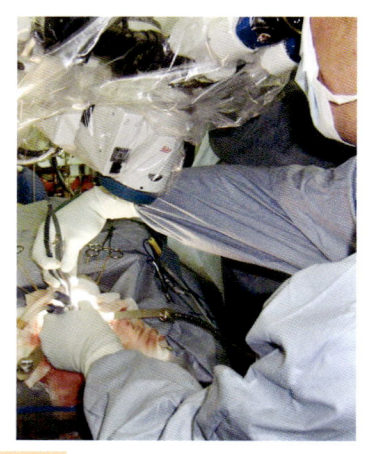

図ⅡE-68　クリップ鉗子の操作

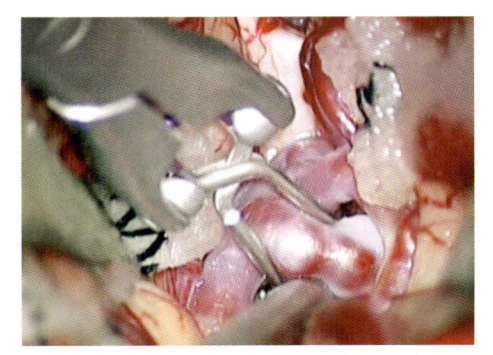

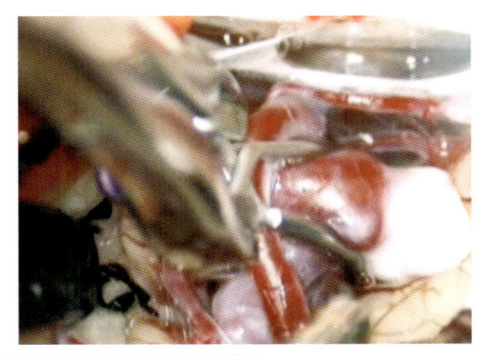

図Ⅱ E-69　ローテーション型のクリップ鉗子使用例

鉗子の挿入が不可能な向き

ただし，クリップを完全に水平かつ横倒しにする向きの closure line は実現不可能である．その向きに回転させる鉗子は存在しないし，横倒しにした鉗子を水平にして挿入することはできないからである．ブレードが横に折れ曲がったクリップは存在するが，そのブレードは真っすぐなので，理想的な closure line 作りには不向きである．

視　軸

クリッピングの際には，動脈瘤のなるべく全貌に近い状態を認識しながら，クリップブレードは全長にわたって視認できる状態，すなわち closure line を見据えながらクリップ閉鎖をするのが望ましい．そのためには，クリップを正面から見る（図Ⅱ E-70）ような体勢が最も有利である．クリップブレードを tangent な方向から見る体勢になってしまうと，ライン取りは把握しにくいし，クリップの先端のほうに関しては盲目的になりがちである．

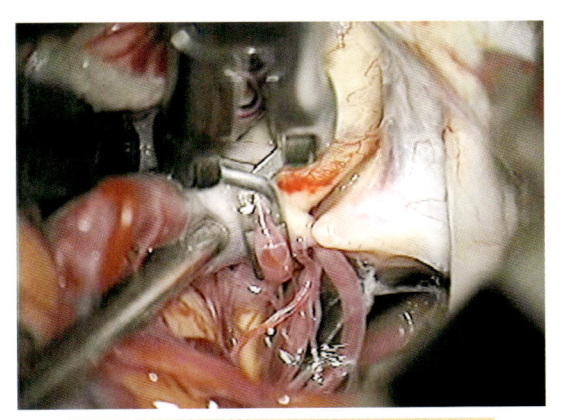

図Ⅱ E-70　クリップを正面から見る位置

クリップを正面から見据えるような体勢をとるためには，顕微鏡の視軸を鉗子挿入軸とまったく違う方向にとるようにする．鉗子が手前から侵入するならば，視軸は頭蓋底側から見下ろすような向きにすればよい（図ⅡE-71, A）．鉗子を頭蓋底側から入れるときは，視軸は手前から仰ぎ見るような角度で（図ⅡE-71, B），鉗子が左側からなら首を右に倒して右側からの視軸をとる（図ⅡE-71, C）．鉗子挿入軸と視軸とをまったく対極する位置からの進入方向にするわけである．closure lineを追及するためだけでなく，分岐血管の狭窄・kinkingを避け，奥で穿通枝を障害するなどのトラブルも避けて安全なクリッピングにするためにも，操作軸と視軸の関係は重要である．

クリップが横倒しの形になる場合，すなわちクリップブレードの1本は動脈瘤の陰に横たわってもう1本が動脈瘤の表側を横切る場合は，2本のブレードを同時に見据えることは不可能ではあるが，表側を横切るブレードはしっかり全長が見えるような体勢をとるように留意する．

術野

鉗子挿入角度の自由度を増すためには，広い間口の術野が必要である．また，視軸を操作軸とまったく異なる方向にとるためにも，広い間口の術野が必須になる．

術野の間口を広くするには，開頭もある程度以上大きくなければならない．そして，動脈瘤へ至るfissureも，十分に遠位から長い距離にわたって剝離され，脳が広く展開されていることが要求される．

術野の間口を広くとること，すなわち大きな「すり鉢」型の術野を作るということは，いわゆるkey-hole surgeryとはまったく逆の発想である．key-hole surgeryは，術野の間口は小さくとも，そこを支点に角度をいろいろ振ることで，奥の深いところでは広い範囲を操作できるという発想である．これは，常に操作軸と視軸がほぼ似通った角度のまま連動して動くことを想定している．つまり操作する道具は常にtangentに見ているわけである．腫瘍摘出などにおいては，バイポーラやハサミをtangentに見て操作していても何ら問題はないので，それには適した発想なのだと思われる．しかし，動脈瘤の手術にその発想を持ち込んではならない．より確実かつ安全なクリッピングのためには，広い間口が必要なのである．

広さが必要なのは，術野表層の間口のことだけではない．動脈瘤局所の周囲も広いスペースを確保するよう努める．動脈瘤が可動する余裕，動脈瘤周囲の視認性，鉗子やクリップヘッドが動きまわるワーキングスペース，などが目的である．

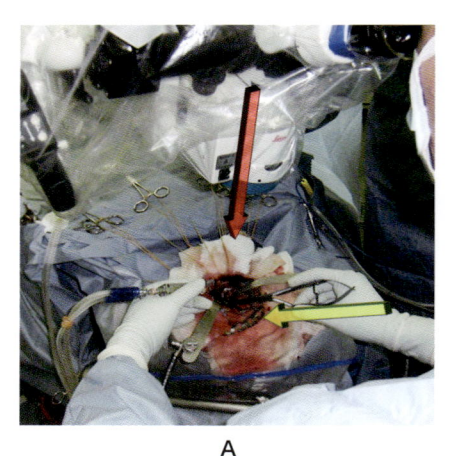

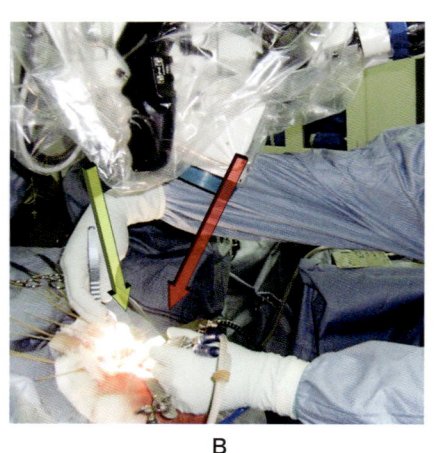

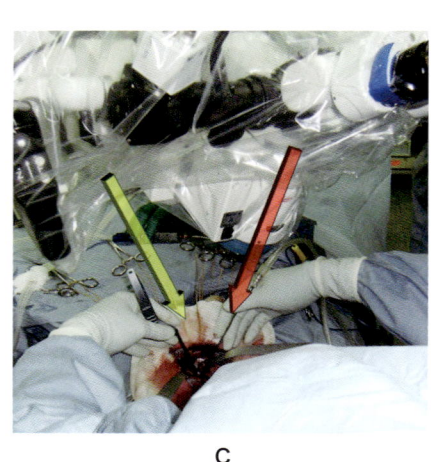

| A | B | C |

黄矢印：鉗子挿入軸，赤矢印：視軸

図ⅡE-71 視軸と鉗子挿入軸の関係

謝辞

closure lineの概念は，恩師，秋田県立脳血管研究センター脳神経外科の石川達哉先生とともに構築した理論です．その背景にあるのは旭川赤十字病院脳神経外科の上山博康先生の手法や考え方から得たものであり，また網走脳神経外科リハビリテーション病院の谷川緑野先生，藤田保健衛生大学名誉教授（脳神経外科）の佐野公俊先生の方法からもヒントをいただいています．この場を借りて感謝いたします．

E. 動脈瘤処理（suction and decompression）

3 suction and decompression

　suction and decompressionは，動脈瘤への流入動脈をできるだけ遮断して，動脈の小さな枝にカニュレーションを行い，動脈瘤自体を切開することなく，内部の血液を吸引し（suction），動脈瘤本体そのものを縮小させる（decompression）手技である（図ⅡE-72）．

　動脈瘤を切開しないので，何度でも，繰り返し行うことが可能である．動脈瘤クリッピングそのものにも使用されるが，多くは，視神経などの神経との剥離，他の動脈との剥離を安全に行うために使われる．多くの場合，図ⅡE-72のような，大型の内頚動脈瘤に用いられる．suctionは通常，上甲状腺動脈から行われる．

上甲状腺動脈へのカニュレーションの概要

　頚部内頚動脈および上甲状腺動脈の確保を行う．カニュレーションはいわゆるカットダウンの方法を用いて，しっかりカニュレーションしたカテーテルを動脈に固定する．最終的には，外頚動脈，総頚動脈，および頭蓋内内頚動脈を遮断し，動脈瘤内部の血液を吸引する．優位な後交通動脈がある場合には吸引量も多くなるが，この吸引で減圧された動脈の背後に後交通動脈を確認することができる．また，眼動脈からの流れは完全には遮断できないが，外頚動脈も遮断しているので，吸引される血液は問題にならない．

　上甲状腺動脈の確保に固執せず，内頚動脈のみを確保し，これを穿刺して吸引する方法もある．この場合，穿刺針を抜いた後は，一針縫合するか，フィブリン糊などで閉鎖すれば問題ない．

　以下に手順を解説する．

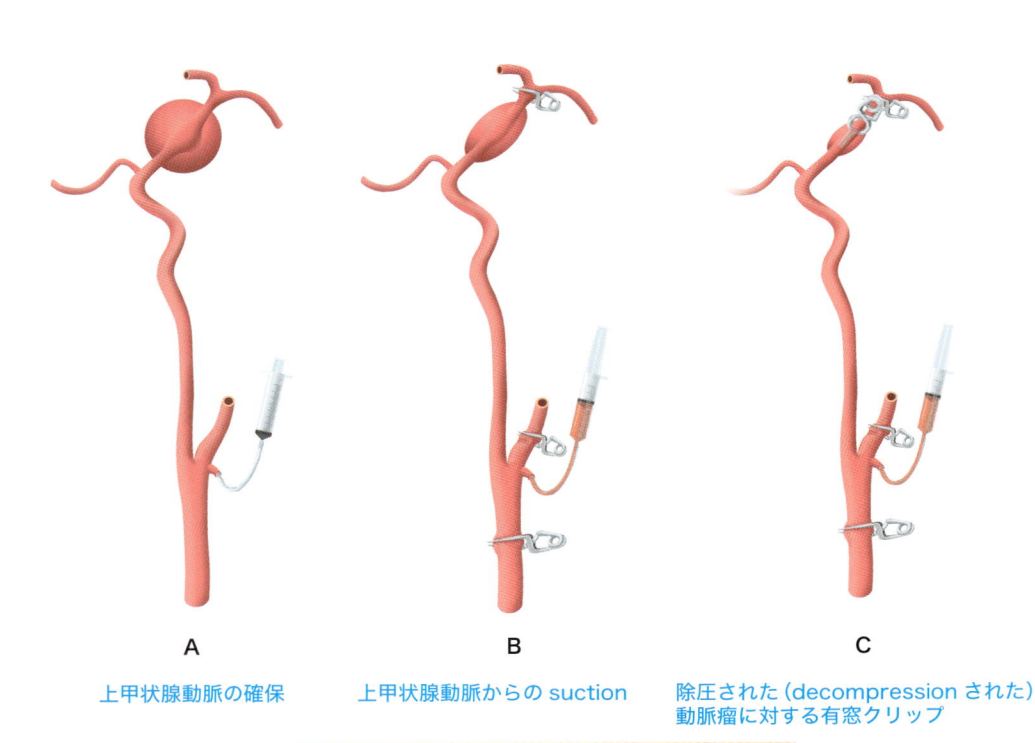

A　上甲状腺動脈の確保　　B　上甲状腺動脈からの suction　　C　除圧された（decompressionされた）動脈瘤に対する有窓クリップ

図ⅡE-72　suction and decompression の概略

皮膚切開と頸動脈などの露出

頸動脈分岐部の高さで皮膚割線に沿って約7cm切開する（図ⅡE-73）．広頸筋も切開し，頸動脈内膜剝離術と同様に頸動脈にアプローチする．

総頸動脈（comon carotid artery：CCA）・外頸動脈（ECA）・内頸動脈（ICA）を露出させる（図ⅡE-74）．特に総頸動脈と外頸動脈は全周剝離する．上甲状腺動脈を長めにフリーにする．

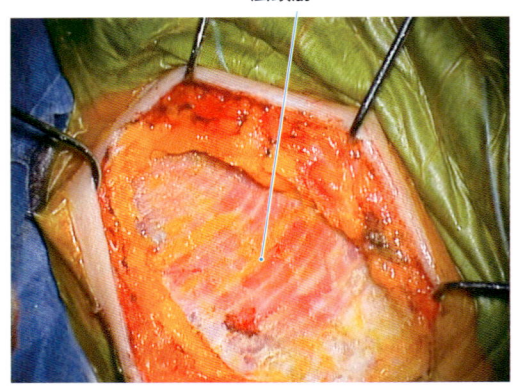

図ⅡE-73 皮膚切開

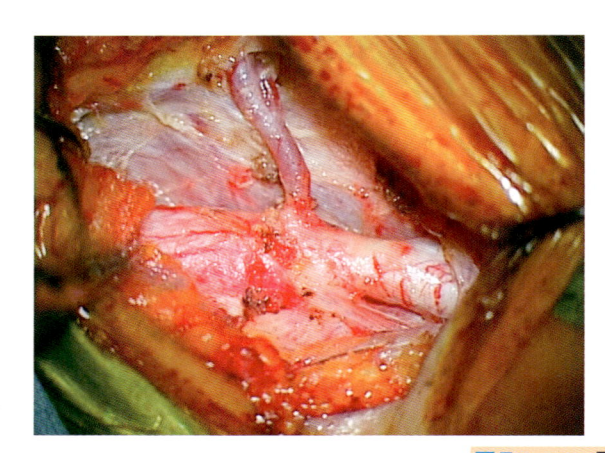

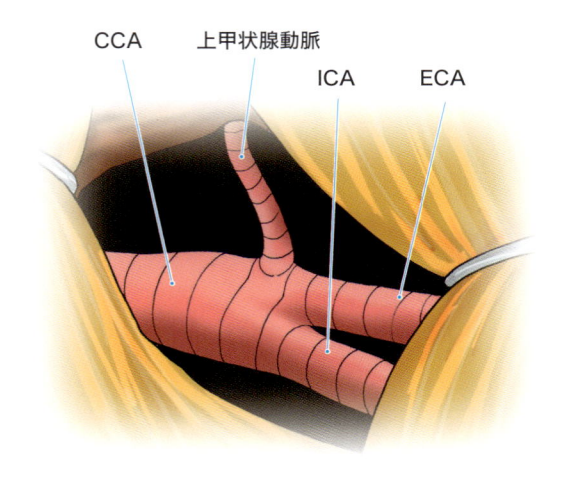

図ⅡE-74 露出された動脈

上甲状腺動脈の切開

　総頚動脈に血管テープを掛ける．上甲状腺動脈のできるだけ遠位部を結紮し，その糸を牽引し固定する．上甲状腺動脈の起始部にクリップを掛ける．中央部の切開予定部にピオクタニンで約5mmマーキングする（図ⅡE-75）．

　マーキング部を縦に切開する．この際，動脈壁が解離しないように注意する（図ⅡE-76）．

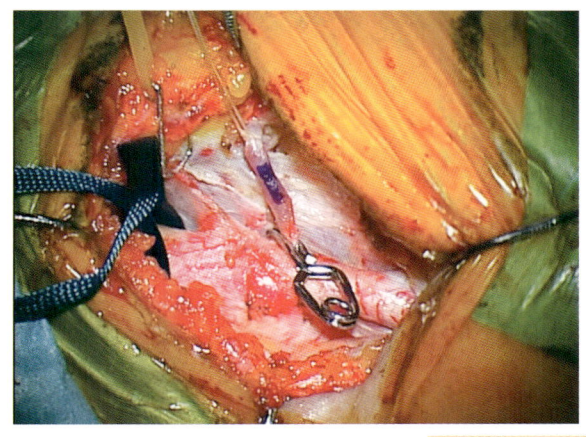

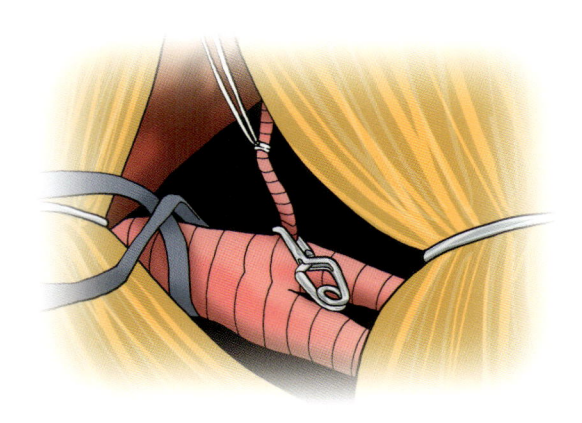

図ⅡE-75　上甲状腺動脈切開の準備

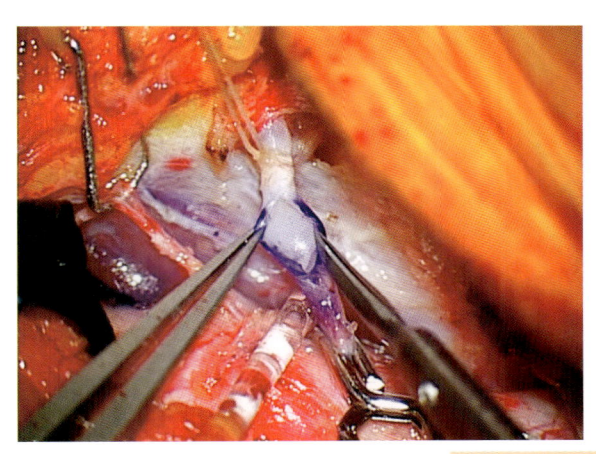

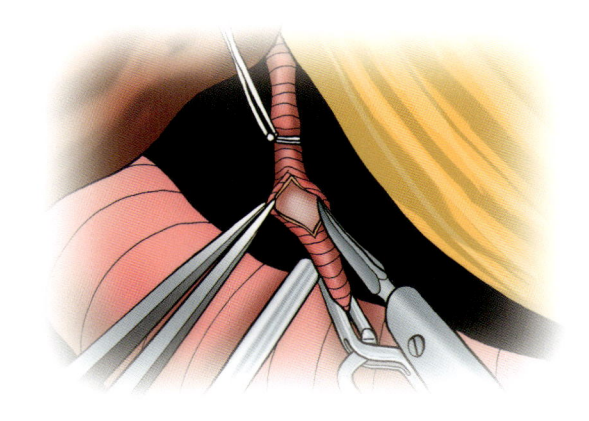

図ⅡE-76　上甲状腺動脈の切開

上甲状腺動脈へのチューブの挿入

5Fアトムチューブを上甲状腺動脈に，内腔をしっかり確認しながら挿入する（図ⅡE-77）．アトムチューブがこれより細いと血液の吸引がスピーディにできず，太いと挿入が困難であることが多い．アトムチューブをクリップまで挿入する（図ⅡE-78）．上甲状腺動脈の鞘状の部分ごとセッシで挟んで固定しながら，助手にクリップをはずしてもらうと脇からの出血を防げる．その後に，総頸動脈側にチューブを1～2cmほど進める．この際，外頸動脈にクリップを掛けておくと，外頸動脈側への誤挿入が防げる．

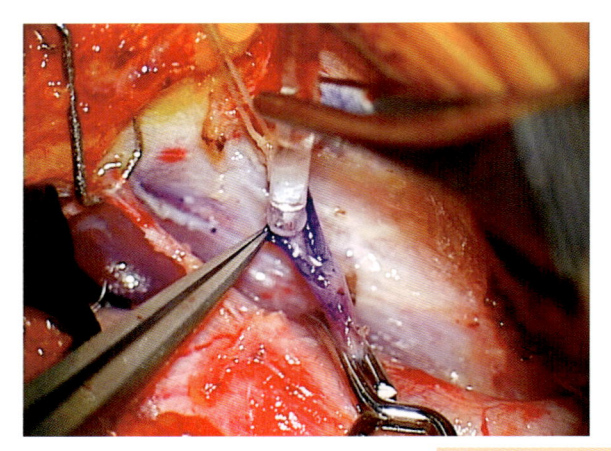

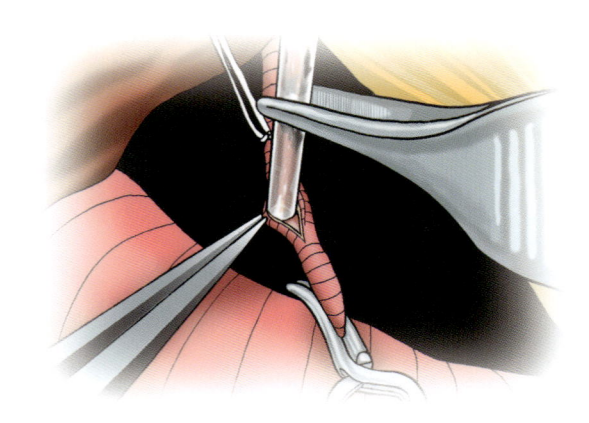

図ⅡE-77　アトムチューブの挿入①

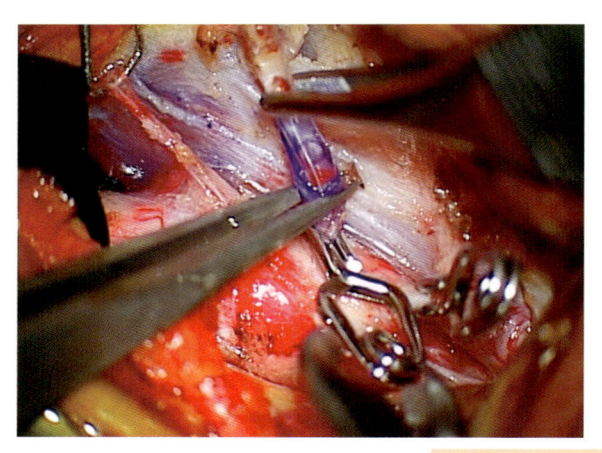

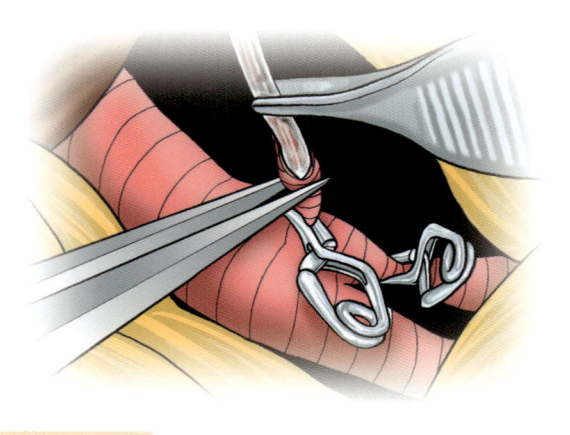

図ⅡE-78　アトムチューブの挿入②

チューブの固定と遮断の準備

上甲状腺動脈起始部にクリップを掛け，チューブが抜けないようにしてから鞘状の部分で結紮固定する（図ⅡE-79）．

E. 動脈瘤処理（suction and decompression）

上甲状腺動脈に掛けたクリップをはずし，待機する（図ⅡE-80）．STA-MCAバイパスなどを施行していない場合は，遮断を迅速にするために，外頸動脈のクリップはそのままにしておくことが多い．

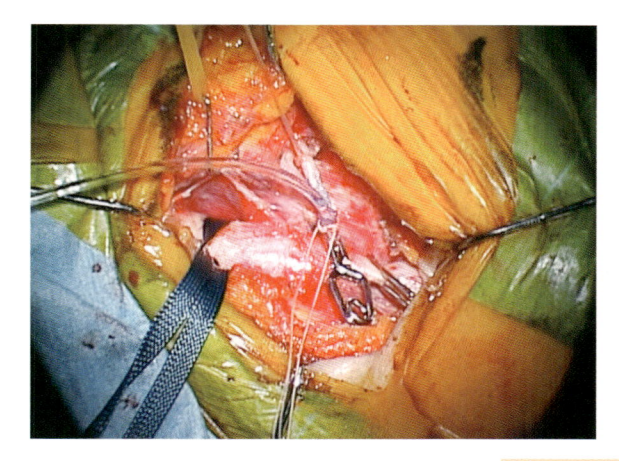

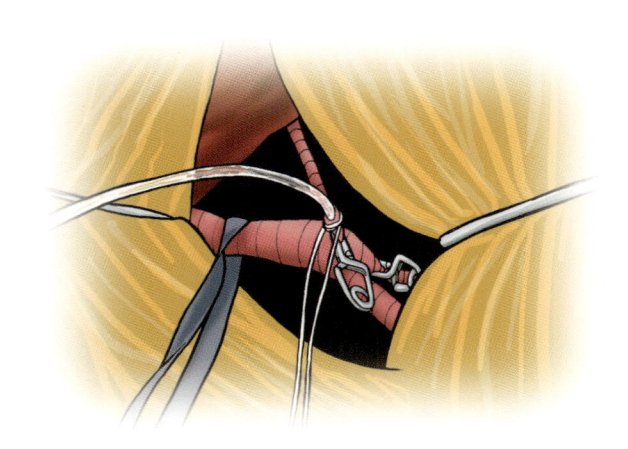

図ⅡE-79　チューブの固定

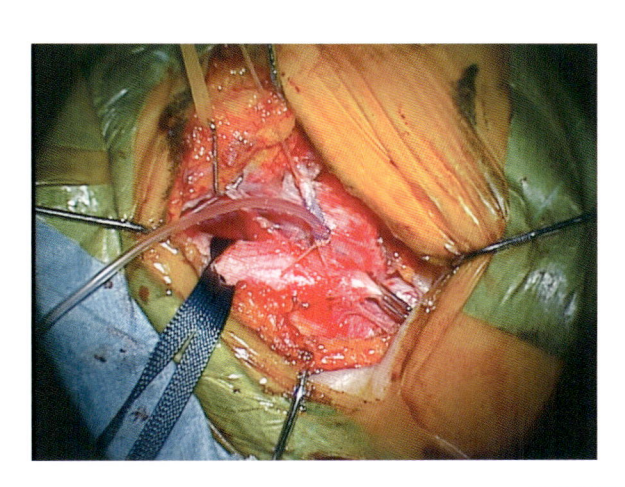

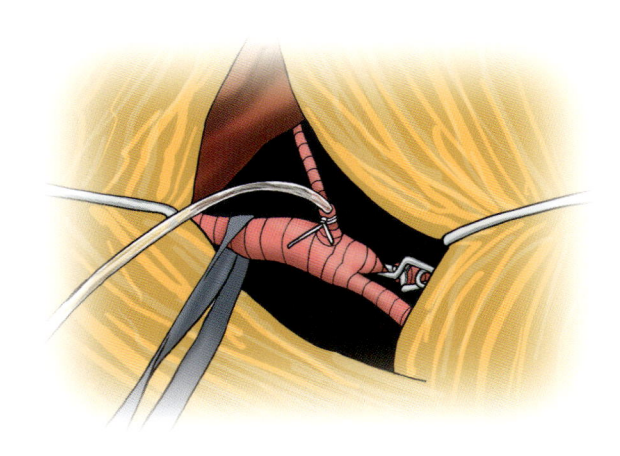

図ⅡE-80　遮断の準備

頚動脈遮断

通常は内頚動脈の直接遮断は避け，外頚動脈と総頚動脈をクリップとブルドック鉗子でそれぞれ遮断する．総頚動脈は血管テープを引き上げながら完全に遮断する（図ⅡE-81）．この際，遮断部がチューブの先端よりも近位になるように注意する．

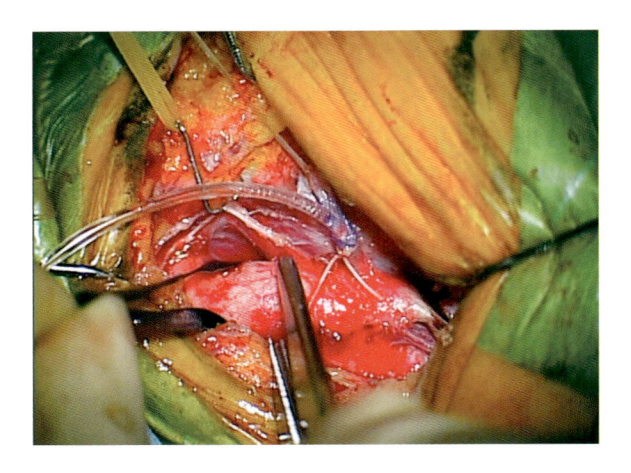

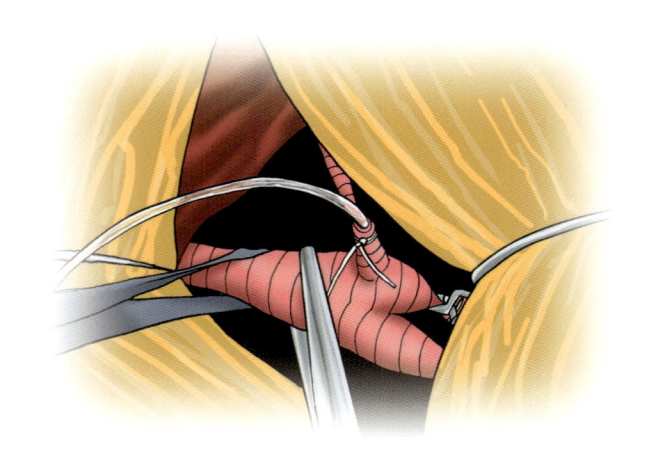

図ⅡE-81　頚動脈の引き上げと遮断

F くも膜下腔洗浄

くも膜下出血症例では，破裂動脈瘤のクリッピングとともに，脳血管攣縮の予防を目的にくも膜下腔の血腫を積極的に洗浄し排除する．

脳血管攣縮のメカニズムは完全には解明されていないが，くも膜下腔に流れ込んだ出血が関与している．脳血管攣縮を予防するためにさまざまな治療が試みられるが，くも膜下腔の血腫をいかに排出するかという点も，治療上の重要なポイントである．

手術の際に積極的に血腫を除去することに関しては，血腫を除去することによる二次的な脳損傷の可能性があり，くも膜構造の破壊が髄液循環を障害し，血腫の排出を遅らせることによって脳血管攣縮には悪影響があるなど，より否定的な意見もある．

しかし，上山式イリゲーションサクション（irrigation suction）を使用することで軟膜の損傷なく血腫の洗浄・排出が可能となる（逆に言うと上山式イリゲーションサクションなしには血腫の洗浄・除去は困難である，手術器具についてはⅧ章参照）．くも膜構造の破壊に対してはarachnoid plastyを行うことで再構築することができる．

以下では実際のくも膜下出血症例で，くも膜下腔洗浄法を示す（図ⅡF-1，2）．

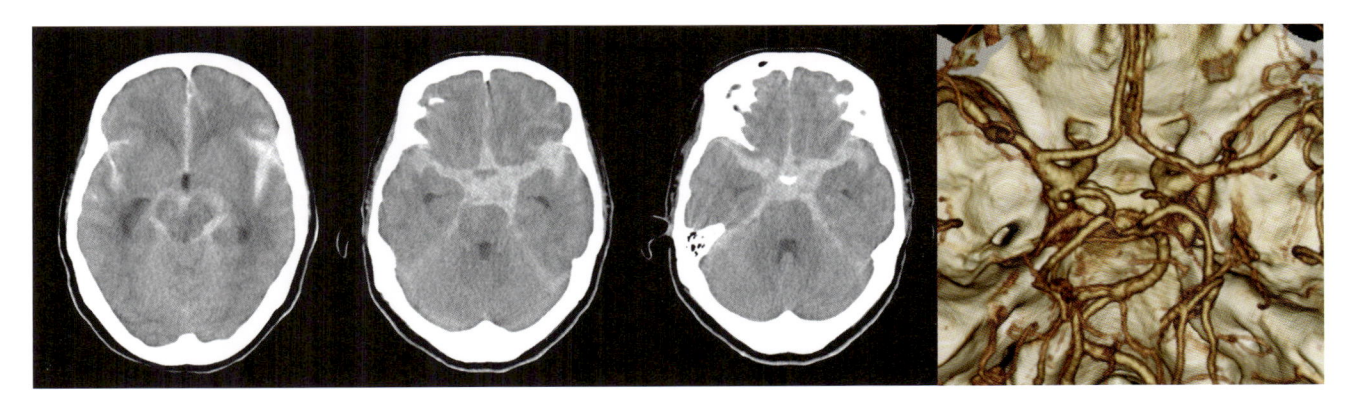

WFNS grade Ⅲ，Fighter group 3．脳底槽を中心としてdiffuseにくも膜下出血が認められる．day0にクリッピング術を施行した．

図ⅡF-1　症例の術前CTと3D-CTA（64歳女性，破裂左内頚動脈-後交通動脈分岐部動脈瘤）

くも膜下出血の血腫を洗浄除去する際は，通常用いている上山式イリゲーションサクションの生理食塩水500mLの中にウロキナーゼ6,000 IU（保険適用外）を混入したものを用いる．

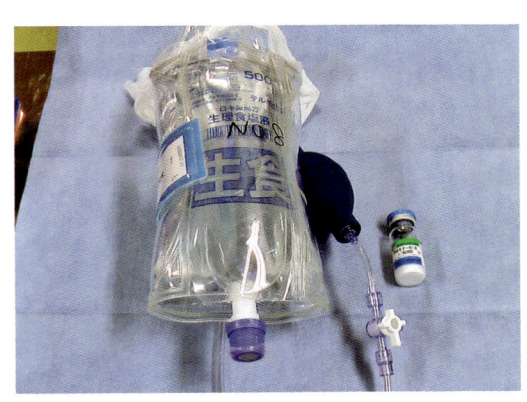

図ⅡF-2　洗浄の準備

硬膜切開後

図ⅡF-3は，硬膜切開後の脳表である．くも膜下出血のため，脳表からは動静脈の構造がわかりにくい．

シルビウス裂の剥離

左手に上山式イリゲーションサクション，右手に福島式吸引管（6S）を持つ（double suction法）．血腫の性状が硬いときなどは右手の吸引管を4mmのフリージア吸引管にすることもある（図ⅡF-4）．

上山式イリゲーションサクションはウロキナーゼが混入された洗浄液を軟膜と血腫の間に吹き付けていくことを主たる操作とし（随時吸引操作も行う），血腫の吸引は右手の吸引管で主に行う．この際，血腫のために視認できない血管や脳組織を壊さないように（1度吸引してしまうと吐き出せない）吸引管の先端にベムシート等を当てて保護をする．上山式イリゲーションサクションは誤って吸引しても陽圧で吐き出すことができるため，先端の保護は不要である．

血腫が洗浄除去されるとくも膜，動脈，細静脈等の構造が見えてくる（図ⅡF-5）．

血腫の洗浄除去により構造物の視認性が高まると，ハサミを用いた剥離が未破裂動脈瘤での手術と同様に安全に進めることが可能となる（図ⅡF-6）．

この操作を繰り返しながら，くも膜下血腫の洗浄，剥離を進めていく．

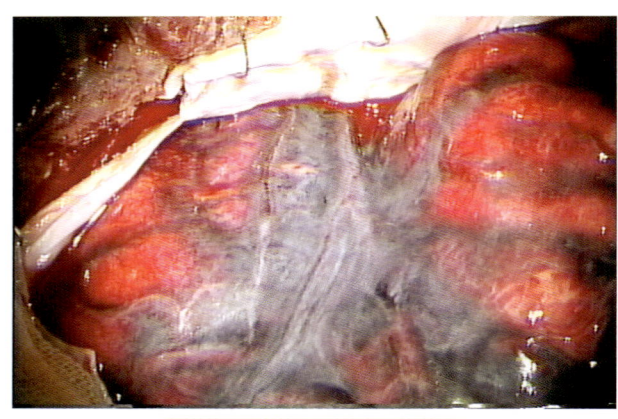

図ⅡF-3　硬膜切開後の脳表

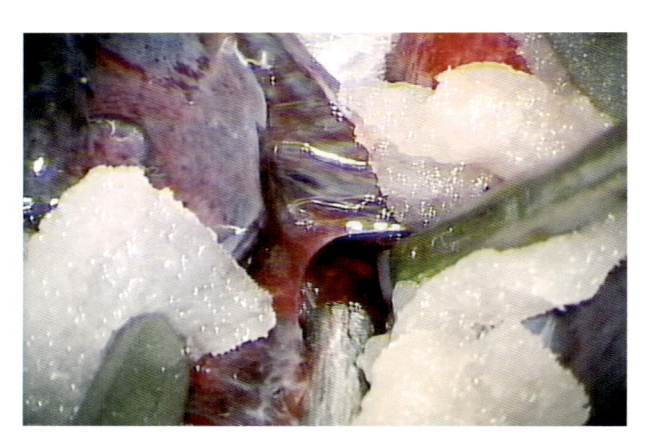

図ⅡF-4　吸引管の操作

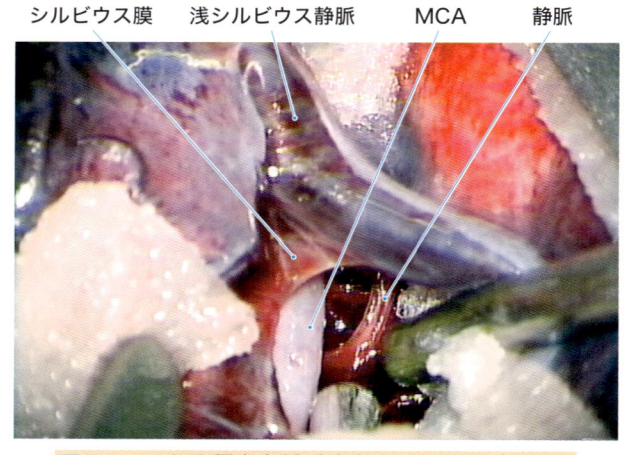

図ⅡF-5　ある程度血種が除去されたシルビウス裂

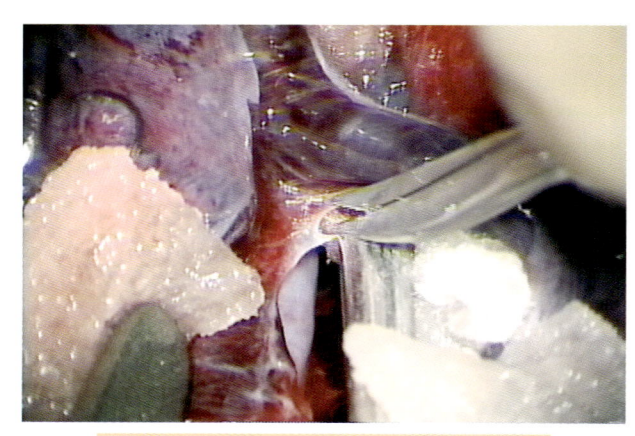

図ⅡF-6　ハサミを用いたシルビウス裂剥離

F. くも膜下腔洗浄

アプローチの際はくも膜下腔の血腫を洗浄除去することに主眼をおき，シルビウス裂の遠位部から血腫を可及的に洗浄除去し，中枢側へと進んでいく（図ⅡF-7）．

最初の段階では血腫が硬いために取れにくい場合があり，その際には無理に吸引しない．無理をすると血管や脳表を損傷する危険性が高い．手術の最初の段階でウロキナーゼが混入した洗浄液を血腫周囲に滲み込ませておくことで，クリッピング終了後に再度血腫の洗浄を行う際には血腫は容易に吸引可能となる．

図ⅡF-8はシルビウス裂のくも膜下血腫を可及的に洗浄したところである．中大脳動脈（M2, 3），島回の脳表，微小静脈が視認される．残存する血腫は先に述べたようにクリッピング後に再度の洗浄を行う．

ハサミ操作時の洗浄

図ⅡF-9は内頚動脈に達し，動脈瘤の中枢血管確保のための剥離を行うところである．

くも膜下出血例でも基本的には左手に上山式イリゲーションサクション，右手に上山式マイクロ剪刀での剥離操作が大部分を占める．

図ⅡF-10は洗浄液を噴出したところである．ハサミを用いた操作の際は，常に左手のイリゲーションサクションでの血腫の洗浄，吸引を繰り返し行う．

血腫を洗浄除去し，構造物の視認性を高めた後に，くも膜等をハサミで切断していく（図ⅡF-11）．

くも膜下血腫洗浄は，アプローチの際の剥離操作を安全に進めるためにも必須の手技である．

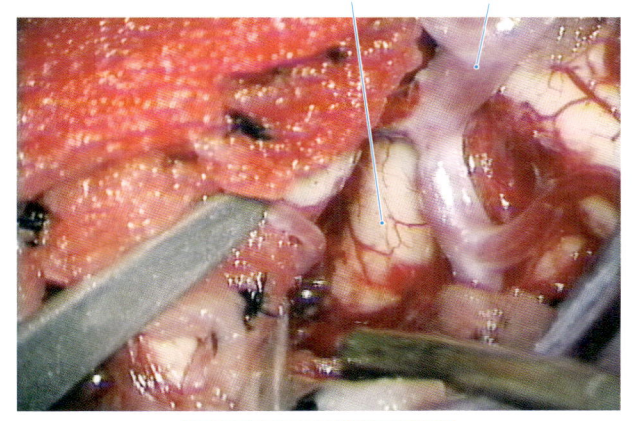

図ⅡF-7　血腫の吸引操作

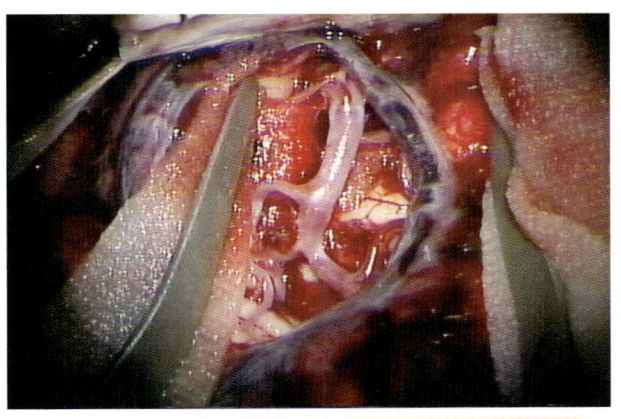

図ⅡF-8　第一段階の血腫除去を終えたシルビウス裂

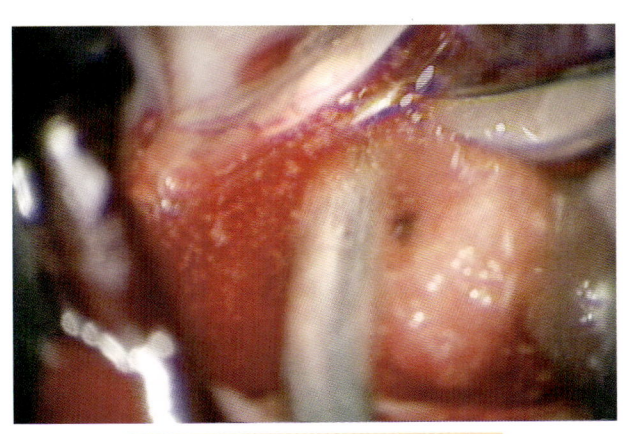

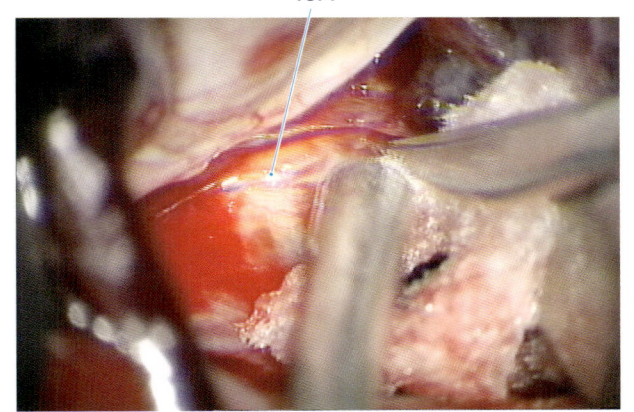

図ⅡF-9　血管確保のための剥離操作

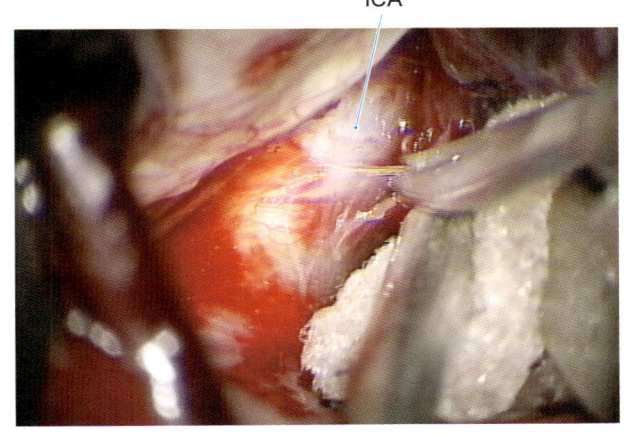

図ⅡF-10　剥離操作中の洗浄液噴出

図ⅡF-11　くも膜の切断

対側血腫の洗浄

クリッピング終了後，対側の血腫もできる限り洗浄する．

手術台を対側に傾け，前頭葉に脳ベラを掛け牽引し，顕微鏡の光軸を外側から入れる（図ⅡF-12）．

視交叉前槽，対側視神経周囲のくも膜を切開，開放しながら，血腫を可及的に洗浄していく（図ⅡF-13）．

終板の開放

終板を切開開放し，髄液の循環路を作る（図ⅡF-14）．
第四脳室に鋳型状の血腫がある場合等で，閉塞性水頭症を解除することができる．

後頭蓋窩血腫の洗浄

内頚動脈の内側，外側のスペースからLiliquet膜を破り，後頭蓋窩の血腫も可及的に洗浄する．

図ⅡF-15は脳底動脈周囲の血腫を除去しているところであるが，穿通枝等を損傷しないように，よりいっそうの注意を要する．

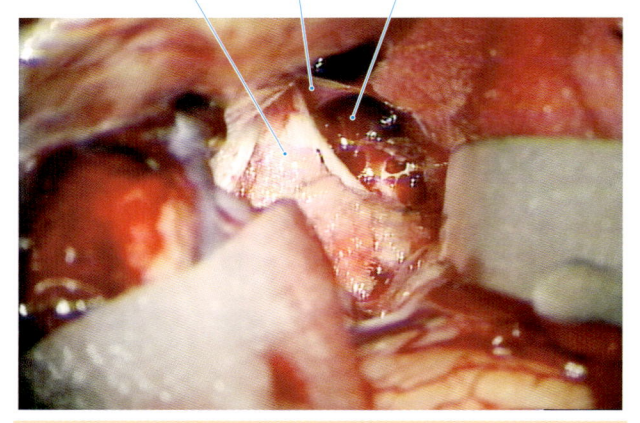

図ⅡF-12　対側血腫除去のための前頭葉の脳ベラによる牽引

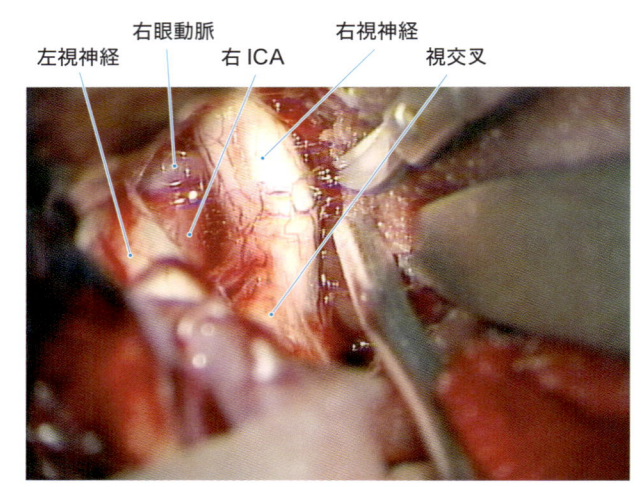

図ⅡF-13　くも膜の開放

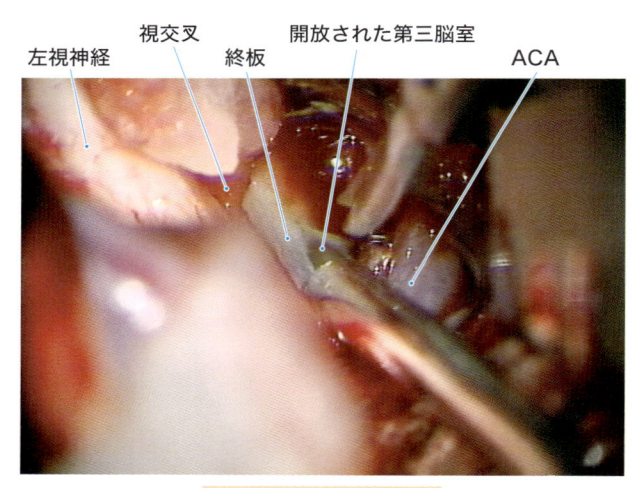

図ⅡF-14　終板の開放

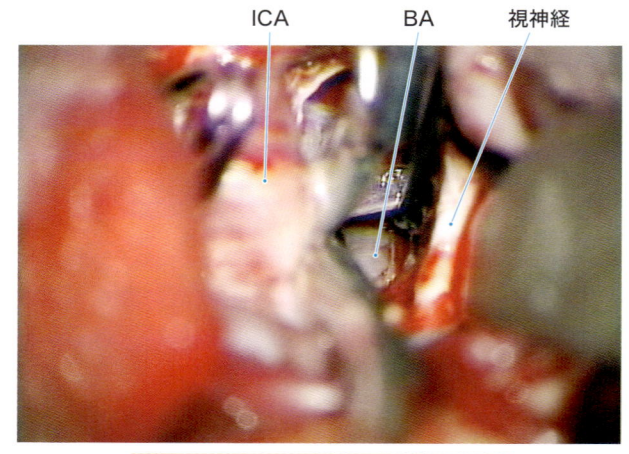

図ⅡF-15　脳底動脈周囲の血腫除去

術野の最終像

図ⅡF-16は，くも膜下腔の血腫の洗浄を終えたところである．島回の脳表の血腫もきれいに洗浄されているのがわかる．

橋前槽に脳槽ドレナージを挿入し，脳ベラ，ベムシートを取り除く（図ⅡF-17）．アプローチ前（図ⅡF-3）と比較すると，前頭葉・側頭葉の脳表の動静脈構造がよく見えるようになっている

くも膜形成（arachonoid plasty）

フィブリン糊とゼルフォームを用いてくも膜形成を行う（図ⅡE-18）．脳槽ドレナージから生理食塩水を注入すると，髄液のリークがない場合は脳表のくも膜下腔にも回り込んで膨隆してくる．

術後の確認

術後CTではアプローチ側のシルビウス裂，脳底槽のくも膜下出血が除去されているのがわかる（図ⅡF-19）．

図ⅡF-16　血腫洗浄終了後のくも膜下腔

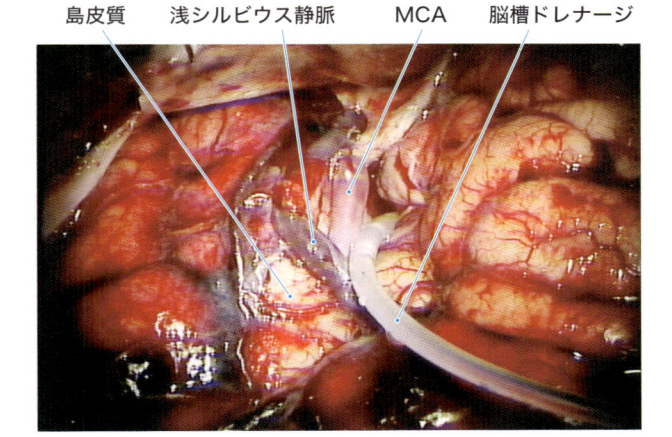

図ⅡF-17　手術器具を除いた術野

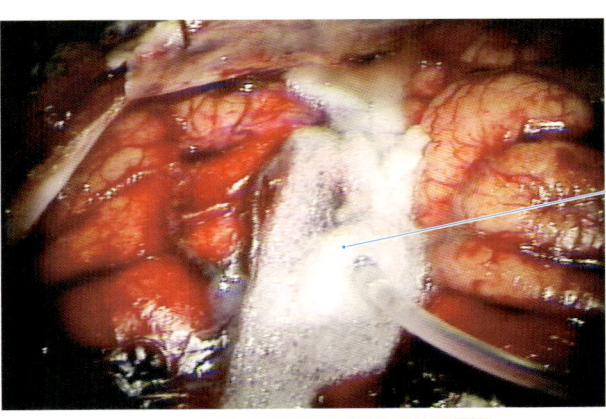

図ⅡF-18　くも膜形成のための操作

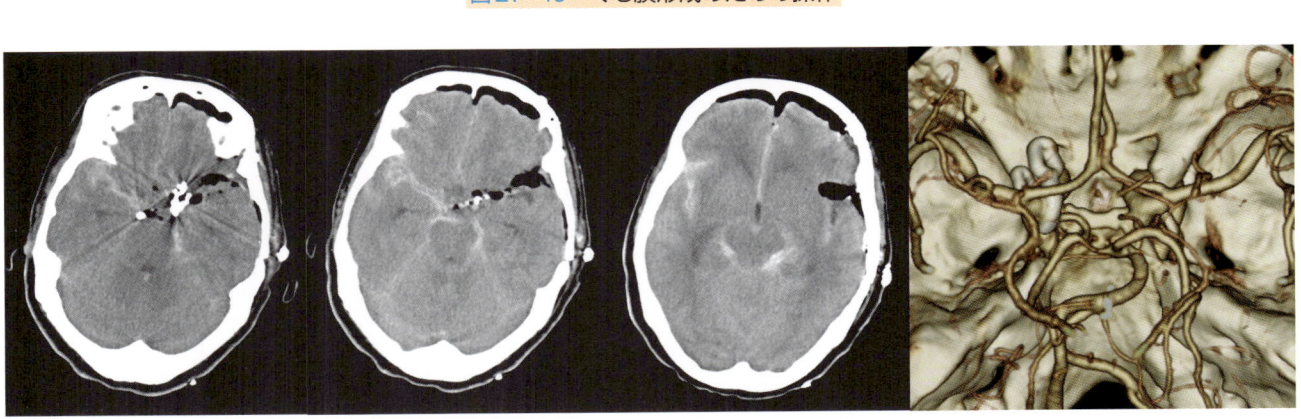

図ⅡF-19　症例の術後CTと3D-CTA

●参考文献

A. 開頭術
【前側頭開頭術】
1) Chyatte D, Porterfield R：Nuances of middle cerebral artery aneurysm. Microsurgery **48**：339-346, 2001
2) Fox JL：Intracranial aneurysms vol Ⅱ, Springer-Verlag, New York, p877-975, 1983
3) Ito Z：Middle cerebral artery aneurysms. Microsurgery of cerebral aneurysms, Nishimura-syoten, Niigata, p159-174, 1985
4) Kazumata K, Kamiyama H, Ishikawa T, et al：Operative anatomy and classification of the sylvian veins for the distal trans sylvian approach. Neurol Med Chir (Tokyo) **43**：427-433, 2003
5) Schaller C, Klemm E, et al：The trans-sylvian approach is "minimally invasive" but not "atraumatic". Neurosurgery **51**：971-977, 2002
6) Yasargil MG：Microneurosurgery Ⅱ, Georg Thieme Verlag, Stuttgart, p71-123, 1984
7) Yasargil MG：Cerebral veins. Microneurosurgery Ⅰ, Georg Thieme Verlag, Stuttgart, p165-168, 1984
8) Yasuda H, Kuroda S, Nanba R：A novel coating biomaterial for intracranial aneurysms：effects and safety in extra and intracranial carotid artery. Neuropathology **25**：66-76, 2005
9) 石井鐐二：脳動脈瘤に至るまでの手術手技．Neurosurgeons **13**：247-255, 1994
10) 石川達哉：脳動脈瘤手術における closure line の設定と approach angle を意識した clipping 術．脳神経外科速報 **7**：804-814, 2007
11) 加藤庸子：中大脳動脈瘤の手術 いかに正確な clipping をするか．脳動脈瘤の外科，山浦 晶（編），医学書院，東京，p223-239, 1995
12) 上山博康，川村伸吾，大田英則ほか：中大脳動脈瘤，内頚動脈瘤に対する distal trans Sylvian approach．第12回脳卒中の外科研究会講演集，p69-74, 1983
13) 上山博康：Anterior Interhemispheric Approach のための微小外科解剖— Arachnoid membrane, trabeculae を中心に—．顕微鏡下手術のための脳神経外科解剖Ⅲ，サイメッド・パブリケーションズ，東京，p39-49, 1991
14) 波出石 弘：シルビウスの開放．脳神経外科速報 **13**：931-935, 2003

【両前頭開頭術】
1) El-Noanamy H, Nakagawa F, Hongo K, et al：Low anterior interhemispheric approach-A narrow conidor to aneurysm of the anterior communicating artery. Acta Neurochir (Wien) **143**：885-891, 2001
2) Houkin K, Takahashi A, Abe H：Proper usage of brain retractors in the interhemispheric fissure based on MRI microanatomy：technical note. Surg Neurol **41** (1)：16-18, 1994
3) Ito Z：The microsurgical anterior interhemispheric approach suitably applied aneurysms of the anterior communicating artery in the acute stage. Acta Neurochir **63**：85-99, 1981
4) Ito Z：Microsurgery of cerebral aneurysms. Nishimura/Elsevier, Tokyo, p33-48, 1985
5) Lougheed WM：Selection, timing and technique of aneurysm surgery of the anterior circle of Willis. Clin Neurosurg **16**：95-113, 1969
6) Sampei T, Yasui N, Okudera T, et al：Anatomic study of anterior frontal cortical bridging veins with special reference to the frontopolar vein. Anatomic report Neurosurgery **38**：971-975, 1996
7) Suzuki J, Yoshimoto T, Mizoi K：Preservation of the olfactory tract in bifrontal craniotomy for anterior communicating artery aneurysms, and the functional prognosis. J Neurosurg **54**：342-345, 1981
8) Tanikawa R：Less invasive cisternal approach and removal of subarachnoid hematoma for the treatment of ruptured cerebral aneurysms. No Shinkei Geka **35**：17-24, 2007
9) Yasui N, Nathal E, Fujiwara H, et al：The basal interhemispheric approach for acute anterior communicating aneurysm. Acta Neurochir **118**：91-97, 1992
10) 石川達哉：前大脳動脈瘤の手術—脳梁膝下部に位置する症例の難しさを中心に．Clin Neuroscience **24**：2006-2012, 2006
11) 伊藤善太郎：破裂前交通動脈瘤急性期における microsurgical anterior interhemispheric approach の利点．Neurosurgery **1**：21-34, 1982
12) 上山博康：Anterior Interhemispheric Approach のための微小外科解剖— Arachnoid membrane trabeculae を中心に—．顕微鏡下手術のための脳神経外科解剖Ⅲ，サイメッド・パブリケーションズ，東京，p39-49, 1991
13) 安井信之：前交通動脈に対する新しい手術アプローチ— Basal interhemispheric approach—．Neurol Med Chir (Tokyo) **21**：756-761, 1987
14) 安井信之，三平剛志：前交通動脈瘤に対する大脳半球間裂接近法．顕微鏡下手術のための脳神経外科解剖Ⅲ，サイメッド・パブリケーションズ，東京，p50-61, 1991

【外側後頭下開頭術】
1) 谷川緑野：後頭頭蓋窩血行再建の基本手技と pitfall：OA-PICA anastomosis のための手術外科解剖．脳神経外科ジャーナル **17** (8)：587-595, 2008
2) 谷川緑野：めまい発作を繰り返した椎骨動脈高度狭窄の一例．脳神経外科速報 **9** (4)：319-323, 1999

B. 頭蓋底技術
【前床突起切除術】
1) Arnautovic KI, Al-Mefty O：A combined microsurgical skull-base and endovascular approach to giant and large paraclinoid aneurysms. Surg Neurol **50**：504-518 (discussion518-20), 1998
2) Batjer HH, Samson DS：Retrograde suction decompression of giant paraclinoidal aneurysms. Technical note. J Neurosurg **73**：305-306, 1990
3) Batjer HH, Kopitnik TA, Giller CA, et al：Surgery for paraclinoidal carotid artery aneurysms. J Neurosurg **80**：650-658, 1994
4) Chang DJ：The "no-drill" technique of anterior clinoidectomy：a cranial base approach to the paraclinoid and parasellar region Neurosurgery **64**：96-105；discussion 105-106, 2009

5) Chang HS, Joko M, Song JS, et al：Ultrasonic bone curettage for optic canal unroofing and znterior clinoidectomy. Technical note. J Neurosurg **104**：621-624, 2006
6) Day AL：Aneurysms of the ophthalmic segmen. A clinical and anatomical analysis. J Neurosurg **72**：677-691, 1990
7) Dolenc VV：：A combined epi- and subdural direct approach to carotid-ophthalmic artery aneurysms. J Neurosurg **62**：667-672, 1985
8) Drake CG：The surgical treatment of aneurysms of the basilar artery. J Neurosurg **29**：436-446, 1968
9) Evans JJ, Hwang YS, Lee JH：Pre- versus post-anterior clinoidectomy measurements of the optic nerve, internal carotid artery, and opticocarotid triangle：a cadaveric morphometric study. Neurosurgery **46**：1018-1021；discussion 1021-1013, 2000
10) Fox JL：Intracranial aneurysms II, Springer-Verlag, New York, p877-975, 1983
11) Froelich SC, Aziz KM, Levine NB, et al：Refinement of the extradural anterior clinoidectomy：surgical anatomy of the orbitotemporal periosteal fold. Neurosurgery **61**：179-185；discussion 185-176, 2007
12) Giannotta SL：Ophthalmic segment aneurysm surgery. Neurosurgery **50**：558-562, 2002
13) Goto T, Tanaka Y, Kohama K, et al：Loss of visual evoked potential following temporary occlusion of the superior hypophyseal artery during aneurysm clip placement surgery. Case report. J Neurosurg **107**：865-867, 2007
14) Hadeishi H, Suzuki A, Yasui N, et al：Anterior Clinoidectomy and opening of the internal auditory canal using an ultrasonic bone curette. Neurosurgery **52**：867-870；discussion 870-861, 2003
15) Hoh BL, Carter BS, Budzik RF：Results anter surgical and endovascular treatment of paraclinoid aneurysms by a cobined neurovascular team. Neurosurgery **48**：78-89, 2001
16) Huynh-Le P, Natri Y, Sasaki T：Surgical anatomy of the anterior clinoid process. J Clin Neurosci **11**：283-287, 2004
17) Noguchi A, Balasingam V, Shikawa Y, et al：Extradural anterior clinoidectomy. Technical note. J Neurosurg **102**：945-950, 2005
18) Umansky F, Valarezo A, Elidan J：The superior wall of the cavernous sunus：amicroanatomical study. J Neurosurg **81**：914-920, 1994
19) Yasargil MG, Gasser JC, Hodosh RM, et al：Carotid-ophthalmic aneurysms：direct microsurgical approach. Surg Neurol **8**：155-165, 1977
20) Wanibuchi M, Friedman AH, Fukushima T：Photo Atlas of Skull Base Dissection, Thieme, New York, 2009
21) 田中雄一郎，本郷一博，多田　剛ほか：内頚動脈瘤を安全に露出する方法．脳卒中の外科 **31**：117-120，2003
22) 藤岡正導：内頚動脈，後交通動脈分岐部動脈瘤の手術．脳神経外科速報 **13**：21-25，2003
23) 鰐渕昌彦，福島孝徳，Friedman AH, et al：Anterolateral Skull Base ①海綿静脈洞外側部の解剖．脳神経外科速報 **17**：1038-1043，2007
24) 鰐渕昌彦，福島孝徳，Friedman AH, et al：Anterolateral Skull Base ② Orbitozygomatic Approach．脳神経外科速報 **17**：1158-1165，2007
25) 鰐渕昌彦：頭蓋底局所解剖アトラス，メディカ出版，大阪，2009

【側頭開頭術（経錐体骨アプローチ）】
1) Abdel-Aziz KM, Sanan A, van-Loveren HR, et al：Petroclival meningiomas：predictive parameters for transpetrous approaches. Neurosurgery **47**：139-152, 2000
2) Al-Mefty O：Petrosal approach to clival tumors. Surgery of Cranial Base Tumors, Sekhar LN, et al (eds), Raven Press, New York, p 307-315, 1993
3) Al-Mefty O, Fox JL, Smith RR：The petrosal approach for petroclival meningiomas. Neurosurgery **22**：510-517, 1988
4) Cho CW, Al-Mefty O：Combined petrosal approach to petroclival meningiomas. Neurosurgery **51**：708-718, 2002
5) Couldwell WT, Fukushima T, Giannotta SL, et al：Petroclival meningiomas：surgical experiences in 109 cases. J Neurosurg **84**：20-28, 1996
6) Day JD, Fukushima T, Giannotta SL：Microanatomical study of the extradural middle fossa approach to the petroclival and posterior cavernous region：description of the rhomboid construct. Neurosurgery **34**：1009-1016, 1994
7) Erkmen K, Pravdenkova S, Al-Mefty O：Surgical management of petroclival meningiomas：factors determining the choice of approach. Neurosurg Focus **19**：E2, 2005
8) Hakuba A, Nishimura S, Jang BJ：A combined retroauricular and preauricular transpetrosal-transtentorial approach to clivus meningiomas. Surg Neurol **30**：108-116, 1988
9) Kawase T, Shiobara R, Toya S：Anterior transpetrosal-transtentorial approach for sphenopetroclival meningiomas：surgical method and results in 10 patients. Neurosurgery **28**：869-876, 1991
10) Kawase T, Shiobara R, Toya S：Middle fossa transpetrosal-transtentorial approaches for petroclival meningiomas. Selective pyramid resection and radicality. Acta Neurochir (Wien) **129**：113-120, 1994
11) Little KM, Friedman AH, Sampson JH, et al：Surgical management of petroclival meningiomas：defining resection goals based on risk of neurological morbidity and tumor recurrence rates in 137 patients. Neurosurgery **56**：546-559, 2005
12) Sakata K, Al-Mefty O, Isao Y：Venous consideration in petrosal approach：microsurgical anatomy of the temporal bridging vein. Neurosurgery **47**：153-161, 2000
13) Samii M, Ammirati M, Mahran A, et al：Surgery of petroclival meningiomas：report of 24 cases. Neurosurgery **24**：12-19, 1989
14) Sekhar LN, Jannetta PJ, Burkhart LE, et al：Meningiomas involving the clivus：a six-year experience with 41 patients. Neurosurgery **27**：764-781, 1990
15) Sekhar LN, Schessel DA, Bucur SD, et al：Partial labyrinthectomy petrous apicectomy approach to neoplastic and vascular lesions of the petroclival area. Neurosurgery **44**：537-552, 1999
16) Siwanuwatn R, Deshmukh P, Figueiredo EG, et al：Quantitative analysis of the working area and angle of attack for the retrosigmoid, combined petrosal, and trancochlear approaches to the petroclival region. J Neurosurg **104**：137-142, 2006
17) Tummala RP, Coscarella E, Morcos JJ：Transpetrosal approaches to the posterior fossa. Neurosurg Focus **19**：E6, 2005

II. 脳動脈瘤手術の基本技術

【経後頭顆アプローチ】
1) 谷川緑野：後頭頭蓋窩血行再建の基本手技と pitfall：OA-PICA anastomosis のための手術外科解剖．脳神経外科ジャーナル **17**(8)：587-595, 2008
2) 谷川緑野：めまい発作を繰り返した椎骨動脈高度狭窄の一例．脳神経外科速報 **9**(4)：319-323, 1999

C. バイパス手術
【STA-MCAバイパス】
1) Abul-Hassan HS, Ascher G von D, Acland RD, et al：Surgical anatomy and blood supply of the fascial layers of the temporal region. Plast Reconstr Surg **77**：17-24, 1986
2) Casanova R, Cavalcante D, Grotting JC, et al：Anatomic basis for vascularized outer-table calvarial bone flaps. Plast Reconstr Surg **78**：300-308, 1986
3) David SK, Cheney ML：An anatomic study of the temporoparietal fascial flap. Arch Otolaryngol Head and Neck Surg **121**：1153-1156, 1995
4) Gray H, Goss GM (eds)：Gray's Anatomy (29th American edition), Lea & Febiger, Philadelphia, p586, 1973
5) Houkin K, Takikawa S, Sawamura Y, et al：Intracranial vein construction. Surgery of the intracranial venous system, Hakuba A (ed), Springer Verlag, Tokyo, p375-379, 1996
6) Krayenbuhl H, Yasargil MG：Radiological anatomy and topography of the cerebral artexies. Handbook of Clinical Neurology vol 11, Vinken PJ, et al (eds), North Holland, Amsterdam, p65, 1983
7) Marano SR, Fischer DW, Gaines C, et al：Anatomical study of the superficial temporal artery. Neurosurgery **16**：786-790, 1985
8) Marty F, Montandon D, Gumener R, et al：Subcutaneous tissue in the scalp：Anatomical physiological, and clinical study. Ann Plast Surg **16**：368-376, 1986
9) Stock AL, Collins HP, Davidson TM：Anatomy of the superficial temporal artery. Head and Neck Surg **2**：466-469, 1980
10) The EC-IC Bypass Study Group：Failure of extracranial-intracranial arterial bypass to reduce the risk of ischemic stroke. Results of an lnternational Randomized Trial N Engl J Med **313**：1191-1200, 1985
11) Yonekawa Y, Yasargil MG：Exlracranial-intracranial arterial anastomosis. Advances and Technical Standard in Neurosurgery vol 3, Springer-Verlag, New York, p47-80, 1976
12) 江口恒良：脳動脈の微少血管吻合 STA-MCA anastomosis．脳神経外科 **11**(6)：575-580, 1983
13) 宝金清博：頭蓋内-頭蓋内バイパス手術．脳神経外科 **25**：587-598, 1997

【ECA-M2バイパス】
1) Houkin K, Kamiyama H, Kuroda S, et al：Long-term patency of radial artery graft bypass for reconstruction of the internal carotid artery. Technical Note. J Neurosurg **90**：786-790, 1999
2) Lawton MT, Hamilton MG, Morcos JJ, et al：Revascularization and aneurysm surgery：current techniques, indications, and outcome. Neurosurgery **38**：83-92, 1996
3) 石川達哉：脳動脈瘤治療における血行再建術の役割．脳血行再建の理論と実際，宝金清博（編著），中外医学社，東京，p170-195, 2006
4) 石川達哉：ハイフローバイパス NS Now No 6．脳虚血の外科 このピットフォールに陥らない，塩川芳昭（編），メジカルビュー社，東京，p52-66, 2009
5) 宝金清博：橈骨動脈を用いた long graft bypass．脳血行再建術，上山博康（監修），中外医学社，東京，p103-116, 2000

【OA-PICAバイパス】
1) 谷川緑野：後頭頭蓋窩血行再建の基本手技と pitfall：OA-PICA anastomosis のための手術外科解剖．脳神経外科ジャーナル **17**(8)：587-595, 2008
2) 谷川緑野：めまい発作を繰り返した椎骨動脈高度狭窄の一例．脳神経外科速報 **9**(4)：319-323, 1999

【ACA-ACAバイパス】
1) 上山博康：Anterior Interhemispheric Approach のための微小外科解剖．顕微鏡下手術のための脳神経外科解剖III—脳槽，脳裂と脳溝—，サイメッド・パブリケーションズ，東京，p39-49, 1991
2) 谷川緑野，小林　徹，林　恵充ほか：前交通動脈瘤に対する interhemispheric approach の利点と手術手技上のポイント．脳卒中の外科 **30**：208-212, 2002
3) 谷川緑野：手術解剖の観点からみた軟膜温存を配慮したシルビウス裂，大脳半球間裂剝離のポイント．顕微鏡下手術のための脳神経外科解剖 XX，サイメッド・パブリケーションズ，東京，p63-70, 2008
4) 谷川緑野，杉村敏秀，大西晶子ほか：前大脳動脈解離の治療方針6例の検討．脳卒中の外科 **27**：433-438, 1999

D. くも膜下腔の確保
【シルビウス裂開放】
1) Chyatte D, Porterfield R：Nuances of middle cerebral artery aneurysm . Microsurgery **48**：339-346, 2001
2) Fox JL：Intracranial aneurysms vol I, Springer-Verlag, New York, p877-975, 1983
3) Kazumata K, Kamiyama H, Ishikawa T, et al：Operative anatomy and classification of the sylvian veins for the distal trans sylvian approach. Neurol Med Chir (Tokyo) **43**：427-433, 2003
4) Kivisaari RP, Salonen O, et al：Basal brain injury in aneurysm surgery. Neurosurgery **46**：1070-1076, 2003
5) Schaller C, Klemm E, et al：The transsylvian approach is "minimally invasive" but not "atraumatic". Neurosurgery **51**：971-977, 2002
6) Yasargil MG：Cerebral veins. Microneurosurgery vol I, Georg Thieme Verlag, Stuttgart, p165-168, 1984

【半球間裂剝離】
1) Houkin K, Takahashi A, Abe H：Proper usage of brain retractors in the interhemispheric fissure based on MRI microanatomy：technical note.　Surg Neurol **41**(1)：16-18, 1994
2) Ito Z：The microsurgical anterior interhemispheric approach suitably applied aneurysms of the anterior communicating artery in the acute stage. Acta Neurochir **63**：85-99, 1981

3) Ito Z：Microsurgery of cerebral aneurysms. Nishimura/Elsevier, Tokyo, p33-48, 1985
4) Sampei T, Yasui N, Okudera T, et al：Anatomic study of anterior frontal cortical bridging veins with special reference to the frontopolar vein. Anatomic report Neurosurgery **38**：971-975, 1996
5) Tanikawa R：Less invasive cisternal approach and removal of subarachnoid hematoma for the treatment of ruptured cerebral aneurysms. No Shinkei Geka **35**：17-24, 2007
6) Yasui N, Nathal E, Fujiwara H, et al：The basal interhemispheric approach for acute anterior communicating aneurysm. Acta Neurochir **118**：91-97, 1992
7) 石川達哉：前大脳動脈瘤の手術―脳梁膝下部に位置する症例の難しさを中心に―．Clin Neuroscience **24**：2006-2012, 2006
8) 伊藤善太郎：破裂前交通動脈瘤急性期における microsurgical anterior interhemispheric approach の利点．Neurosurgery **1**：21-34, 1982
9) 上山博康：Anterior Interhemispheric Approach のための微小外科解剖― Arachnoid membrane trabeculae を中心に―．顕微鏡下手術のための脳神経外科解剖Ⅲ，サイメッド・パブリケーションズ，東京，p39-49, 1991
10) 安井信之：前交通動脈に対する新しい手術アプローチ― Basal interhemispheric approach ―．Neurol Med Chir (Tokyo) **21**：756-761, 1987
11) 安井信之, 三平剛志：前交通動脈瘤に対する大脳半球間裂接近法．顕微鏡下手術のための脳神経外科解剖Ⅲ，サイメッド・パブリケーションズ，東京，p50-61, 1991

E. 動脈瘤処理
【動脈瘤の剥離】
1) Kazumata K, Kamiyama H, Ishikawa T, et al：Operative anatomy and classification of the sylvian veins for the distal transsylvian approach. Neurol Med Chir (Tokyo) **43**：427-433, 2003
2) 石川達哉：脳動脈瘤手術におけるアプローチとスペースの作り方：超初心者のためのシルビウス裂開放の考え方．脳神経外科速報 **19**(1)：26-36, 2009
3) 上山博康, 川村伸吾, 大田英則ほか：中大脳動脈瘤，内頸動脈瘤に対する distal trans Sylvian approach．第12回脳卒中の外科研究会講演集，p69-74, 1983

【動脈瘤クリッピング】
1) Ishikawa T, Nakayama N, Moroi J, et al：Concept of ideal closure line for clipping of middle cerebral artery aneurysms –Technical Note–. Neurol Med Chir (Tokyo) **49**：273-278, 2009
2) 石川達哉：脳動脈瘤手術における closure line の設定と approach angle を意識した clipping 術．脳神経外科速報 **17**(7)：804-814, 2007
3) 中山若樹：前交通動脈瘤．脳神経外科エキスパート　脳動脈瘤，宝金清博（監修），中外医学社，東京，p90-105, 2009
4) 中山若樹：前交通動脈瘤クリッピングにおける Closure Line のとりかた～ Closure 'Plane' コンセプトとアプローチ選択～．脳神経外科速報 **19**(9)：998-1010, 2009

【suction and decompression】
1) Batjer HH, Samson DS：Retrograde suction decompression of giant paraclinoidal aneurysms. Technical note. J Neurosurg **73**：305-306, 1990
2) Scott JA, Horner TG, Leipzig TJ：Retrograde suction decompression of an ophthalmic artery aneurysm using balloon occlusion. Technical note. J Neurosurg **75**：146-147, 1991
3) Tamaki N, Kim S, Ehara K, Asada M, Fujita K, Taomoto K, Matsumoto S：Giant carotid-ophthalmic artery aneurysms：direct clipping utilizing the "trapping-evacuation" technique. J Neurosurg **74**：567-572, 1991
4) 伊達　勲, 徳永浩司：Suction decompression 法を併用した巨大・大型 paraclinoid 動脈瘤のクリッピング術―そのセッティングとクリッピング時の留意点．脳神経外科 **37**(2)：135-146, 2009

F. くも膜下腔洗浄
1) Brouwers PJ, Dipple DW, Vermeulen M, et al：Amount of blood on computed tomography as an independent predictor after aneurismal rupture. Stroke **24**：809-814, 1993
2) Fisher CM, Kistler JP, Davis JM：Relation of cerebral vasospasm to subarachnoid hemorrhage visualized by computerized tomographic scanning. Neurosurgery **6**：1-9, 1980
3) Kinouchi H, Ogasawara K, Shimizu H, et al：Prevention of symptomatic vasospasm after aneurismal subarachnoid hemorrhage by intraoperative cisternal fibrinolysis using tissue-type plasminogen activator combined with continuous cisternal drainage. Neurolo Mwed Chir (Tokyo) **44**：569-575, 2004
4) Kodama N, Sasaki T, Kawakami M, et al：Cisternal irrigation therapy with urokinase and ascorbic acid for prevention of vasospasm after subarachnoid hemorrhage. Outcome in 217 patients. Surg Neurol **53**：110-117, 2000
5) Rabinstein AA, Pichelmann MA, Friedman JA, et al：Aymptomatic vasospasm and outcomes following aneurismal subarachnoid hemorrhage：a comparison between surgical repair and endvascular coil occlusion. J Neurosurg **98**：319-325, 2003
6) Sasaki T, Kodama N, Kawakami M, et al：Urokinase cisternal irrigation therapy for prevention of symptomatic vasospasm after aneurismal subarachnoid hemorrhage：astudy of urokinase concentration and the fibrinolytic system. Stroke **31**：1256-1262, 2000
7) 鶴野卓史：Bipolar irrigation system による破裂脳動脈瘤術中 radical clot removal の脳血管攣縮予防効果．脳神経外科 **33**：343-348, 2005

第Ⅲ章

内頚動脈瘤

Contents

§ A　海綿静脈洞部動脈瘤

§ B　傍前床突起部内頚動脈瘤

§ C　内頚動脈-後交通動脈瘤

§ D　内頚動脈-前脈絡叢動脈瘤

§ E　内頚動脈先端部動脈瘤

§ F　内頚動脈背側動脈瘤

A 海綿静脈洞部動脈瘤

手術治療の目的

　海綿静脈洞部動脈瘤は，通常直達手術の適応はない．かつて行われたこともあるが，morbidity, mortality は低くなく，術中破裂のリスクを考えると，直達手術の合理性はない．しかし，巨大化すると破裂することもあり，また動眼神経・外転神経などの障害による外眼筋麻痺，あるいは，三叉神経への影響と考えられる顔面の知覚障害（痛み）などが出現する．手術適応は，こうした場合にあると考えられる．

　直達手術に代わって行われるのが，内頚動脈遮断，バイパス手術による血行再建である．海綿静脈洞部の動脈瘤は，基本的には上記のように母血管の心臓端の遮断，血行再建で治療ができる．動脈瘤による mass sign による神経障害は，長期に放置されない限り回復する．

　ただ，まれに内頚動脈遮断・バイパス手術により，動脈瘤が血栓化する過程で神経症状が悪化したり，あるいは，おそらく内頚動脈からの栄養枝の関係で，血流障害により動眼神経・外転神経などの海綿静脈洞内の神経障害が悪化する例が報告されている．また，まれではあるが，retrograde の血流により，動脈瘤そのものが残存したり，破裂したりという例も報告されている．

　しかし，一般的には，
① 頚部内頚動脈の遮断
② 頭蓋内（眼動脈分岐の心臓端）での遮断は不要
③ バイパスは，基本的には橈骨動脈（RA）などを用いた high flow バイパス（ECA-RA-M2 バイパス）
が基本である．

　術前の検査で STA-MCA バイパスだけで十分な症例を完全に予測することは困難である．また，バイパスを置かないと，長期的には，反対側の内頚動脈や前交通動脈，あるいは椎骨動脈などに血行力学的な新生動脈瘤の発生も危惧される．

　本項では，RA グラフトを用いた high flow バイパスを解説するが，この手技は第Ⅱ章C②で詳しく手順が述べられている．

手術のポイントと注意事項

　基本は，まず STA-MCA バイパスを確実行うことと，high flow バイパスの吻合部位を考えて，シルビウス裂を広く開放することである．STA-MCA バイパスの目的は，high flow バイパスの補完だけではなく，内頚動脈の遮断，high flow バイパスの血流開始に伴う患側半球の灌流圧の測定を，吻合していないもう一端の STA で可能にするという意味もある．

　high flow バイパスは，頭蓋内から行う．吻合手技そのものは，血管サイズが太いこともあり，決して困難ではない．ただ，遮断を完全に行ったつもりで一気にMCAに切開を行うと，万が一裏側に枝があったり，遮断が不完全であったりした場合には，通常の STA-MCA バイパスとは異なり，出血のコントロールが容易でない．これにより，遮断時間が延長し，二次的な血管損傷や脳損傷も起こりうる．

　バイパスの基本であるが，十分な準備が重要である．遮断は，temporary clip を用いるが，Yasargil のミニクリップでも可能である．

　頚部での吻合は大きな動脈同士であり，基本的には難しくない．ただ，動脈硬化が外頚動脈側にあることがあり，きちんと血管壁を合わせて吻合することが何より重要である．この high flow バイパスにおけるバイパスの閉塞原因の主なものの一つに，頚部での不適切な吻合があることを十分に認識しておく必要がある．

シルビウス裂の剝離とレシピエントの確保

症例の術前画像を図ⅢA-1に示す．

通常通りシルビウス裂を広く開け，MCA M2の太いほう，およびその末梢のM3またはM4をレシピエントとして確保する（図ⅢA-2）．

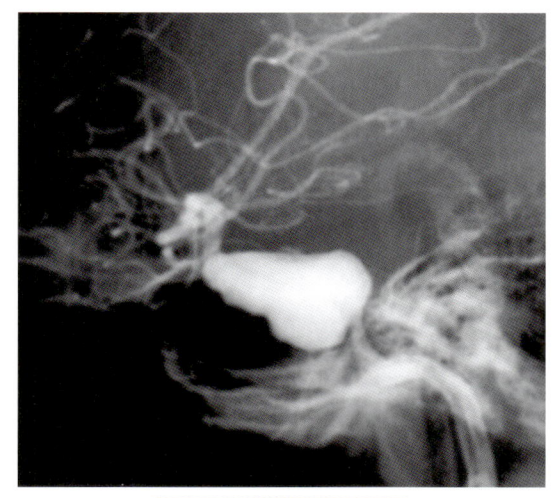

図ⅢA-1　術前血管造影

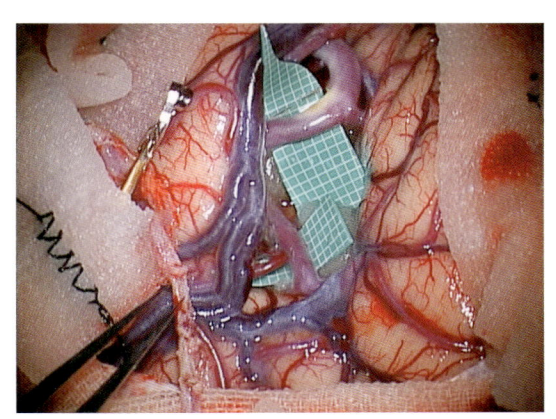

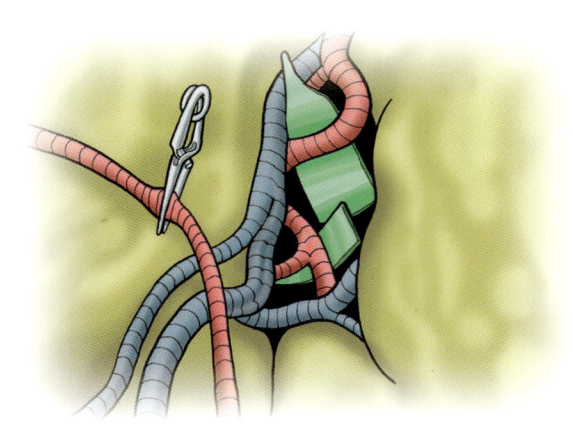

図ⅢA-2　開放されたシルビウス裂とレシピエントの確保

STA-MCA吻合（アシストバイパス）

M3またはM4にSTAを順行性に吻合する（図ⅢA-3）．STAのもう1本の枝は，動脈圧測定用に使用する．このバイパスはhigh flowバイパスのアシストである以上に，MCA圧モニターとして重要である．

RAグラフトの吻合

RAを頸部まで通しておいてから，RAをM2に逆行性に吻合する（図ⅢA-4）．吻合は8-0の糸を用いて，連続縫合で行う

次にECAとRAを吻合し外頸動脈の遮断を解除するが，RAのクリップはそのままで，RA内はヘパリン加アルブミン液で満たされたままにしておく（図ⅢA-5）．

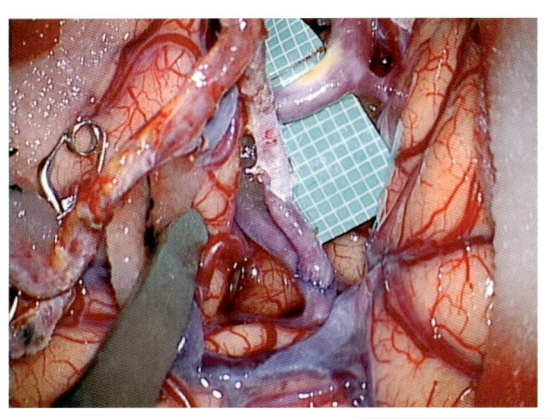

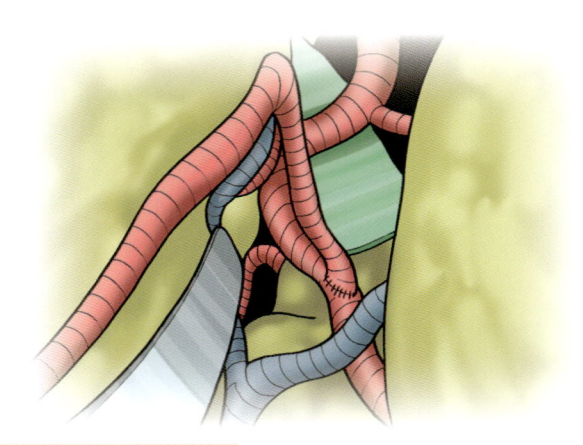

図ⅢA-3　MCAの末梢へのアシストバイパス

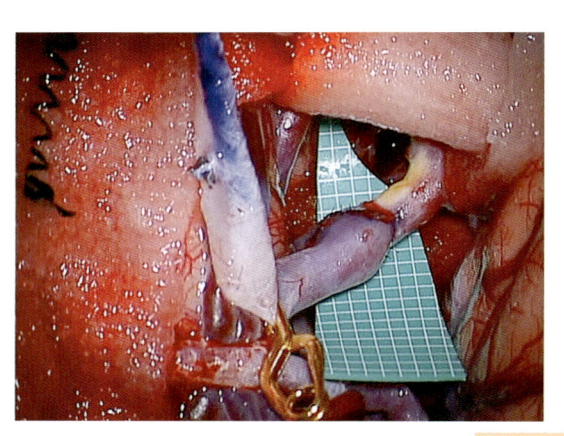

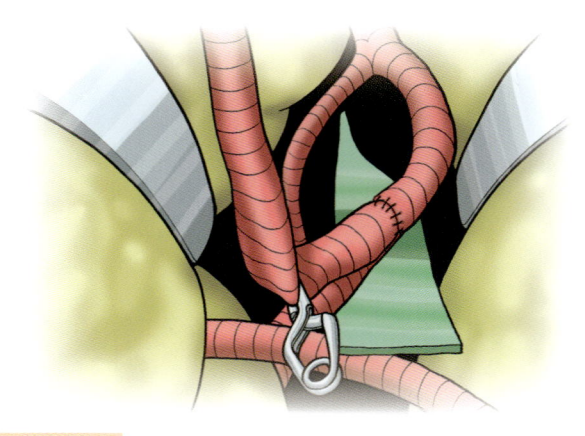

図ⅢA-4　RA-M2吻合

持続 suction チューブ

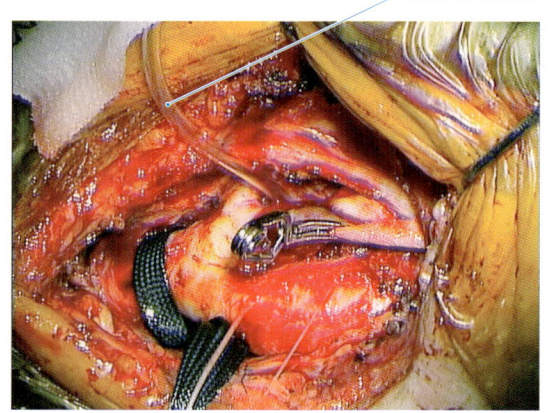

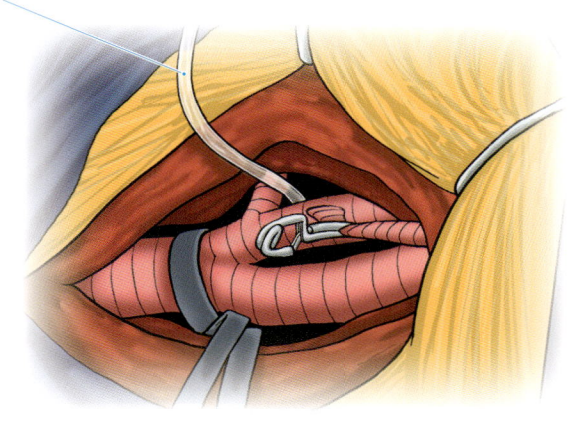

図ⅢA-5　ECA-RA吻合

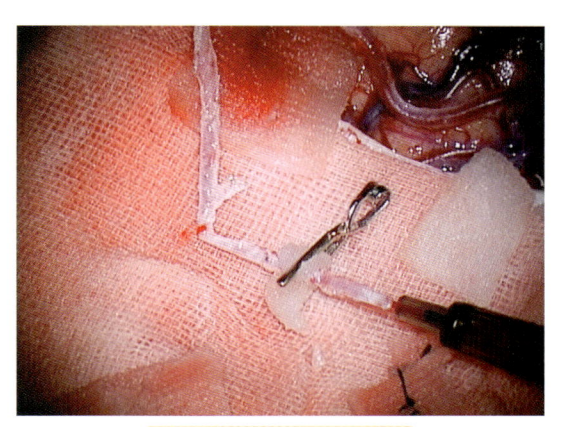

図ⅢA-6　MCA圧の測定

MCA圧モニター

　STAのもう一方の枝に20G程度の留置針を挿入し，ベムシート越しにクリップを掛け固定する（図ⅢA-6）．これに動脈圧トランスデューサーを接続し，STA本幹を遮断すれば，MCA圧が測定できる．

III. 内頚動脈瘤

内頚動脈一時遮断

内頚動脈をブルドック鉗子で一時遮断する（図ⅢA-7）．

RAグラフトの遮断解除

頚部および頭蓋内でRAに掛けてあったクリップをはずし，グラフトを開通させる（図ⅢA-8）．

この際，さまざまな方法で，このバイパスの開存，必要な圧，脳血流の確保がされているかどうかを確認する．方法としては，①術中血管造影，②ICG血管造影，③ドップラー血流計測，④STAの圧センサー，⑤MEPなどの生理的モニター，などがある．

STAの一端を用いた圧では，遮断前の値に比べて80％を目安として，ほかの所見と合わせて判断する．

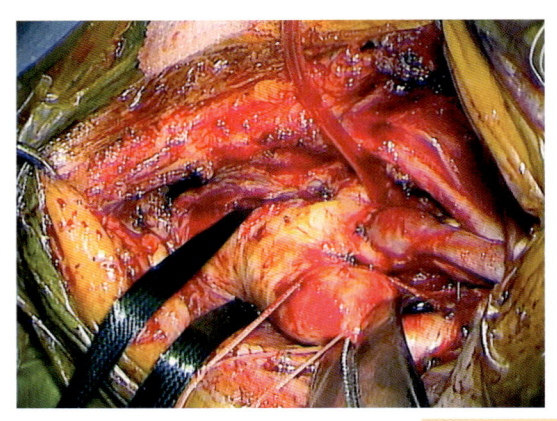

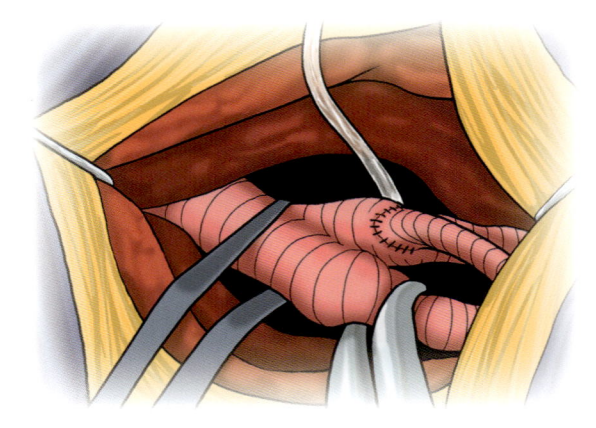

図ⅢA-7　内頚動脈の一時遮断

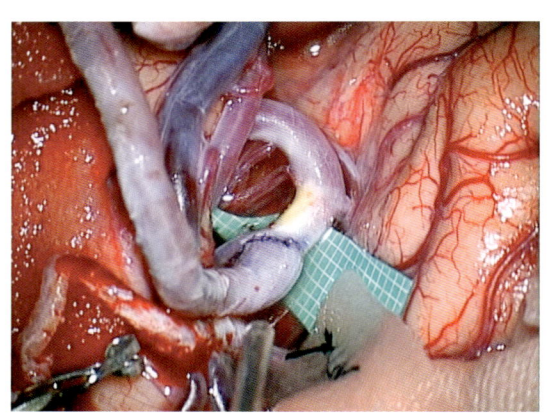

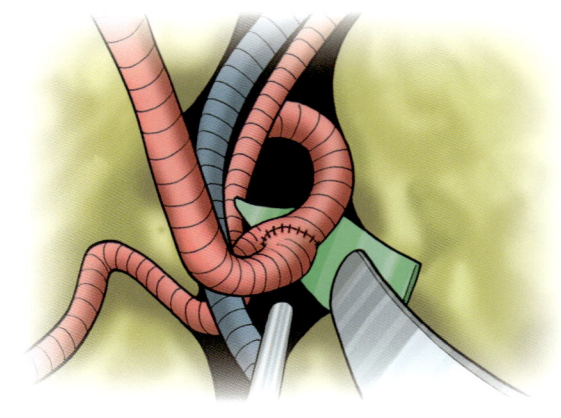

図ⅢA-8　RAグラフトの遮断解除

B 傍前床突起部内頚動脈瘤

手術のポイント

傍前床突起部内頚動脈瘤の手術のポイントは，
①前床突起の切除
②頚部での内頚動脈確保（必要に応じて）
③視神経の可動性（視神経管の開放）
④Dolencの三角の確保（optic strutの切除）
⑤視神経の愛護的操作と動脈瘤剥離（temporary clipの使用）
⑥眼動脈の温存
⑦後交通動脈，前脈絡叢動脈の確認
⑧大型の動脈瘤が多いので除圧（一時遮断，suction and decompression）が必要
⑨硬膜閉鎖
などが挙げられる．

前床突起切除は，傍前床突起部（paraclinoid）の動脈瘤では必須である（図ⅢB-1）．硬膜内からの開放も可能であるが，完全な切除は硬膜外での操作（Dolencの方法）が必要である．硬膜内での切除は，動脈瘤が小型で，硬膜内操作で可能と思われた場合に，追加的に行う場合に勧められる．

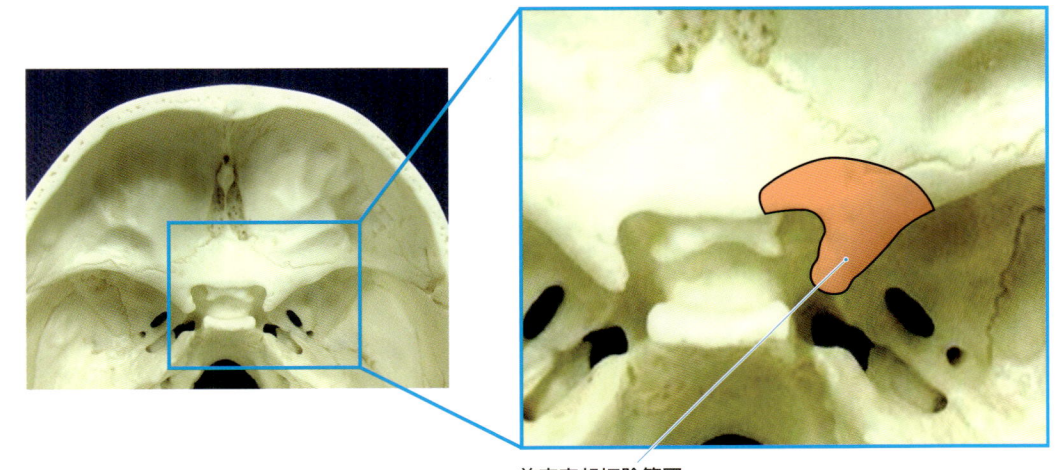

前床突起切除範囲

図ⅢB-1 前床突起切除範囲

III. 内頚動脈瘤

　前床突起切除の手技は，Ⅱ章B①で詳細に述べられている．ポイントは，前床突起を支える3つの骨構造
① 眼窩上壁
② 上眼窩裂外側と前床突起本体
③ optic strut
を手順よく切除することである（図ⅢB-2）．

　この目的は，
① 視神経の可動性を確保すること
② 頚動脈の硬膜環をカットして，Dolencの三角部で頚動脈を確保すること
にある（図ⅢB-3）．

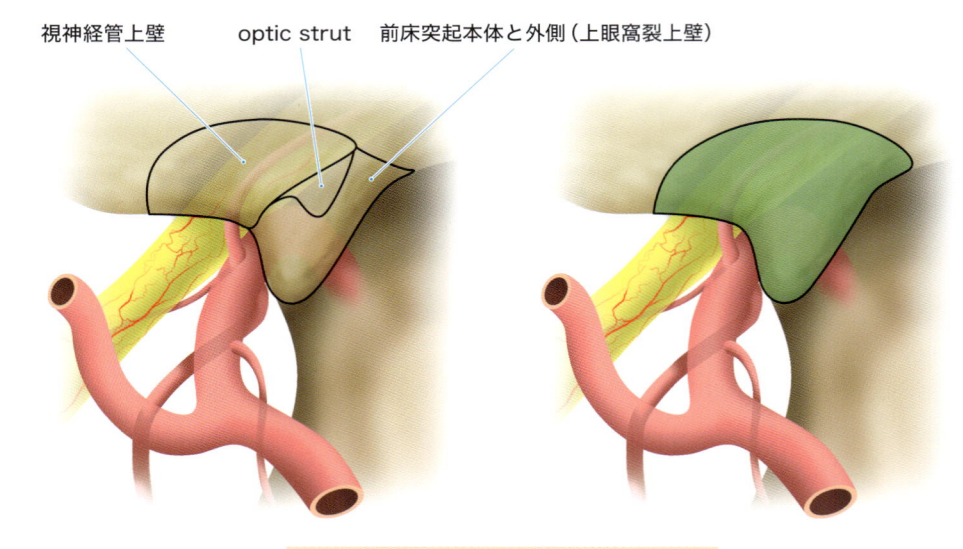

視神経管上壁　　optic strut　　前床突起本体と外側（上眼窩裂上壁）

図ⅢB-2　前床突起を支える3つの骨構造

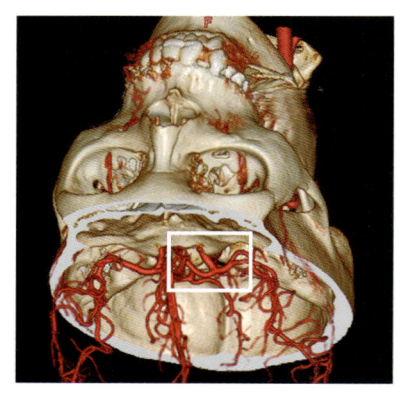

paraclinoid region　　　　　　　骨切除範囲

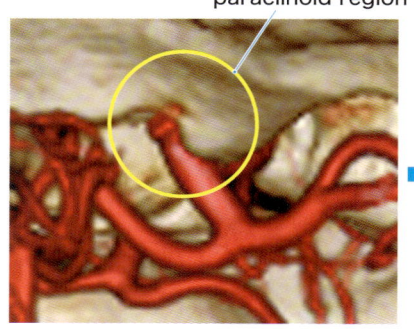

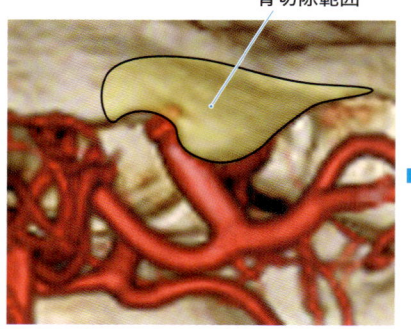

骨切除後の様子．眼動脈，視神経，硬膜輪，Dolenc三角が確認できる．

図ⅢB-3　前床突起切除の効果

症例の概要と硬膜開放まで

典型的な paraclinoid aneurysm である（図ⅢB-4）．大型であり，前床突起切除は必須である．型どおりに前床突起を切除して，硬膜をシルビウス裂に沿って開放する（図ⅢB-5）．

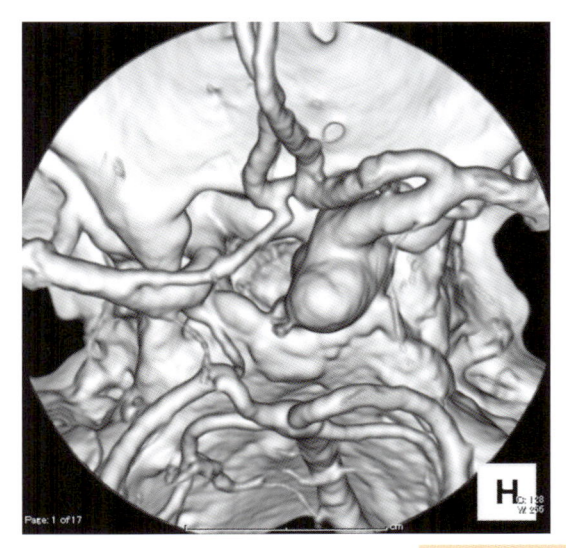

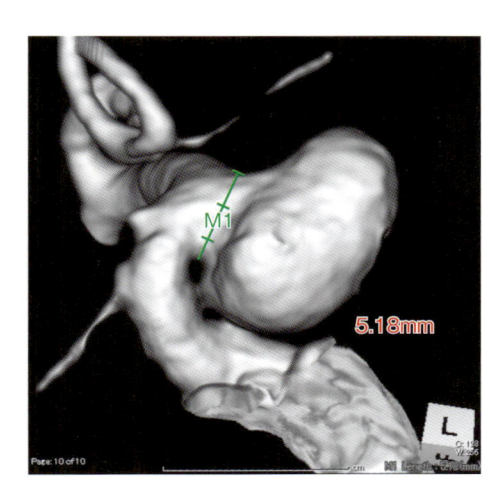

図ⅢB-4　術前3D-CTA

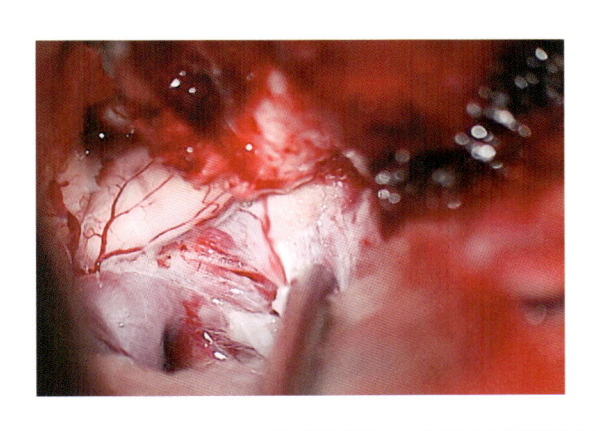

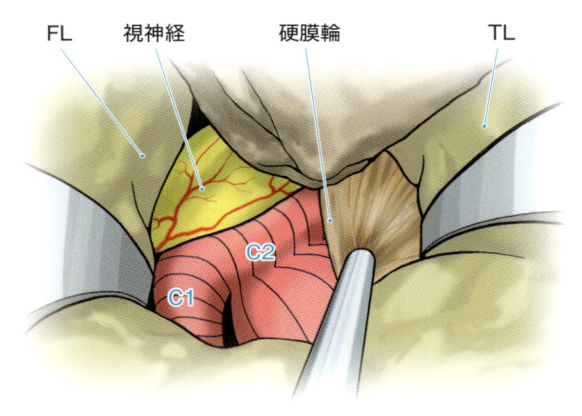

硬膜を開け，シルビウス裂深部をわずかに開放すると前頭葉の圧排はほとんどなく，内頚動脈のC1，C2が確認され，硬膜の連続として硬膜輪の遠位部が確認できる．動脈瘤処置のためにはこれを開け，海綿静脈洞内で内頚動脈を確保する必要がある．

図ⅢB-5　硬膜開放①

III. 内頸動脈瘤

　硬膜輪は，遠位からカットして，近位部まで開放する（図ⅢB-6）．この操作の際，海綿静脈洞から出血があるが，止血素材を充填して止血できる．この操作により，内頸動脈の確保が可能になる（図ⅢB-7）．この状態が達成できれば，頸部での動脈瘤の確保は必要ない．

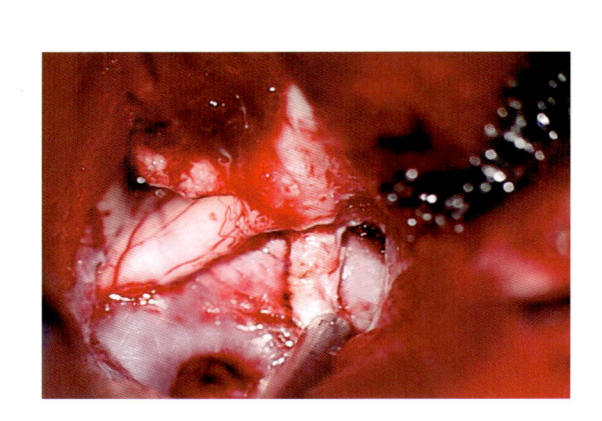

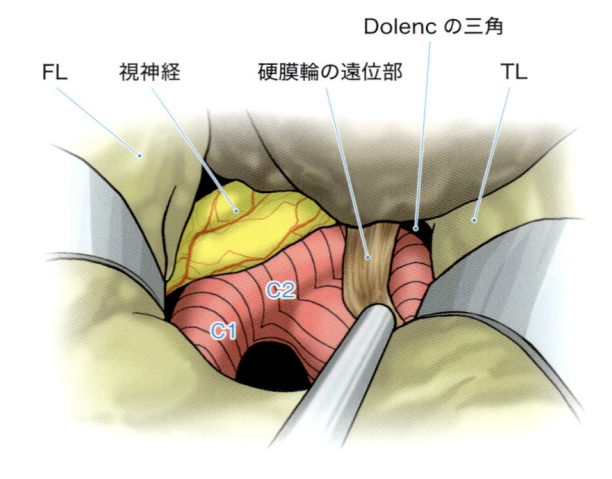

硬膜輪を開放する．この場面では，遠位部を最後に処置している．海綿静脈洞からの出血は，オキシセルを充填して止血する．

図ⅢB-6　硬膜開放②

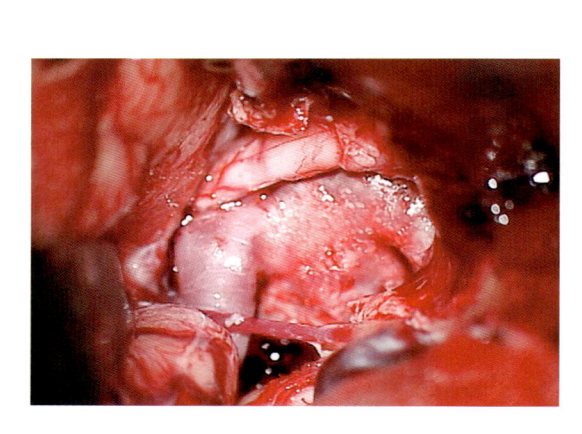

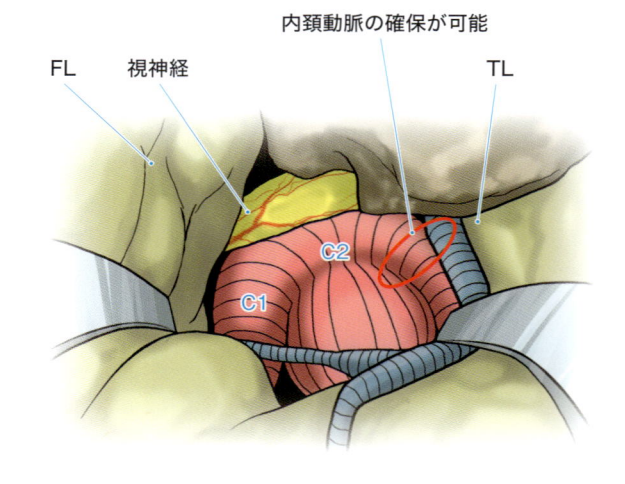

内頸動脈の確保が可能であり，赤○の部位で，temporary clipが置ける．

図ⅢB-7　硬膜輪開放が終了したところ

動脈の確認とスペースの確保

次に，頚動脈のC2部，C1部を確認し，後交通動脈，前脈絡叢動脈の確認を行う．動脈瘤が小さければ，上下垂体動脈の確認が可能である（図ⅢB-8）．

この後は，視神経と動脈瘤の接触の程度や動脈瘤の大きさによるが，視神経と動脈瘤の剥離が必須である．動脈瘤クリップは，当然，有窓クリップを使用することになるが，この視神経の下をクリップのブレードの一方が通ることになるので，どうしても，視神経を圧排することになる．そこで，C3部にtemporary clipを掛け，動脈瘤の圧を下げると剥離が容易になる．

遮断は，短時間で行う（図ⅢB-9）．術前の情報から，短時間でも虚血障害の心配があれば，バイパスを行っておく．

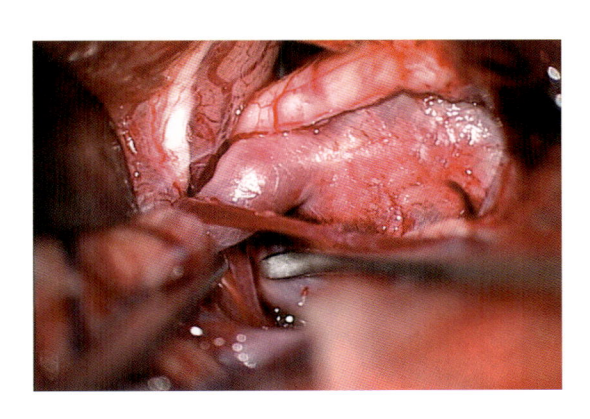

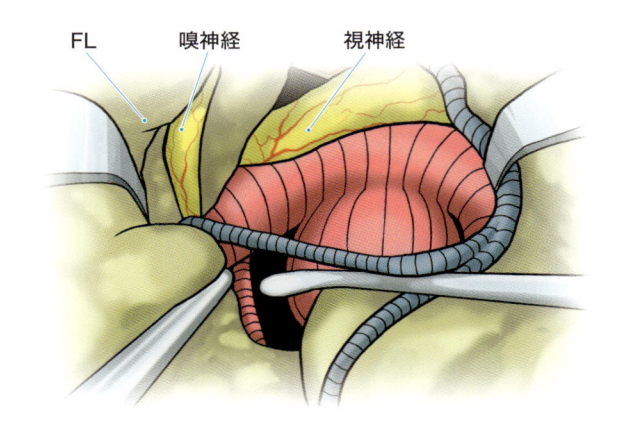

この症例では，後交通動脈は確認されないが，前脈絡叢動脈が確認される．動脈瘤と剥離できる．

図ⅢB-8　前脈絡叢動脈の確認

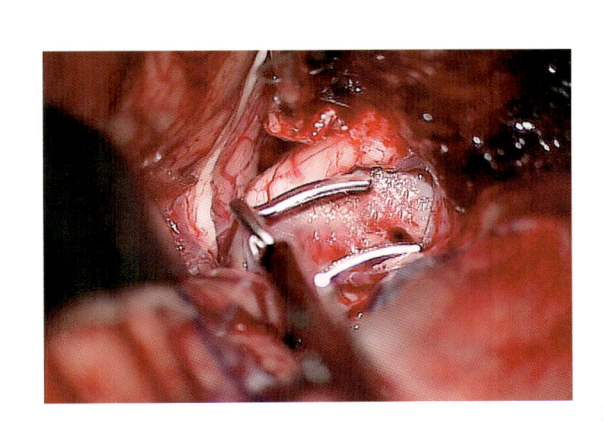

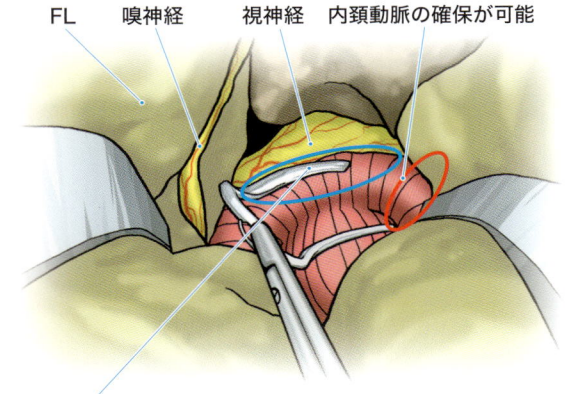

有窓クリップを用いてクリップの操作とクリップ後のイメージをはっきりさせる．赤○部位で内頚動脈を短時間に確保して，動脈瘤の圧を下げ，動脈瘤をクリップで押さえつけながら，少しずつスペースを作る．特に，視神経との癒着の剥離，スペース（青○）を作る操作は重要である．

図ⅢB-9　スペース確保の操作

III. 内頸動脈瘤

クリッピング

眼動脈の下をクリップを通過させなければならない．これには，動脈瘤と視神経の十分な剥離が必要である（図ⅢB-10）．最後に，内頸動脈の狭窄がないことを確認する（図ⅢB-11）．

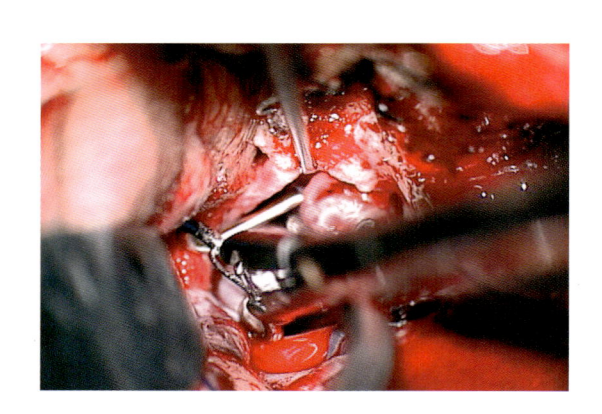

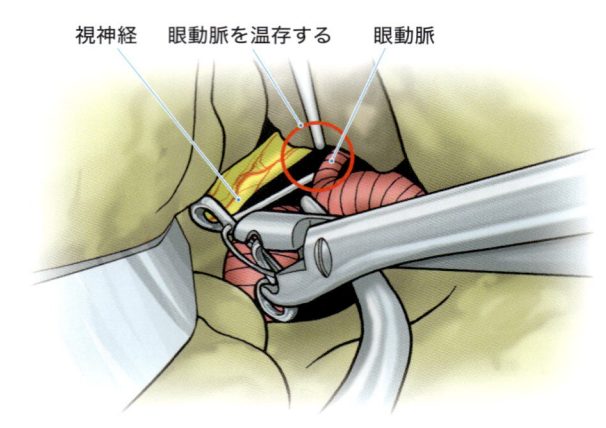

C1 部に temporary clip を掛けて（この図では見えない），動脈瘤の圧を下げながら前の操作で視神経との間に作ったスペースを拡げ，眼動脈を確認して，その下にクリップのブレードを入れていく．

図ⅢB-10　クリップの挿入操作

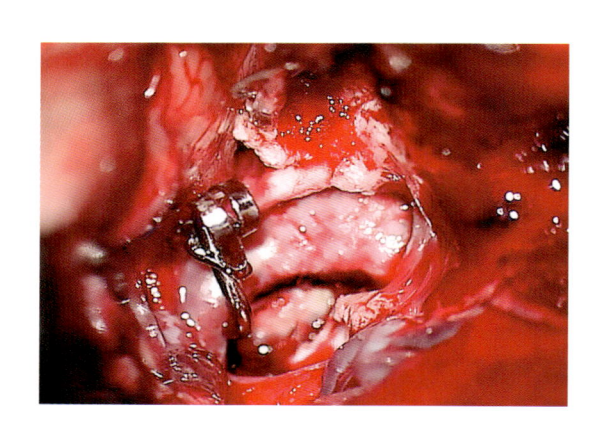

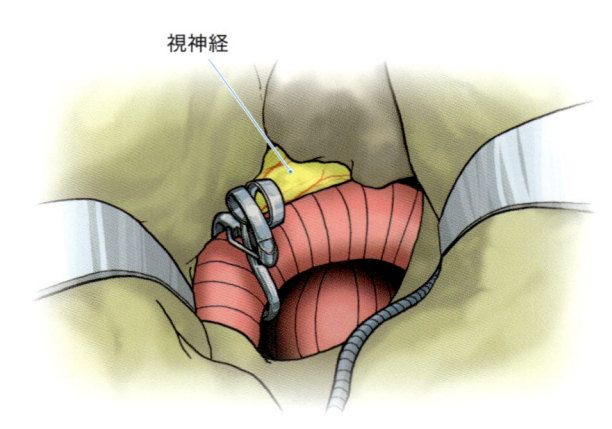

有窓クリップが掛かった状態．この後，前脈絡叢動脈の確認，眼動脈の確認，視神経に問題がないことを確認する．動脈瘤が完全に閉鎖したことを ICG あるいは術中の血管造影で確認する．

図ⅢB-11　クリッピングが終了したところ

C 内頚動脈-後交通動脈瘤

　脳動脈瘤の中でも，内頚動脈-後交通動脈分岐部動脈瘤（IC-PC AN）は全体の約30％を占める，ごくありふれた動脈瘤である．動脈瘤のオリエンテーションはつきやすいが，破裂が起こった場合，出血は極めて激しいものとなる．また，動脈瘤のハンドリングにはさまざまな技術が必要である．さらに母動脈閉塞や穿通枝障害が発生した場合の症状は極めて重篤になりうるため，それらを確実に温存する工夫も必要である．

　こういった点から，初心者が手術をする機会も多いと思われる IC-PC AN の手術であるが，脳動脈瘤の手術の基本手技がすべて含まれているといっても過言ではない．

後交通動脈

　後交通動脈（posterior communicating artery：Pcom）は，carotid cistern に存在し，diencephalic menbrane を貫き，interpeduncular cistern に入る．その直径（0.4〜4.0mm：平均1.4mm）により，以下の3群に分類される．

① normal type（54％）：直径1mm以上でP1より細い
② hypoplastic type（24％）：直径1mm以下
③ fetal configuration（18％）：直径1mm以上でP1より太い

　長さは5.0〜18.0mm（平均12.6mm）である．後交通動脈の太さにかかわらず，穿通枝は一定数存在する．

　後交通動脈からの穿通枝は8.5本/1側，直径：平均0.26mm と言われ，後交通動脈の上面，上外側から分岐し，後上方へ走行する．前半部（近位側）は5.4本（premamillary artery or anterior thalamo-perforating artery）で，灰白隆起，視床，視床下部，などに分布し，後半部（遠位側）3.1本で後有孔質，脚間窩などに分布する．

局所解剖

　後交通動脈は，常に動脈瘤ネックの近位側に位置する．後交通動脈やその穿通枝の障害は予後不良に直結するので，絶対に避けなければならない．手術の実際においては，後交通動脈の内頚動脈との位置関係，つまり後交通動脈を内頚動脈に対してどこで確保しうるかが重要である．

　内側走行型は opticocarotid space で後交通動脈が確保できるものであり，穿通枝は後ろ上方に向かって走行するため，動脈瘤の剝離やクリップを掛ける際に後交通動脈はあまり邪魔にならない．

　これに対し，retrocarotid space で後交通動脈が確保されるのは外側走行型であり，動脈瘤の遠位ネック側の剝離を行わないと後交通動脈の走行が明らかにならないし，クリップによって後交通動脈やその穿通枝を閉塞させる危険が高くなる．この後交通動脈の走行のタイプは術前の脳血管撮影である程度は予測できるが，実際に術野を見ないとわからないことも多い．

症例

12 mm大のbroad baseの未破裂脳動脈瘤である．blebを有し，後交通動脈は太いfetal configurationである（図ⅢC-1）．

開頭

開頭は，frontal lobeとtemporal lobeが同じ大きさで出るようにする（図ⅢC-2）．subfrontal approachでも可能ではあるが，後向きの動脈瘤などでは対応できない．

後向きの動脈瘤では，retrocarotid spaceを利用するが，このためにはtemporal tipを後に移動させる必要があり（anterior temporal approachと同様），temporal sideの十分な視野が必要である．

2種のIC-PC AN

IC-PC ANは①外側向きでtemporal lobeに接触しているものと，②後下方を向きテントの下に潜り込んでいるものと，2とおりある．①の場合は側頭葉の不用意なretractionは破裂のリスクを生む．

動脈瘤の近位の内頚動脈を確保したいところであるが，この部分を最初に行うことは，リスク（破裂）が非常に高いので，後交通動脈分岐部の動脈瘤の場合は勧められない．

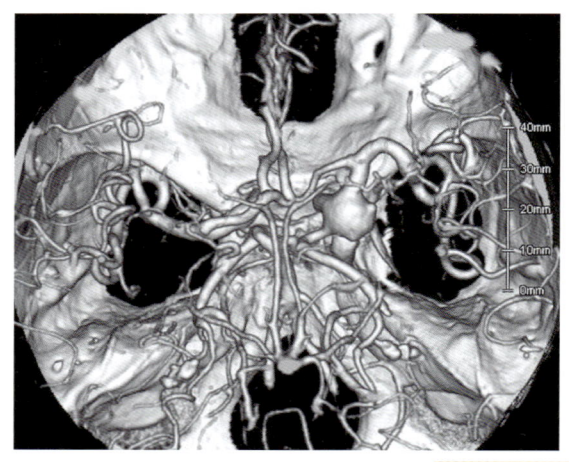

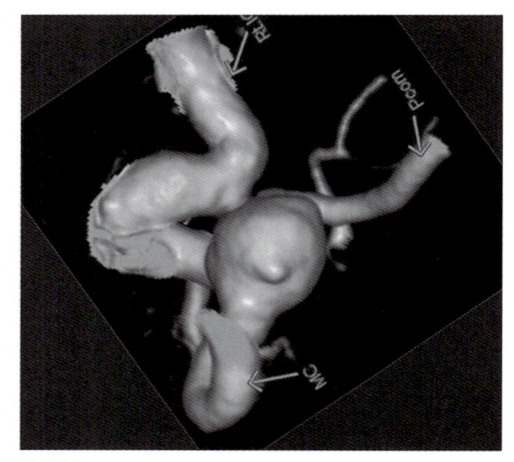

図ⅢC-1　術前3D-CTA

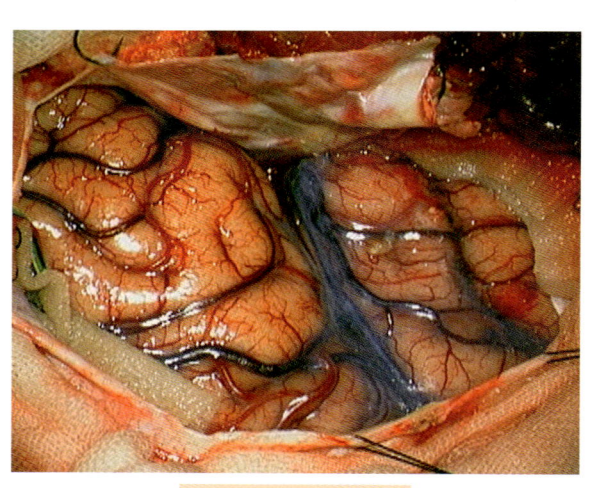

図ⅢC-2　開頭の様子

シルビウス裂の開放と遠位ネックの剥離

distal transsylvian approachを行うことにより，frontal lobeとtemporal lobeを繋留しているくも膜を広範に切離する．くも膜の開放は視神経の外側縁までで十分である．

まず最初に遠位側の剥離を行う．前脈絡叢動脈（anterior choroidal artery：AChA）を視認・剥離し遠位ネックを確保する（図ⅢC-3）．この遠位側に破裂点があることはまれである．

後交通動脈の確認

opticocarotid spaceを内頚動脈を頭蓋底側に圧迫するようにして後交通動脈を確認しようとしているが，後交通動脈は内側走行型ではなく，本症例では数本の穿通枝が確認できるのみである（図ⅢC-4）．

後交通動脈と内頚動脈

手術の実際においては，後交通動脈の内頚動脈との位置関係，つまり後交通動脈の走行を，内頚動脈に対してどこまで確認しうるかが重要である．内側走行型はopticocarotid spaceで，後交通動脈が確認できる．

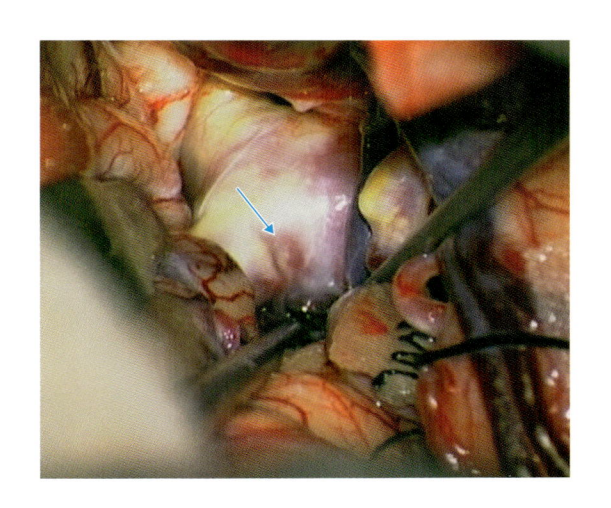

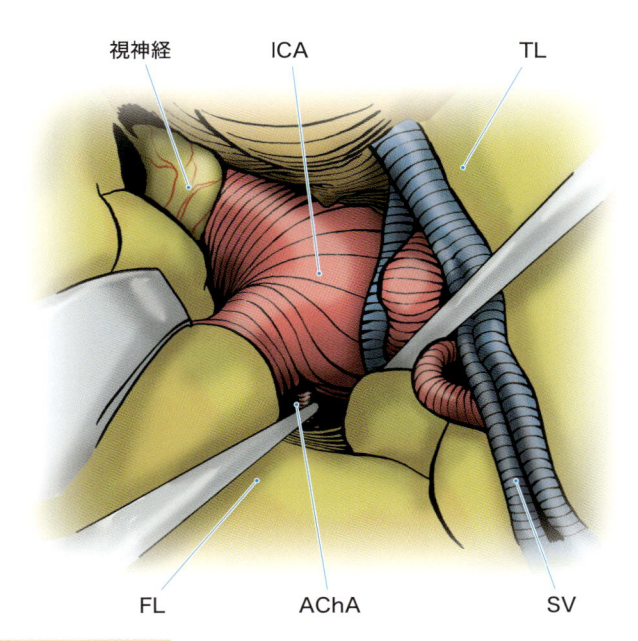

図ⅢC-3　遠位ネックの確保

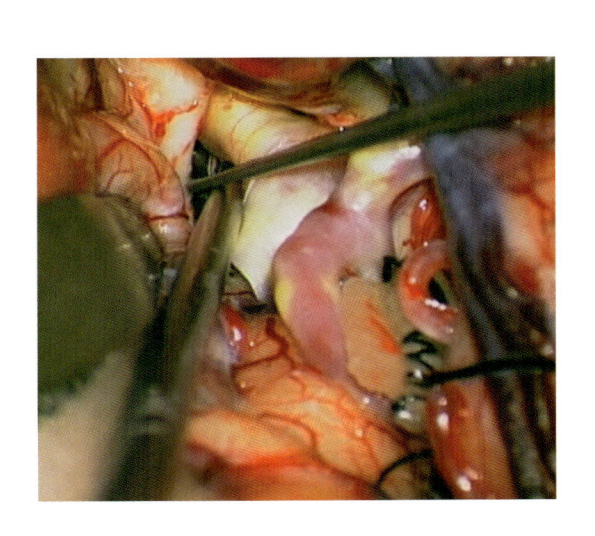

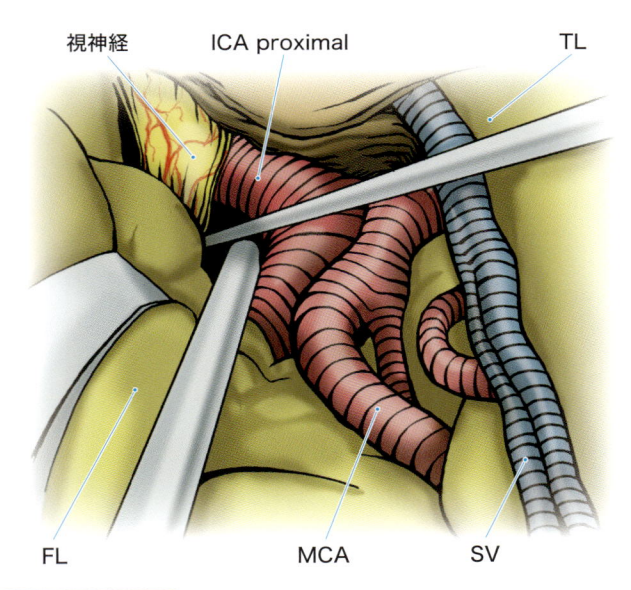

図ⅢC-4　後交通動脈の状態

近位内頚動脈の確保と一時遮断の可否の確認

この動脈瘤はサイズが比較的大きいので，proximal flow controlが必要と判断したが，ophthalmic segmentが短く，しかもこの部位の内頚動脈を吸引管と剥離子で挟み込むように圧迫してみても圧迫不可能であった（図ⅢC-5）．このため，この部位のtemporary clipの適用は不可能（クリップを掛けても閉鎖が十分にはできない）と判断した．

頚部での血管の確保

顎の下で切開を加え，頚部血管の露出を行う（図ⅢC-6）．

内頚動脈は外側かつ奥を走行しているので，直接の内頚動脈の剥離・遮断は行わず，外頚動脈（青矢印）と総頚動脈（黄矢印）で遮断する．

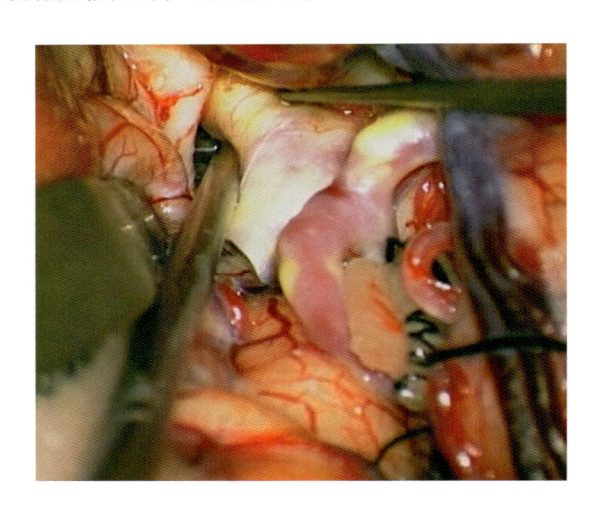

動脈硬化を予測した対応

内頚動脈はophthalmic, communicating, choroidalの各segmentに分けられているが，その長さや走行には個人差が非常に大きく，特にophthalmic segmentはproximal flow controlを行ううえで非常に重要である．しかし，ophthalmic segmentの内頚動脈は動脈硬化が強いことが多く，temporary clipなどの際に，クリップがその硬さのために十分な閉鎖が得られなかったり，内頚動脈自体に解離や損傷をきたすことがある．このため筆者らは，すべての内頚動脈瘤において頚部にてproximal flow controlが行えるように，常に頚部を消毒し，術野に出してドレーピングを行っている．

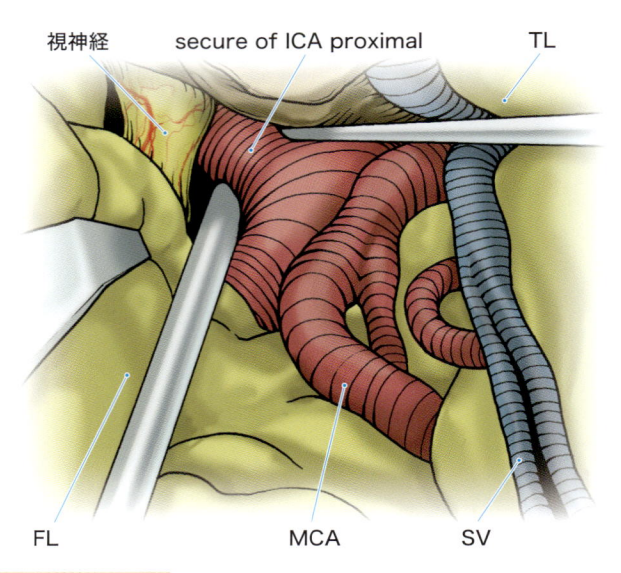

図ⅢC-5　内頚動脈圧迫の様子

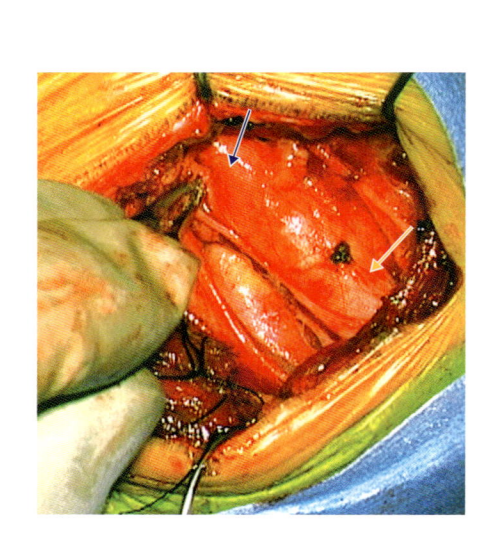

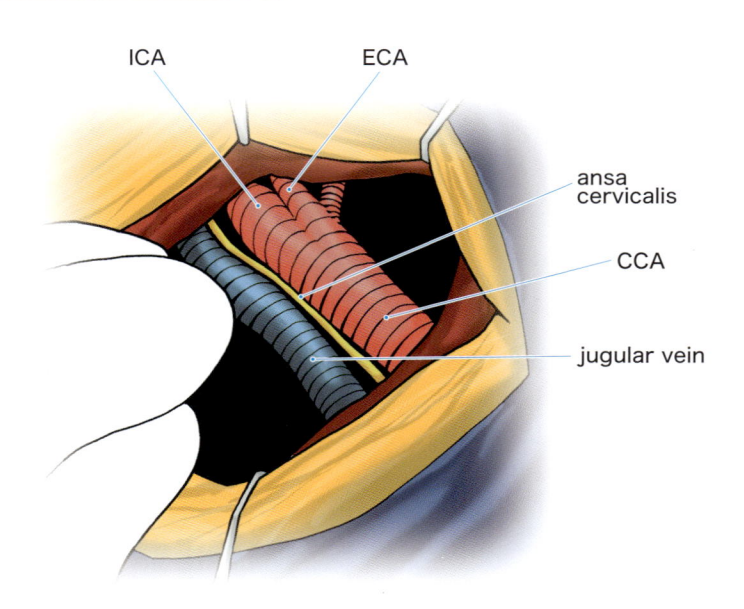

図ⅢC-6　頚部血管の露出

C. 内頚動脈-後交通動脈瘤

suction and decompressionの準備

本症例では上甲状腺動脈にカニュレーションし，必要があればsuction and decompression methodまでできるように準備を行った（図ⅢC-7）．

総頚動脈にテープを掛け，ブルドック鉗子で閉鎖できるようにしている．

クリップが掛かっているのは上甲状腺動脈である．

suction and decompressionの方法

suction and decompressionには①カテーテルを入れる方法や，②内頚動脈への直接穿刺などさまざまな方法がある．血栓性合併症には十分に注意する必要がある．

一時遮断を使いながら動脈瘤を剥離

頭蓋内に戻り，側頭葉から動脈瘤を丁寧に剥離する（図ⅢC-8）．動脈瘤圧が高く，剥離が危険な場合はproximal flow controlを行い，圧を下げてから剥離を開始する．動脈瘤を適宜圧排しながら，周辺組織との剥離を進める．テントの下に入ると動眼神経が存在するので，これを傷つけないように動脈瘤との剥離を行う．

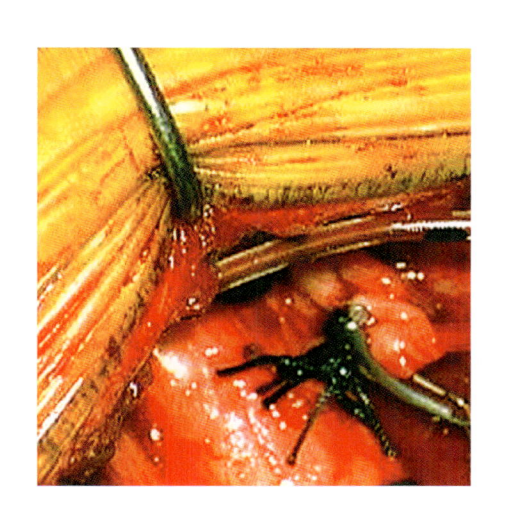

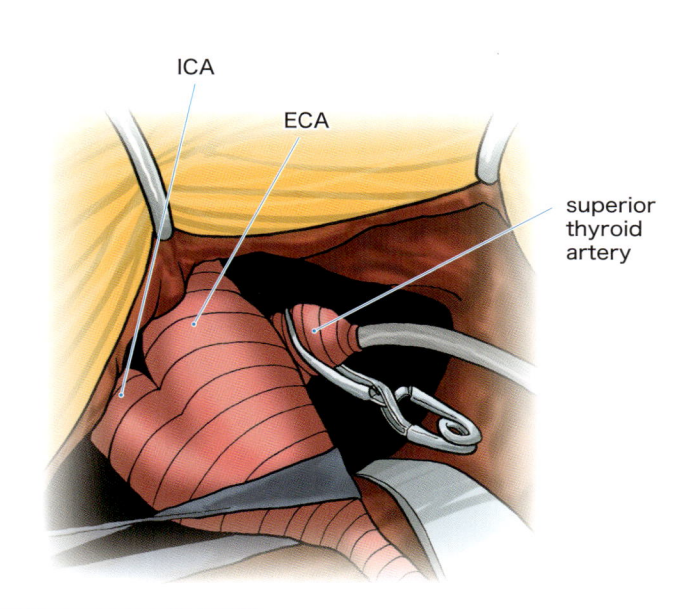

図ⅢC-7　上甲状腺動脈のカニュレーション

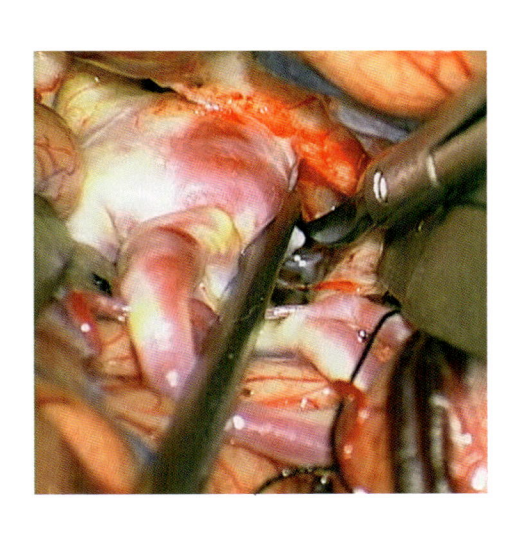

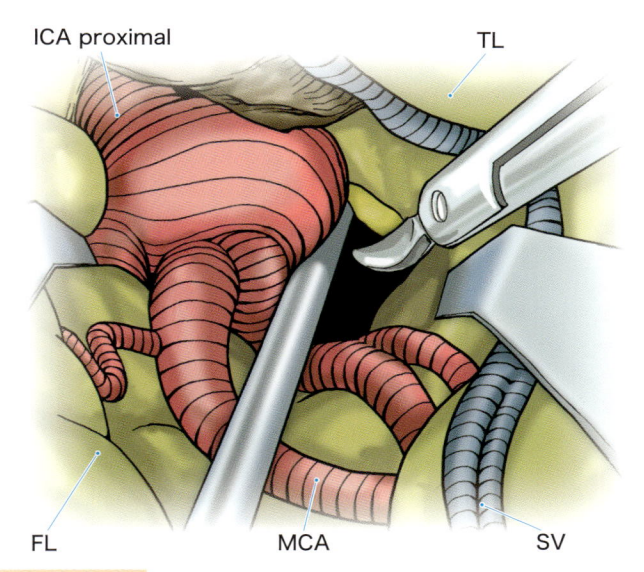

図ⅢC-8　動脈瘤の剥離

頭蓋底側で動脈瘤を剝離

　動脈瘤のドームが，動眼神経（図ⅢC-9）のみならず頭蓋底のくも膜や硬膜に強く癒着していることがあるのが，この部分の動脈瘤の特徴である．しかも頭蓋底の組織は圧排できないので，動脈瘤を圧排して剝離を進めるほかない．proximal flow controlにより動脈瘤の内圧を下げ，動脈瘤の圧排を安全にしてから，動脈瘤と頭蓋底の硬膜の間のくも膜や結合組織を鋭的に切断する．

頭蓋底から動脈瘤の剝離，後交通動脈の出口の確認

　proximal flow control下に動脈瘤と頭蓋底の硬膜の間のくも膜や結合組織を鋭的に切断すると，動脈瘤が自由になり，後交通動脈（図ⅢC-10）の出口とまたその走行が明らかになった．これで近位ネックが確保されたことになる．

動脈瘤剝離の際の注意

　遮断時間は1回10分を越えないようにし，計20分程度にとどめる．cross circulationが悪く，それ以上の遮断が必要な場合は，予防的なSTA-MCAバイパスの施行などを考慮する．
　また，後交通動脈自体にtemporary clipを掛ける必要がある場合がある．

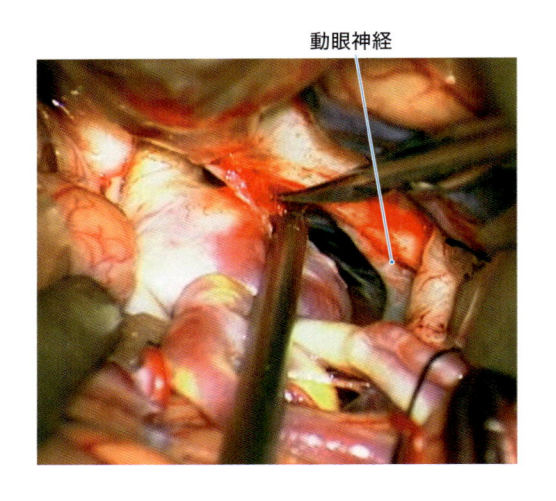

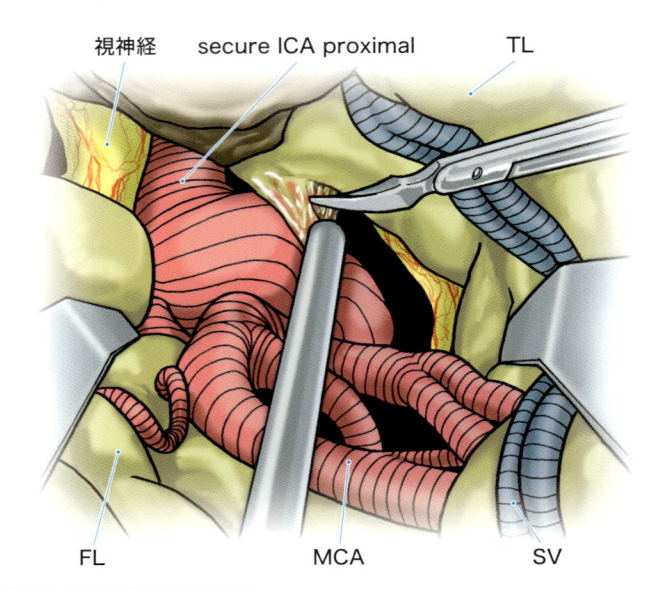

図ⅢC-9　頭蓋底側での動脈瘤の剝離

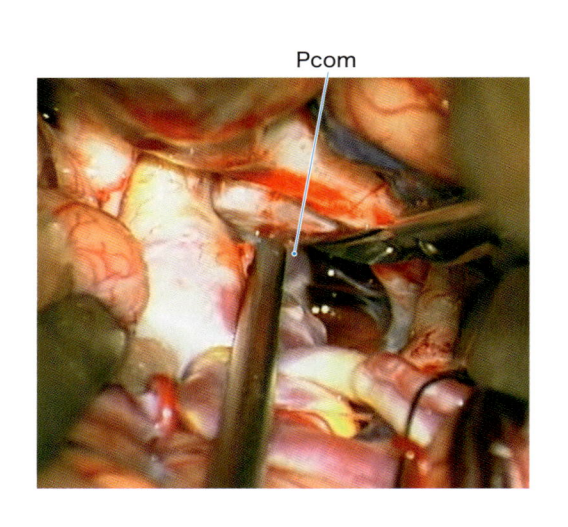

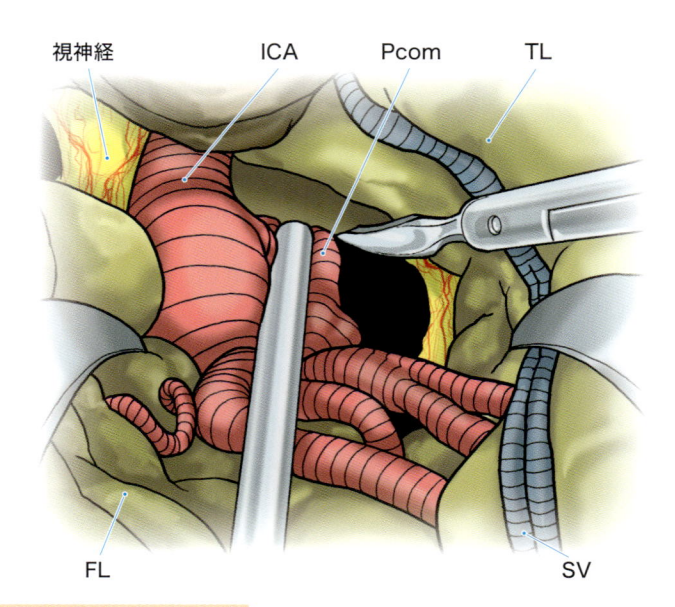

図ⅢC-10　後交通動脈の出口と走行

後交通動脈の走行，遠位ネックを再確認

動脈瘤の遠位ネック側の剥離を完全にしている（図ⅢC-11）．この症例では，後交通動脈の走行は外側走行型であり，その走行を追っておくことで，穿通枝障害の発生を防ぎうる．また，後交通動脈に一時遮断がかけられるようなスペースも確保しておく．

クリッピング

broad neckの動脈瘤なので，ネックの形成にも注意が必要である．クリップをまっすぐ差し入れると，前脈絡叢動脈が捻転（kinking）してしまうので，J型のクリップでまず浅めにクリップを掛けた（図ⅢC-12）．

後交通動脈の走行にも注意を払った．

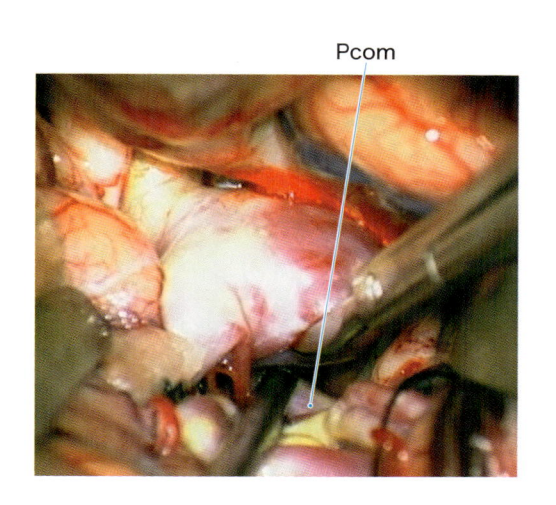

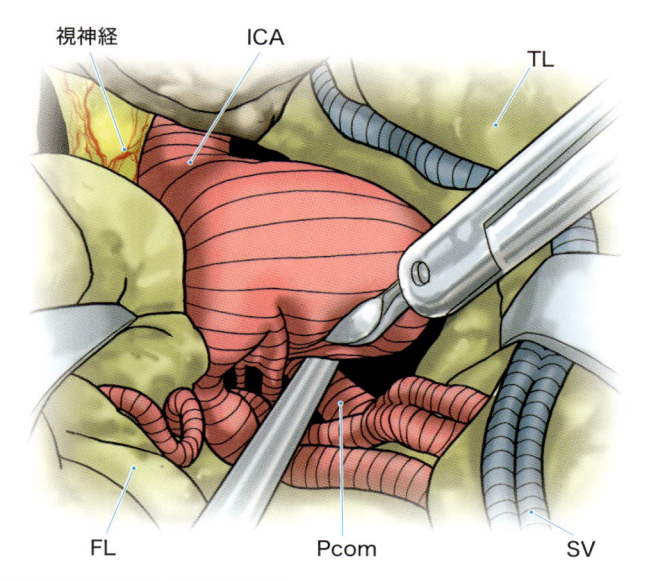

図ⅢC-11 動脈瘤の遠位ネック側剥離の確認

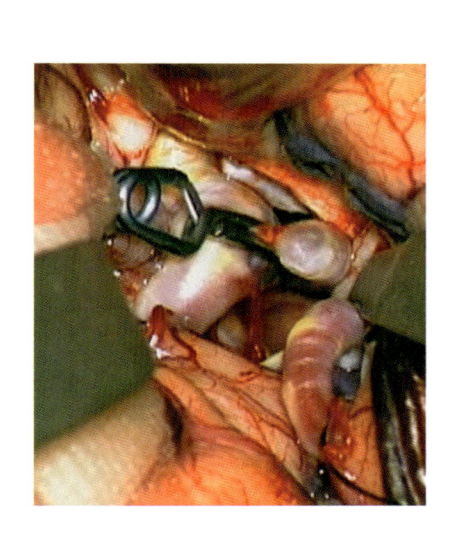

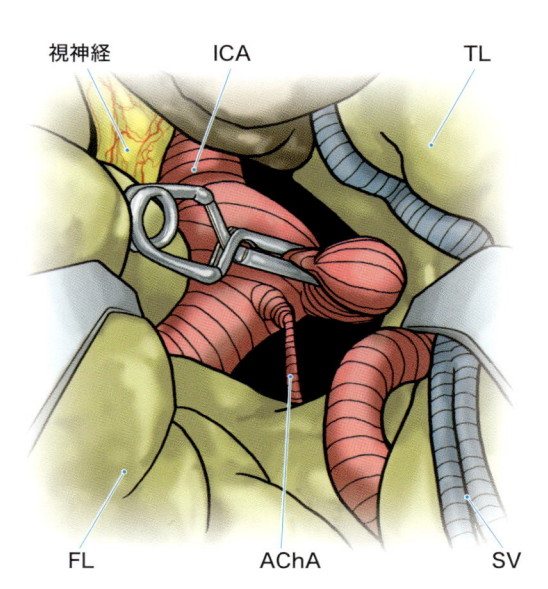

図ⅢC-12 Jクリップによるクリッピング

III. 内頸動脈瘤

次いで，奥の余ったネック部分を有窓クリップでクロスするようにして掛けた（図ⅢC-13）．

このときに後交通動脈の出口やその付近から分岐している穿通枝を挟まないように気をつける．

クリッピング後の確認（近位ネックの側）

近位ネックの側から後交通動脈の出口が温存されているか確認する（図ⅢC-14）．この際は動脈の径や形に注意する．

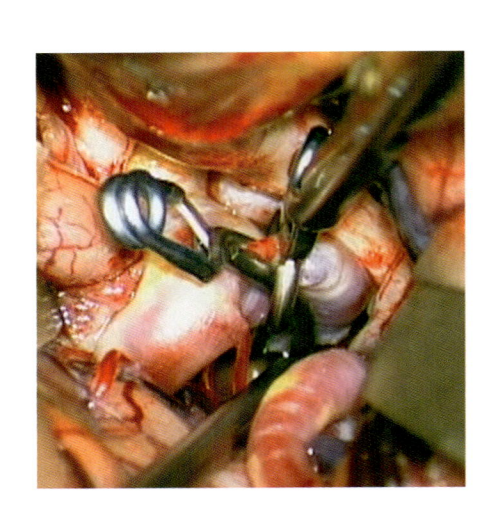

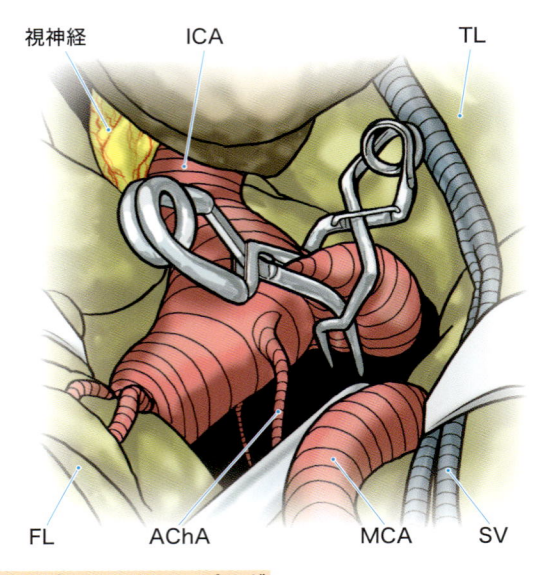

図ⅢC-13　有窓クリップによるクリッピング

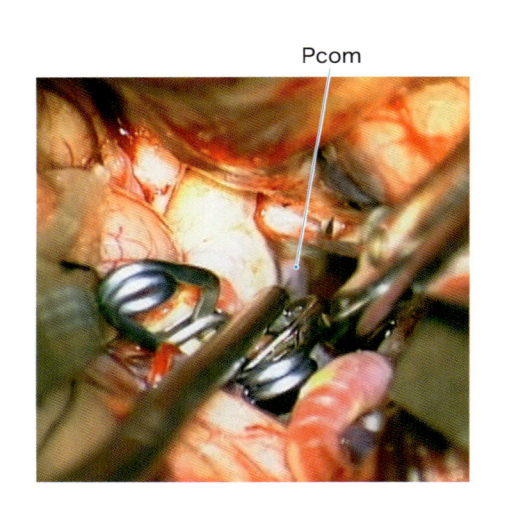

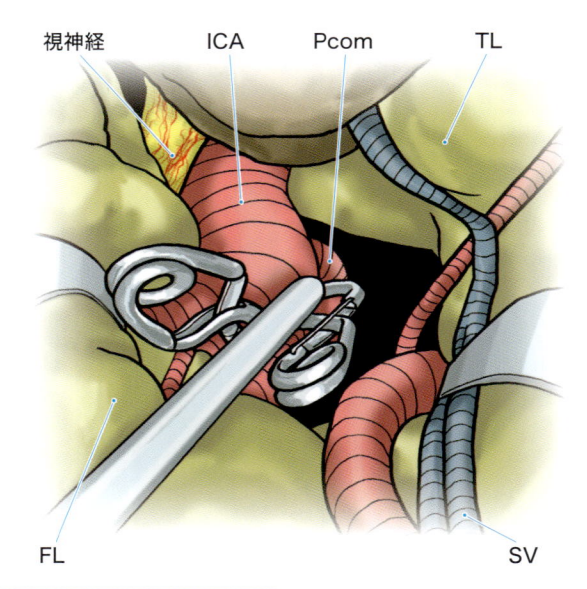

図ⅢC-14　近位ネックの側から見た後交通動脈

クリッピング後の確認（遠位ネックの側）

遠位ネック側から後交通動脈の出口が温存されているか確認する（図ⅢC-15）. この際は穿通枝は後ろ上方に向かって走行するため，穿通枝の分岐やクリップで挟んでいないかどうか十分に注意する．動脈瘤の残存がないかどうかも十分に確認する．

クリップのブレードやヘッドを押し付けたり，回転させることで，裏側まで十分に視認することが可能である．もちろん前脈絡叢動脈の狭窄などには何よりも注意しなければならない．

術後の3D-CTAでは，動脈瘤は消失し，後交通動脈にも狭窄はない（図ⅢC-16）.

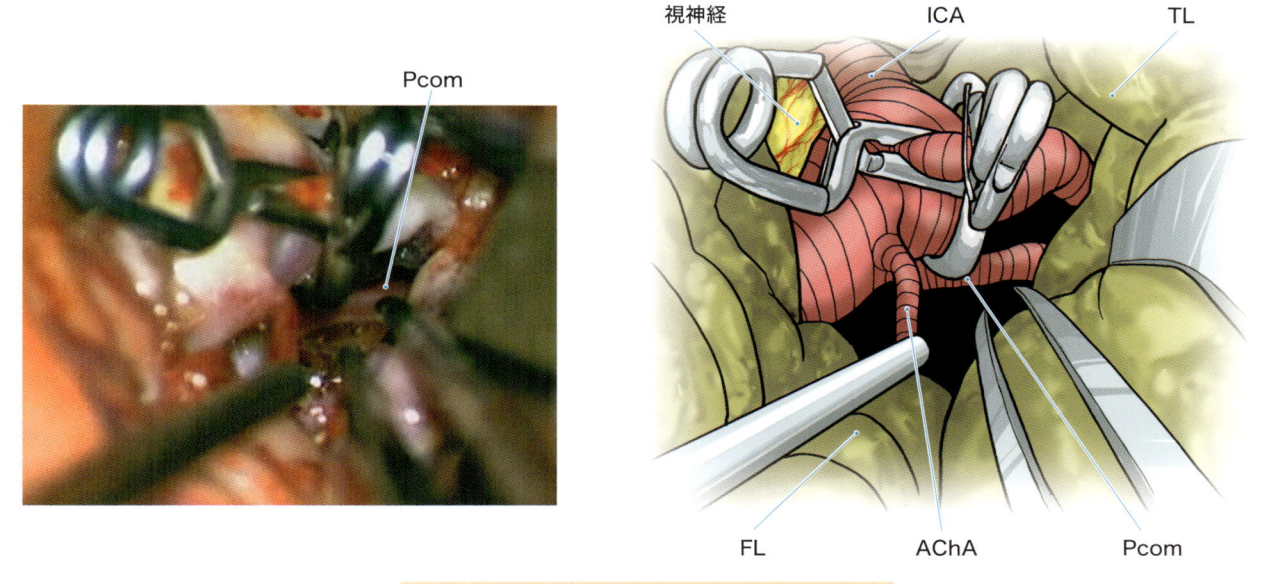

図ⅢC-15　遠位ネックの側から見た後交通動脈

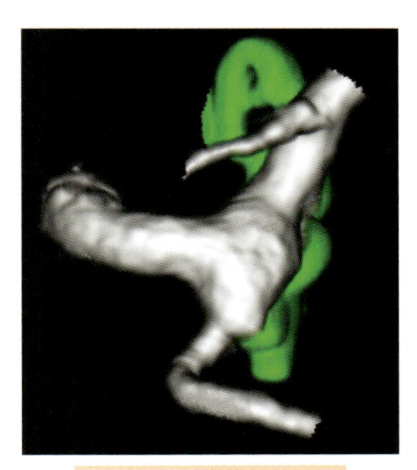

図ⅢC-16　術後3D-CTA

破裂動脈瘤の場合

破裂動脈瘤の場合は剥離の順序などで，より原則を守って行うことが必要になる．特に動脈瘤がテントの下に完全にもぐりこんでいる場合などは，頭蓋底の硬膜や動脈瘤のドームとの間に癒着があることも多く，注意が必要である．以下にポイントを示す．

1．一般的な場合

【遠位ネックの確認】

まず遠位ネックの側から前脈絡叢動脈と後交通動脈の走行を確認し，クリップを掛けるのに十分な程度剥離する．後交通動脈の確認，近位内頚動脈が一時遮断できるかどうかを確認する．

【近位ネックの確認，癒着の確認】

近位ネック側からは後交通動脈の出口を確認し，その走行を読み取る．これでクリップを掛けにいくスペースがあるときはクリッピングができる．テントの一部に切開を加えることも近位側の確保のために有効なことがある．

2．特殊な場合

内頚動脈自体がbaseに近く走行している場合に，内頚動脈を軽く引くと抵抗を感じるときは，頭蓋底と動脈瘤の癒着が予想されるのでこれ以上の剥離は一時遮断を行ったうえで行ったほうが安全な場合が多い．不用意なクリッピングや剥離は破裂，特にneck lacerationの危険を有するので気をつけること．以下がそのような場合の手順例である．

【一時遮断，動脈瘤の剥離】

頭蓋内のopthalmic segmentで（あるいは頚部頚動脈で）temporary clipを掛け，内頚動脈と動脈瘤の内圧を下げることにより，内頚動脈自体や，動脈瘤の圧排が容易となる．まず後交通動脈の出口を確認する．また頭蓋底と動脈瘤が強固に癒着しているのを剥がし，近位ネック側の剥離はクリップを閉めて大丈夫なくらいだけ剥離する．

【クリッピング，のち動脈瘤の剥離】

一時遮断を行いながらクリッピングに移行する．

3．クリッピング後の処置

クリップを掛けた後で，クリップが十分であるかどうかを確認するために頭蓋底の組織と動脈瘤を剥がす．動眼神経の走行に注意するとともに，クリップの掛け直しが必要な場合も考えて，動脈瘤が破れた場合にも，裂け目がネック方向に伸展してこないように配慮しつつ剥離を進める必要がある．

4．クリッピング後の確認

動脈瘤を完全にフリーにして，①後交通動脈がkinkしたりしていないこと，②上側に出ている後交通動脈の穿通枝が挟まれていないこと，③動脈瘤の残存がないかどうか，を十分に確認する．

D 内頚動脈-前脈絡叢動脈瘤

内頚動脈-前脈絡叢動脈分岐部動脈瘤は一般に全脳動脈瘤の2〜5％を占めると言われ，Yasargilのまとめでも全脳動脈瘤の2.1％，内頚動脈瘤の6.6％とされている．また，術後の脳虚血の頻度が高い動脈瘤であること（8/51（16％）had clinically and CT demonstrated AChA territory infarcts：Friedman et al，2001）と，その症状が重篤なことで知られている．

前脈絡叢動脈の特徴

前脈絡叢動脈（AChA）は後交通動脈（Pcom）と内頚動脈（ICA）の終末部の間で，ICAから分岐（Pcomまたは中大脳動脈（MCA）からの分岐は1％以下）し，1本の枝として出ることが多く（70％），uncusなどを栄養する細い枝と，太いtrunkに分かれる．あるいは2〜4本の独立した枝として出る．uncal arteryは遠位にあることが多い．太さは平均で1.2（0.7〜2.0）mmである（Rhoton，1977）．

前脈絡叢動脈は，側頭葉の方向，上側方，choroidal fissureに向かうため，視野の展開が悪いと方向的には血管を一緒にクリップで挟んでしまうリスクが高くなる．後交通動脈とは分岐角度が異なること，走行にゆとりがなく，ぴんと張った状態にあるのが特徴と言える．

前脈絡叢動脈は以下の区分に分けられている．
① cisternal segment：視索・大脳脚・側頭葉・外側膝状体・前有孔質に分布
② choroidal segment：脈絡叢に分布

collateralis and vascular territoryはvariableで，モニタリングの重要性を裏づける．この動脈の閉塞はAbbie or Monakow syndrome（上肢に強い片麻痺・全感覚に及ぶ半側感覚障害・同側半盲あるいは1/4盲）につながり，臨床的に重要である．

前脈絡叢分岐部動脈瘤の特徴と注意点

側頭葉に接触・埋没するlateral projectionが多いので，retractionに注意が必要であり，内頚動脈〜M1の完全な露出，ときにはretrocarotid spaceを含めた十分に広い術野を必要とする．反対方向に逃げていく前脈絡叢動脈は存在しない．なるべく分枝する前脈絡叢動脈に平行にクリップを掛けること，しつこく穿通枝のvariationを確認すること，またたとえ完璧なネッククリッピングでなくとも，穿通枝障害を絶対にきたさないようにすることが必要である．

手術に際しては前脈絡叢動脈の温存のためにモニタリング（MEP + one of anatomical monitorings）が必須である．

後交通動脈が太い例

開頭

本症例では頭頂葉に脳動静脈奇形(AVM)が存在する（図ⅢD-1，青矢印）ため，シルビウス裂の表在静脈がdraignerとなり，red veinとなっている（図ⅢD-2）．この症例でも十分に側頭葉が出るように開頭を行った．

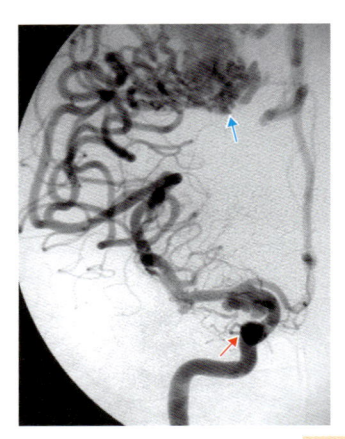

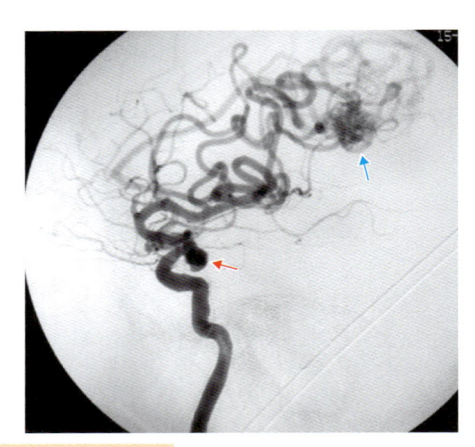

図ⅢD-1　術前血管造影

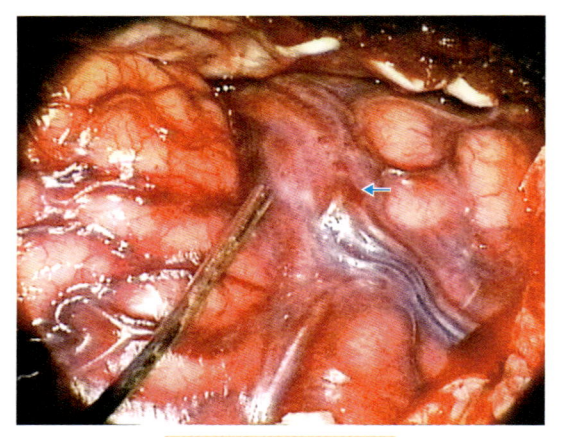

図ⅢD-2　開頭の様子

近位内頚動脈の確保，後交通動脈の確認

動脈瘤の位置は，部位的には後交通動脈分岐部動脈瘤とまったく同じ場合（opthalmic segment が短い）と，かなり遠位（distal）にある場合の2とおりがある．ときにはテントの下にもぐり込んでいることもある．この症例ではやや遠位に側頭葉先端部に頭を埋没させるようにして存在している．動脈瘤の近位（proximal）を見て，proximal flow control に備えている（図ⅢD-3）．

内頚動脈は AVM の feeder となっているため，太くかつ圧も高くなっている．

いずれにしても後交通動脈は動脈瘤の近位部にあるので，この出口と走行を確認しなければならない．剥離子の先端に後交通動脈が確認できる．

内頚動脈と後交通動脈の一時遮断

本症例の動脈瘤は圧が高く，一時遮断をしてから剥離をすることにした．このように後交通動脈が太い場合には一時遮断は後交通動脈に対しても行う必要がある（図ⅢD-4）．

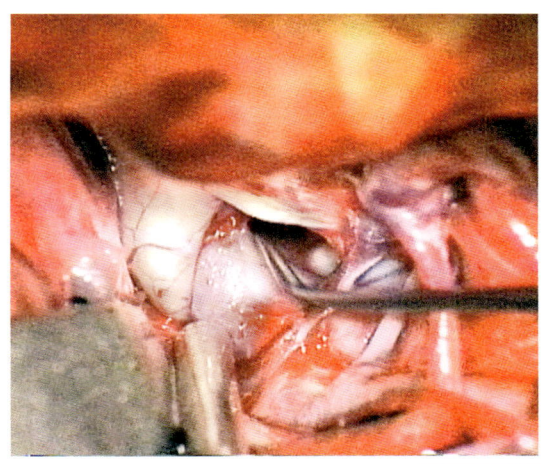

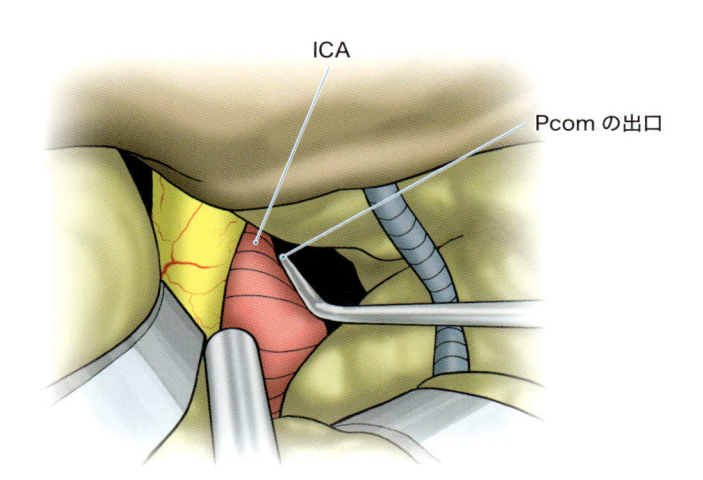

図ⅢD-3　動脈瘤の近位部の様子

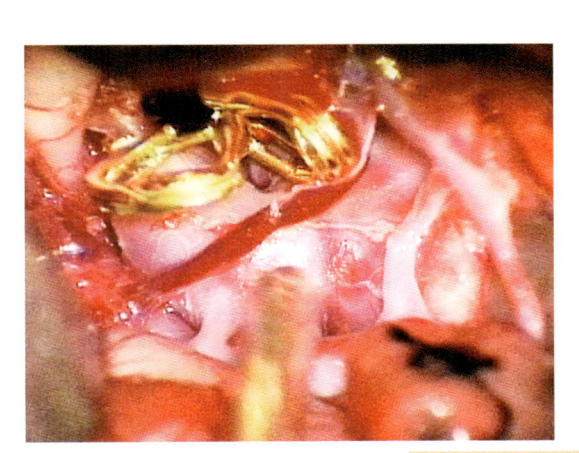

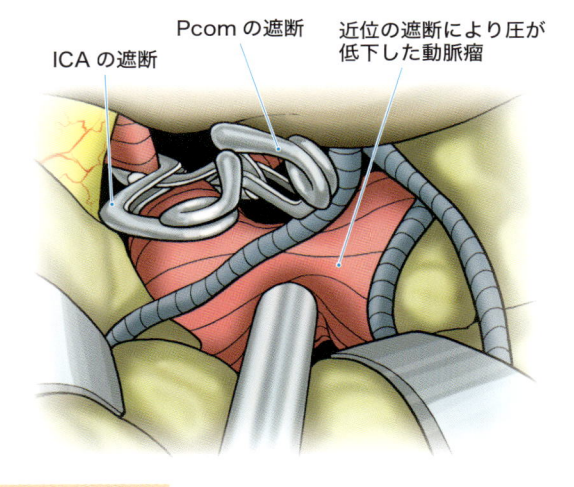

図ⅢD-4　血流を遮断された動脈瘤

前脈絡叢動脈の確認

　前脈絡叢動脈は後交通動脈とは異なり，動脈瘤から離れていかず，動脈瘤の後ろに巻きつくようにして走行する．このため遠位ネック側から見てやると，前脈絡叢動脈は動脈瘤のすぐかげに確認できる．ここでは一時遮断のもと，動脈瘤の遠位ネック側を剝離しながら圧排すると，前脈絡叢動脈が動脈瘤のすぐ後ろに確認できた（図ⅢD-5）．

　この症例では近位ネック側から見たときには，その出口の形態は把握できなかった．動脈瘤の裏側から出ていると思われた．

動脈瘤クリッピング

　前脈絡叢動脈の走行を考えつつ，特に近位側に十分に余裕が得られるよう，クリップを掛けて動脈瘤を閉鎖する（図ⅢD-6）．クリップがネックにtightに掛からないように注意し，絶対に穿通枝の閉塞を避けるように配慮する．

　この状態で動脈瘤の背後をのぞき，クリップのブレードが十分に届いているか，前脈絡叢動脈に干渉していないかどうかをよく観察する．

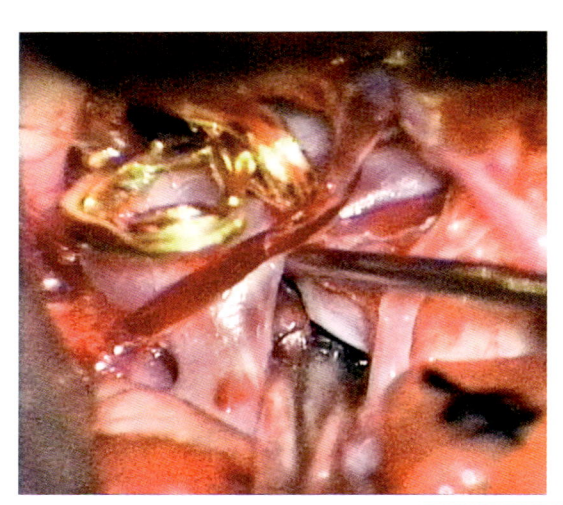

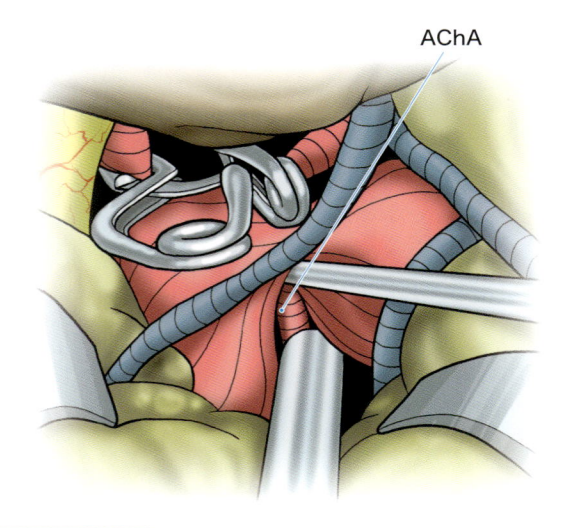

図ⅢD-5　動脈瘤の剝離と圧排

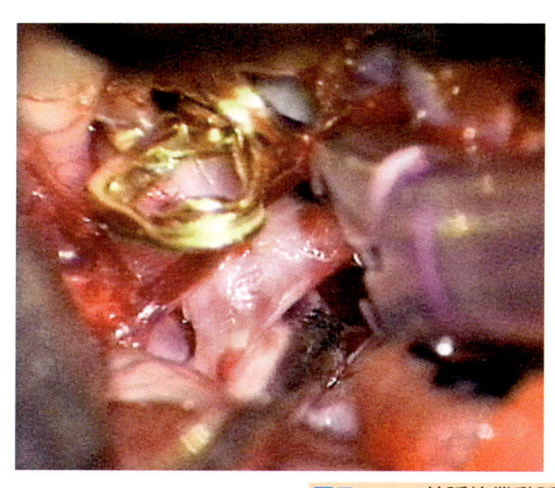

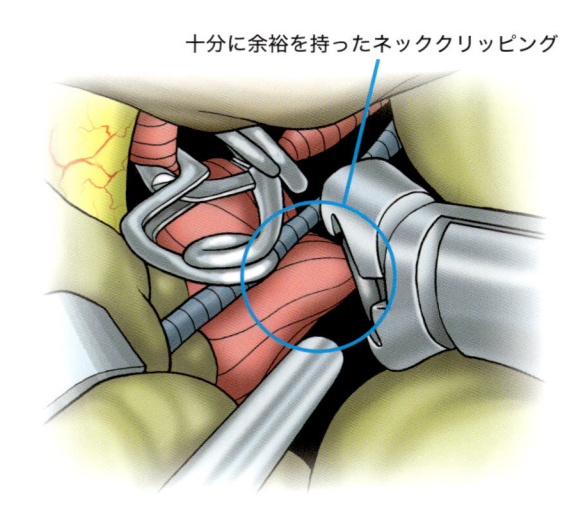

図ⅢD-6　前脈絡叢動脈に注意しながらクリッピング

一時遮断の解除

クリップがネックを越えて十分に届いているのを確認してから一時遮断を解除する（図ⅢD-7）．この後動脈瘤を側頭葉から剥離して自由にする．

動脈瘤の完全剥離と前脈絡叢動脈温存

動脈瘤を周辺の組織から完全に自由にして，前脈絡叢動脈の走行に干渉していないかどうかを十分に確認する．脳ベラの下に動眼神経が確認できる（図ⅢD-8）．前脈絡叢動脈瘤でも動眼神経と動脈瘤がくっついていることは多い．穿通枝の開存や機能を調べるためには，ドップラー血流計やMEPを用いたり，ICGによる術中の脳血管撮影が必要になる．

術後の脳血管撮影では前脈絡叢動脈はきちんと温存できている（図ⅢD-9）が，術中に確信をもって，大丈夫と言えるような手術をしなければならない．

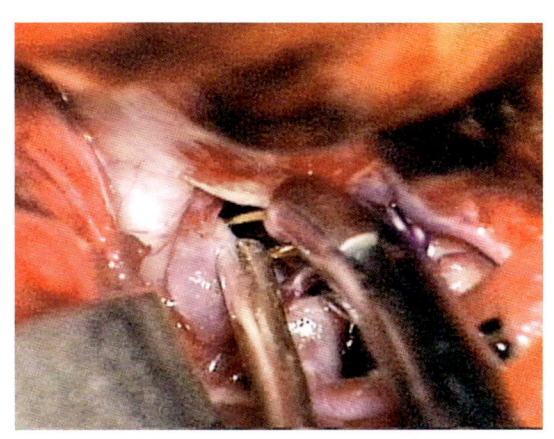

図ⅢD-7　一時遮断が解除された動脈瘤

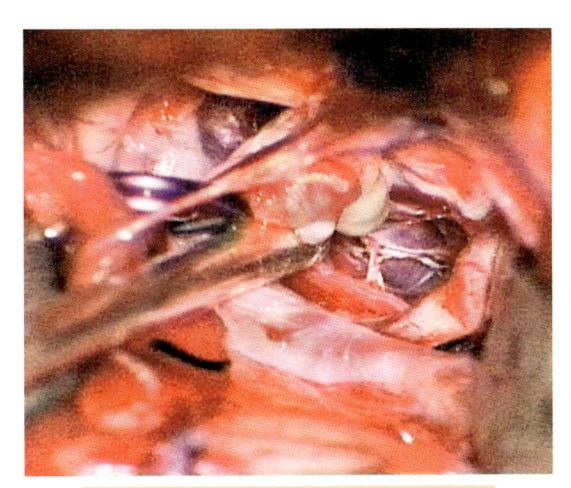

図ⅢD-8　動脈瘤を完全剥離したところ

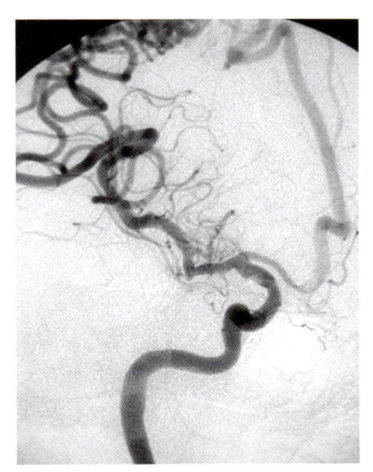

図ⅢD-9　術後血管造影

前脈絡叢動脈が複数ある例①

　前脈絡叢動脈の走行は variable である．図ⅢD-10 に示すように複数本存在し，まれではあるが動脈瘤の手前側を走行することもある．前脈絡叢動脈の出口は近位ネックの側で，動脈瘤のネック付近に広くかかっている．

　なお，前脈絡叢動脈の origin の variation は Friedman JA et al（2001）に詳しいので章末の文献を参照されたい．

前脈絡叢動脈が複数ある例②

　図ⅢD-11 に示す例は小さな動脈瘤ではあるが，前脈絡叢動脈は複数本存在している．また写真のように前脈絡叢動脈は動脈瘤の裏から出るのではなく，動脈瘤のネックから血管が分岐しているような形態を持つものも多い．

　こういった場合，血管の温存には細心の注意が必要である．図ⅢD-12，13 は，前脈絡叢動脈に注意しながらクリッピングを行っている様子である．

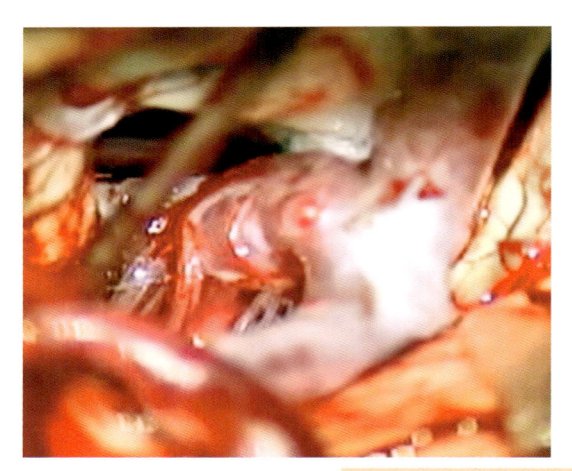

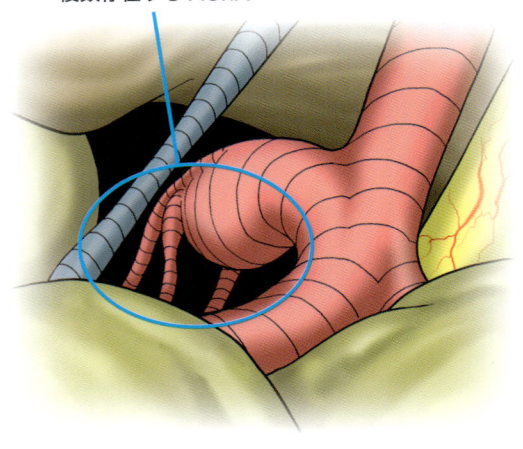

図ⅢD-10　前脈絡叢動脈が複数ある大型動脈瘤

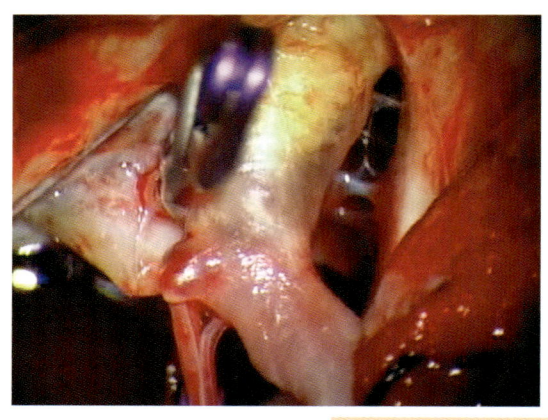

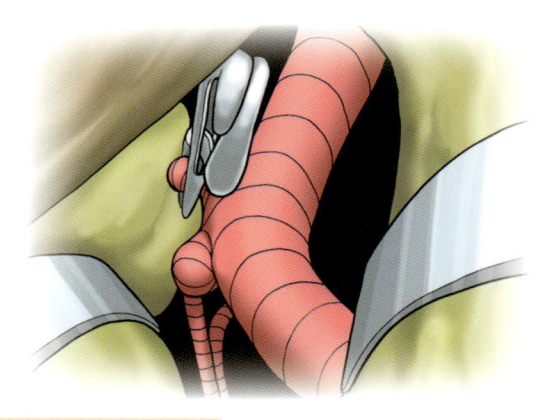

図ⅢD-11　前脈絡叢動脈が複数ある小型動脈瘤

D. 内頚動脈-前脈絡叢動脈瘤

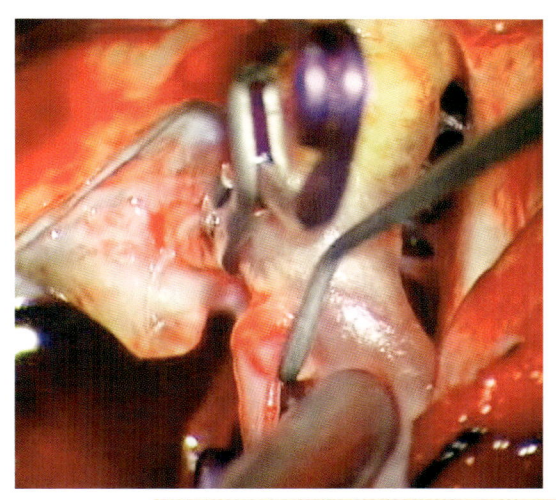

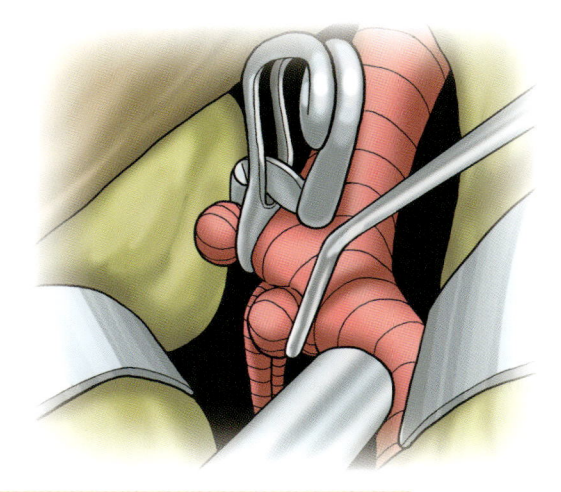

図ⅢD-12　動脈瘤のネックから前脈絡叢動脈が分かれている場合のクリッピング①

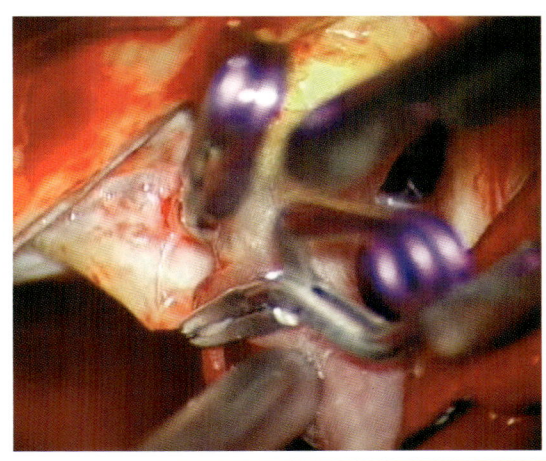

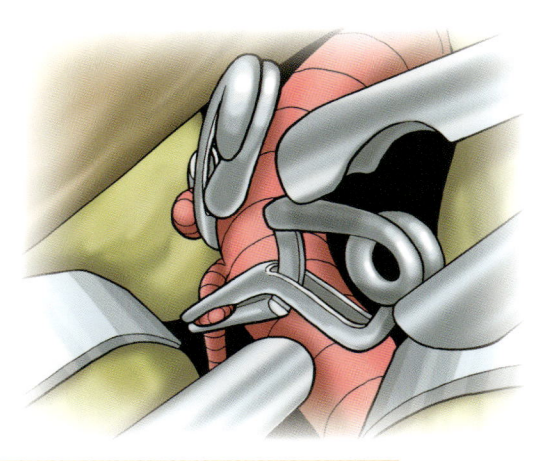

図ⅢD-13　動脈瘤のネックから前脈絡叢動脈が分かれている場合のクリッピング②

E 内頚動脈先端部動脈瘤

内頚動脈先端部動脈瘤（IC-top AN）は，全体の5%以下を占める動脈瘤である．部位的にA1 proximalまたはM1 proximalの動脈瘤もこれに含まれることになる．高位に存在するため，シルビウス裂の展開は十分に行う必要がある．broad neckの動脈瘤のことも多く，またサイズも大きい動脈瘤が見つかる頻度も高い．穿通枝の分岐は少ないが，前脈絡叢動脈やHeubner反回動脈が周辺を通過するので注意しなければならない．

また，動脈瘤のドームが脳内に埋没していることも多い．多くは上方・後方に向かう．

穿通枝の特徴

この部分の穿通枝はA1 proximalの穿通枝と，M1 proximalの穿通枝が関係する．M1からの穿通枝は，medial lenticulostriate artery（medial LSA）であり，数は少なく，存在しないこともある．ただ，アプローチの途中で他のLSAを障害することのないように気をつけなければならない．A1からの穿通枝はproximal group（7〜8本）とdistal group（2〜3本）があるが，前者が関与する．

proximal groupは，前有孔質を貫き，尾状核頭部などに分布する．Heubner反回動脈がA1に沿って戻ってきたときに，ドームに接していることがあり，十分に注意する必要がある．

12 mm大の壁の厚い動脈瘤

症例

50歳女性．偶然発見された12 mm大の未破裂脳動脈瘤である（図ⅢE-1）．血栓化はない．

開頭

バイパス手術が必要になることも考え，浅側頭動脈をあらかじめ剝離して開頭を行った（図ⅢE-2）．内頚動脈先端部動脈瘤の手術では広いシルビウス裂の開放が必要になる．また動脈瘤が高位にある場合にはbaseよりからの視野が必要になる．このために特に側頭葉側で下からのぞき込めるような視野が取れるように，開頭を行っておく必要がある．

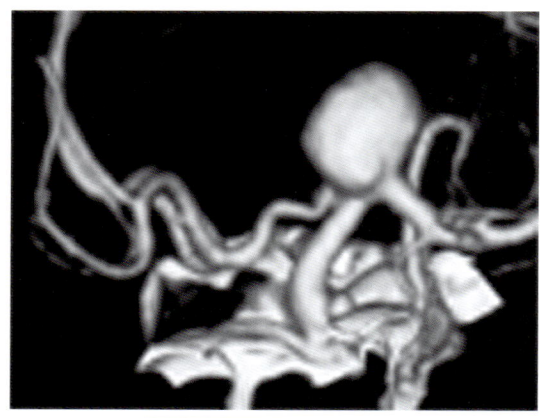

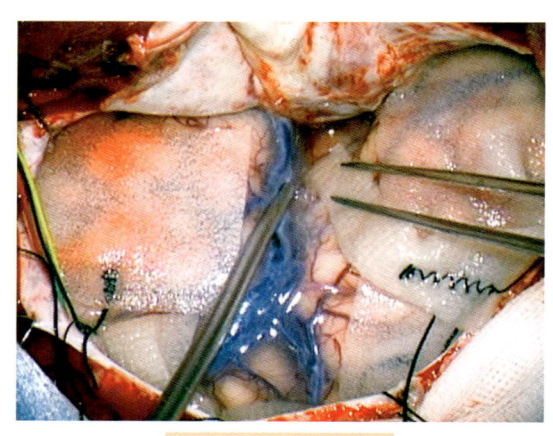

図ⅢE-1 術前3D-CTA

図ⅢE-2 開頭の様子

シルビウス裂開放，M1・A1の可動化

シルビウス裂は完全に開放し，またM1が自由に動かせるように，M2や，M1から分岐するanterior temporal arteryなどを自由にする．またA1に沿ってfrontal lobeとの間のくも膜を切開し，視神経，A1，frontal baseを自由にする（図ⅢE-3）．

血流の一時遮断

動脈瘤の遮断に備えて，前脈絡叢動脈の起始部をしっかり確認・剥離し，一時遮断のクリップを掛けられるようにする．前交通動脈を介するcross flowがよい場合にはA1にも一時遮断を行わないと，動脈瘤の圧は下がらない．この症例では内頚動脈とA1にtemporary clipを掛けている（図ⅢE-4）．

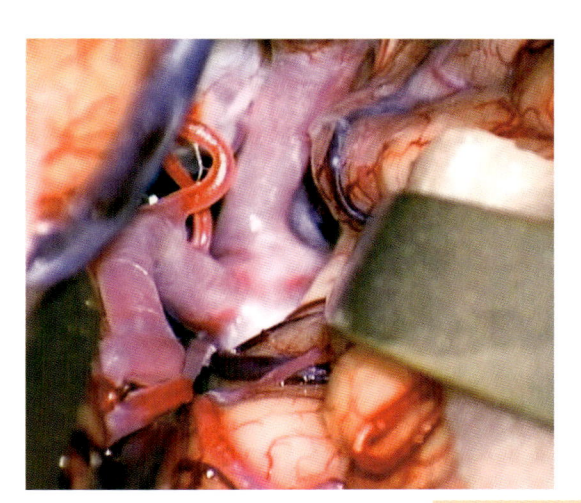

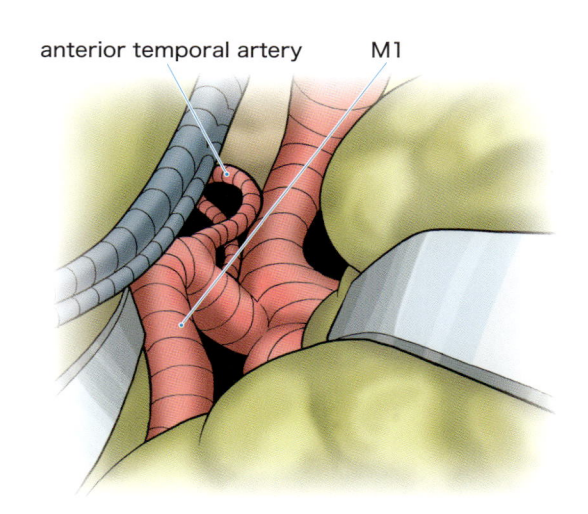

図ⅢE-3　シルビウス裂の開放

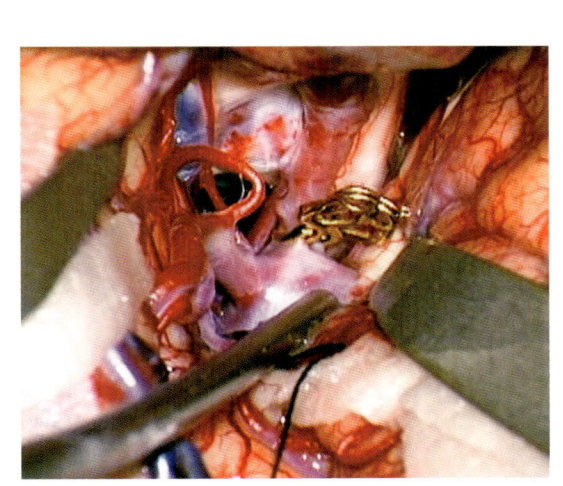

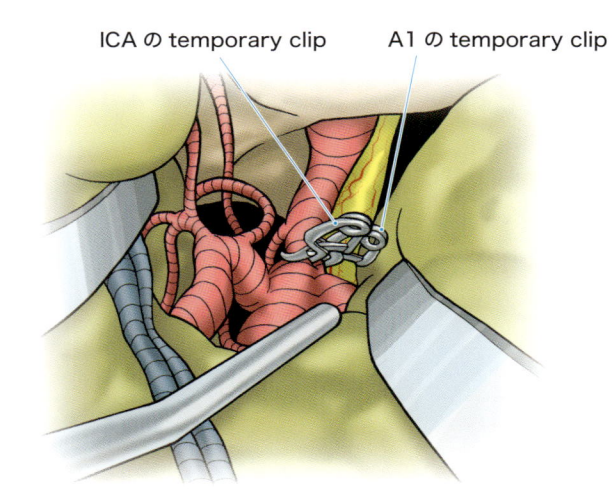

図ⅢE-4　内頚動脈の一時遮断

III. 内頸動脈瘤

穿通枝の確認と動脈瘤剥離

図ⅢE-5は一時遮断のうえ，temporal sideに入って穿通枝を確認しているところである．動脈瘤は内側で視索に接しているのでこれから剥離する．動脈瘤の外側で視索と平行して前脈絡叢動脈が走行しているのがわかる．この症例ではM1 proximalから出るmedial LSAは発達しておらず，周辺の細い血管がドームに癒着しているのでこれを剥離・分離する．

さらに，frontal base sideに入って，動脈瘤を脳から剥離する（図ⅢE-6）．こちら側ではA1のproximal groupの穿通枝に注意する．

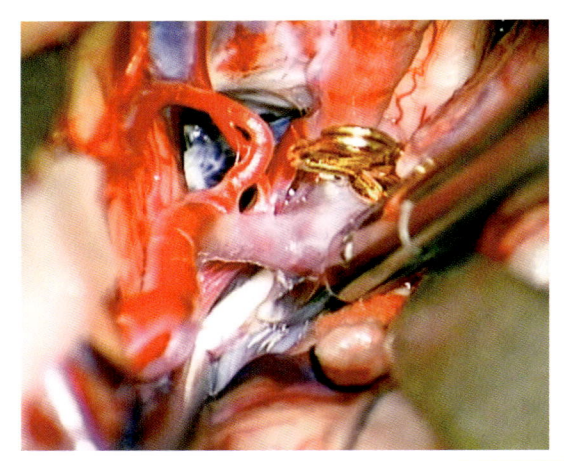

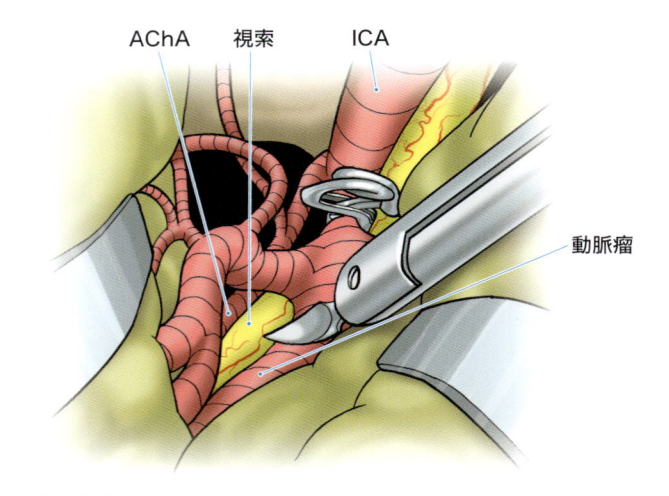

図ⅢE-5　穿通枝の確認

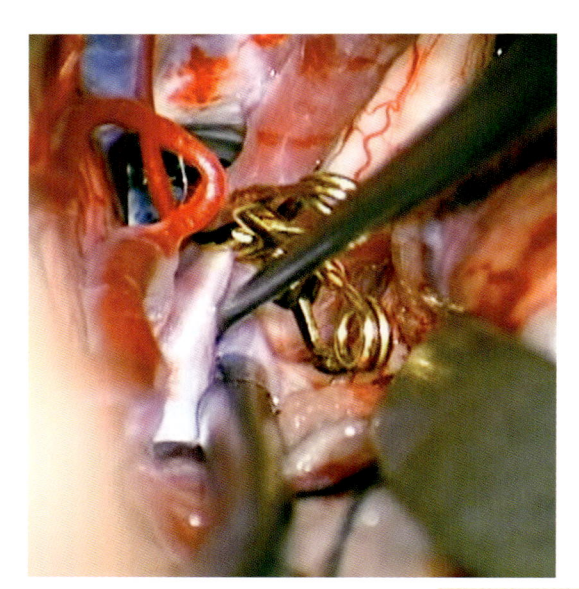

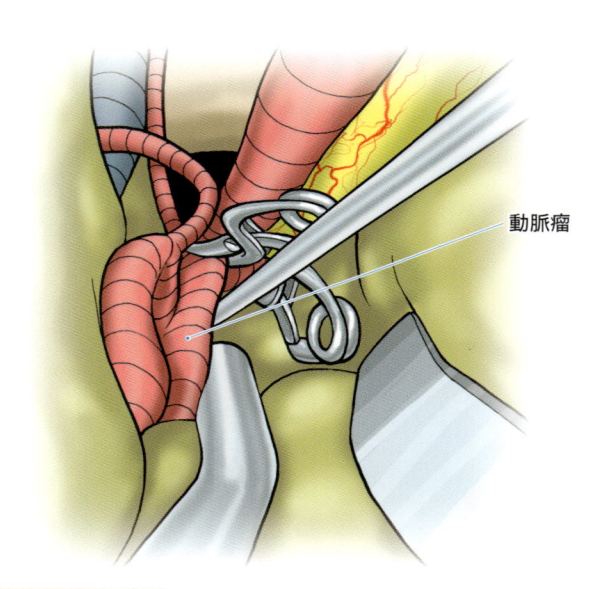

図ⅢE-6　動脈瘤の脳からの剥離

tentative clip

穿通枝を挟む危険がないことを確認したうえで，動脈瘤に tentative clip を掛け，動脈瘤の周辺にスペースを作るようにした．tentative clip は frontal side でネックから意図的少し離して掛けた（図ⅢE-7）．このように tentative clip を有効に打つのがコツであり，これによって動脈瘤の周囲にスペースができ，その後の剝離が容易になる．

最終クリッピングの準備

この後に一時遮断を外し，虚血から回復する時間的な余裕を作りながら，動脈瘤と周辺の脳を完全に剝離した．動脈瘤は完全に血流が途絶えていないので1本目のクリップの遠位にもう1本クリップを掛けて補強しておく（図ⅢE-8）．ネック付近の状態を確認し，穿通枝の存在などをしつこく確認しておく．

このうえで再度一時遮断に入るため，ICA と A1 に temporary clip を掛ける．

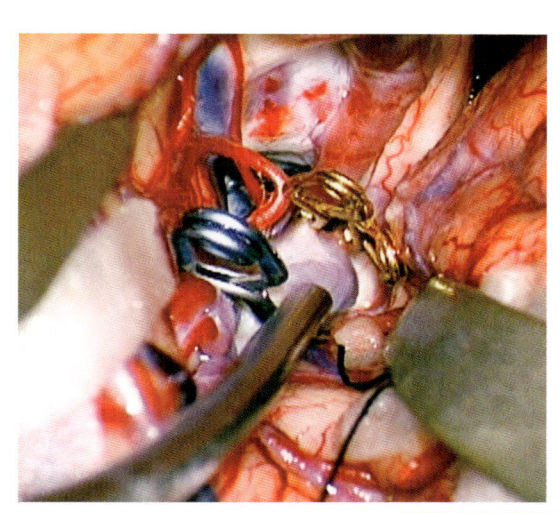

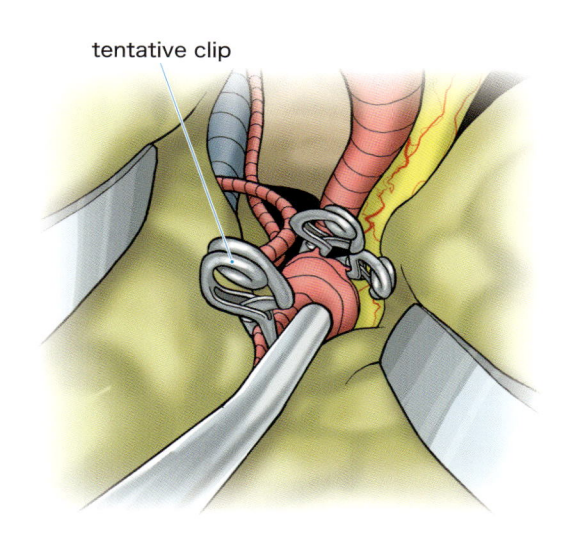

図ⅢE-7 動脈瘤への tentative clip

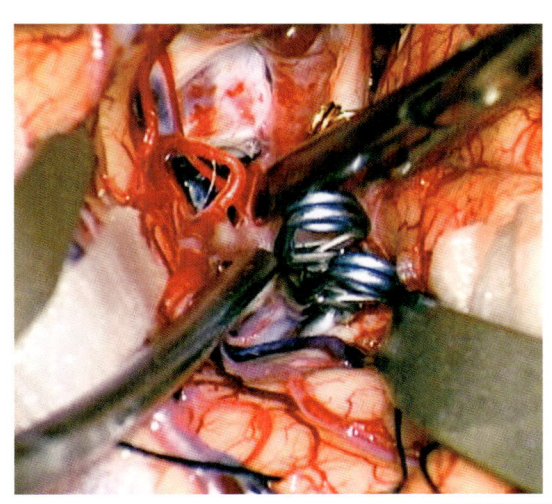

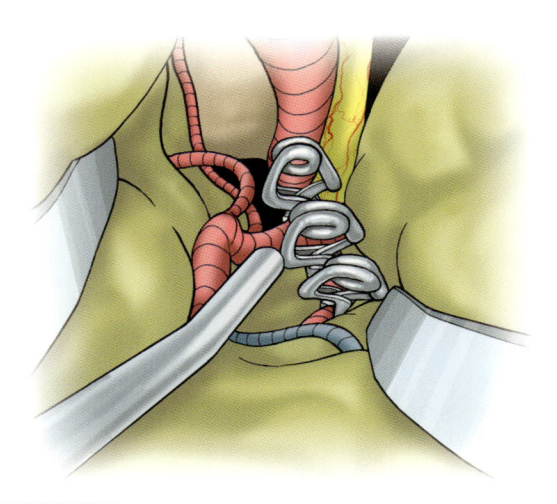

図ⅢE-8 クリップの補強

クリップの掛け直し

1本目のクリップを緩めて，最終的なネックに合わせたクリッピングへと修正する（図ⅢE-9）．2本目のクリップが掛かっていることで動脈瘤のコントロールが容易に行える．

クリッピングがほぼ完成

A1の方向に先端が向かい，ICA bifurcationが十分に確保され，異常な動脈瘤壁は消失している（図ⅢE-10）．穿通枝の関与もない．

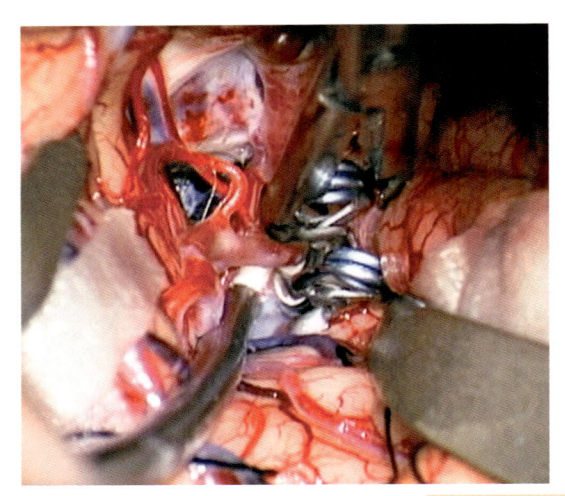

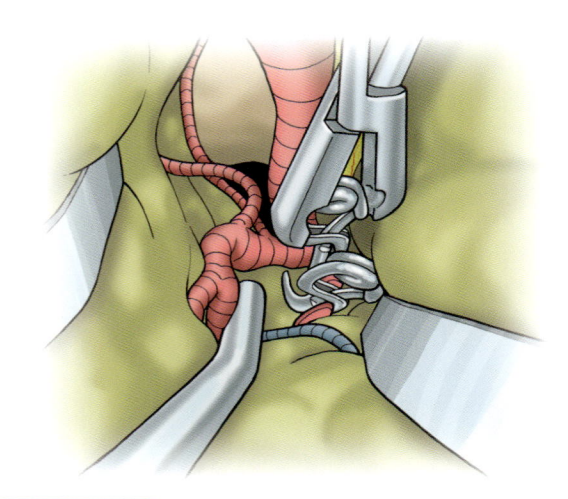

図ⅢE-9 クリップの掛け直し

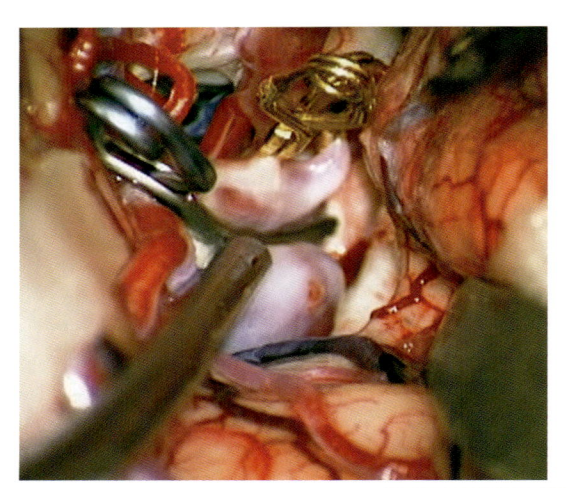

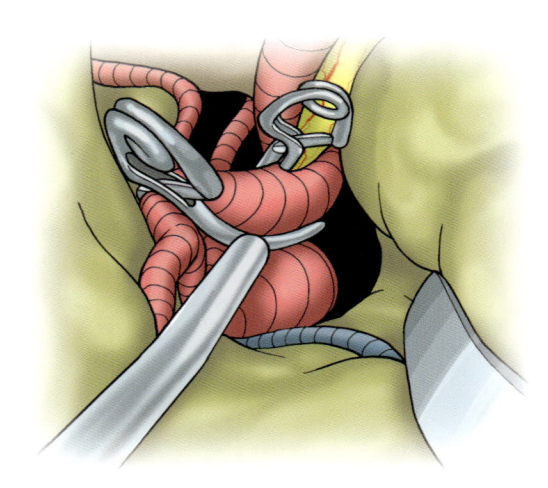

図ⅢE-10 ほぼ完成したクリッピング

一時遮断の解除と最終確認

　一時遮断を外し，frontal side ならびに temporal side で穿通枝の障害やネックの残存がないかどうかを確認する（図ⅢE-11）．この症例では Heubner 反回動脈は視野の中に出てこなかった．

　壁の厚い動脈瘤であり，結局完全な閉鎖には 3 本のクリップを要した（図ⅢE-12）．

　術後の画像所見を図ⅢE-13 に示す．

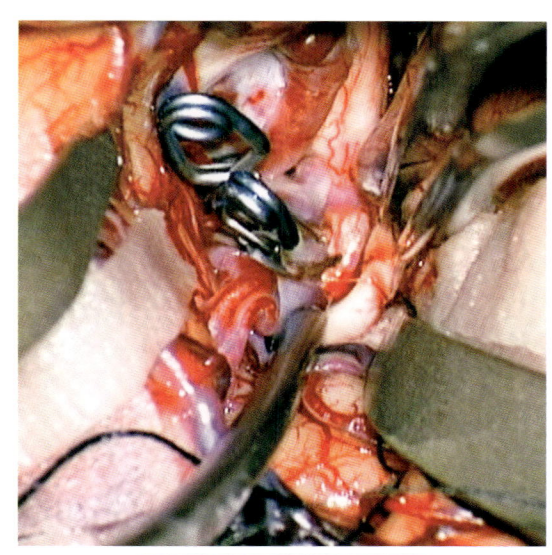

図ⅢE-11　一時遮断の解除

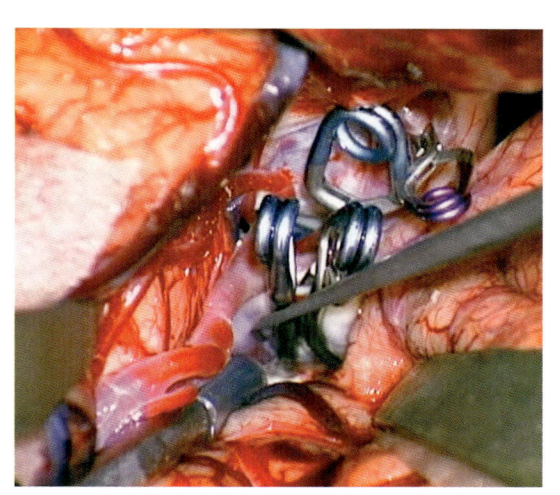

図ⅢE-12　クリップを追加して完成

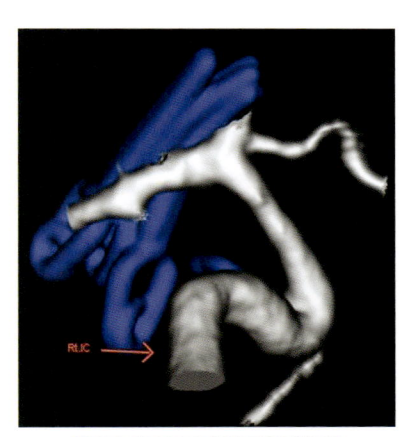

図ⅢE-13　術後 3D-CTA

細いmedial LSAが分岐するもの

この症例では細いmedial LSAが数本M1の起始部から分岐しており，これらとの剥離を十分に行う必要がある（図ⅢE-14）．

Heubner反回動脈が関係するもの

この症例ではA1のproximalからの穿通枝は動脈瘤周辺には認められないが，Heubner反回動脈がA1に沿って戻ってきて，ドームの先端に強く癒着している（図ⅢE-15）．この血管を損傷しないように十分な配慮が必要となる．

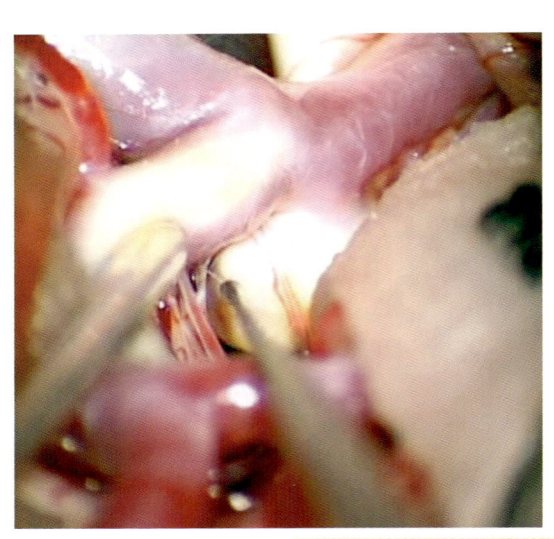

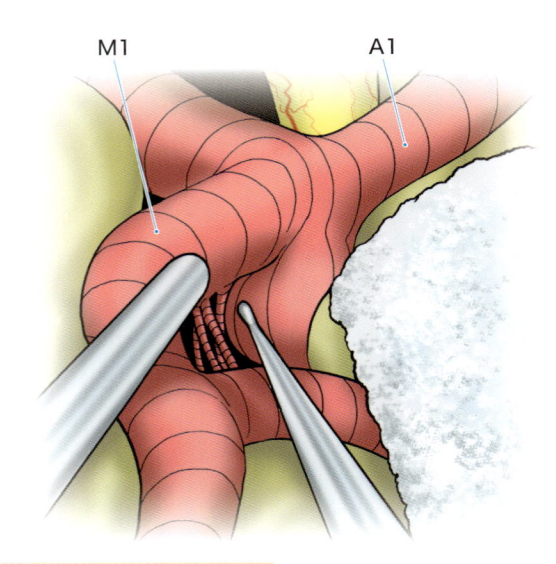

図ⅢE-14　細いmedial LSAが動脈瘤に関係している例

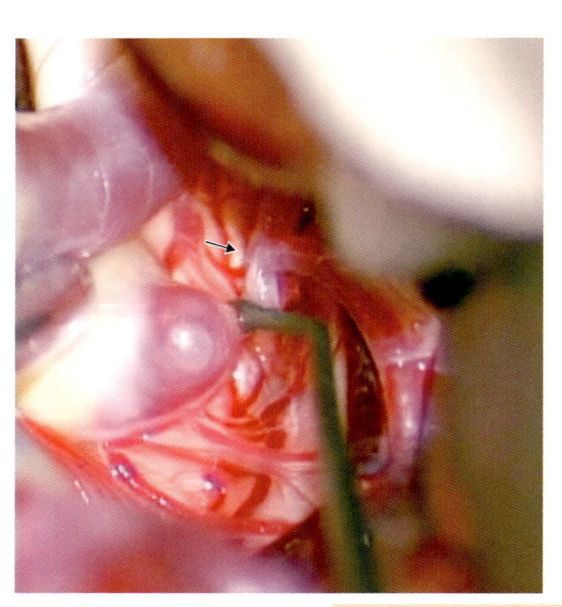

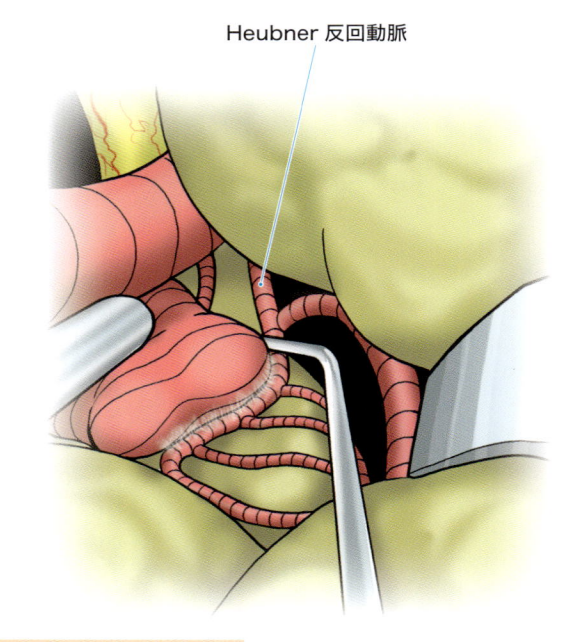

図ⅢE-15　Heubner反回動脈を動脈瘤から剥離

A1からの穿通枝が関係するもの

A1からの穿通枝はmedial group（黄矢印）があるほか，奥に視索の脇を走行する前脈絡叢動脈（青矢印）が確認できる（図ⅢE-16, 17）．これらとの剥離を十分に行い，温存する必要がある．

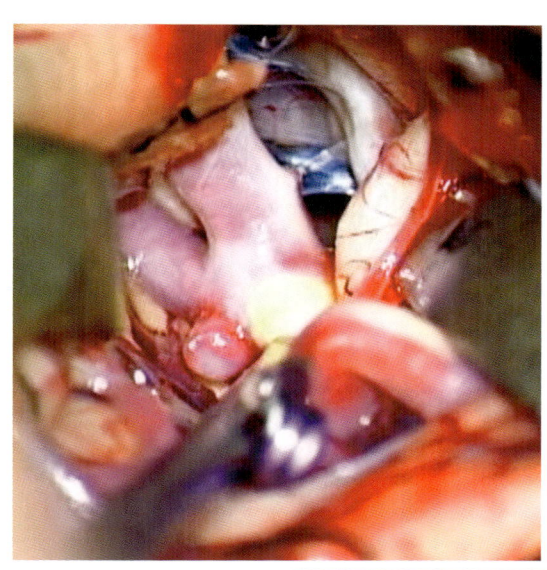

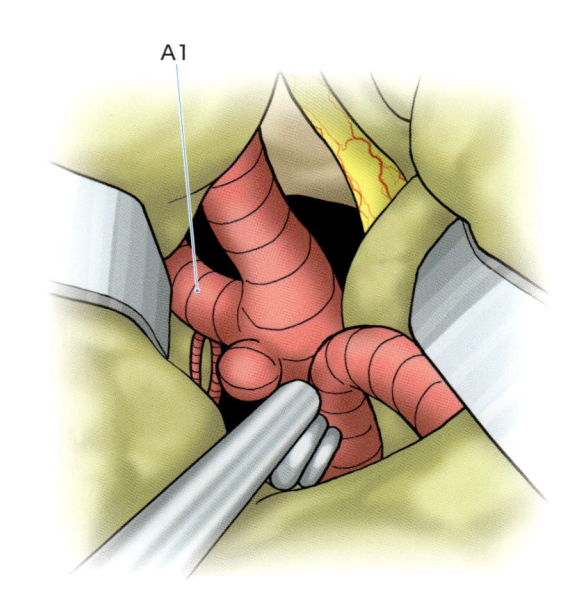

図ⅢE-16　A1からの穿通枝が動脈瘤に関係している例

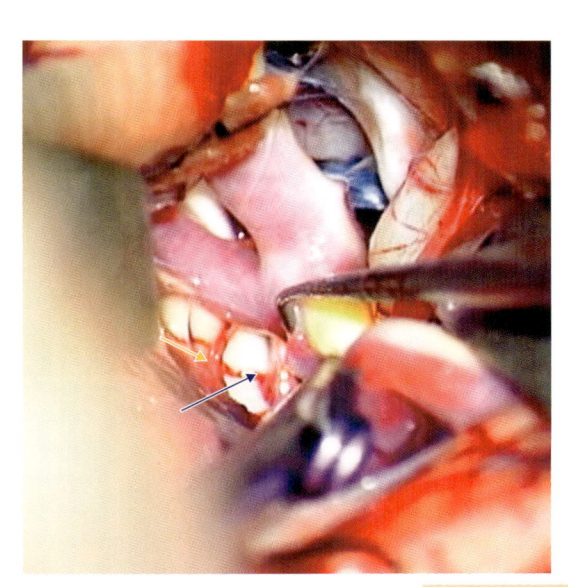

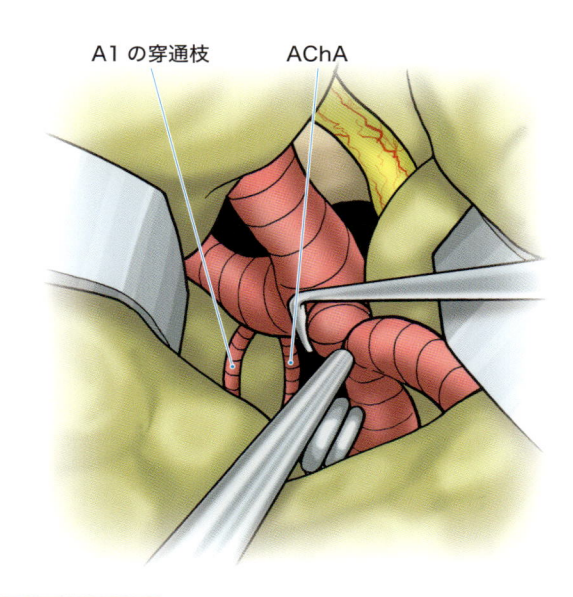

図ⅢE-17　穿通枝の剥離・温存

F 内頚動脈背側動脈瘤

内頚動脈背側動脈瘤（IC-dorsal AN）は，全体の0.9〜6.5％と少ない頻度で見られる動脈瘤であり，さまざまな呼び方をされている．血豆状動脈瘤とも言われるように，発生の病理が通常の嚢状動脈瘤とは異なっており，動脈解離や動脈壁の断裂などがその原因として推察されている．①血管分岐部に発生しないこと，②術中破裂のリスクが高い動脈瘤であること，③止血が確実でないと術後に再出血の危険があることなどから，急性期治療の予後も悪く，特殊な動脈瘤と言える．

背側動脈瘤の手術のポイント

治療方法としては脆い動脈瘤壁をいかに修復するかにかかっており，ネッククリッピングは一般的に不可能である．正常な母血管の一部までを含めての修復が必須であり，有窓クリップでの修復，血管の縫合，ガーゼやシートを巻きつけたうえでのクリッピングなどが推奨されている．

ただ，ガーゼを巻きつける作業のみをとってみてもその作業中に動脈瘤が破裂する危険があるため，そういった場合は修復が困難になることも多い．筆者らは母血管の温存をあきらめ，橈骨動脈（RA）を用いた外頚動脈（ECA）から近位中大脳動脈（M2）への high flow バイパス，すなわち ECA-RA-M2 バイパスを行ったうえでの動脈瘤ごと内頚動脈のトラッピングを行っている．このことにより手術中の大量出血や広範な虚血を回避することが可能である．

動脈瘤の発生部位はおおむね後交通動脈より近位のC2であり，穿通枝が関係することは少ないが，動脈瘤の発生部位によっては穿通枝がトラッピングされた領域に関係しないように考慮しなければならない場合もありうる．

急性期①（動脈硬化例）

症例

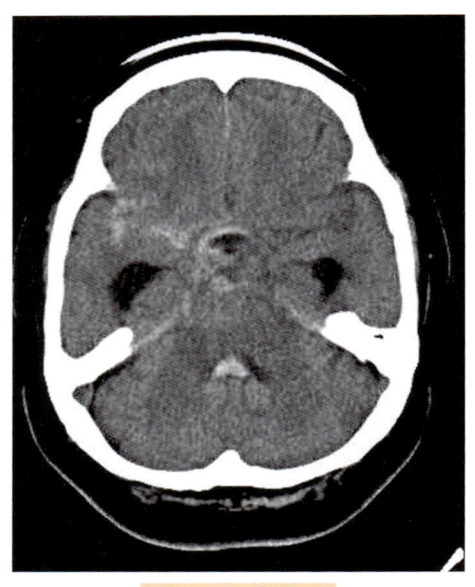

症例の術前画像を図ⅢF-1，2に示す．IC-dorsal に血管のふくらみが確認できる（図ⅢF-2，矢印）ほか，その近位の内頚動脈には石灰化がある．

図ⅢF-1　術前CT

F. 内頚動脈背側動脈瘤

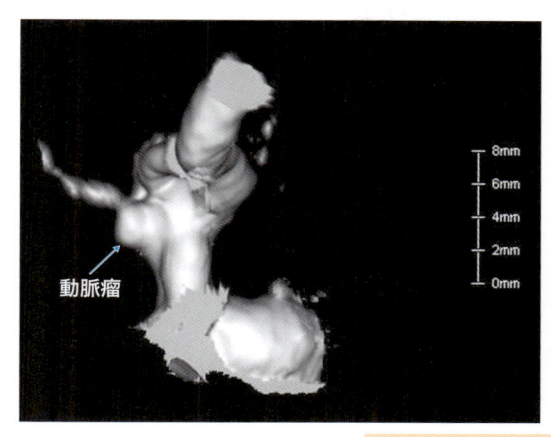

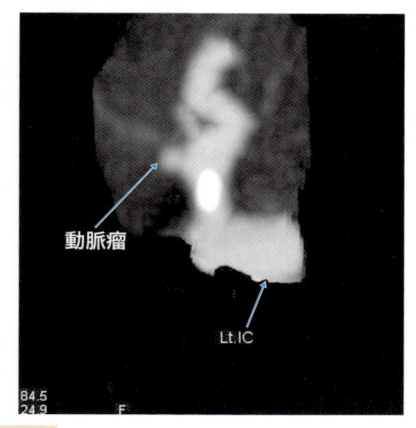

図ⅢF-2　術前3D-CTA

動脈瘤にアプローチする準備

　ECA-RA-M2バイパスを完成させ，頚部で内頚動脈を閉鎖してRAグラフトからの血流に切り替えてから，内頚動脈へアプローチする．frontalと内頚動脈の間を剥離する前に，後交通動脈，前脈絡叢動脈などの穿通枝をきちんと確認する（図ⅢF-3）．本疾患ではC2の動脈硬化が強い場合が多い．

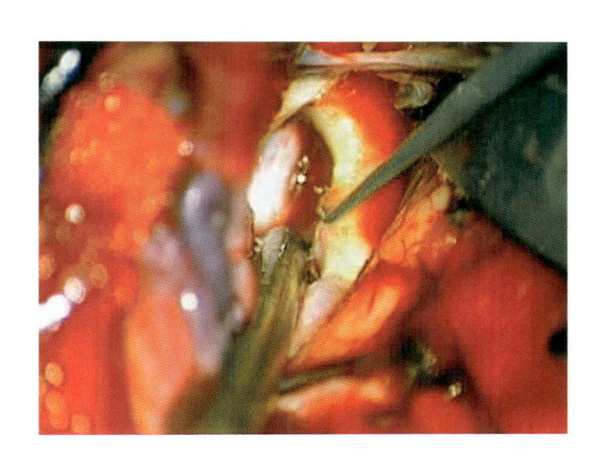

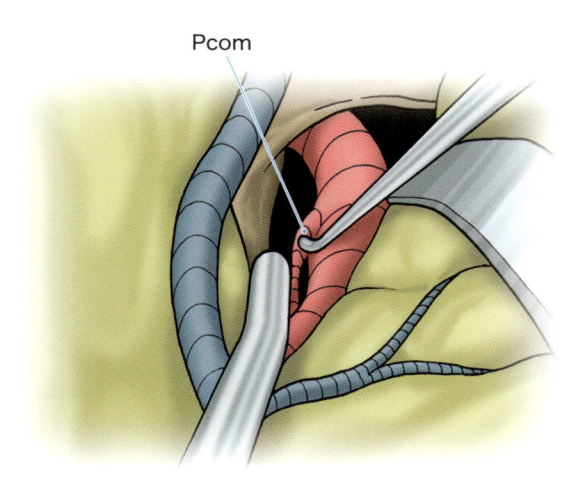

図ⅢF-3　穿通枝の確認

近位・遠位内頚動脈の確保

　frontal baseを軽く挙上し，動脈瘤の一部とその近位の内頚動脈を確認する．内頚動脈はクリップによって閉鎖可能であるかどうかきちんと見ておく．本症例ではこの部分の内頚動脈壁の一部が石灰化していた．図ⅢF-4の矢印は赤い動脈瘤壁を示している．

内頚動脈の遮断

　石灰化部分を有窓部で乗り越えるようにして有窓クリップで動脈瘤近位の内頚動脈を遮断する（図ⅢF-5）．

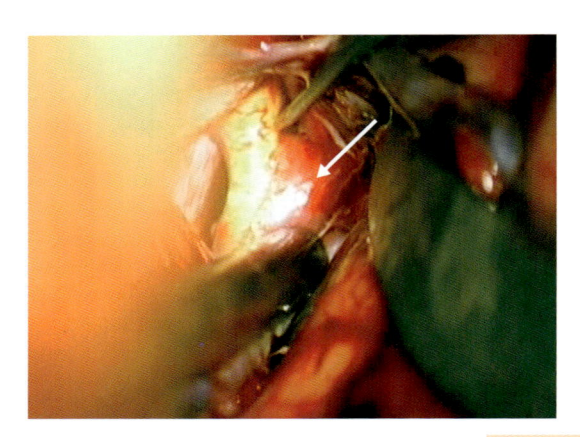

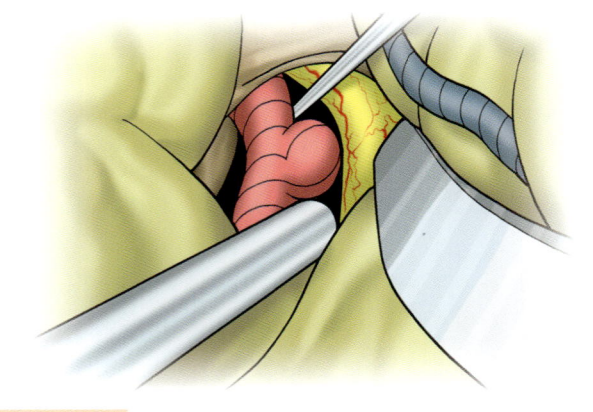

図ⅢF-4　動脈瘤の確認

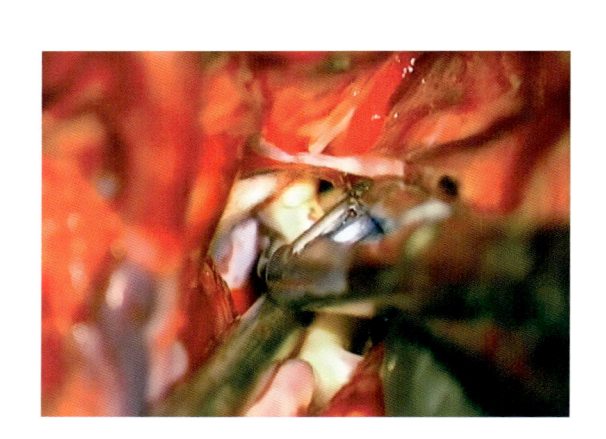

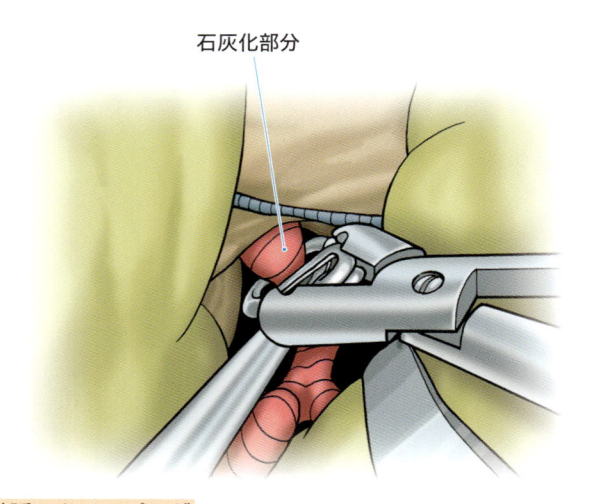

図ⅢF-5　近位内頚動脈のクリッピング

動脈瘤の剥離

次いで動脈瘤の全貌を見るために，前頭葉や視神経の間の剥離を行う．動脈瘤は柔らかく，ネック付近からただちに異常な壁に移行している（図ⅢF-6）．剥離中に動脈瘤が裂け，出血が起こるが，RAバイパスからの血流なのでコントロールは容易である．

遠位内頚動脈の一時遮断

近位側のクリップが確実であれば，頚部の内頚動脈の遮断を解除して，眼動脈の血流を維持できるようにする．ただし近位のクリップが不確実な場合には，頚部での遮断のままにすることでもよい（図ⅢF-7）．

眼動脈の血流はECA系から保たれるのが通常である．本症例でも頚部遮断のままにしたが視力障害は出現しなかった．

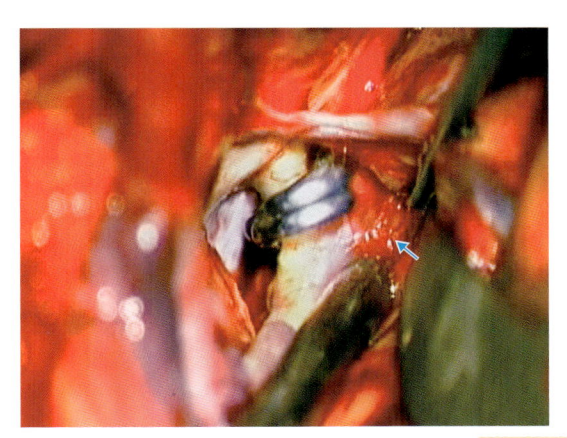

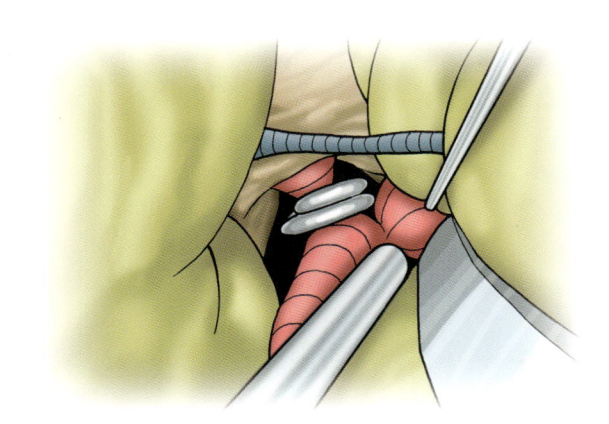

図ⅢF-6　動脈瘤の剥離

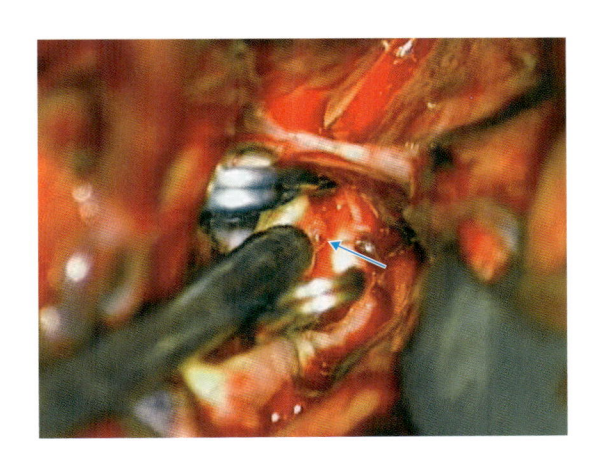

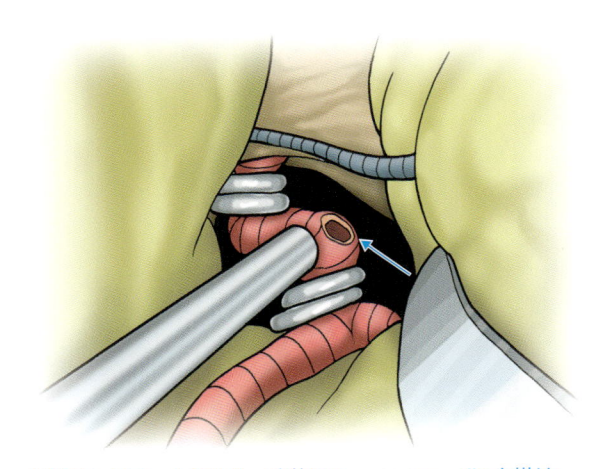

血流コントロールのため，遠位にtemporary clipを掛けている．動脈瘤はfrontal側に癒着して取れてしまっており，内頚動脈に穴が開いている（矢印）．

図ⅢF-7　動脈瘤が取れてしまった後の様子

遠位内頚動脈の遮断（トラッピング完成）

後交通動脈が温存されるようにクリップを掛け直し，temporary clipをはずす．この症例では2本のクリップを用いて後交通動脈の血流が温存されるように形成を行っている（図ⅢF-8）．

血流の確認

術後の画像所見を示す（図ⅢF-9）．ECA-RA-M2バイパスの開存を認める．

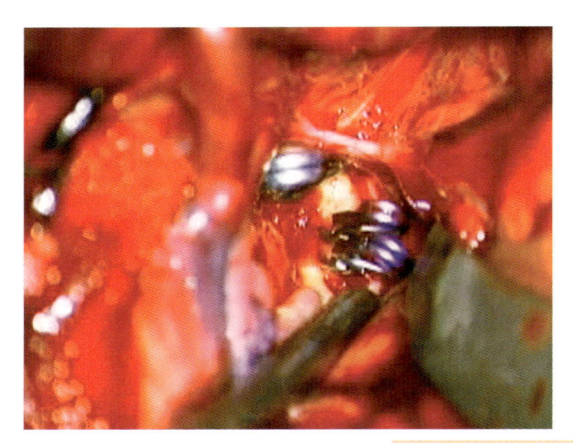

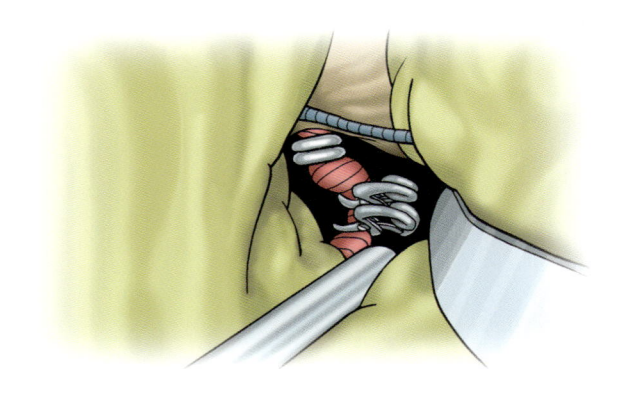

図ⅢF-8　トラッピングが完成したところ

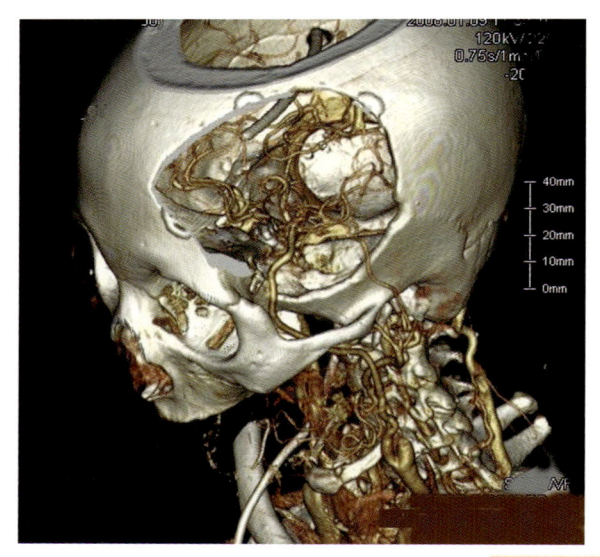

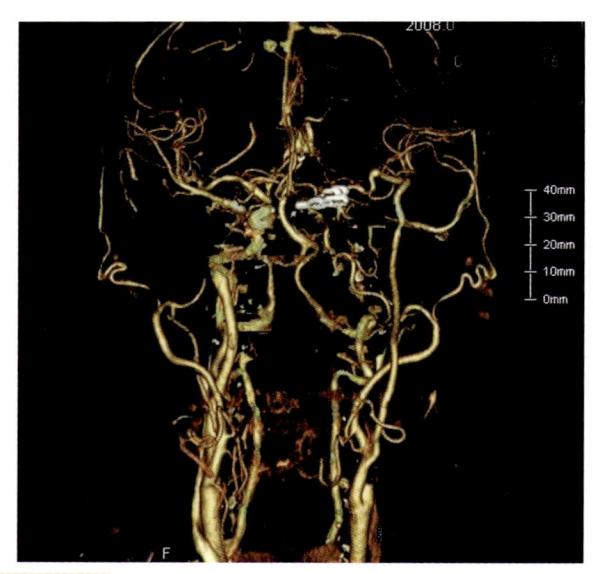

図ⅢF-9　術後3D-CTA

急性期②（術中に動脈瘤が取れた例）

　別の急性期の手術の症例である．本症例では内頚動脈に動脈硬化は認められない．内頚動脈の上に血豆状に膨らんだ動脈瘤が確認できる（図ⅢF-10）．

　トラッピングした後で動脈瘤を操作していると，動脈瘤は頚部からもげる形で内頚動脈から離れ，内頚動脈に大きな穴が開いているのが確認できる（図ⅢF-11）．

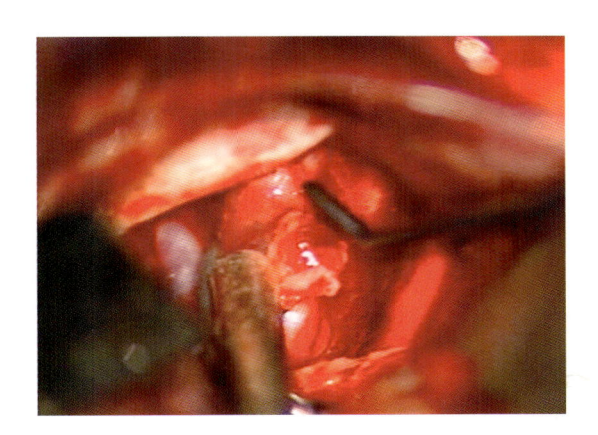

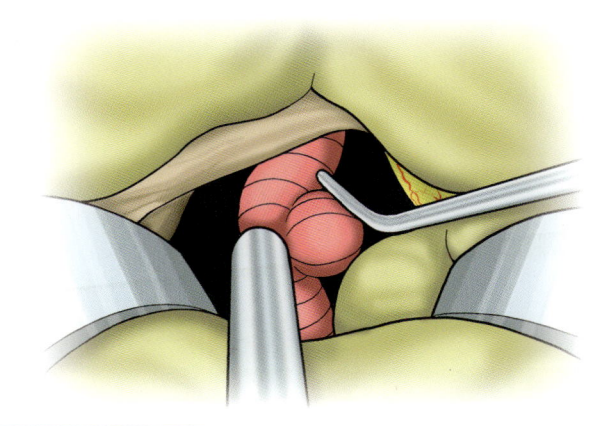

図ⅢF-10　血豆状に膨らんだ動脈瘤

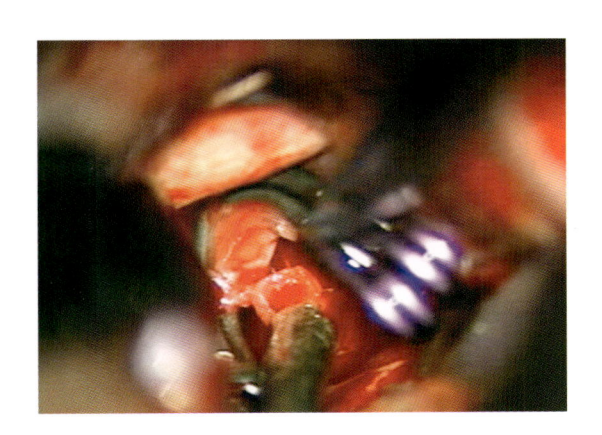

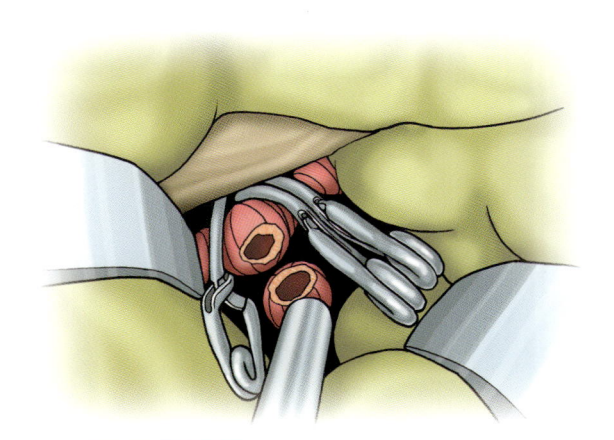

図ⅢF-11　動脈瘤がネックから取れたところ

III. 内頚動脈瘤

慢性期

慢性期の手術症例である．

きちんとした動脈瘤壁はなく，血栓とフィブリンで形成された構造物は簡単に内頚動脈から取れてくるような状態である（図ⅢF-12）．

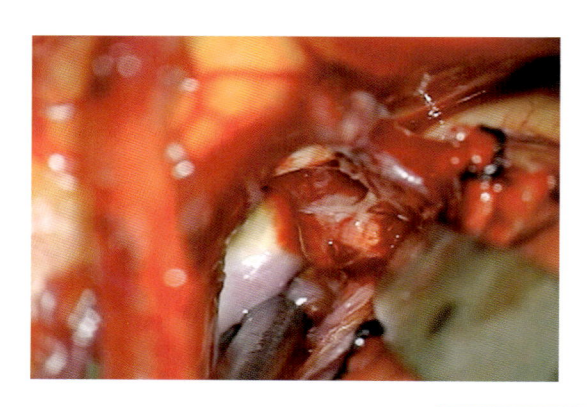

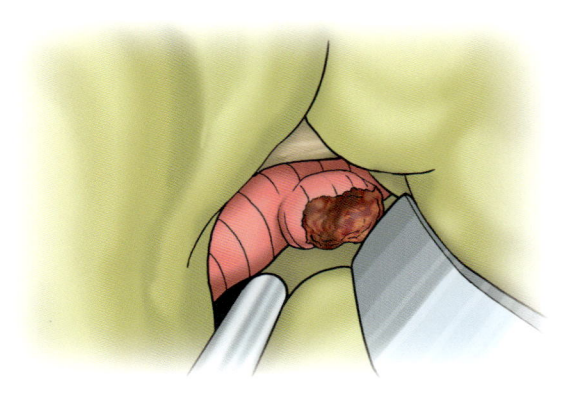

図ⅢF-12　慢性期の背側動脈瘤例

●参考文献

A. 海綿静脈洞部動脈瘤

1) Chibbaro S, Tacconi L：Extracranial-intracranial bypass for the treatment of cavernous sinus aneurysms. J Clin Neurosci **13**：1001-1005, 2006
2) Date I, Ohmoto T：Long-term outcome of surgical treatment of intracavernous giant aneurysms. Neurol Med Chir (Tokyo) **38** (Suppl)：62-69, 1998
3) Diaz FG, Ausman JI, Pearce JE：Ischemic complications after combined internal carotid artery occlusion and extracranial-intracranial anastomosis. Neurosurgery **10**：563-570, 1982
4) Diaz FG, Ohaegbulam S, Dujovny M, et al：Surgical alternatives in the treatment of cavernous sinus aneurysms. J Neurosurg **71**：846-853, 1989
5) Dolenc VV：Direct microsurgical repair of intracavernous vascular lesions. J Neurosurg **58**：824-831, 1983
6) Dolenc VV：A combined epi— and subdural direct approach to carotid—ophthalmic artery aneurysms. J Neurosurg **62**：667-672, 1985
7) Fujiwara S, Fujii K, Fukui M：De novo aneurysm formation and aneurysm growth following therapeutic carotid occlusion for intracranial internal carotid artery (ICA) aneurysms. Acta Neurochir (Wien) **120**：20-25, 1993
8) Gelber BR, Sundt TM Jr：Treatment of intracavernous and giant carotid aneurysms by combined internal carotid ligation and extra- to intracranial bypass. J Neurosurg **52**：1-10, 1980
9) Goldenberg-Cohen N, Curry C, Miller NR, et al：Long term visual and neurological prognosis in patients with treated and untreated cavernous sinus aneurysms. J Neurol Neurosurg Psychiatry **75**：863-867, 2004
10) Hopkins LN, Grand W：Extracranial-intracranial arterial bypass in the treatment of aneurysms of the carotid and middle cerebral arteries. Neurosurgery **5**：21-31, 1979
11) Matsuda M, Shiino A, Handa J：Rupture of previously unruptured giant carotid aneurysm after superficial temporal-middle cerebral artery bypass and internal carotid occlusion. Neurosurgery **16**：177-184, 1985
12) McIvor NP, Willinsky RA, TerBrugge KG, et al：Validity of test occlusion studies prior to internal carotid artery sacrifice. Head Neck **16**：11-16, 1994
13) Murakami K, Shimizu H, Matsumoto Y, et al：Acute ischemic complications after therapeutic parent artery occlusion with revascularization for complex internal carotid artery aneurysms. Surg Neurol **71**：434-441；discussion 441, 2009
14) Niiro M, Shimozuru T, Nakamura K, Kadota K, Kuratsu J：Long-term follow-up study of patients with cavernous sinus aneurysm treated by proximal occlusion. Neurol Med Chir (Tokyo) **40**：88-96；discussion 96-87, 2000
15) Pickard JD, Matheson M, Patterson J, et al：Prediction of late ischemic complications after cerebral aneurysm surgery by the intraoperative measurement of cerebral blood flow. J Neurosurg **53**：305-308, 1980
16) Roski RA, Spetzler RF, Nulsen FE：Late complications of carotid ligation in the treatment of intracranial aneurysms. J Neurosurg **54**：583-587, 1981
17) Spetzler RF, Schuster H, Roski RA：Elective extracranial-intracranial arterial bypass in the treatment of inoperable giant aneurysms of the internal carotid artery. J Neurosurg **53**：22-27, 1980
18) Timperman PE, Tomsick TA, Tew JM Jr, et al：Aneurysm formation after carotid occlusion. Am J Neuroradiol **16**：329-331, 1995
19) Tindall GT, Goree JA, Lee JF, et al：Effect of common carotid ligation on size of internal carotid aneurysms and distal intracarotid and retinal artery pressures. J Neurosurg **25**：503-511, 1966
20) Vazquez Anon V, Aymard A, Gobin YP, et al：Balloon occlusion of the internal carotid artery in 40 cases of giant intracavernous aneurysm：technical aspects, cerebral monitoring, and results. Neuroradiology **34**：245-251, 1992
21) Yasui T, Yagura H, Komiyama M, et al：Mechanism of acute deterioration of the neurological status following rapid and massive intraluminal thrombosis in case of a giant intracavernous carotid artery aneurysm：demonstration by MR imaging. Surg Neurol **40**：51-56, 1993
22) 井上 亨, 藤井清孝, 松島俊夫ほか：頸部内頸動脈結紮術後にradial artery graftを介して増大をきたした内頸動脈海綿静脈洞部巨大動脈瘤の1例. The 13 Meeting of The Mt Fuji Workshop on CVD. 243-245, 1995
23) 井上 亨, 松島俊夫, 藤井清孝ほか：内頸動脈海綿静脈洞部動脈瘤に対するバイパス術. Jpn J Neurosurg (Tokyo) **5**：188-193, 1996
24) 鈴木倫保, 箱崎誠司, 久保直彦ほか：High Flow EC-M2 bypassとproximal IC ligation施行後3年で増大したIC巨大動脈瘤の1例. The 13 Meeting of The Mt Fuji Workshop on CVD. 239-242, 1995
25) 時村 洋, 厚地政幸, 時村美香ほか：海綿静脈洞内動脈瘤の治療成績 直達手術5例の検討. 脳神経外科 **19** (1) 15-20, 1991
26) 永田 泉, 菊池晴彦, 山形 専ほか：巨大脳動脈瘤のMRI—増大機序および血栓形成について—. 脳神経外科 **18** (12)：1115-1120, 1990
27) 端 和夫, 任 清：EC-IC bypassを併用したcarotid ligationの合併症. Neurosurgeons **4**：359-366, 1984

B. 傍前床突起部内頸動脈瘤

1) Day AL：Aneurysms of the ophthalmic segmen. A clinical and anatomical analysis. J Neurosurg **72**：677-691, 1990
2) Giannotta SL：Ophthalmic segment aneurysm surgery. Neurosurgery **50**：558-562, 2002
3) Hoh BL, Carter BS, Budzik RF：Results anter surgical and endovascular treatment of paraclinoid aneurysms by a cobined neurovascular team. Neurosurgery **48**：78-89, 2001
4) 田中雄一郎, 本郷一博, 多田 剛ほか：内頸動脈瘤を安全に露出する方法. 脳卒中の外科 **31**：117-120, 2003
5) 藤岡正導：内頸動脈, 後交通動脈分岐部動脈瘤の手術. 脳神経外科速報 **13**：21-25, 2003
6) 鰐渕昌彦：頭蓋底局所解剖アトラス, メディカ出版, 大阪, p80-88, 2009

III. 内頚動脈瘤

C. 内頚動脈-後交通動脈瘤

1) Rhoton AL, Saeki N, Perlmutter D, et al：Microsurgical anatomy of common aneurysm sites. Clin Neurosurg **26**：248-306, 1979
2) Sekhar LN, Tzortidis F：Supra-opthalmic internal carotid artery aneurysms. Cranial microsurgery. Approaches and techniques. Sekhar LN, et al (eds), Thieme, New York, p134-150, 1999
3) Taylor CL, Selman WR, Kiefer SP, et al：Temporary vessel occlusion during intracranial aneurysm repair. Neurosurgery **39**：893-906, 1996
4) Yasargil MG：Internal carotid artery aneurysms.Microneurosurgery II Clinical considerations, surgery of the intracranial aneurysms and results. Thieme Stratton, New York, p33-123, 1984
5) 石川達哉, 上山博康, 数又 研：通常の後交通動脈および前脈絡叢動脈分岐部内頚動脈瘤．手術のpitfallとその対策 脳卒中の外科 **31**：253-257, 2003
6) 石川達哉, 上山博康, 数又 研ほか：IC-PC Aneurysmの解剖と手術．Jpn J Neurosurg **13**：382-388, 2004
7) 石川達哉, 上山博康, 数又 研ほか：頚部で裂けやすい動脈瘤，頚部で裂けた時の処置（動脈瘤手術のpitfall）．脳卒中の外科 **30**：153-158, 2002
8) 佐々木達也, 佐藤園美, 佐久間潤ほか：脳動脈瘤術後の穿通枝梗塞．脳卒中の外科 **30**：101-106, 2002

D. 内頚動脈-前脈絡叢動脈瘤

1) Friedman JA, Pichelmann MA, Piepgras DG, et al：Ischemic complications of surgery for anterior choroidal artery aneurysms. J Neurosurg **94**：565-572, 2001
2) Gibo H, Lenkey C, Rhoton AL Jr：Microsurgical anatomy of the supraclinoid portion of the internal carotid artery. J Neurosurg **55**：560-574, 1981
3) 石川達哉, 上山博康, 数又 研：通常の後交通動脈および前脈絡叢動脈分岐部内頚動脈瘤．手術のpitfallとその対策 脳卒中の外科 **31**：253-257, 2003

E. 内頚動脈先端部動脈瘤

1) Rosner SS, Rhoton AL Jr, Ono M, et al：Microsurgical anatomy of the anterior perforating arteries. J Neurosurg **61**：468-485, 1984
2) Yasargil MG：Internal carotid artery aneurysms. Microneurosurgery II Clinical considerations, surgery of the intracranial aneurysms and results. Thieme Stratton, New York, p33-123, 1984
3) 宜保浩彦, 外間政信, 大沢道彦：前大脳動脈（A1）とその穿通枝．臨床のための局所解剖学, 宜保浩彦ほか（編著）, 中外医学社, 東京, p16-17, 2000

F. 内頚動脈背側動脈瘤

1) Abe M, Tabuchi K, Yokoyama H, et al：Blood blister-like aneurysms of the internal carotid artery. J Neurosurg **89**：419-424, 1998
2) Fujitsu K, Ishiwata Y, Gondo G, et al：Wrap-clipping with a Dacron mesh Silastic sheet. —Technical note—. J Neurosurg **80**：336-337, 1994
3) Ishikawa T, Nakamura N, Houkin K, et al：Pathological consideration of a "blister-like" aneurysm at the superior wall of the internal carotid artery. Neurosurgery **40**：403-406, 1997
4) Ishikawa T, Mutoh T, Nakayama N, et al：Universal external carotid artery to proximal middle cerebral artery bypass with interposed radial artery graft prior to approaching ruptured blood blister-like aneurysm of the internal carotid artery -Technical Note-. Neurol Med Chir (Tokyo) **49**：553-558, 2009
5) Kubo Y, Ogasawara K, Tomitsuka N, et al：Wrap-clipping with polytetrafluoroethylene for ruptured blisterlike aneurysms of the internal carotid artery. J Neurosurg **105**：785-787, 2006
6) Meling TR, Sorteberg A, Bakke SJ, et al：Blood blister-like aneurysms of the internal carotid artery trunk causing subarachnoid hemorrhage：treatment and outcome. J Neurosurg **108**：662-671, 2008
7) Nakagawa F, Kobayashi S, Takemae T, et al：Aneurysms protruding from the dorsal wall of the internal carotid artery. J Neurosurg **65**：303-308, 1986
8) Ogawa A, Suzuki M, Ogasawara K：Aneurysms at nonbranching sites in the supraclinoid portion of the internal carotid artery：internal carotid artery trunk aneurysms. Neurosurgery **47**：578-586, 2000
9) Sekula RFJ, Cohen DB, Quigley MR, et al：Primary treatment of a blister-like aneurysm with an encircling clip graft：Technical case report. Neurosurgery **59**：168, 2006
10) 佐藤 章, 本郷一博, 杉山達也ほか：内頚動脈「背側型」動脈瘤全国調査結果の解析 —Part 2：出血例における治療を中心に—．脳卒中の外科 **34**：372-376, 2006
11) 本郷一博, 佐藤 章, 柿澤幸成ほか：内頚動脈「背側型」動脈瘤全国調査結果の解析 —Part 1：予後悪化因子の分析—．脳卒中の外科 **34**：366-371, 2006

第IV章

前大脳動脈瘤

Contents

§ A　前交通動脈瘤

§ B　前大脳動脈水平部動脈瘤

§ C　前大脳動脈末梢動脈瘤

A 前交通動脈瘤

　前交通動脈部へのアプローチは，interhemispheric approach と transsylvian approach の二つに大別されるが，interhemispheric approach は剥離が難しい印象を持たれやすいせいか，概して避けられがちである．しかし一旦 interhemispheric approach で到達すれば，動脈瘤の全貌が死角なく視認できるし，また術野の間口が広いためにさまざまな方向からの鉗子の挿入が可能となる．こうした利点は非常に大きいものであり，基本的には interhemispheric approach を第一選択とすべきである．

　一口に interhemispheric approach と言っても，その具体的手法は実にさまざまある．その中で，伊藤，安井，上山によって確立された，脳梁膝部から前頭蓋底側まで大脳半球間裂を剥離する anterior interhemispheric approach や低い開頭によって剥離を前頭蓋底側の最小限に抑えた basal interhemispheric approach が，標準的手法として名高い．その両者を融合させた anterior and basal interhemispheric approach が，言わば最も完全なる形の interhemispheric approach で，利点を最大限に発揮できるものであり，本項ではこの方法を中心に述べる．

　前交通動脈瘤は左右からの母動脈が関わり，血管分岐の走行や動脈瘤の向きも実にさまざまである．Ⅱ章E（p129）で述べた closure line を追及するならば，クリップ鉗子を挿入する方向も多岐にわたり，それに必要な術野をどう確保するかも重要な問題である．そこで以下の解説では，この多様性のある前交通動脈瘤を，構造上の特徴ごとに整理して述べることにする．

　interhemispheric approach の場合は，母血管は動脈瘤よりも奥に位置することが多い．しかし動脈瘤手術においては，特に破裂瘤の場合には，動脈瘤自体の露出や剥離に先立って母血管の確保を優先するのがセオリーである．動脈瘤へアプローチするにあたっては，動脈瘤に近づいてからの剥離の手順を，動脈瘤の向きなどに応じて工夫する必要がある．このことについても，整理して言及することにする．

　他の内頚動脈系の動脈瘤と合併した前交通動脈瘤など，ある条件下では transsylvian approach で行うこともある．transsylvian approach は比較的容易ではあるが，視軸や鉗子挿入の自由度はかなり制限されることは踏まえておくべきである．少しでも視認性を上げるために，十分な広い剥離を心がけなければならない．

interhemispheric approachの実際

　interhemispheric approachに関する理論は本書第Ⅱ章D（p100以下）で詳細に述べられているが，前交通動脈部にどのようにアクセスして，どういった術野を作り上げるかは，クリップ・ワーキングに大きく関わる重要なことなので，ここで改めて，筆者が採用している方法（anterior and basal interhemispheric approach）の実際を提示する．

開　頭

　開頭はなるべく低く，前頭蓋底からまっすぐ切り立つ壁を作るべく下縁ぎりぎりで骨切りを進める．眉弓の骨隆起よりも頭蓋底側で，眼窩上縁をたどりながら，内側に向かうに従いnasionに向かって三角形に切り込む形を作る（図ⅣA-1, A）．

　この三角形の部分は個別に切り離すことにして2-piecesで開頭してもよいが，surgical sawなどを用いることで一塊として開頭することも可能である．図中の矢印の部分が内側に張り出した形になってしまうと，視軸や鉗子挿入の自由度が相殺されてしまうので注意が必要である．

　開頭中心線部でのnasionへの切り込みが十分であれば，前頭骨の盲孔に陥入していた硬膜の隆起（図ⅣA-1, B, 矢印）が見えるはずなので，これが指標になる．

　前頭洞は当然ながら大きく開放されることになる．内板は除去して死腔をなくし，粘膜は縫合したり，除去凝固したうえで自然孔まで押し込んだりして閉鎖する．さらに骨粉やフィブリン糊などを用いてパッキングするのもよいであろう．

　前述した前頭骨の盲孔のすぐ下に鶏冠がある．硬膜が鶏冠を包み込んでいるので，その上面を切開したうえで鶏冠を露出して（図ⅣA-1, C），前頭蓋底の平らな面へ至る裾野まで十分に除去する（図ⅣA-1, D）．この操作はマイクロ下で行ったほうがよい．

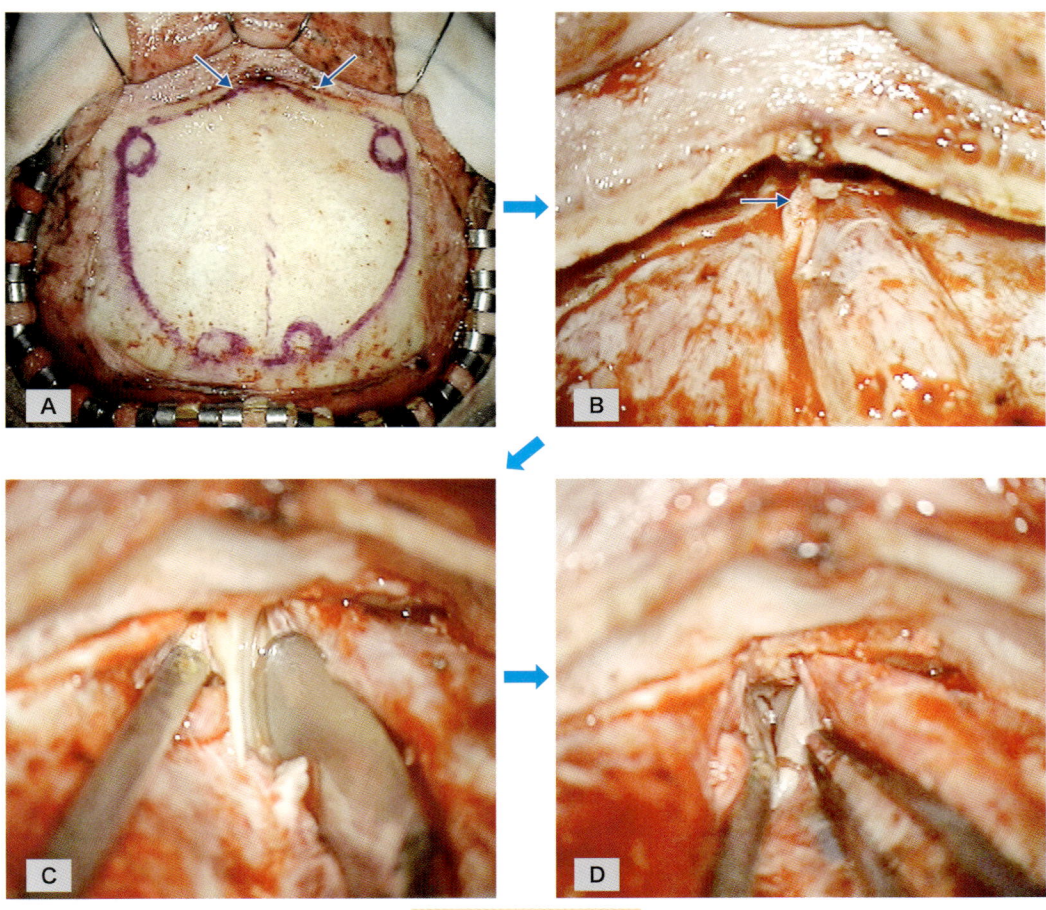

図ⅣA-1　開頭の手順

IV. 前大脳動脈瘤

硬膜切開

　硬膜は両側にまたがってできるだけ広く切開する．左右にわたるW字型に切って，さらに両側とも手前にまっすぐ切り下ろすと効果的である（図ⅣA-2，A）．

　ときに架橋静脈が早い段階で硬膜内に入り，硬膜静脈洞の形で走行することがある．この場合は静脈と平行な硬膜切開を加えて，静脈損傷を回避しながらスペースを確保する．ちなみにアプローチに際してまず障壁になるのはこの架橋静脈の存在である．低い位置までの開頭をしてあるので，この部位では架橋静脈は少なく，あまり問題にならずに侵入スペースを確保できるはずだが，存在する静脈は基本的にはすべて温存すべきであり，脳表から長い距離にわたって剥離するなどして自由度を持たせておく．

　大脳鎌は鶏冠を除去した直上のできるだけ低位で切断する（図ⅣA-2，B）．この部位は上矢状洞も消失していく場所なので結紮は不要であり凝固のみで十分である．大脳鎌を切断すると架橋静脈ごと硬膜が手前側に後退するので縦長のスペースを確保しやすい（図ⅣA-2，C）．

　鶏冠除去にあたって硬膜切開した中央部分は縫合して（図ⅣA-2，D），閉じ合わせておく（図ⅣA-2，E）．その糸を吊り上げて，開頭野が完成する（図ⅣA-2，F）．

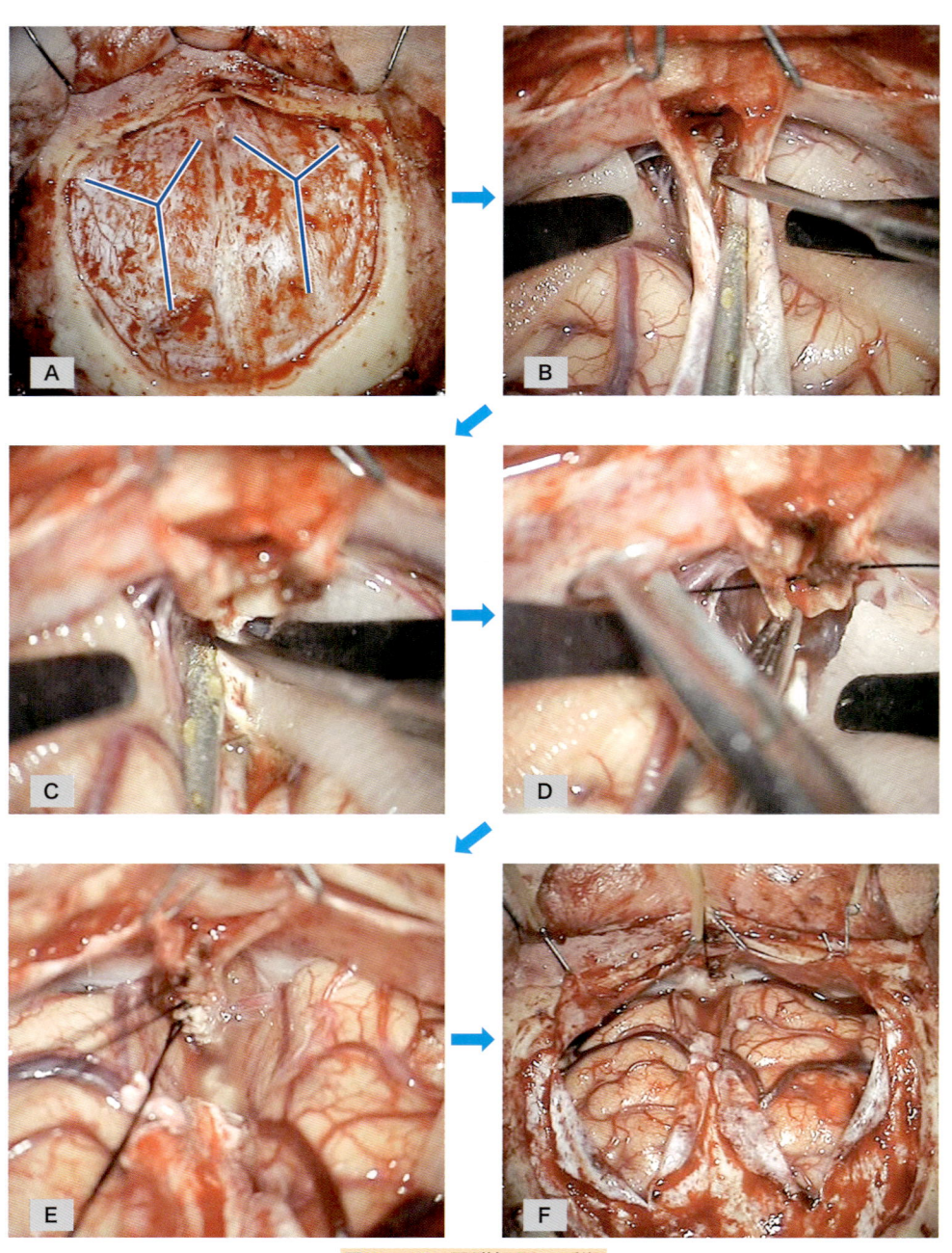

図ⅣA-2　硬膜切開の手順

嗅神経の保護

嗅神経の引き抜き損傷を防止するために，アプローチ前にあらかじめ前頭葉底部から剝離しておく．嗅球部が篩板に入るところ（図IVA-3，A）は非常に脆弱なので，フィブリン糊を混ぜたゼルフォームなどで補強しておくとよい（図IVA-3，B）．

嗅球から中枢側へ向かって剝離を進めるが，この際，嗅神経の両側にあるくも膜の裾野を優先して切離を行うと効果的である（図IVA-3，C）．

脳の展開は基本的には脳ベラは不要で，左手の吸引管で行い，嗅神経が引っ張られないように留意する．

初めに嗅球部をのぞくときにはマイクロはかなり仰ぐ角度になっているはずだが，そのまま奥へ進むと前頭葉の引きが強くなってかえって嗅神経が引っ張られるので，中枢側に進むにつれて徐々にマイクロを立てていくようにする．

嗅索をたどって嗅三角に移行する部分まで進めば十分である．この部分は嗅神経の背側に硬いtrabeculaがまばらに存在するので，これを確実に切離する（図IVA-3，D）．

olfactory veinも長い距離にわたって剝離して温存に努める．

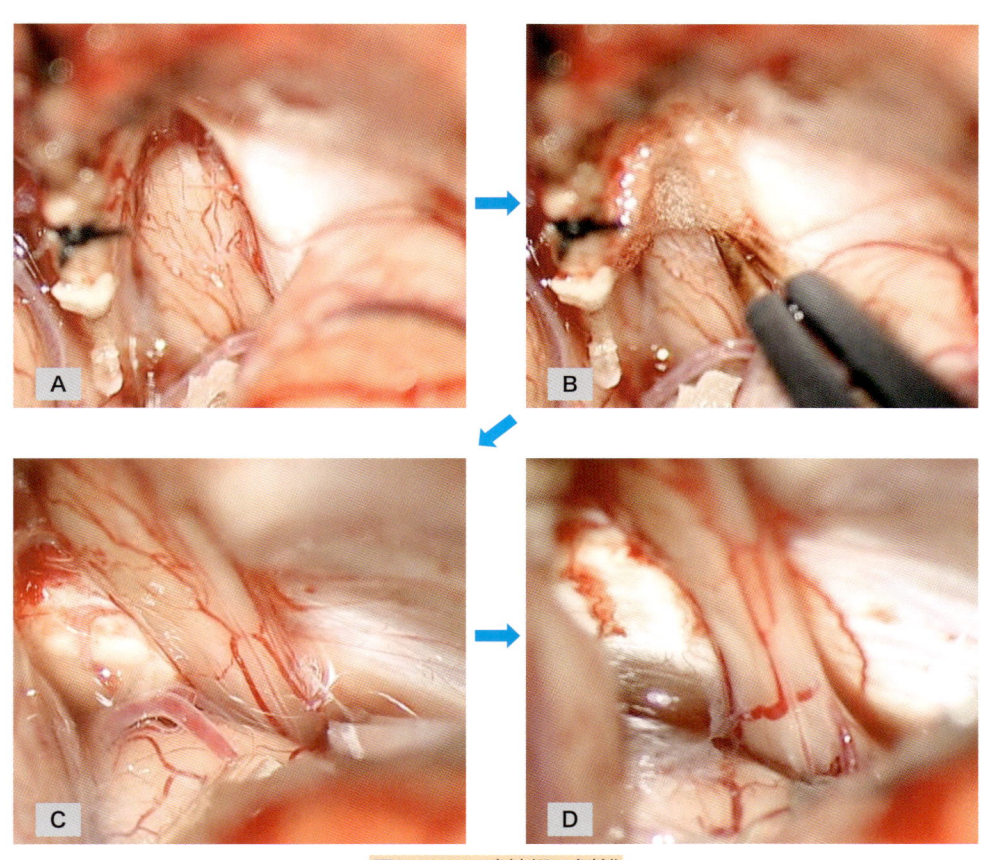

図IVA-3　嗅神経の剝離

大脳半球間裂剥離（1st step）

　ここから大脳半球間裂の剥離である．まず，手術台の背板を下げて，かつマイクロの視軸を手前側に向けて，脳梁膝部に向かって剥離する．表層のくも膜を切離すると脳梁辺縁動脈が容易に現れるが，そこからさらに奥へ進み，帯状回を剥離して脳梁膝部および左右の傍脳梁動脈を確実に視認するまでに至る（図ⅣA-4）．

　ちなみに，この部位で左右の前大脳動脈は互いに強固に接着している．次の2nd stepの途中でこれを切り離してやると格段に展開がよくなり，剥離操作が楽になる．

大脳半球間裂剥離（2nd step）

　脳梁膝部まで到達したら，今度は背板を当初よりも上げてマイクロを仰ぎ見る方向に変えて，前頭蓋底へ向かって剥離を進める．1st stepで作った深い部位のスペースを取りかかりにしながらペーパーナイフで切り上げる要領で行うと，脳軟膜を痛めることなくスムーズに進みやすい．

　ただし，"深い位置から切り上げる"ということに固執しすぎて筒状の狭い術野を形成してしまうことのないように留意されたい．深い位置での剥離が少し進むたびに，浅い位置では左右に適度なtensionがかかって剥離しやすい隙間が疎に浮き上がってくる場所が多数現われているはずであり，適宜浅い部位の脳回を剥離しながら，なるべく広い間口を維持しながら術野を展開していくとよい（図ⅣA-5）．

　最終的にbaseのくも膜を切開して，planum sphenoidaleが展開されるまで剥離を進める．

大脳半球間裂剥離（3rd step）

　最後に，背板の挙上を元に戻してマイクロを立てて，前交通動脈部に向かって両側の直回間を剥離していく（図ⅣA-6）．2nd stepまでは，脳ベラの引く方向は両外側かつ若干頭蓋底側に押し上げぎみの方向になっていたはずだが，この3rd stepにおいては，若干手前に引き上げぎみの方向に切り替える．

　途中で嗅神経の状態を確認し，場合によってはさらに嗅神経の剥離を追加しておく配慮も必要である．

　直回間の癒着は非常に密であるが，2nd step段階までの展開が十分であれば比較的容易に剥離できる．直回間を剥離し終えたら，母血管や動脈瘤周囲を確保しつつ，直回底部と視神経との間の剥離を追加すると，前頭葉はさらに左右に展開できる（図ⅣA-7）．

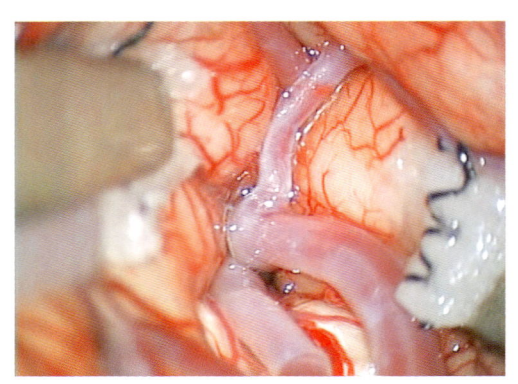

図ⅣA-4　脳梁膝部への到達

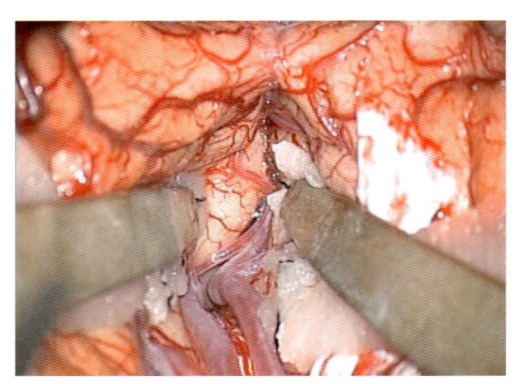

図ⅣA-5　前頭蓋底に向かっての剥離

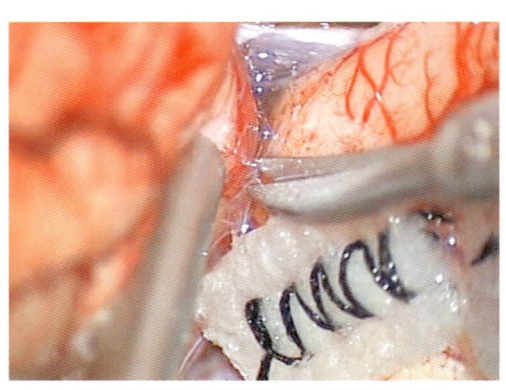

図ⅣA-6　直回間の深部への剥離

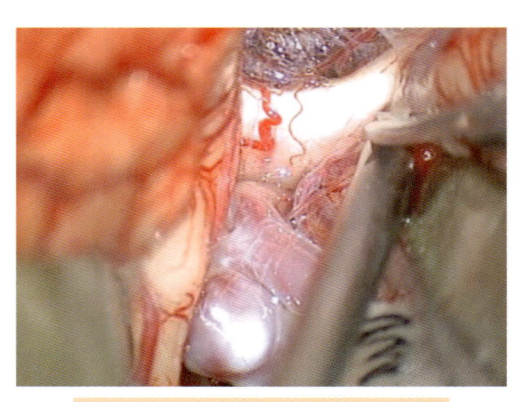

図ⅣA-7　直回底部-視神経間の剥離

剥離のコツ

剥離に際して，脳ベラは単に外側に引くのではなく，脳を開頭野の浅いほうへわずかに持ち上げるように保持する．脳ベラと脳表との接地における摩擦力を利用する力の加え方である．こうすることで，左右の脳表をつなぐtrabeculaが疎に浮き上がりやすくなる（図IVA-8）．脳を沈み込ませるような方向に脳ベラの力が加わってしまうと，左右の脳回が接する面を押しつぶしてしまい，剥離しにくくしてしまう．

通常は脳回同士が接着している後端（もしくは前端）の三角形のスペースを取りかかりにしてそこから切り上げていく．ハサミを入れる隙間，すなわち局所的な"場"作りには左手の吸引管が重要である．左右の脳回は，互い違いに交互に覆い被さり合うようにしながら接している．このうち覆い被さるほうの脳回を左手の吸引管でめくり上げるようにしてtrabeculaを浮き上がらせる（図IVA-9）．逆に，下になっている脳回を押し下げぎみにする操作もある．

脳回の表面はカーブした曲面である．その各所において脳表に対してtrabeculaが垂直に立つように，左手の吸引管でかけるtensionの方向を前後方向にも深さ的にも微調整することが肝要である．こうしてtrabeculaが浮き上がって適度なtensionがかかった状態を作り出す（図IVA-10）．

脳回同士が接着している後端もしくは前端の三角形のスペースは，剥離の取りかかり口になる．このスペースは血管が通過する部位で，その周囲は疎でありながら比較的強いtrabeculaが血管や軟膜を係留している．上山や谷川は，ここを"perivascular micro-cistern"と称して，この部位での強いtrabeculaを着実に切ることの重要性を，かねてより指摘している（図IVA-11）．

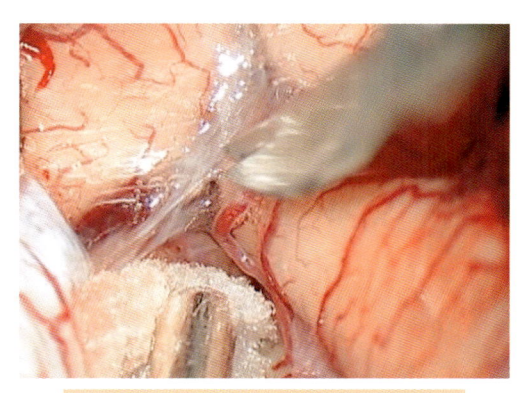

図IVA-8　trabeculaを浮き上がらせる

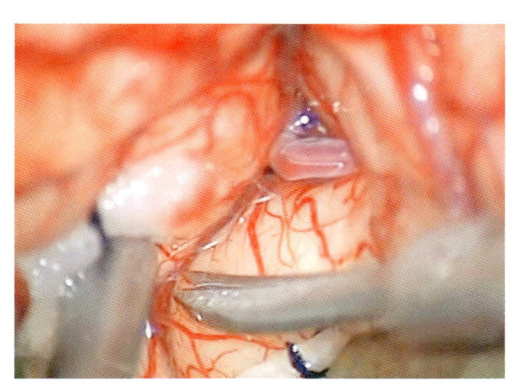

図IVA-9　左手で脳回をめくり上げる

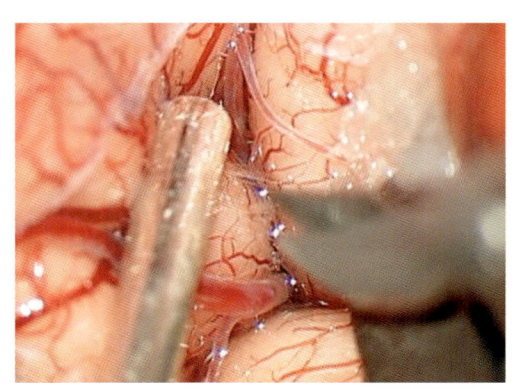

図IVA-10　左手の前後方向の微調整でtrabeculaを垂直にする

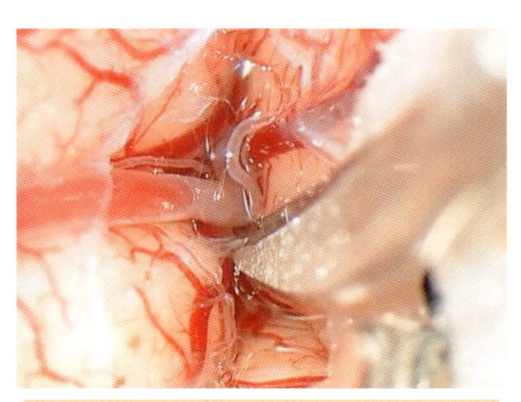

図IVA-11　perivascular micro-cisternの切離

IV. 前大脳動脈瘤

効率的な大脳半球間裂剥離の手法

上山らは，脳ベラを大脳半球間裂の遠位から前頭蓋底へ向かって斜めに差し入れて，左右の半球を全体的に跳ね上げるようにしながら剥離を進める方法を提唱している．大脳半球間裂全長にわたって均等な tension を持たせることで，まんべんなく各脳回の剥離を並行して進めていく．前述の 1st step から律儀に順序立てて行うのではなく，1st step～3rd step の各剥離成分を同時並行で進めていくイメージである（図IVA-12）．

前述の 1st step のような大きな取りかかり口を頼りにするのではなく，脳回同士が接着している後端もしくは前端の小さな三角形のスペースを微視的な取りかかり口として剥離する．trabecula を上手に浮き上がらせられれば，脳回が接着している真上からでも軟膜を痛めることなく剥離可能である．

脳ベラとほぼ平行な直線的な剥離済みのラインを作りながら展開していく．脳ベラの斜めの角度はほぼそのままで，位置は徐々に深いほうへと変わっていくことになる．慣れるとむしろこのほうが効率がよく，最終的には前述の基本的手法とほぼ同じような術野が得られる．

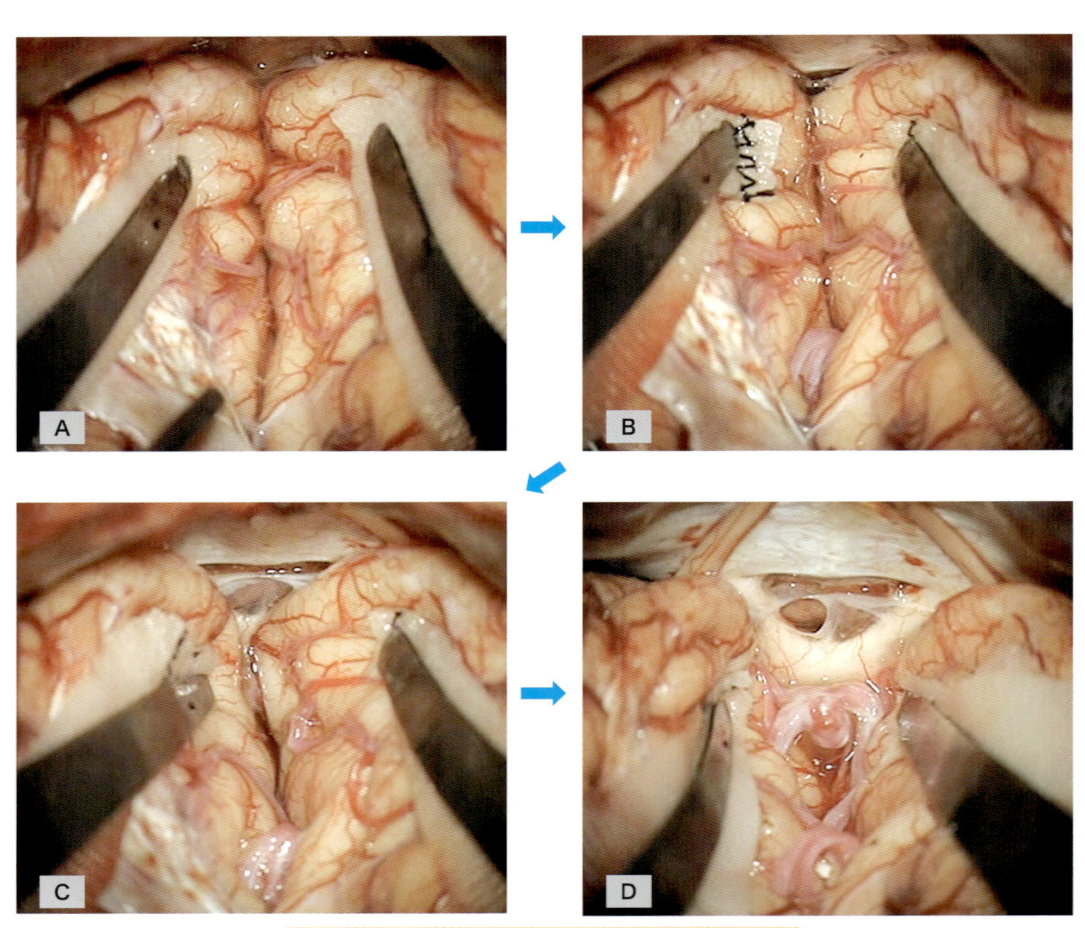

図IVA-12　各剥離段階を同時並行的に進める手法

破裂瘤における剥離手順と母血管確保

動脈瘤手術において，特に破裂瘤の場合は，動脈瘤自体の露出や剥離に先立って母血管すなわちA1の確保を優先するのが基本的なセオリーである．大脳半球間裂の剥離が動脈瘤に近づくにつれて，瘤の向きなどに応じて剥離のコース取りを考える必要がある．前交通動脈瘤は，基本的にはdominant側のA1から同側のA2と前交通動脈（Acom）の2本への分岐部にできる動脈瘤である．dominant A1のつきあたりに瘤が形成されていて，両者は対極の位置関係にあるはずである．

尾側向きの動脈瘤

前述のアプローチ2nd stepを進めると両側のA2が露出されてくる．次いで3rd stepに入るが，直回間剥離をむやみに奥へ進めると瘤の破裂点に近づくことになるので，ある程度の深さまでにとどめて再び2nd stepのルートに戻る（図IVA-13, A）．

尾側向きの動脈瘤では，A1は頭側から入ってくるはずなので，通常はA2を近位へ追及するように2nd stepの深い部分を進めていくと（図IVA-13, B），自ずと左右のA2の間からA1が確保されるはずである（図IVA-13, C）．ここまでくると動脈瘤の位置的なオリエンテーションはついているので，破裂部が直回底部と癒着していないことを確認したら3rd stepを完遂して術野を完成させる（図IVA-13, D）．もし左右どちらかの脳との癒着があるならば，それと反対側に逃げるように剥離を進めればよい．

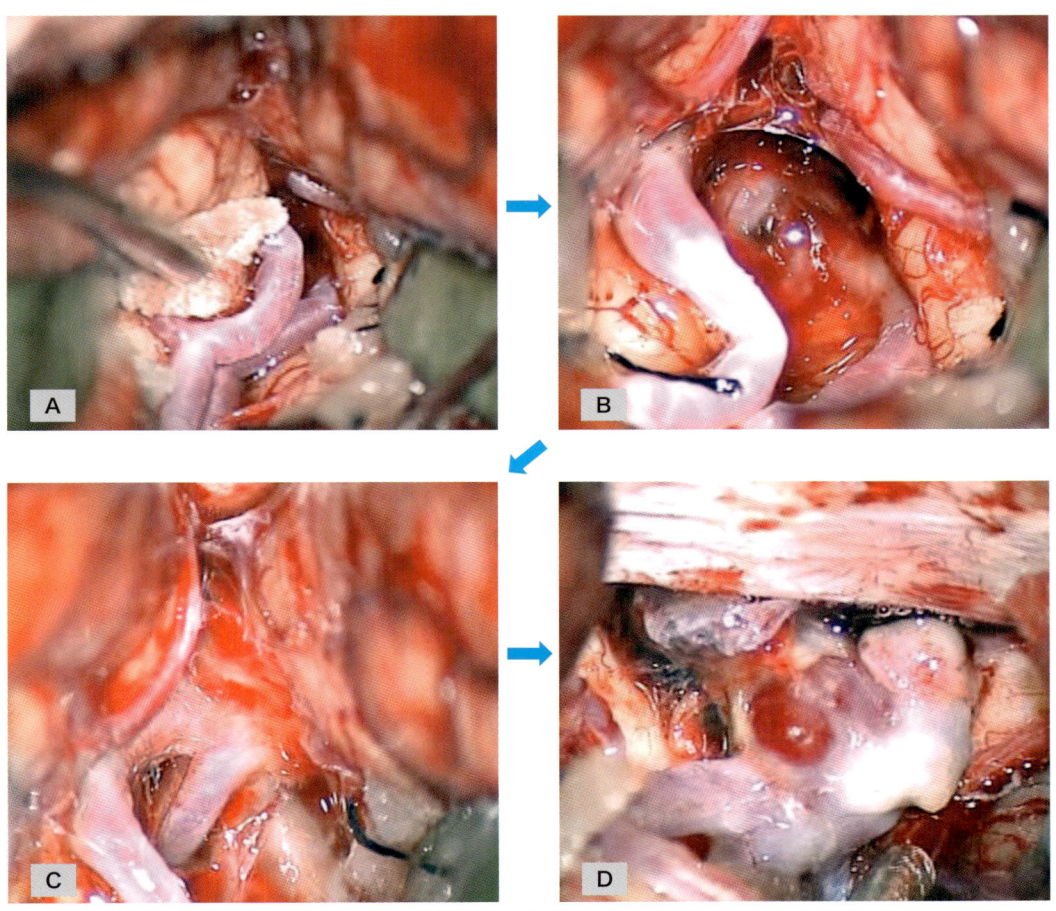

図IVA-13　尾側向き動脈瘤の場合の剥離手順

頭側向きの動脈瘤

この場合は，2nd step において A2 をたどりながらあまり深い部分まで進むと，動脈瘤の破裂点と出会ってしまう．そこである程度のところで 2nd step はとどめて（図IVA-14, A：実際には血腫の性状の変化や動脈瘤の術前画像所見などから総合的に判断する），早い段階で浅い部分のみ剝離しながら前頭蓋底へ向かって進み，3rd step に移る（図IVA-14, B）．なるべく頭蓋底側に回るようにしながら直回間を奥へと剝離し，視交叉部へ至る．そこから手前（頭側）に向かって，残りの深い部分の直回間を剝離しながら戻ってくると，A1 が先に確保され（図IVA-14, C），次に A2 近位および動脈瘤ネック，そして最後に動脈瘤の体部の順に露出されてくる．この場合は自然と動脈瘤の全貌が露出された状態になることが多い（図IVA-14, D）．

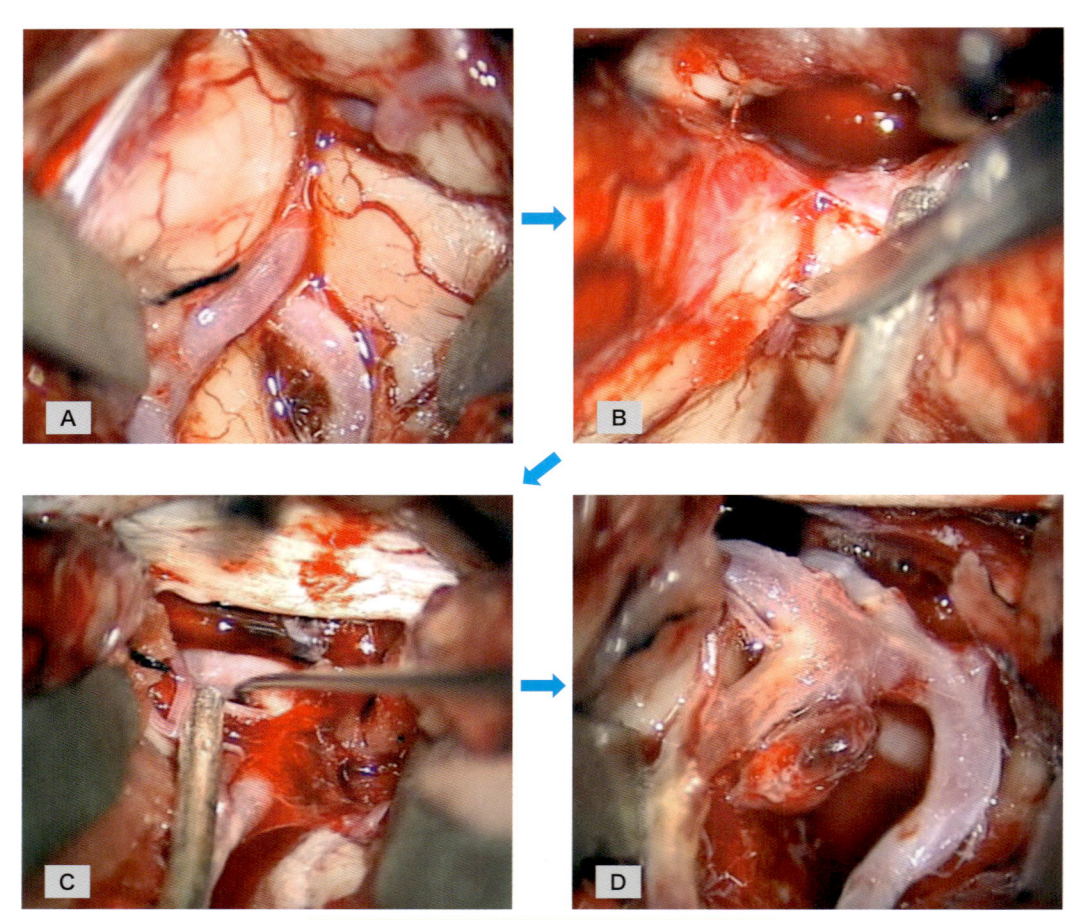

図IVA-14　頭側向き動脈瘤の場合の剝離手順

前方向きの動脈瘤

前方向きの動脈瘤は最も注意を要する．大脳半球間裂の剥離操作が，早い段階で破裂点に影響を与えやすいからである．

まず2nd stepを両側のA2遠位の走行がある程度認識されるまで進める（図ⅣA-15, A）．必要に応じて3rd stepの要素もある程度進めてよいが，容易に破裂点に近づくので途中まででとどめて，再び2nd stepのルートに戻る．

ここで，たとえ前方向きであっても動脈瘤の破裂点は左右どちらかの脳表に付着しているはずなので，それと反対側のA2を近位へ向かってたどるように，その上面ないしは外側をたどりながら大脳半球間裂剥離を進めていく（図ⅣA-15, B）．すると破裂点を一方の脳に付着させた状態で動脈瘤の位置を通りすぎて剥離が奥へ進み，A2の間（もしくはA2起始部の肩越しに前頭蓋底側）でdominant A1が確保される（図ⅣA-15, C）．直回間剥離の残りの部分は動脈瘤の位置を視認したうえで併行して遂行する．ここまでくれば，反対側のA2起始部も動脈瘤の影からたどることができて，大まかなネックが確保される（図ⅣA-15, D）．

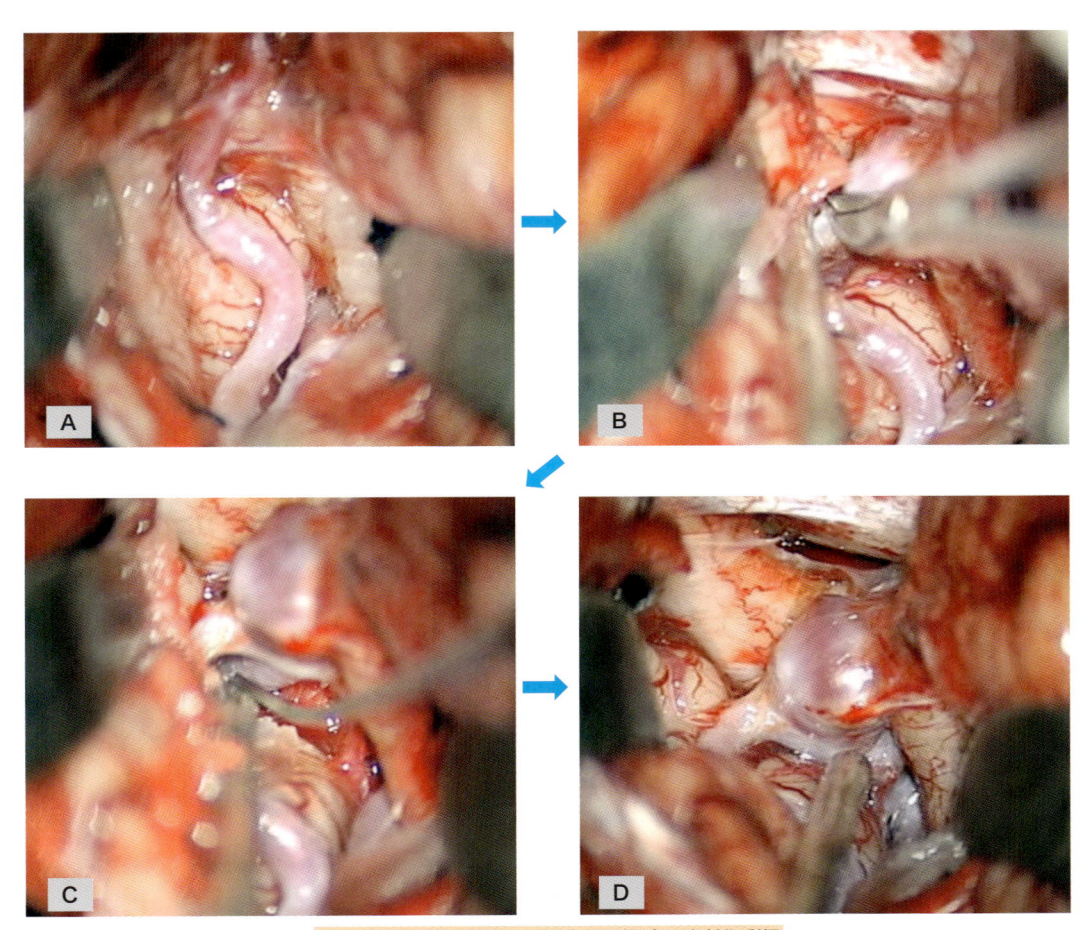

図ⅣA-15 前方向き動脈瘤の場合の剥離手順

横向きの動脈瘤

動脈瘤が左右どちらかに向いている場合，たとえば左に向いているのであれば，その反対側の右A2の上面ないしはやや外側を近位へ向かってたどるように留意さえすれば安全に剥離を進められる（図ⅣA-16，A）．動脈瘤を片側の脳に付けたままそこを通過して（図ⅣA-16，B），おのずとdominantの右A1の確保に至るはずである（図ⅣA-16，C）．ただし，あまりA2の外側を剥離しすぎると，Heubner動脈に無理な力がかかって損傷することがあるので注意が必要である．dominant A1が確保されたらその底面側をたどりながら戻ってきつつ剥離を進めれば，Acomそして左のA2起始部と順に確保されてくる（図ⅣA-16，D）．

剥離のポイントと注意事項

以上のように，動脈瘤を術野の底面に取り残したような状態（尾側向きと頭側向きの場合），もしくは動脈瘤およびA1/A2 complexを片側の脳に寄せて付けた状態で（前方向きと横向きの場合），大脳半球間裂の剥離が完了する．

どちらかのA1-A2 junctionから後上方に分岐する穿通枝（hypothalamic artery）の確認も重要である．頭側向きの破裂瘤などの場合には，クリップを掛ける前にこれを完全に視認するのは難しい場合もあるが，側方からのぞき見るなどして極力オリエンテーションをつけておく．

こうした剥離手順は，破裂動脈瘤の場合はきちんと厳守すべきであろう．未破裂瘤であれば，スムーズな術野展開を優先して，ある程度オリエンテーションが付いた時点で，瘤自体の剥離を先行させてもかまわないとは思う．

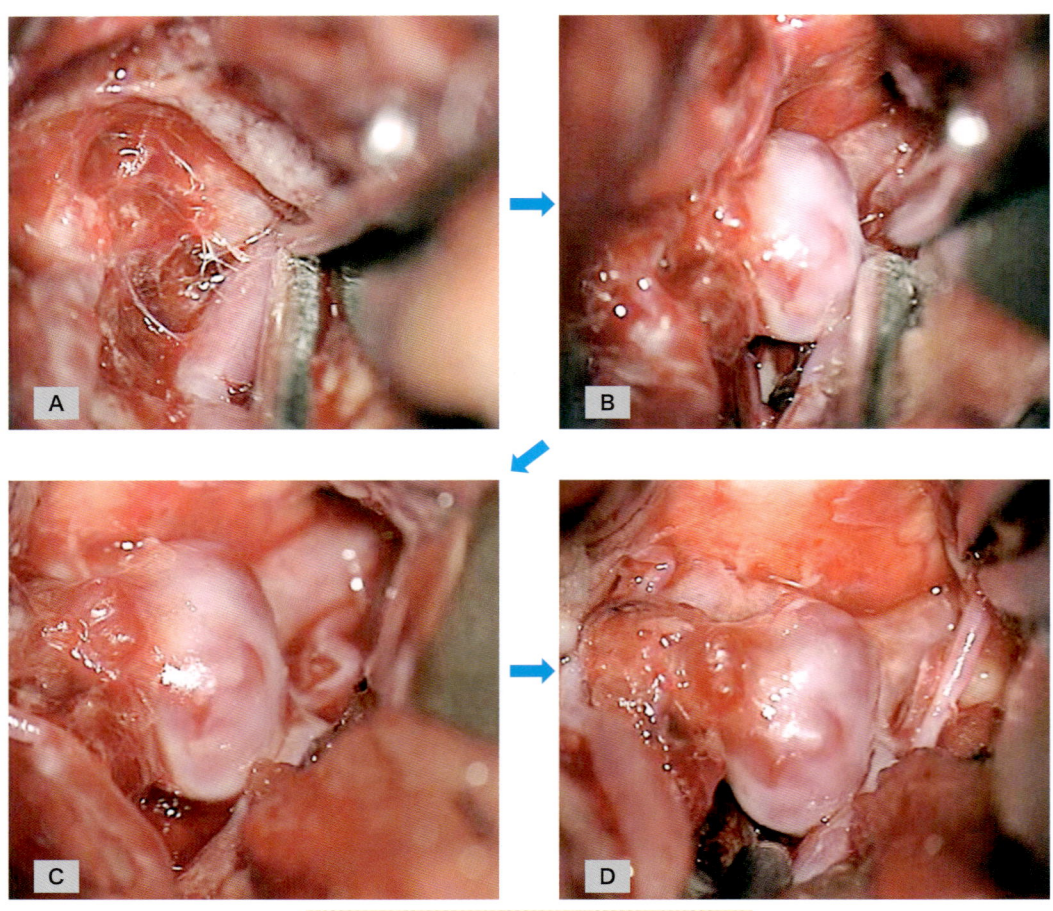

図ⅣA-16 横向き動脈瘤の場合の剥離手順

closure line と application angle

基本的な考え方

　前述したように，基本的に前交通動脈瘤は，どちらか一方のA1から同側のA2とAcomへの分岐部に発生するものであり，A1が走行するつきあたりの方向にdomeが進展している．そのため，Ⅱ章Eの筆者執筆部分（「closure line」，p129）で述べた表現に従えば，動脈瘤の形状としては，"A2とAcomの分岐部の又に縦の亀裂から生じたbifurcation type"の形をとることが多い（実際に最近の自験106例を見返すと，90.6％がbifurcation typeであった）．したがって，理想的なクリッピングによる閉塞線すなわちclosure lineは，A2とAcomが織り成すラインに対して直行する（perpendicularな）向きで，分岐の又をとり囲むような曲線になるはずである（図ⅣA-17）．

　以下では，"bifurcation typeの前交通動脈瘤に対してperpendicular closure lineでクリップする"場合を前提に話を進める．

　前交通動脈瘤は，各A1やA2がさまざまな走行をとるため，理想的closure lineもさまざまな方向になり，これをどう実現するかは非常に重要な問題である．そこで，狙ったclosure lineの曲線が乗る平面，すなわち"closure plane"を想定し，その平面が頭部に対してどの面になっているかによって分類して考えることにする．

　この際，鉗子で把持されたクリップのブレード曲線が乗る平面も想定する．クリップ・ブレードの曲線は，図ⅣA-18のように鉗子のsagittal平面上に乗っている．仮にローテーション鉗子でクリップを把持する角度をいろいろ変えたとしても，いずれもこの平面上に乗っていることになる．

　closure lineの考え方におけるapplication angle（実際にクリップを挿入する方向）という語句に呼応して，この鉗子に対するクリップ・ブレードの乗る平面を"application plane"と呼ぶことにする．application planeをclosure planeに合わせる形でクリップ鉗子を挿入できるならば，その狙ったclosure lineは実現できることになる．

　以下では"closure plane"による3つの分類（分類の考え方もそれぞれで解説）に基づいて順次説明する．

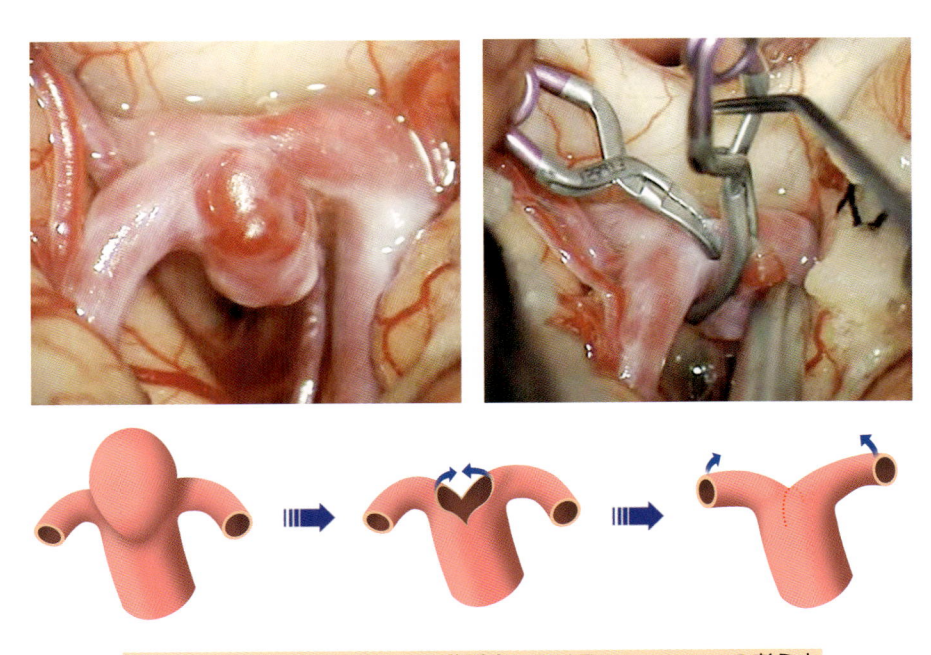

図ⅣA-17　bifurcation typeの動脈瘤におけるclosure lineの考え方

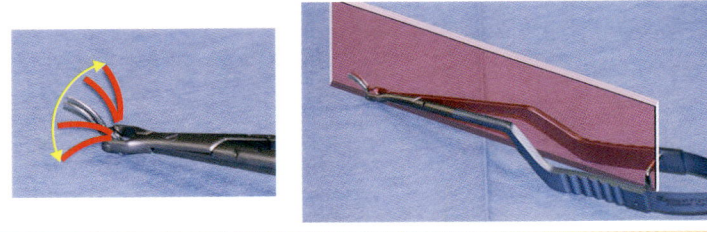

図ⅣA-18　鉗子に対するクリップ・ブレードが乗る平面（application plane）

sagittal type

まず一つ目に，両側 A2（実際には一方の A2 と Acom）が左右方向に分岐する場合を考える（図IVA-19, A）．dominant の A1 の終末部が頭側から下りてくるのであれば動脈瘤は尾側向きになるし（図IVA-19, A①），後方から（術野の奥から）向かってくるのであれば前方を向き（図IVA-19, A②），尾側から上がってくるのであれば頭側を向くことになる（図IVA-19, A③）．この場合，理想的な closure line の曲線は，いずれも頭蓋の sagittal 平面上に乗っている（図中点線）．これを"sagittal type"と呼ぶことにする．このタイプは筆者の自験例では 66.0％ と最も多かった．ちなみに，A1 終末部が入ってくる走行に応じて動脈瘤の向きも sagittal 平面上で変化している．

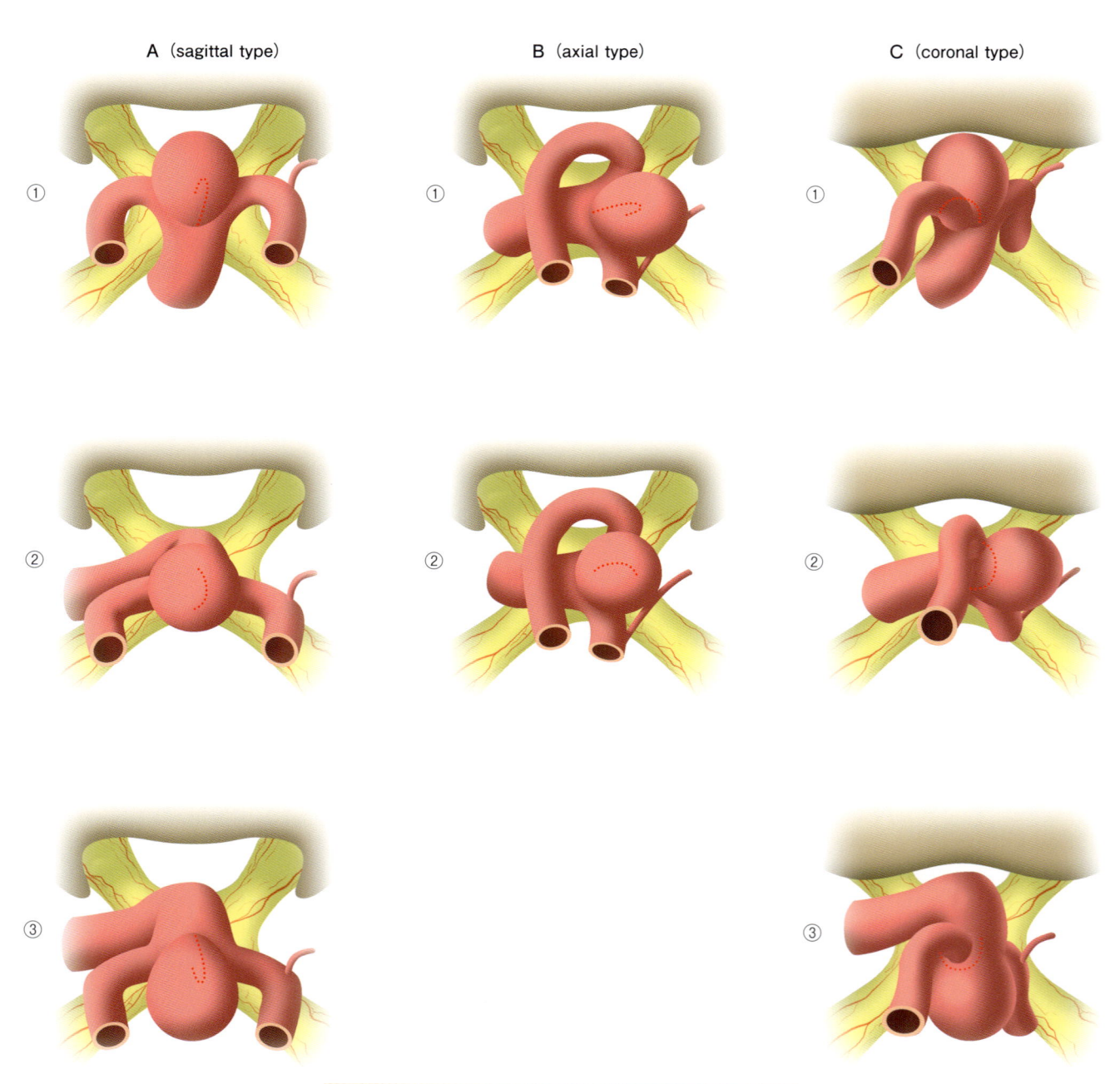

図IVA-19 closure plane に基づく前交通動脈瘤の分類

A. 前交通動脈瘤

ここで，図IVA-20のような動脈瘤を例にとる．sagittal typeであり，closure lineは図中緑線のようになっていて，これは頭蓋のほぼsagittal平面上にある（図IVA-21, A）．interhemispheric approachの術野において，application planeをこの平面に合わせて鉗子を挿入するのは容易にできる（図IVA-21, B）ので，狙ったとおりのclosure lineが実現される（図IVA-22）．縦長の術野であるinterhemispheric approachにおいて最もやりやすいタイプである．sagittal平面内における鉗子の挿入方向を変えたりローテーション鉗子でクリップの角度を変えることで，sagittal平面上のclosure lineであればどんなものでも実現できる（II章E, p142参照）．

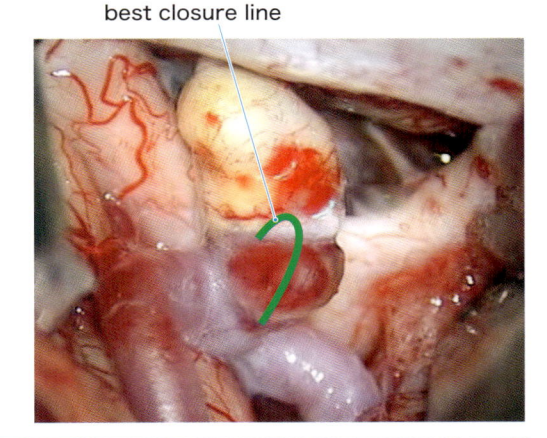

図IVA-20 sagittal typeの動脈瘤におけるclosure line

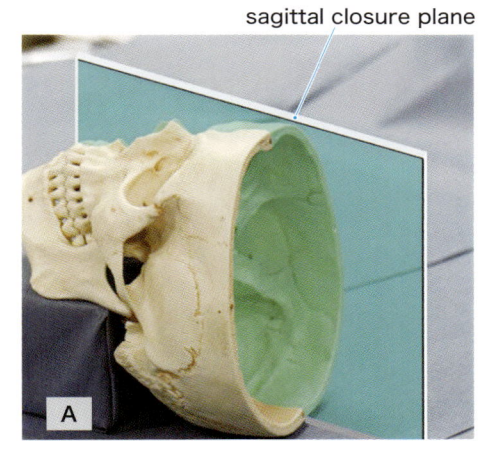

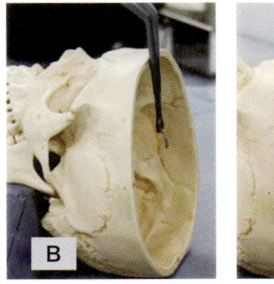

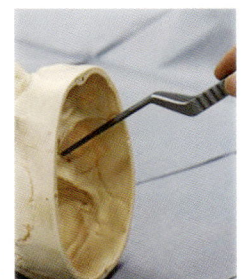

図IVA-21 sagittal closure planeに対する鉗子挿入

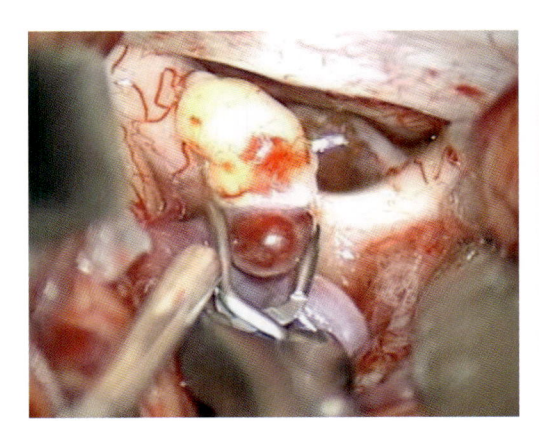

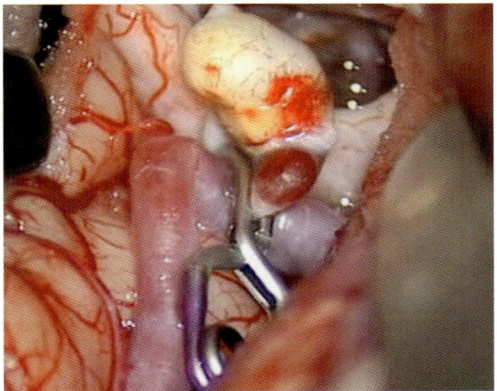

図IVA-22 sagittal typeの動脈瘤に対するクリッピング

axial type

二つ目は，両側A2が尾側-頭側方向に分岐する場合である（図ⅣA-19, B）．一旦尾側に向かったA2はすぐに急峻なカーブを描き，Uターンして頭側へ向かう．dominant A1終末部が側方から入ってくるならば動脈瘤は反対方向の横向きになり（図ⅣA-19, B①），後方から向かってくるならば動脈瘤は前方向きになる（図ⅣA-19, B②）．なお，A1が前方から入って瘤が後ろを向くことはほとんどない．

この場合は，理想的closure lineの曲線は，いずれも頭蓋のaxial平面上に乗っている（図中点線）．これを"axial type"と呼ぶことにする（自験例16.1％）．この場合はA1終末部が入ってくる走行に応じて動脈瘤の向きもaxial平面上で変化する．

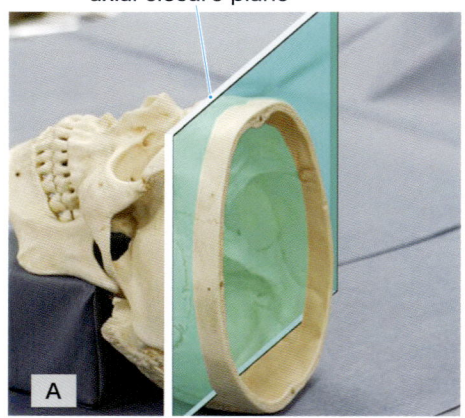

axial typeの症例を図ⅣA-23に示す．図中緑線のclosure lineは頭蓋のほぼaxial平面上にあり（図ⅣA-24, A），しっかりと展開したinterhemispheric approachの術野は横方向にも広がりを持っているので十分対応できる（図ⅣA-24, B）．クリップ鉗子は横向きに回して立てて挿入し，動脈瘤の向き（側方か前方か）に応じて，鉗子をaxial平面上で左右に倒したり，ローテーション型の鉗子を用いてクリップの角度を変えたりして対応する（図ⅣA-25）．

図ⅣA-26はaxial typeの別症例である．動脈瘤が前向きの場合は，一旦尾側に向かったA2が動脈瘤の上に乗りながら頭側に向かうことになるが，このA2を十分に剝離して可動性を持たせて，その両側から動脈瘤にクリップをアクセスすることでまったく問題はない．

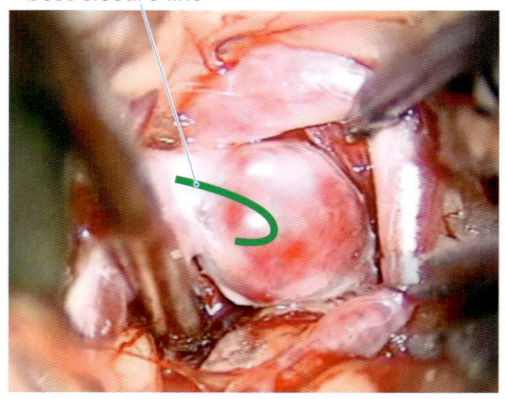

図ⅣA-23　axial typeの動脈瘤におけるclosure line

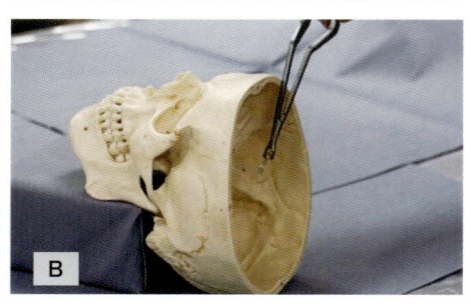

図ⅣA-24　axial closure planeに対する鉗子挿入

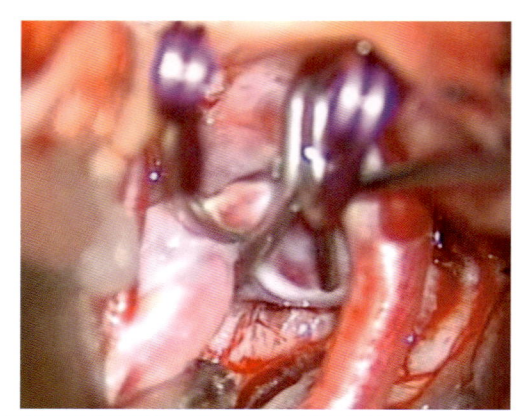

図ⅣA-25　axial typeの動脈瘤に対するクリッピング①

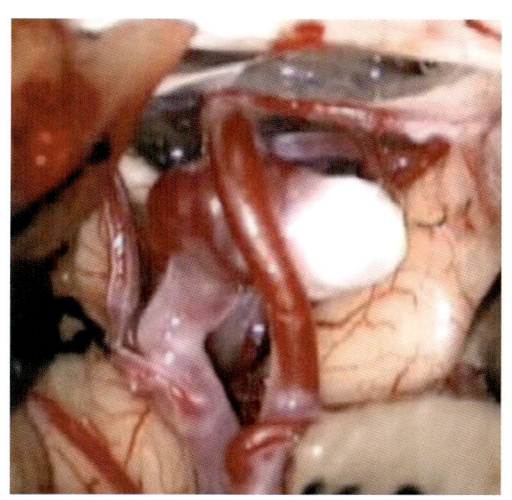

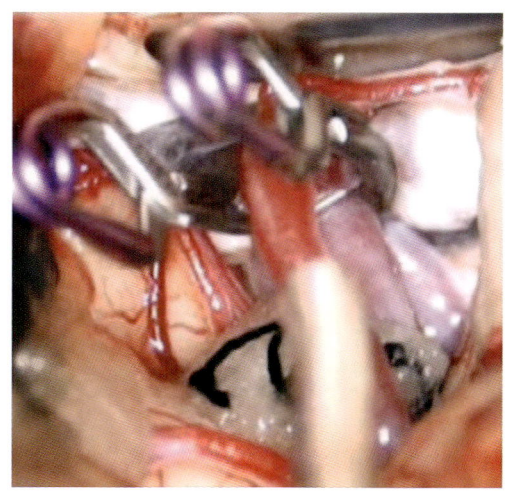

図IVA-26　axial typeの動脈瘤に対するクリッピング②

coronal type

最後の三つ目は，両側A2が頭蓋の前方-後方に分岐する場合である（図IVA-19，C）．dominant A1終末部が入ってくる走行が頭側からか横からか尾側からかに応じて，動脈瘤の向きは尾側向き・対側横向き・頭側向きになる（図IVA-19，C①②③）．この場合は理想的closure lineは頭蓋のcoronal平面上にあり，これを"coronal type"と呼ぶことにする（自験例17.9％）．このタイプはinterhemispheric approachで行う場合には少々問題がある．application planeをcoronal平面に合わせて鉗子を挿入することは実際には不可能だからである（図IVA-27）．

図IVA-28のような例では緑線で示すようなcoronal planeでのclosure lineは実現できないので，次善のclosure lineとして分岐血管に対してparallelなクリッピングを選択することになる（図IVA-29）．母動脈側に余る瘤壁成分に対してはコーティングをして妥協せざるをえない．

図IVA-27　coronal closure planeに対する鉗子挿入の非実現性

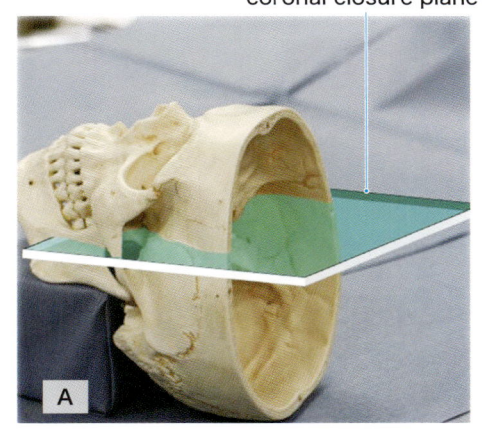

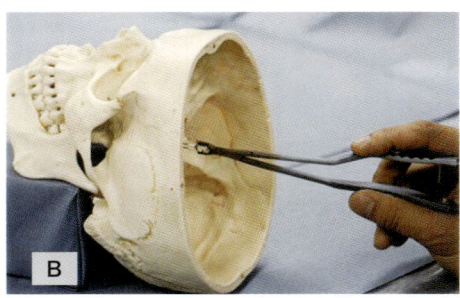

このような挿入は不可能．

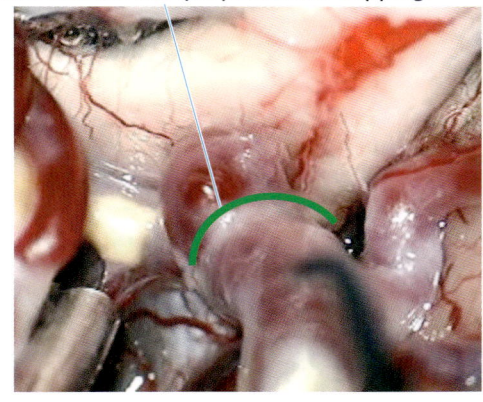

図IVA-28　coronal typeの動脈瘤におけるclosure line

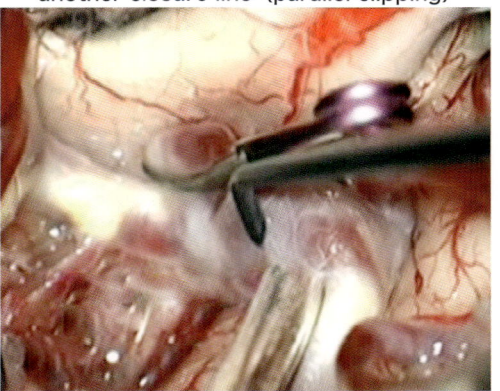

図IVA-29　coronal typeの動脈瘤に対する次善策としてのクリッピング

application "plane" の自由度と術野の関係

　実際には closure line は必ずしも sagittal・axial・coronal いずれかの平面にぴったり一致しているわけではない．当然ながら鉗子挿入角度の自由度，すなわち application plane の自由度が要求される．

　しっかりと前頭蓋底まで達した開頭と，十分に剝離展開した interhemispheric approach であれば，前後方向および左右方向に広がりを持った菱型の間口が得られる（図ⅣA-30）．

　左右に幅を持った術野であれば，sagittal 平面で挿入された application plane をそれだけ左右に倒すことができるし，前後に長い術野なのでその plane 内で鉗子挿入角度を大きく前後に振ることができる（図ⅣA-31）．

　前後の広がりを利用すれば，axial 平面で挿入された application plane を前後に倒すことができるし，左右方向にも幅をもって fissure を分けてあれば plane 内で鉗子挿入角度は大きく左右に振ることができる（図ⅣA-32）．

　こうした自由度があれば，さまざまな方向の closure plane にも対応できるし，動脈瘤の自由度を利用すれば coronal に近い closure plane も実現しうる．

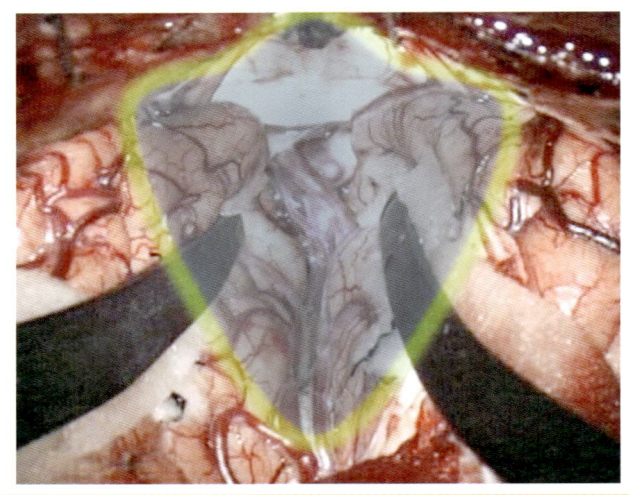

図ⅣA-30　interhemispheric approach における術野の広がり

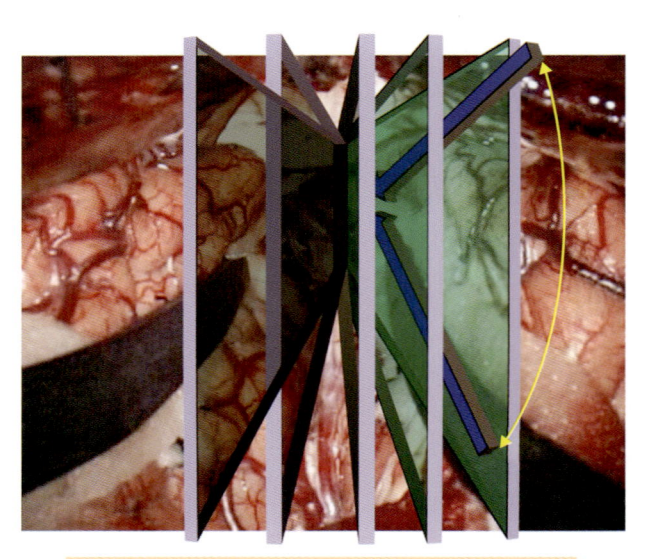

図ⅣA-31　sagittal application plane の自由度と各平面内における鉗子の可動性

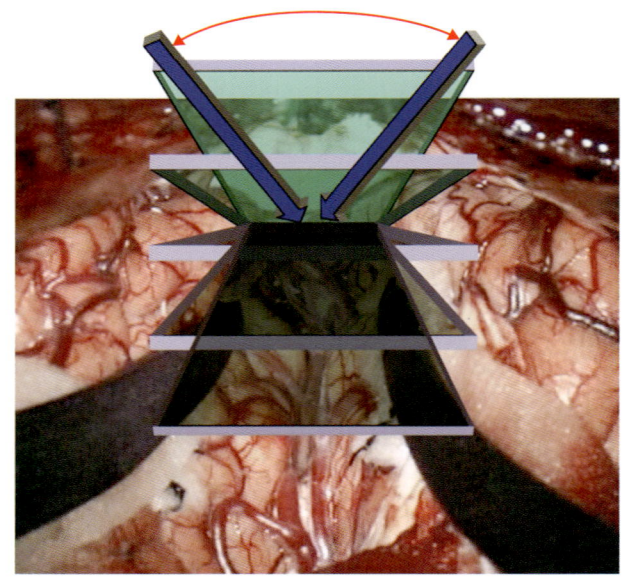

図ⅣA-32　axial application plane の自由度と各平面内における鉗子の可動性

transsylvian approachによるクリッピング

transsylvian approach（pterional approach）での前交通動脈瘤クリッピングにも習熟しておく必要はある．前述のように動脈瘤の向きなどによってはinterhemispheric approachよりもtranssylvian approachのほうが適している場合もあるし，内頚動脈や中大脳動脈など他の動脈瘤と合併している場合には，やはりtranssylvian approachでアクセスする必要がある．

手術プランと開頭，術野の確保

左右どちらからアプローチするかについては，基本的には両側A2が開いて見える側からのアプローチを選択するのがよい．場合によっては，それが非dominantのA1の側からのアプローチになることもある．未破裂瘤の場合はそれでまったく問題はない．破裂瘤の場合でも，瘤の破裂点を剥離せずにそこを通過して対側のA1までアクセスできることも少なくないので，必ずしもdominant A1側からのアプローチに限定されるものではない．

開頭は通常の前側頭開頭でよい．開頭の形状は，前交通動脈部だからといって，過度に前頭側（内側）に大きく拡大させる必要はない．ただし頭蓋底側に関しては，鉗子を挿入する自由度を増し，視軸を妨げないようにするために，orbito-zygomatic angleから眼窩上縁に沿って少しだけ内側に張り出した形にしておくとよい．

transsylvian approach上の留意点

まずシルビウス裂（sylvian fissure）を遠位からしっかりと剥離する（図ⅣA-33，A）．前交通動脈部へ至る視軸や操作軸を確保するためには側頭葉を大きく外側へ展開させておく必要があるし，最終的には前頭葉を持ち上げるようにして脳ベラが入ることになるが，前頭葉に可動性を持たせることで脳に無理な負担をかけずに済む．

シルビウス静脈はすべて温存するように努める．特に前頭葉底部から入ってくるfronto-basal bridging veinは，前頭葉の展開の障壁になるが，脳表のほうから長い距離にわたって剥離することで温存可能である．

シルビウス裂の開放が完了すると，A1の起始部がすぐ確保される．ここから前頭葉底部を視神経から剥離しながら前交通動脈部に向かって展開していく．A1がよほど後ろを回り込む走行でなければ，A1の全長を追いながら剥離を進められる（図ⅣA-33，B）．

前交通動脈部に到達したら，今度は大脳半球間裂（interhemispheric fissure）を底部から切り上げるようにして開放する（図ⅣA-33，C）．その際，反対側の前頭葉は視神経から剥離せずにおいたほうがよい．そこが支えになって，アプローチ側の前頭葉にtensionをかけると大脳半球間裂がこちらを向いてくれるので，剥離がしやすい．

こうして前交通動脈部に対する術野が完成する（図ⅣA-33，D）．対側A1，両側のA2を確保し，hypothalamic arteryをしっかりと視認するように努める．

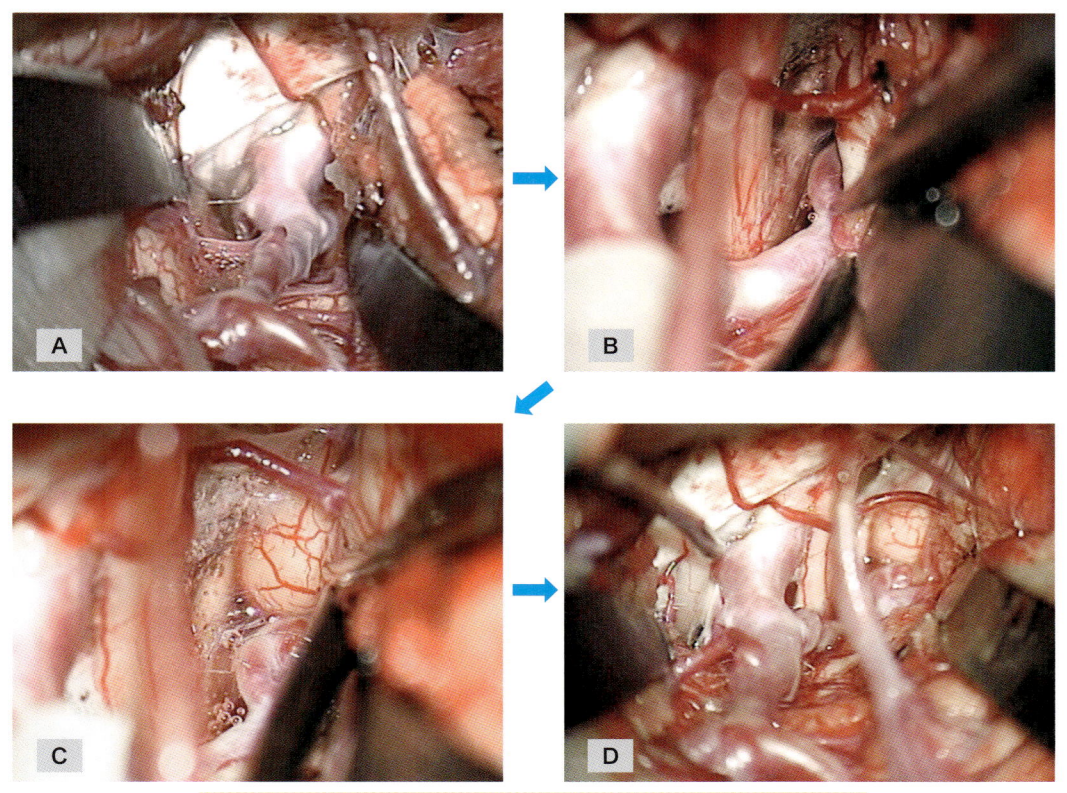

図ⅣA-33　前交通動脈瘤に対するtranssylvian approachの手順

IV. 前大脳動脈瘤

なお，ときにはアプローチ側の A2 起始部の外側や A1 の上面と前頭葉直回との隙間からのぞき見る必要が生じることがあるが，Heubner 動脈が引っ張られないように注意されたい．

クリッピング

先に述べた前交通動脈瘤の3つのタイプのうち interhemispheric approach では理想的 closure line が実現できなかった coronal type は，transsylvian approach であれば，application plane を coronal 平面に合わせて鉗子を挿入することが可能なので，その方向に合わせてクリッピングすることができる（図IVA-34）．ちなみに axial type も対応できる（図IVA-35）．

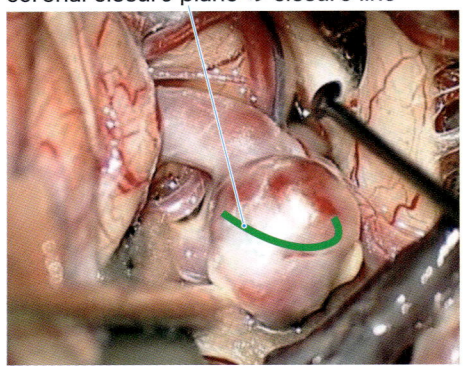

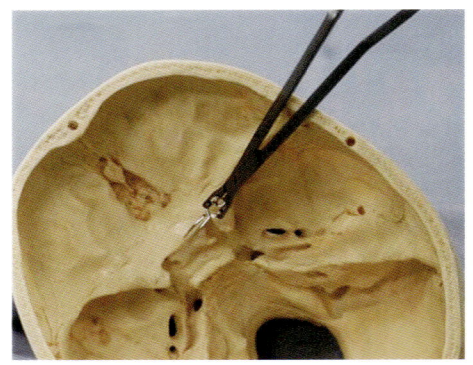

図IVA-34 coronal closure plane に対する transsylvian approach による鉗子挿入

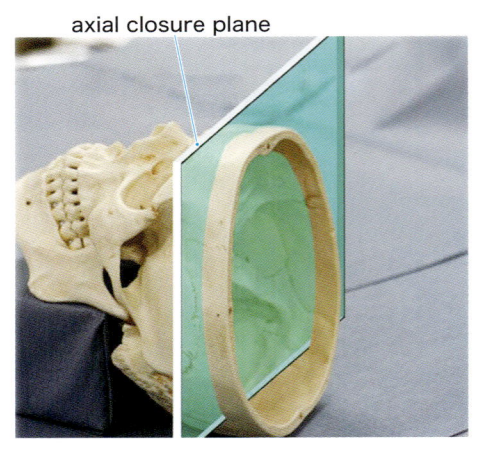

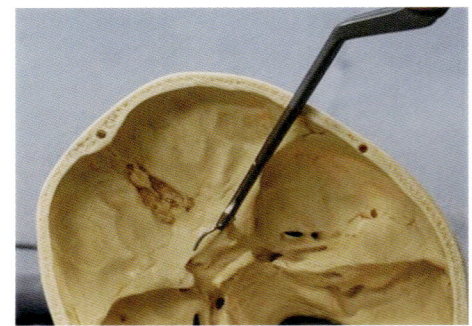

図IVA-35 axial closure plane に対する transsylvian approach による鉗子挿入

ただし，transsylvian approachは，最大限に展開したとしても術野が狭いことは否めない（図ⅣA-36）．鉗子の可動域は限定されているし，視軸も同様である．また鉗子の挿入軸と視軸が比較的近接するので，鉗子による死角が生じやすい．

そして，transsylvian apporchの最大のデメリットは，最も頻度の高いsagittal typeの理想的closure lineは実現できないことである．sagittal planeに合うように鉗子を挿入することは，前側頭開頭では物理的に不可能なので，次善のclosure lineを採用することになる（図ⅣA-37）．横に曲がったクリップも存在するが，直線的なものにしかならないのが現状である．

transsylvian approachでは，限定された方向からの挿入になるということを踏まえたうえで，それでなしうるクリッピングはどういう形になるかをよく考えて臨むべきであろう．

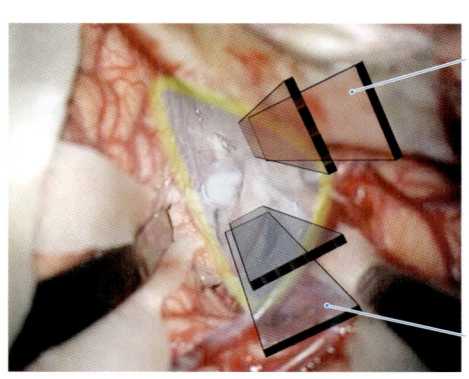

図ⅣA-36　transsylvian approachによる術野の限界とclosure planeの自由度の限界

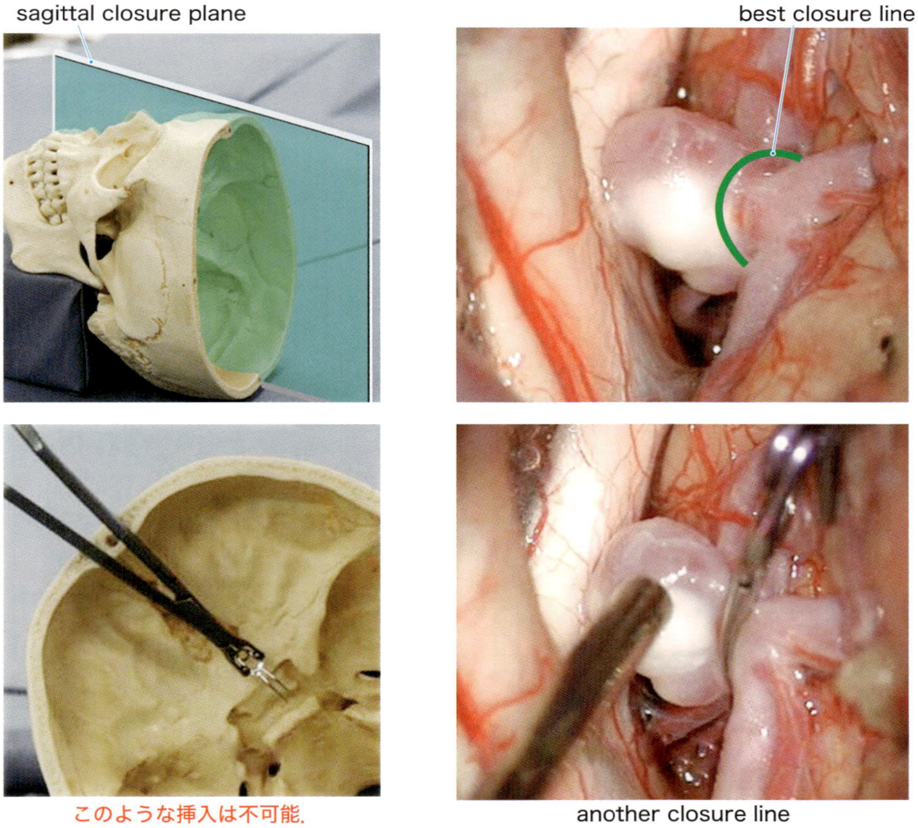

このような挿入は不可能．

図ⅣA-37　transsylvian approachにおけるsagittal type動脈瘤に対する鉗子挿入とクリッピング

謝　辞
前交通動脈瘤の分類をまとめたイラスト（図ⅣA-19）のオリジナルは北海道大学神経外科学の杉山拓先生に作成していただきました．この場を借りて感謝いたします．

B 前大脳動脈水平部動脈瘤

手術のポイント

前大脳動脈水平部（A1部）の動脈瘤の手術では，開頭は通常の前側頭開頭（pterional approach）で行う．開頭範囲は，前交通動脈瘤に準じて，蝶形骨小翼を深く切除する（前床突起の切除は不要である）．

硬膜内操作の手順としては，
① シルビウス裂遠位部から広く開放し，前頭葉の可動域を十分に確保する
② シルビウス裂の最深部（sylvian vallecula）まで開放し，内頚動脈の終末部を露出する
③ 視神経と前頭葉の剝離も広く行い，前頭葉を無理なく牽引できるようにする
④ A1部には多くの穿通枝があるので，これを視認するために最大拡大で観察する

A1部の動脈瘤は，図ⅣB-1に示したように，trans-sylvian approachでは，最も高い位置（頭側）に存在する．しかも，最も穿通枝が多い部位の動脈瘤の一つである．以上の操作は，前頭葉の可動性を最大限にし，無理なく前頭葉を圧排するための手順である．

シルビウス裂が最深部まで十分に開放され，内頚動脈終末部が高くなければ，look downの視野でクリップ操作が可能になる．しかし，静脈の制限や内頚動脈が高い位置で終末部を形成している場合には，look upの術野となることもある．さらに，動脈瘤が水平部から後方向きに突出している場合には，しばしば，A1本幹の裏側となり，視認が容易でないことも想定しなければならない．いずれの場合にも，内頚動脈，中大脳動脈，前大脳動脈に十分な可動性を与える必要がある．この状態で，動脈瘤を確認し，前頭葉との癒着があれば，丁寧に剝離する．穿通枝は必ず関係していると考え，ネックの両脇ばかりでなく，裏側も十分に確認することが必要である．

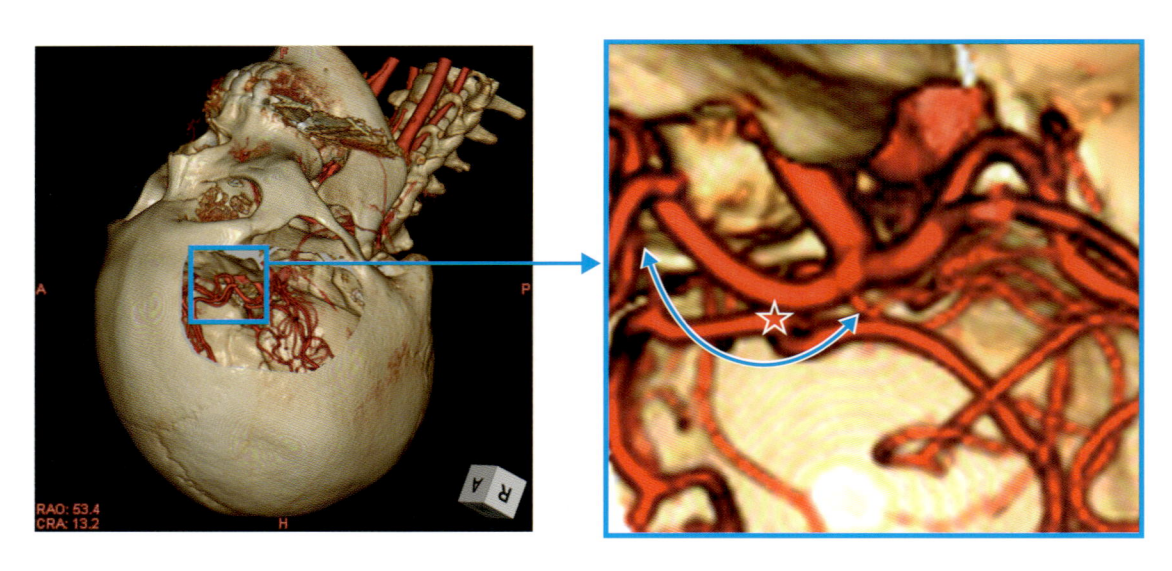

A1部は，術野で最も頭側にあり，look upが必要な術野となるので，シルビウス裂を最深部まで最大限開放する必要がある．特に動脈瘤の発生しやすいのは☆印の部位であり，最も高い位置となる．矢印で示した部位は穿通枝が多数存在するので，注意を要する．

図ⅣB-1 A1部へのアプローチ（前側頭開頭）

手術の実際

症例の概要と術野の確保まで

症例は61歳男性で，偶然発見された脳動脈の治療を希望して当院を受診した．右のA1部に発生した小さな動脈瘤である（図ⅣB-2）．

右前側頭開頭のうえ，distal transsylvian approachを用いた（図ⅣB-3）．前頭葉（FR）の表面や底部からsphenoparietal sinusへ流入する静脈の本数が多い症例では，「静脈を1本も損傷しない」ことを原則として前頭葉表面や底部からsharp dissectionにより剝離することで，徐々に前頭葉の挙上を可能とする．

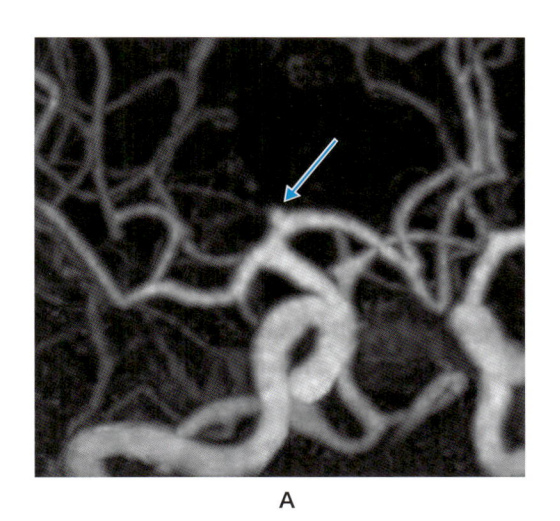

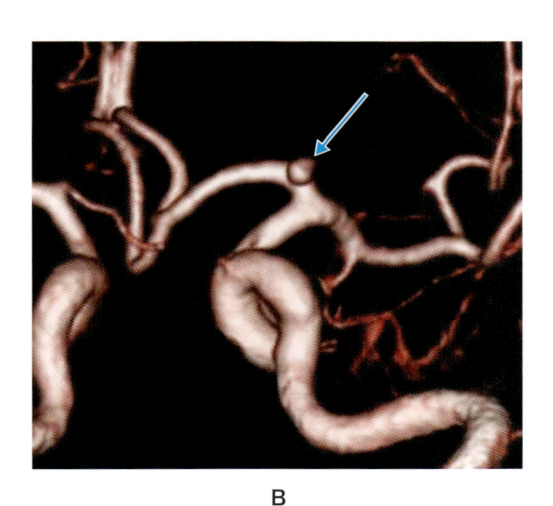

A：右前大脳動脈水平部（A1）の近位部から発生する脳動脈瘤を認める（矢印）．
B：後方から見た画像では，脳動脈瘤が右前大脳動脈水平部（A1）の近位部から発生している様子を確認することができる（矢印）．

図ⅣB-2　術前3D-CTA

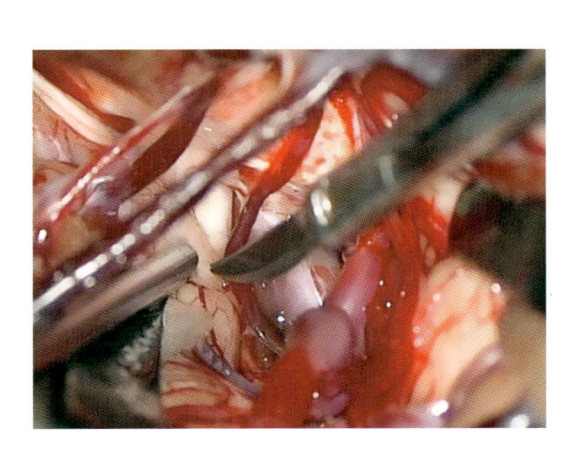

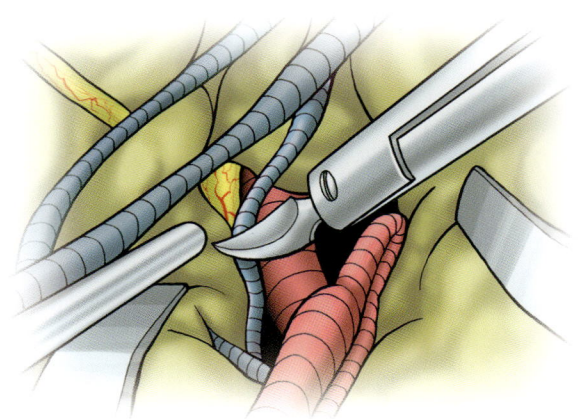

右前頭側頭開頭のうえ，distal transsylvian approachにてsylvian cisternからcarotid cistern，chiasmatic cisternを広く開放し，前頭葉，側頭葉を無理なくretractできるようにする．

図ⅣB-3　distal transsylvian approachによる開放

IV. 前大脳動脈瘤

　シルビウス裂を広く開放し，前頭葉を無理なく圧排できるようにする（図IVB-4）．前大脳動脈水平部（A1）の遠位部を前頭葉から剥離すると，A1から分岐する穿通枝（図IVB-5，矢印）やHeubner反回動脈（図IVB-5，矢頭）を同定することができる．本症例では，十分に前頭葉が移動でき，look downの視野が得られた．

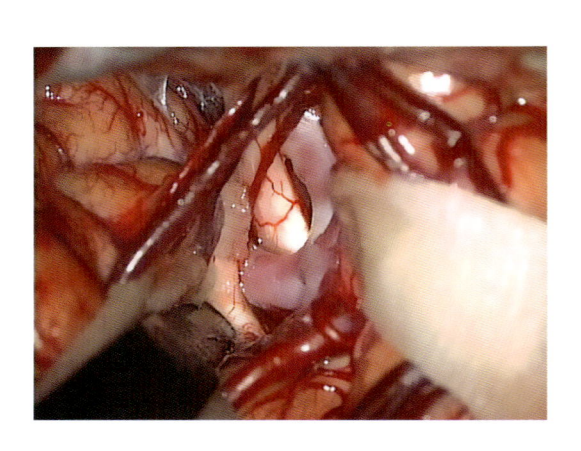

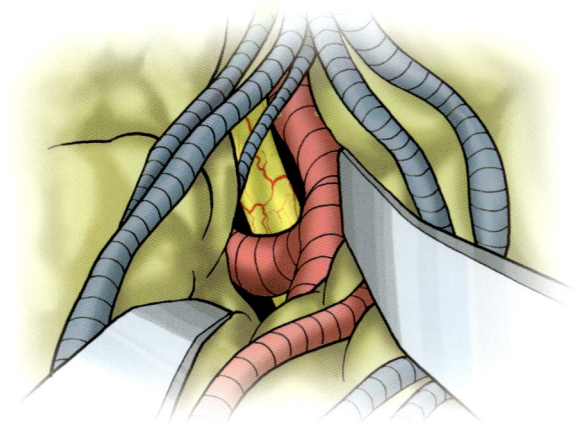

前頭葉を徐々に挙上しながら，前頭葉底面と視神経，内頚動脈，前大脳動脈水平部（A1）との間を鋭的に剥離する．

図IVB-4　前頭葉底面の剥離

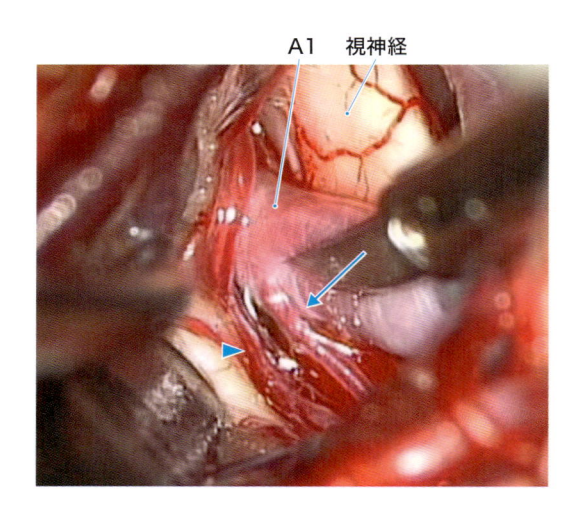

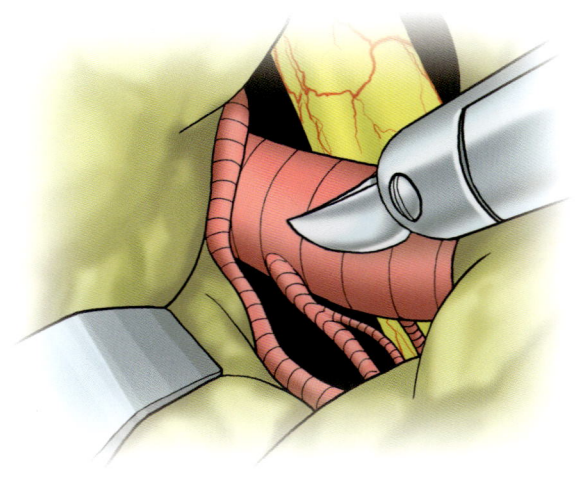

Heubner反回動脈を脳ベラで圧迫しないように注意する．

図IVB-5　A1遠位部の剥離

動脈瘤発生部位の確認

図ⅣB-6は，内頚動脈終末部（C1），前大脳動脈水平部（A1），中大脳動脈水平部（M1）をほぼ露出したところである．C1，A1を十分な拡大率で観察し，穿通枝と動脈瘤の関係を確認する（図ⅣB-7）．動脈瘤の裏側にも穿通枝があることを想定し，確認する．

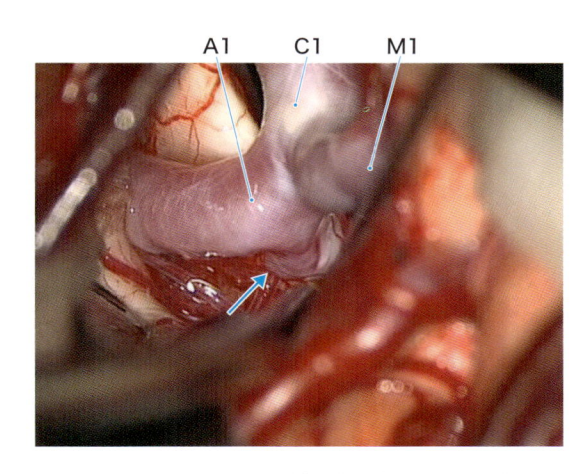

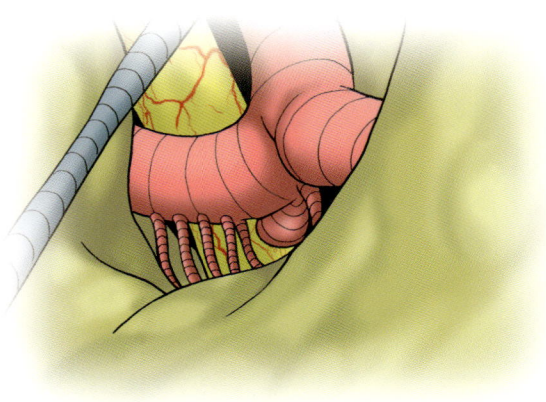

動脈瘤（矢印）は内頚動脈分岐部ではなくA1近位部の後壁から発生しており，周囲に穿通枝が多数存在していることがわかる．

図ⅣB-6 C1，A1，M1の露出

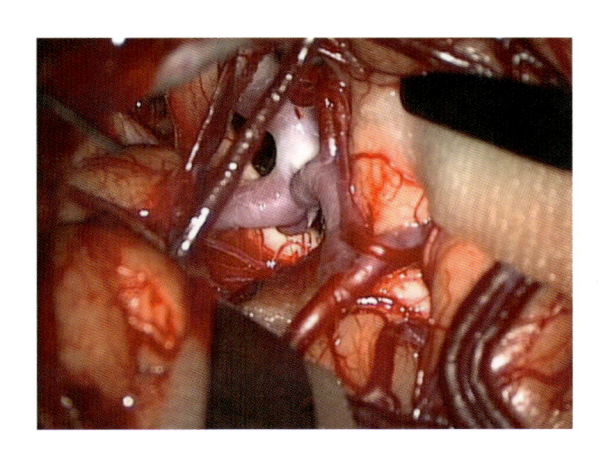

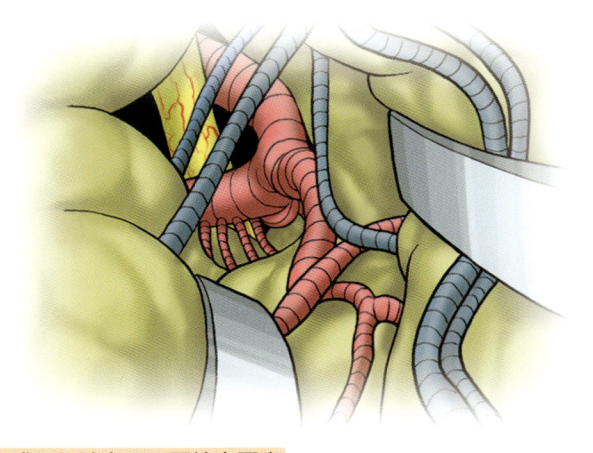

図ⅣB-7 動脈瘤の露出が完成した時点での弱拡大写真

動脈瘤と癒着した穿通枝の剝離

動脈瘤をゆっくりと上山式剝離ベラで圧排しながら（図ⅣB-8，矢印），動脈瘤ドームと周囲の穿通枝（図ⅣB-8，矢頭）との癒着を剝離する．そして動脈瘤を上山式剝離ベラでほぼ完全に圧迫して（図ⅣB-9，矢印），動脈瘤頸部から分岐する複数の穿通枝（図ⅣB-9，矢頭）を完全に剝離する．

大型の動脈瘤であれば，一時遮断をして動脈瘤の圧を下げてから，確認する操作も必要となる．あるいは，動脈瘤へのtentative clipを掛け，ネックが視認しやすい状況を作ることも有効である．

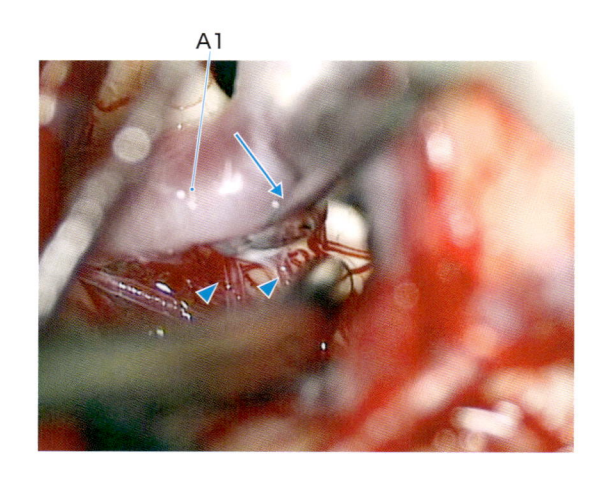

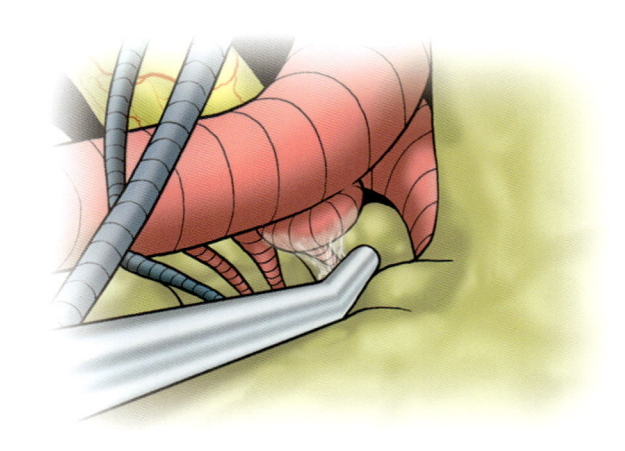

図ⅣB-8　動脈瘤の周囲穿通枝との剝離

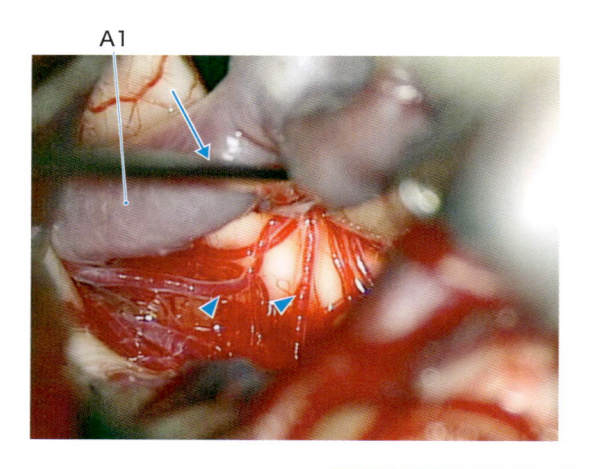

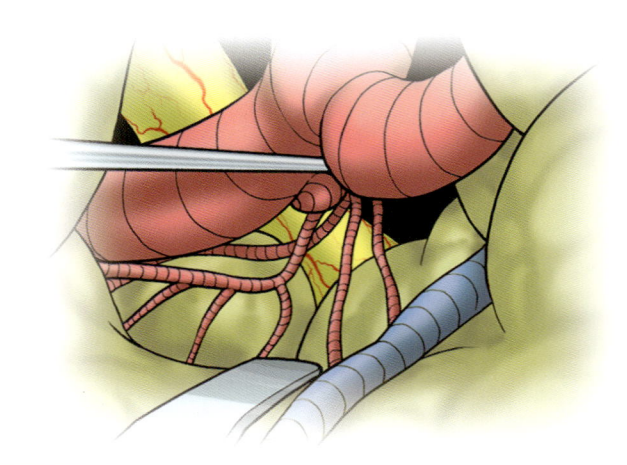

図ⅣB-9　動脈瘤頸部から分岐する穿通枝との剝離

クリッピング

 動脈瘤頸部にクリッピングを実施する．本症例ではクリップブレードを頸部に押しつけながら動脈瘤を「逃がさないように」すると，動脈瘤とA1とが画面の上方へ逃げようとするので，左手の吸引管（図IVB-10，矢印）でA1を押し下げてカウンターを入れながらクリッピングを行った（図IVB-11）．

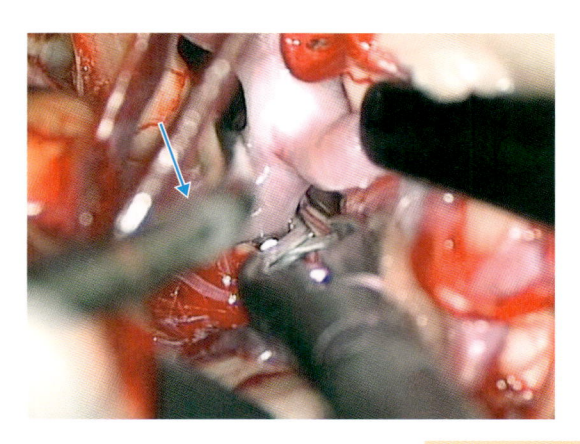

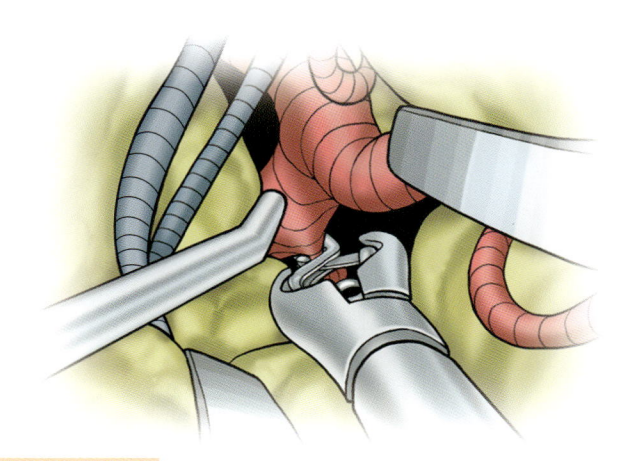

図IVB-10　動脈瘤クリッピング

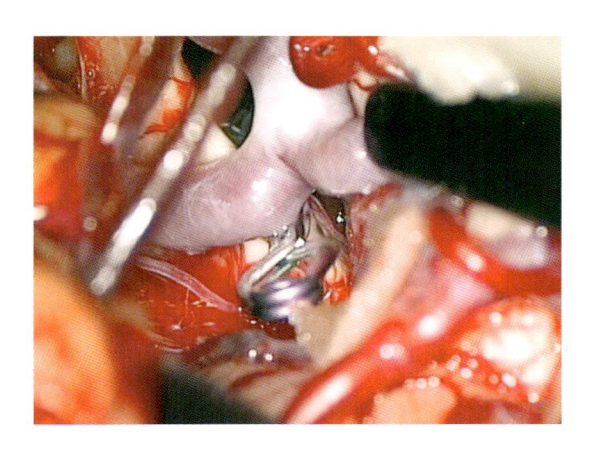

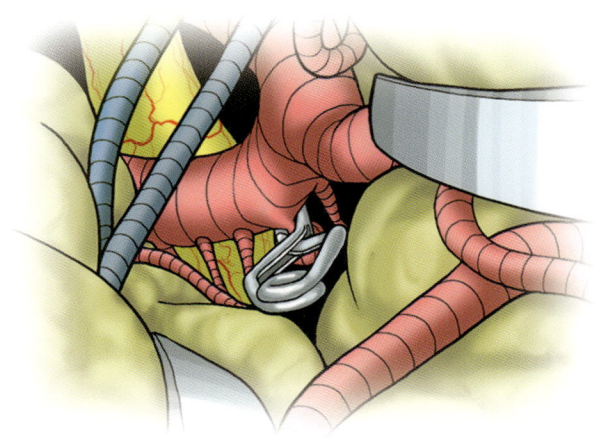

図IVB-11　クリッピングが終了したところ

IV. 前大脳動脈瘤

　最後に A1 とともにクリップを回旋させて，動脈瘤のクリッピングが完全であること，頸部から分岐する穿通枝（図IVB-12，矢印）の patency が問題ないことを確認した．

　本例では動脈瘤が小さく，一時遮断や tentative clip は不要であったが，動脈瘤の裏側に穿通枝があり，この確認のために，繊細な剝離子（上山式）で動脈瘤を注意深く圧排しながら，裏側の穿通枝を確認することに留意した．

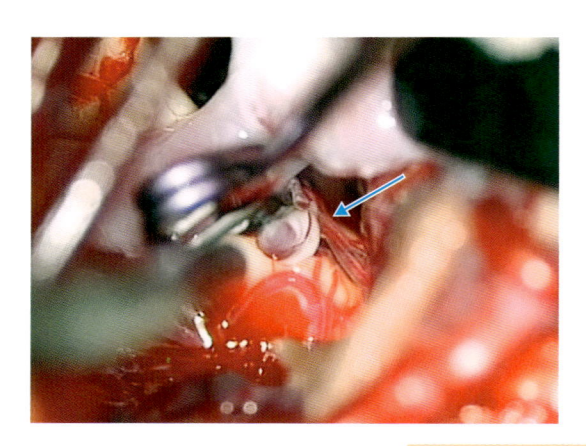

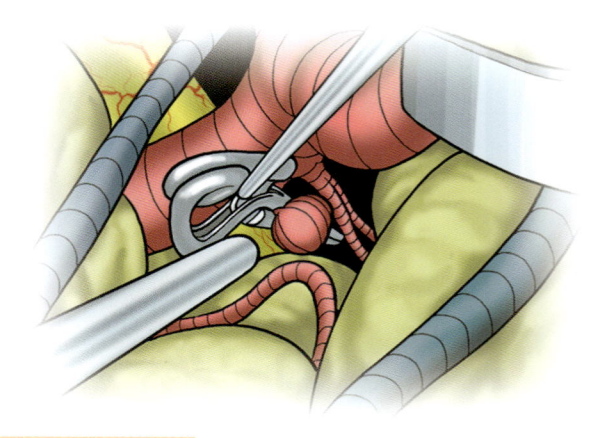

図IVB-12　クリッピングの最終確認

C 前大脳動脈末梢動脈瘤

手術のポイント

trajectoryを考慮する

前大脳動脈末梢部（A2-A3部）の動脈瘤は正中部にあるが，高さ，方向はさまざまである（図IVC-1）．したがって，trajectoryを十分に考えた皮切，開頭が必要である．pericallosal arteryやcallosomarginal arteryの走行に個人差が大きく，動脈瘤が発生する部位もさまざまであり，開頭範囲やアプローチの方向などを決定する際に注意が必要である．また，前頭葉から上矢状静脈洞に流入する皮質静脈の走行なども術前に考慮する必要がある．

開頭は，正中部を越える必要はあるが，前交通動脈瘤の際のような両前頭開頭の必要は必ずしもない．動脈瘤の大きさによるが，皮切，開頭の範囲は一定ではある必要はない．A2-A3部の動脈瘤では，大きさ，形，部位により開頭範囲や位置が異なり，術前に十分な検討が必要である．hair lineとの関係も考慮に入れると，皮切，開頭部位もさまざまなパターンがありうる（図IVC-2）．

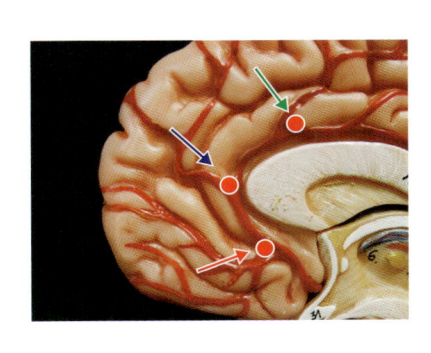

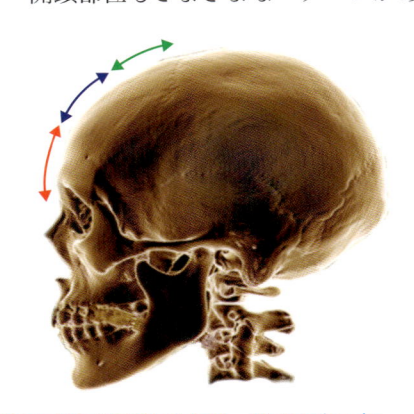

赤の矢印のような低い位置の場合（前交通動脈瘤に近い）には，開頭も赤い矢印で示したような部位が中心となる．同様に，通常の位置のA2-A3では青い矢印で示したようになるし，さらに遠位の場合には，緑矢印のような部位の開頭となる．

図IVC-1 動脈瘤の位置による開頭部位の選択

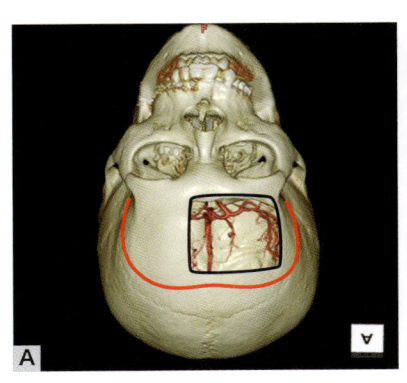

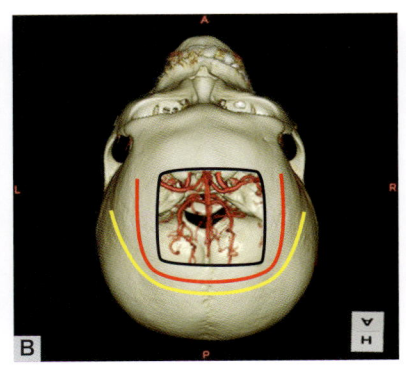

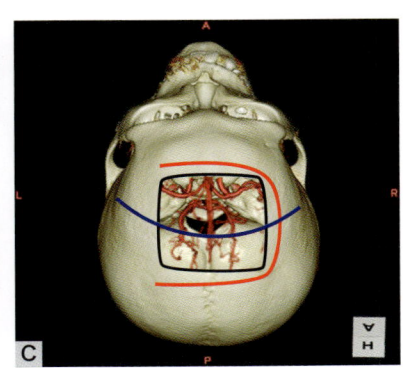

A：前交通動脈瘤に近い部位の動脈瘤．皮切は基本的にbi-coronalとなる．
B：高い位置のA2-A3部動脈瘤．皮切はhair lineにもよるが，U字型も用いられる．
C：高い位置のA2-A3部動脈瘤でhair lineが低い場合には，コの字の皮切や線状の皮切も可能である．

図IVC-2 動脈瘤の位置による皮切の選択

視野の確保と確認すべき動脈

さらに，顕微鏡の角度，頭部の挙上の調節により，動脈瘤の近位側，遠位側の確保を行うことも重要である（図IVC-3）．

前大脳動脈末梢部動脈瘤の手術では，基本的に，4本の動脈の確認が必要になる．すなわち，左右のA2, A3（あるいはその遠位部）である．これは，必ずしも容易ではなく，術前の画像情報を正確に把握しておく必要がある（図IVC-4）．

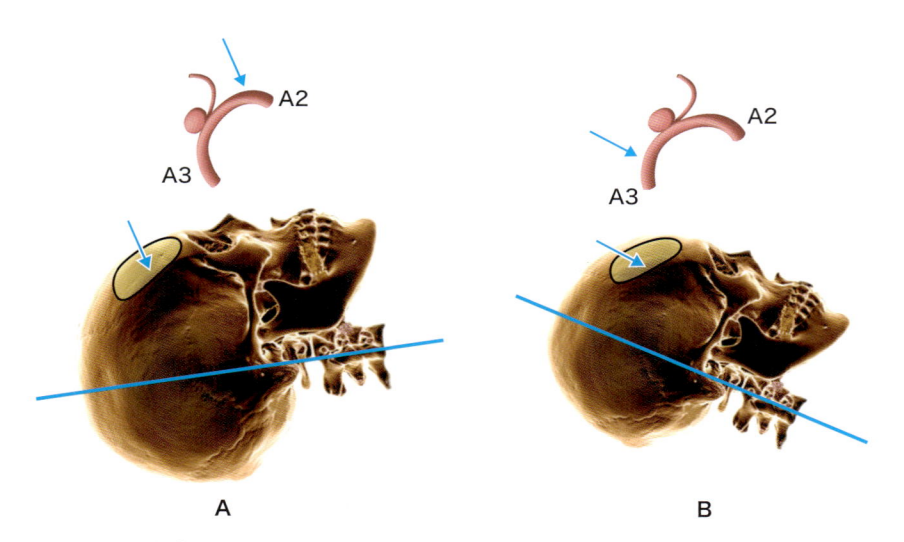

A：A2部（動脈瘤の近位側）の観察では vertex down で顕微鏡を立てて look up
B：A3部（動脈瘤の遠位側）の観察では vertex up で顕微鏡を立てて look down

図IVC-3　動脈瘤の観察

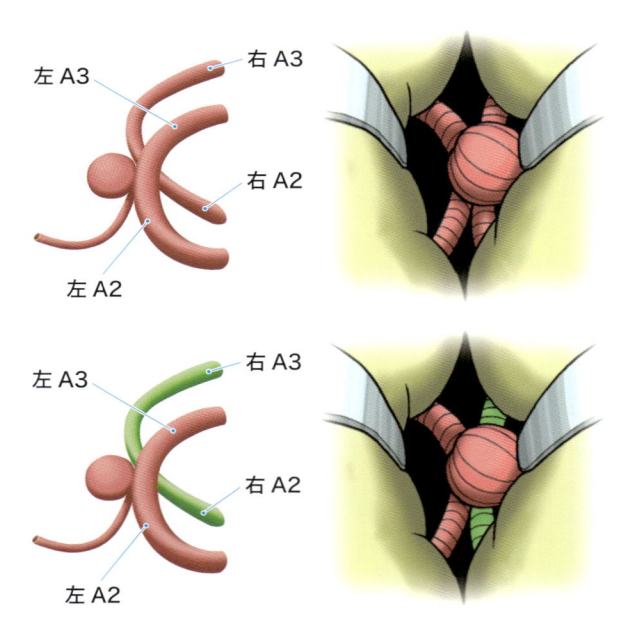

左右の前大脳動脈は正面からの trajectory では必ずしも容易に区別がつかないので注意を要する．

図IVC-4　A2, A3の確認

C. 前大脳動脈末梢動脈瘤

動脈誤認および小動脈閉塞の注意

手術部位はまた，しばしば，azygous anterior cerebral artery があり，動脈の誤認が起こりやすい箇所でもある．動脈瘤への進入方向（trajectory）により，動脈瘤の出現の仕方，あるいは，他の動脈との関係が大きく変わることを十分に理解する必要がある（図ⅣC-5）．また，動脈瘤のクリッピングにあたっては，しばしば小動脈（fronto-polar artery）の閉塞を起こしやすい部位であることに留意する（図ⅣC-6）．

また，動脈瘤はしばしば，pericallosal artery と callosomarginal artery あるいは内前頭動脈の分岐部に発生するが，心臓端と遠位端の誤認にも注意が必要である．思い込みや先入観で動脈の誤認を起こすと，トラブルになる（図ⅣC-7）．

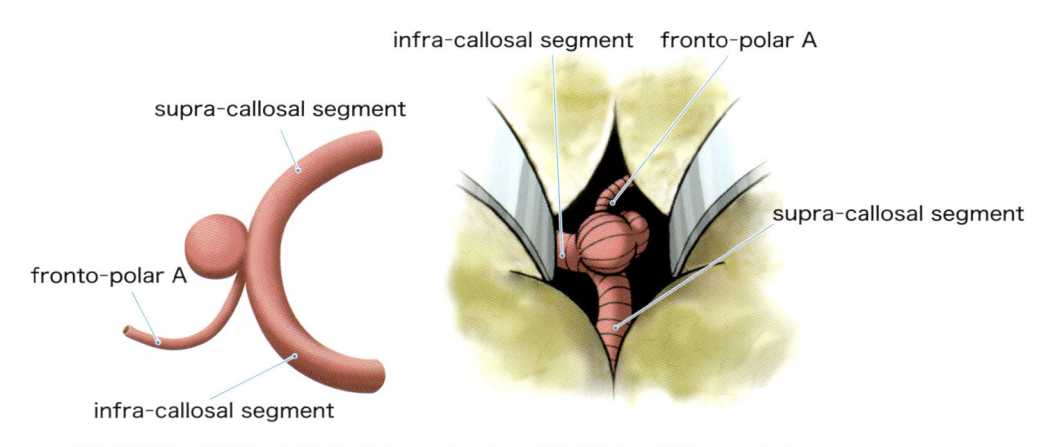

脳血管撮影の側面像では単純に見える A2-A3 の分岐や枝も，術野ではこれを tangent な方向から見るために，奥行きがあり，区別は簡単ではない．

図ⅣC-5 術中視線による血管および分岐・分枝

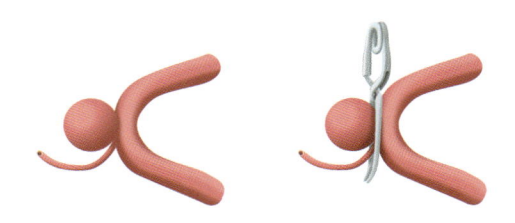

クリップの向こう側に前頭枝がかくれている場合があり，十分に注意が必要である．

図ⅣC-6 小動脈のクリップによる閉塞

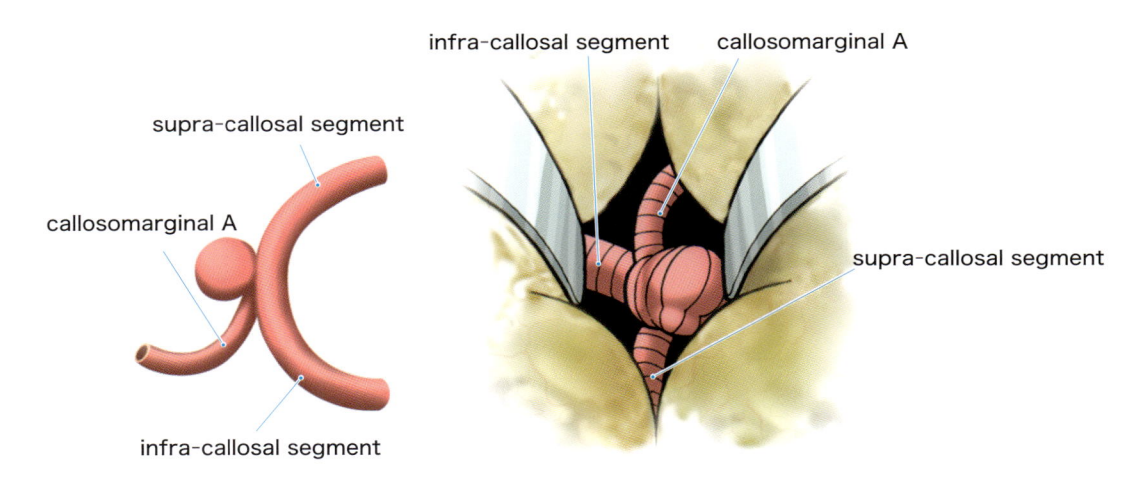

tangent な術野では，callosomarginal 動脈と infra-callosal segment はあまり変わらない深さやサイズで観察され，しばしば誤認される．また，右の動脈が術野の右側に現れるとは限らない．

図ⅣC-7 術中視線による callosomarginal 動脈と infra-callosal segment

手術の実際

症例の概要と開頭

症例は72歳女性で，偶然発見された脳動脈瘤の治療を希望して当院を受診した．azygous anterior cerebral artery から発生し，pericallosal artery と callosomarginal artery の分岐部に発生した動脈瘤である（図ⅣC-8）．

一般に，この部位の動脈瘤のクリップでは，いわゆる combined type に対する動脈瘤クリップとなることが多く，単純なクリップになることのほうがまれである．したがって，multiple clip の技術が必要になる．

右前頭開頭にて大脳鎌と右前頭葉の間からアプローチした．動脈瘤の後方の両側帯状回が接する部分で pericallosal artery を確認して，くも膜や trabecula の剝離を実施する（図ⅣC-9）．

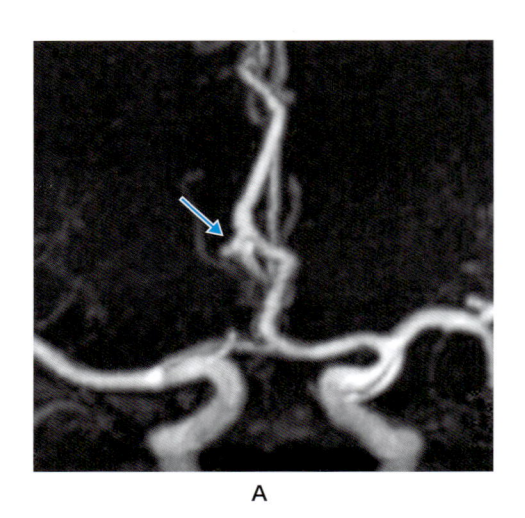

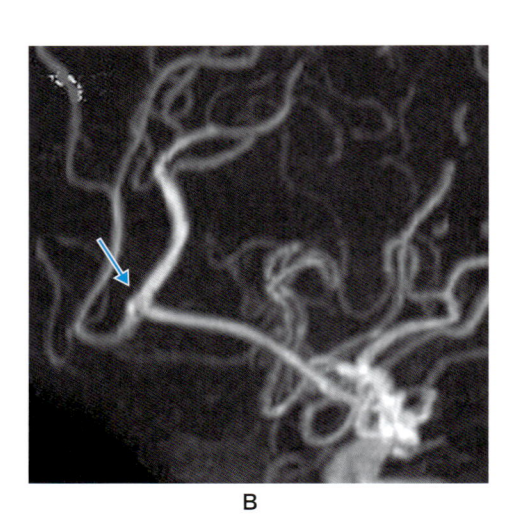

A：azygos ACA の分岐部から発生して右側に向く脳動脈瘤を認める（矢印）．
B：側面像では，脳動脈瘤は脳梁膝部の前方に存在していることがわかる（矢印）．

図ⅣC-8　術前 MRA

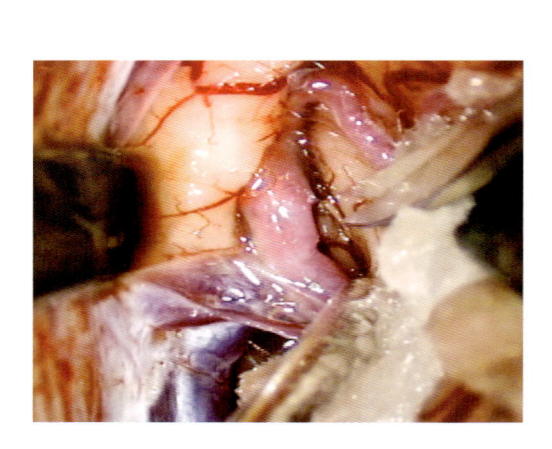

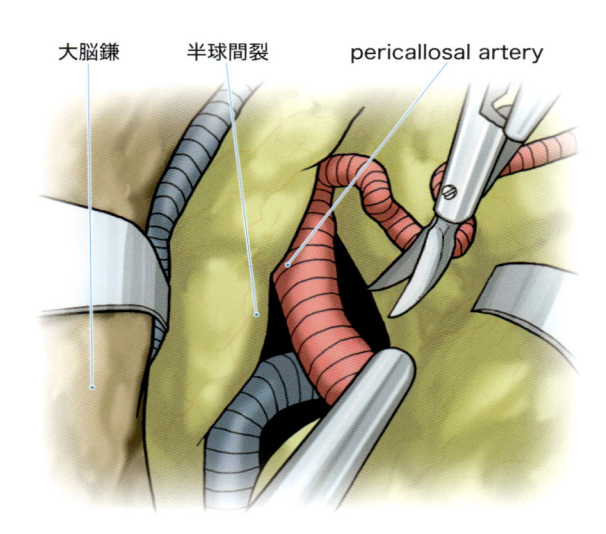

図ⅣC-9　pericallosal artery の確認

C. 前大脳動脈末梢動脈瘤

術野の確保

前方の帯状回の接合面を鋭的に剥離する．脳ベラや左手の吸引管の使用法が剥離の難易度に大きく影響する（図ⅣC-10）．

pericallosal artery を前方（近位側）にたどりながら大脳半球間裂を剥離すると，脳梁膝部（図ⅣC-11，矢印）の近傍にて，azygos ACA 本幹（A），paricallosal artery（P），callosomarginal artery（C）と，その分岐部から発生して右前頭葉に埋没している動脈瘤の頚部（図ⅣC-11，矢頭）を確認できる．

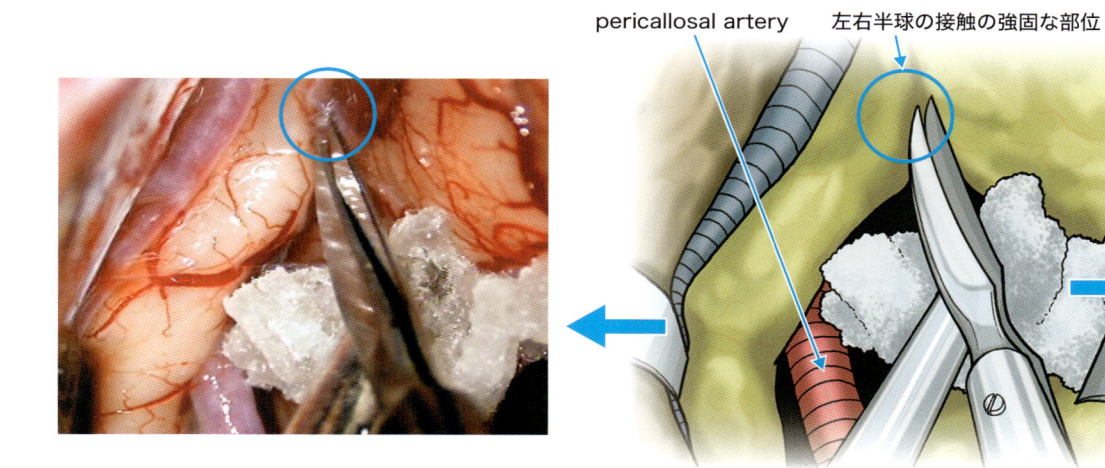

図ⅣC-10　帯状回接合面の剥離

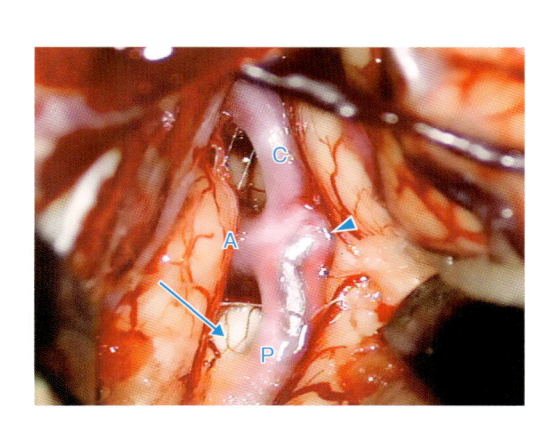

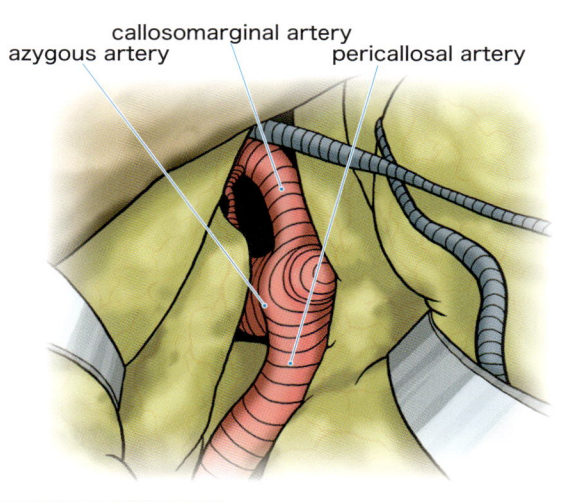

図ⅣC-11　大脳半球間裂を剥離したところ

動脈瘤の剝離とクリッピング

動脈瘤を右前頭葉から剝離してフリーとする（図ⅣC-12）．

動脈瘤頸部クリッピングを実施する．クリップブレードの弯曲を利用して最も大きな動脈瘤成分の頸部全体をカバーするようにする（図ⅣC-13）．

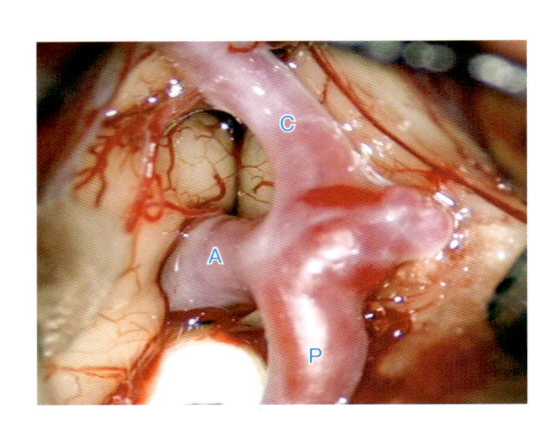

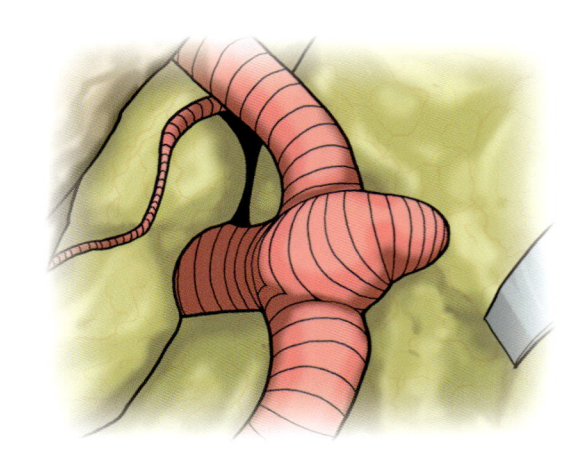

動脈瘤はいくつかのコンポーネントから形成されている．
図ⅣC-12　剝離された動脈瘤

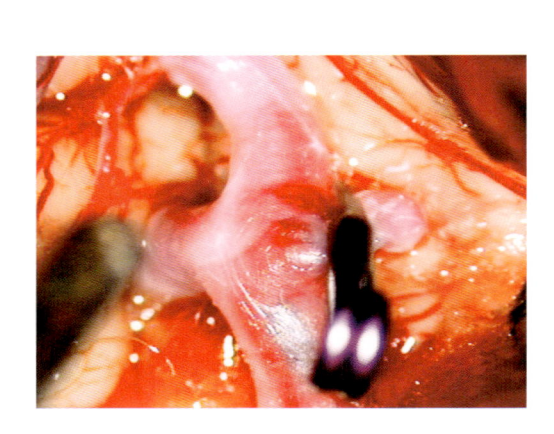

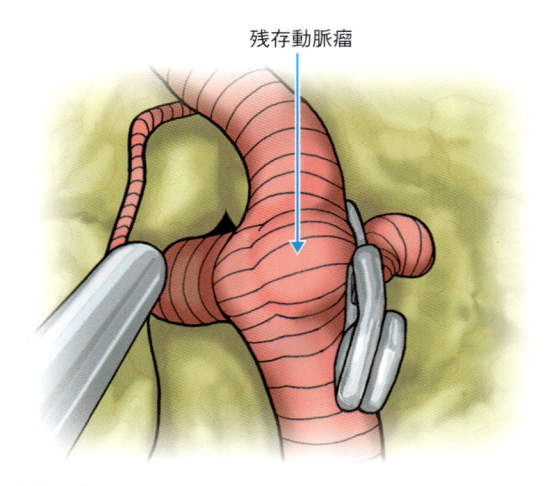

手前に膨隆した成分の残存（矢印）を認める．
図ⅣC-13　最も大きな動脈瘤成分をクリッピングしたところ

残存動脈瘤のクリッピングと再発防止処置

再度，動脈瘤頸部クリッピングを実施する．残存した動脈瘤をカバーするようにする（図IVC-14）．

動脈壁が薄い部分から動脈瘤が再発しないようにコーティングを実施する（このコーティング手技は，ウサギ，イヌでの動物実験から得られた知見をもとに，北海道大学医学研究科の倫理委員会の承諾を得て実施している）．フィブリノーゲンを浸したポリグリコール酸フェルトを動脈壁が薄い部分に巻きつけるように接着する（図IVC-15）．ポリグリコール酸フェルトにトロンビン液を滴下してフィブリンポリマーを重合させる（図IVC-16）．

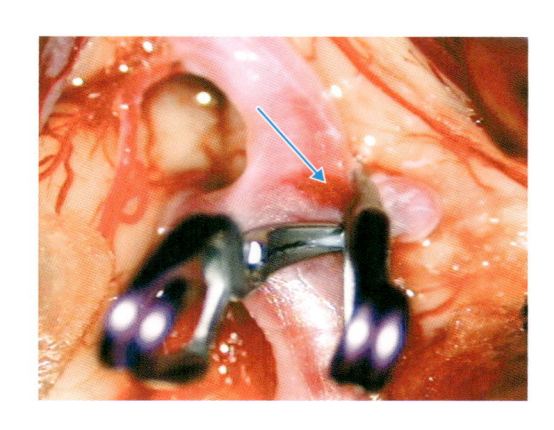

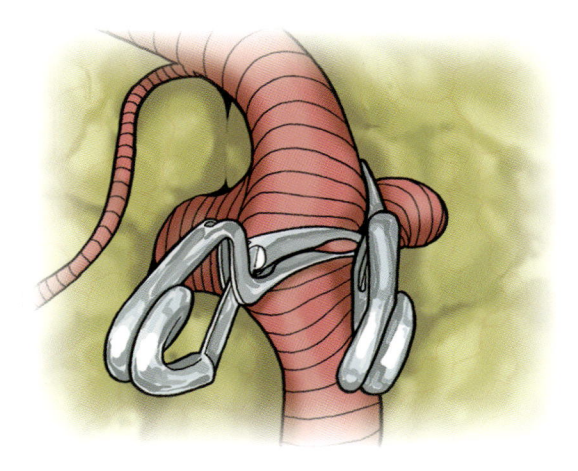

この部分の動脈瘤では，母動脈が細く動脈瘤が小さい割に broad neck の動脈瘤が多く，本症例のように複数のクリップが必要となることが多い．これで膨隆した部分はほぼ消失したことになるが，動脈壁に薄い部分が残存している（矢印）．

図IVC-14　残存動脈瘤へのクリッピング

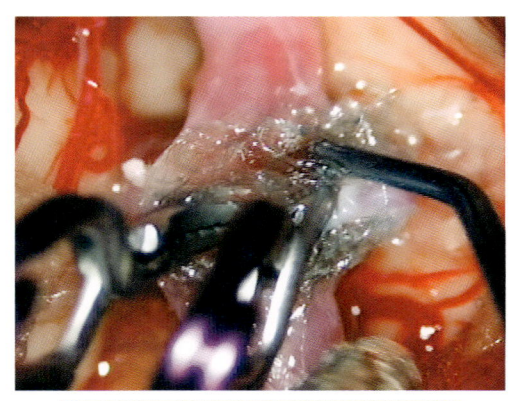

図IVC-15　動脈壁へのコーティング①

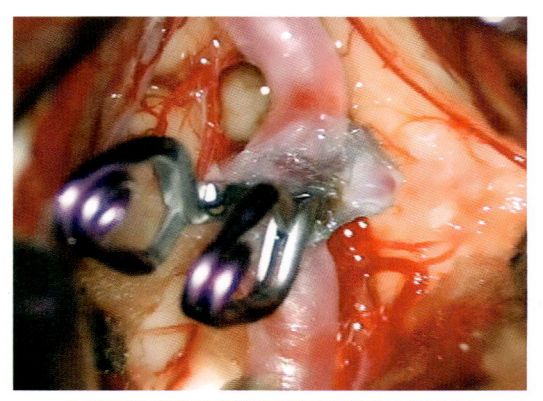

図IVC-16　動脈壁へのコーティング②

●参考文献

A. 前交通動脈瘤

1) Ito Z：The microsurgical anterior interhemispheric approach suitably applied to ruptured aneurysms of the anterior communicating artery in the acute stage. Acta Neurochir **63**：85-99, 1981
2) Ito Z：Microsurgery of cerebral aneurysms, Nishimura/Elsevier, Tokyo, p33-48, 1985
3) Kazumata K, Kamiyama H, Ishikawa T, et al：Operative anatomy and classification of the sylvian veins for the distal transsylvian approach. Neurol Med Chir（Tokyo）**43**：427-433, 2003
4) Sampei T, Yasui N, Okudera T, et al：Anatomic study of anterior frontal cortical bridging veins with special reference to the frontopolar vein. Anatomic report. Neurosurgery **38**：971-975, 1996
5) Tanikawa R：Less invasive cisternal approach and removal of subarachnoid hematoma for the treatment of ruptured cerebral aneurysms. No Shinkei Geka **35**：17-24, 2007
6) Yasui N, Nathal E, Fujiwara H, et al：The basal interhemispheric approach for acute anterior communicating aneurysm. Acta Neurochir **118**：91-97, 1992
7) 石川達哉：前大脳動脈瘤の手術―脳梁膝下部に位置する症例の難しさを中心に．Clin Neuroscience **24**：2006-2012, 2006
8) 石川達哉：脳動脈瘤手術における closure line の設定と approach angle を意識した clipping 術．脳神経外科速報 **7**：804-814, 2007
9) 伊藤善太郎：破裂前交通動脈瘤急性期における microsurgical anterior interhemispheric approach の利点．Neurosurgery **1**：21-34, 1982
10) 上山博康：Anterior Interhemispheric Approach のための微小外科解剖― Arachnoid membrane, trabeculae を中心に―．顕微鏡下手術のための脳神経外科解剖Ⅲ，サイメッド・パブリケーションズ，東京，p39-49, 1991
11) 上山博康，川村伸吾，大田英則ほか：中大脳動脈瘤，内頸動脈瘤に対する distal trans Sylvian approach．第12回脳卒中の外科研究会講演集，p69-74, 1983
12) 中山若樹：前交通動脈瘤．脳神経外科エキスパート　脳動脈瘤，中外医学社，東京，p90-105, 2009
13) 安井信之：前交通動脈に対する新しい手術アプローチ― Basal interhemispheric approach ―．Neurol Med Chir（Tokyo）**21**：756-761, 1987
14) 安井信之，三平剛志：前交通動脈瘤に対する大脳半球間裂接近法．顕微鏡下手術のための脳神経外科解剖Ⅲ，サイメッド・パブリケーションズ，東京，p50-61, 1991

B，C は参考文献なし

第Ⅴ章

中大脳動脈瘤

Contents

§A 中大脳動脈瘤クリッピングの基礎

§B 特殊な中大脳動脈瘤

A 中大脳動脈瘤クリッピングの基礎

中大脳動脈瘤の特徴

解剖

　中大脳動脈（middle cerebral artery：MCA）の水平部（M1 segment）は，内頚動脈（internal carotid artery：ICA）より前有孔質底部を sylvian vallecula に向かい前外側に走行する部位で，径が約2.4〜4.6mm程度である．その後，島限にて垂直上方に方向を変え（M2 segment），扇状に分岐し，皮質枝となっていく．M1 segment の分岐部は約8割が bifurcation で，anterior と posterior division に分かれるが，trifurcation，multiple や，まれに分岐のない single も存在する．

　M1 segment の近位側より lateral（temporal）site へ比較的大きな小動脈が通常2〜3本分岐するが，3割の症例で最も近位側の M1 に uncal artery の分岐が認められる．その遠位側に側頭極動脈（temporal polar artery）と前側頭動脈（anterior temporal artery）が分岐するが，それらは reciprocal に血流を補っており，発達の程度にバリエーションがある．その分枝が非常に発達している場合には early bifurcation として認められるが，true bifurcation との混同に注意しなければならない．

　medial（frontal）site にはレンズ核線条体動脈（lenticulostriate artery：LSA）が通常2〜15本認められ，多くは太い stem artery を形成するが，散在性の分岐や，M2 segment からの分岐もある．また眼窩前頭動脈（orbitofrontal artery）も同側より分岐する．LSA との関係にはバリエーションがあり，stem artery と太い血管を形成し，early bifurcation を呈することもある．LSA はその灌流域，部位の違いにより一般的には medial，lateral に分類される．medial LSA は淡蒼球，内包前脚周辺の灌流に関与するがその発生頻度は低く，lateral LSA は被核の全領域や内包後脚，方線冠を灌流しており，脳梗塞や脳出血の原因血管として，また，麻痺や感覚障害等の臨床症状の責任血管としても重要である．

中大脳動脈瘤の発生部位

　中大脳動脈瘤は，約8割が M1 bifurcation に発生し，M1 segment の temporal polar artery や anterior temporal artery などの lateral site に4％，orbitofrontal artery などの medial site に8％認められ，M1 segment 以降の末梢には2nd bifurcation に4％，さらにその末梢に1％程度存在するとされている（図VA-1）．

　中大脳動脈瘤は，動脈瘤の一部が脳内，特に側頭葉や前有孔質に埋没し，周囲の穿通枝や血管が動脈瘤壁に癒着することが多く見られる．また動脈瘤の形状では broad neck で頚部が分岐血管まで及ぶことが多く，クリッピングの際に血管形成が必要となる場合がある．さらに大型化，巨大化すると，この状況が重症化し，癒着との剥離や分岐する血管の形成など，手術の難易度が高くなる．

　また，early bifurcation から発生する M1 segment の動脈瘤は，視野の確保や穿通枝との癒着など一般的な中大脳動脈瘤とは異なる難しさがあり，この2つについては，通常とは異なる術法を考慮しなければならない．

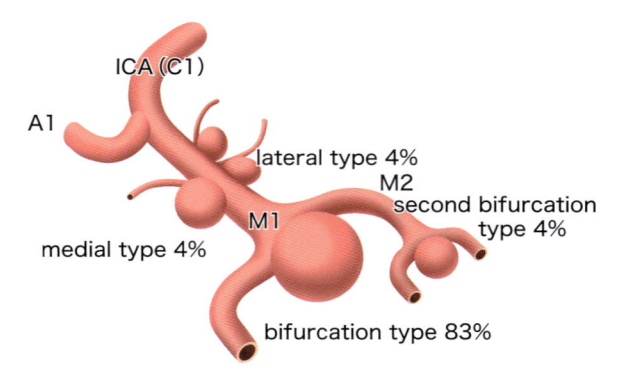

中大脳動脈瘤のほとんどは水平部（M1）と主要な枝（M2）の間に発生する．すべての中大脳動脈瘤が基本的に，前側頭開頭，pterional approach，transsylvian approach で処理が可能である．

図VA-1　中大脳動脈瘤の発生部位

手術のポイント（動脈瘤とM1部）

術前の血管撮影を十分に検討しておく．動脈瘤の形態は同然のことであるが，中大脳動脈の角度，長さなどは，動脈瘤の見え方に直接関係するので重要である．後述のように，特にM1部が上向きで短い（upward short M1）場合には，大きさによらず手術は難しくなる（p247, 253参照）．

M1部の向き

中大脳動脈瘤は多くはアプローチは難しくない．ただし，trajectroy（進入方向）は，前記のような中大脳動脈M1部の特徴を前もって把握しておくことが重要である．まず，通常のAP viewで観察して，M1部が上向き（upward type）か，水平（horizontal type）か，あるいは下向き（downward type）を把握しておく（図VA-2）．

M1部の長さ

次に，動脈瘤の深さを想定するために，M1部の長さを把握しておく（図VA-3）．短いshort M1 typeでは動脈瘤はsylvian valleculaの深部にある．一方，長いlong M1 typeでは，動脈瘤はシルビウス裂（sylvian fissure）の表面に存在する．

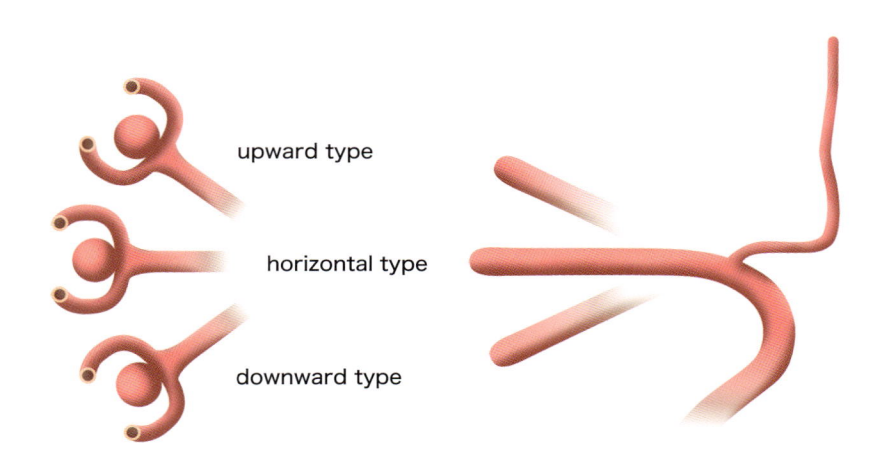

図VA-2　M1部の向きによる動脈瘤のtype

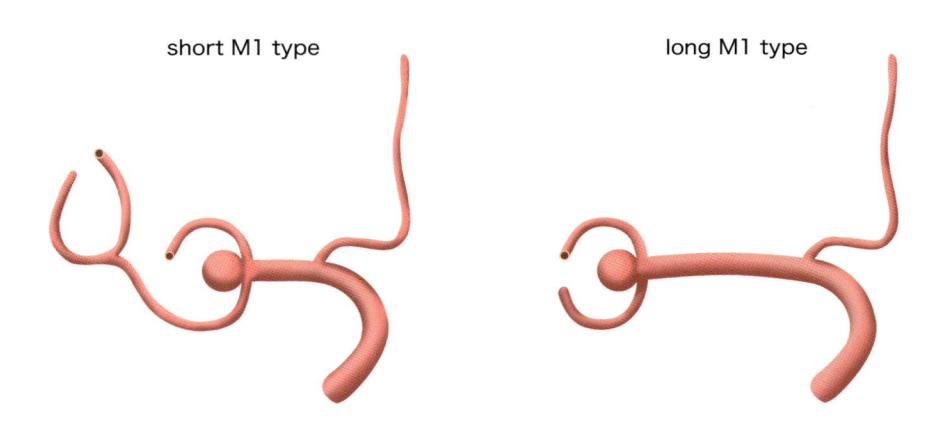

図VA-3　M1部の長さによる動脈瘤のtype

M1部の向きと長さによる分類

upward long M1 type では，動脈瘤はシルビウス裂の表面に露出するが，M1を捉えるのは，術野の上側（base側）となることが多い（図VA-4）．

downward long M1 type では，動脈瘤はシルビウス裂の表面に露出するが，M1を捉えるのは，術野の下側（手前側）となる（図VA-5）．

これらの動脈瘤，M1のprojectionの予測を立て，シルビウス裂の剝離を工夫する．

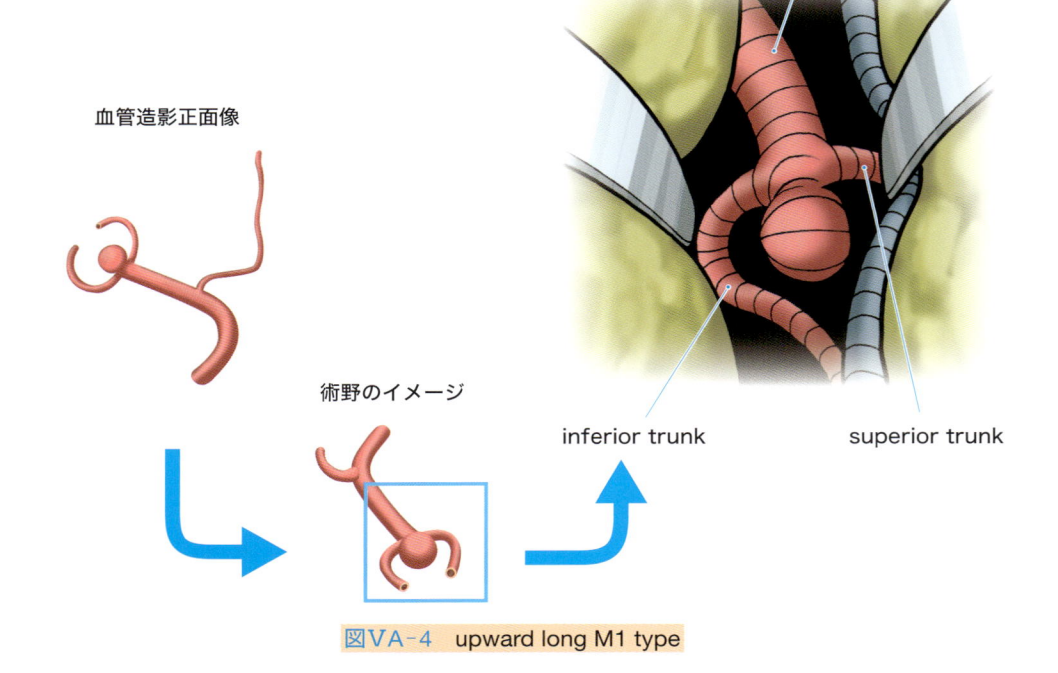

図VA-4 upward long M1 type

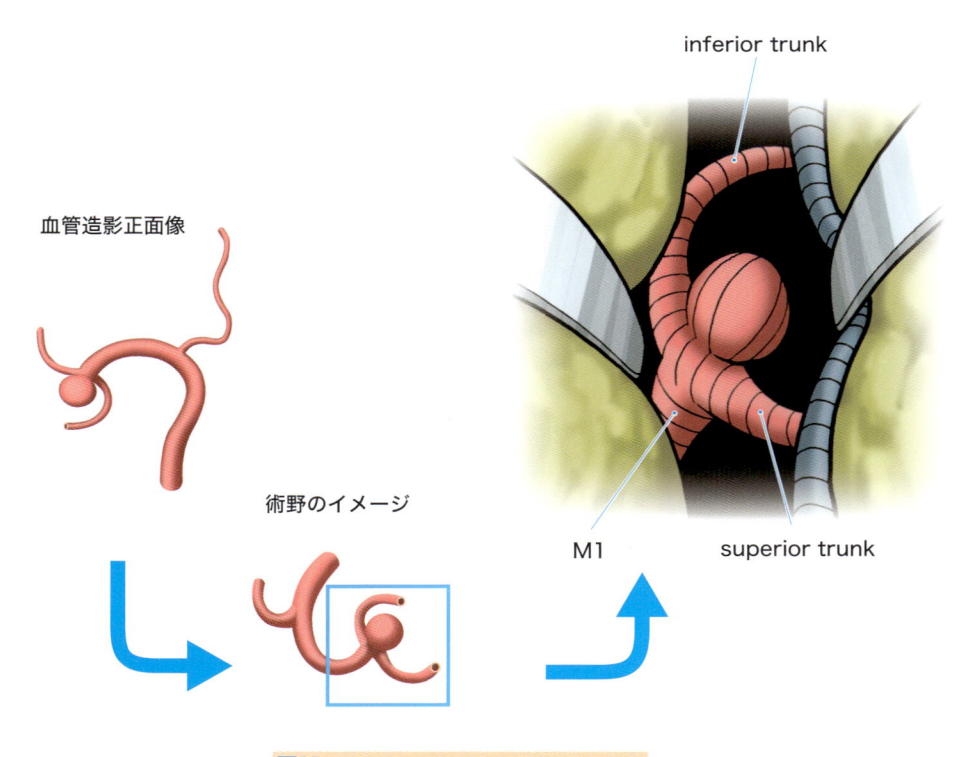

図VA-5 downward long M1 type

A. 中大脳動脈瘤クリッピングの基礎　247

　downward short M1 typeでは，動脈瘤はシルビウス裂の表面に露出するが，M1を捉えるのは，術野の外下側となる（図VA-6）．内頚部位までシルビウス裂を開放する必要がある．

　upward short M1 typeでは，動脈瘤はシルビウス裂深くに存在し，前頭葉に埋没していることも多い（図VA-7）．しかも，動脈瘤の近位側に前頭枝あるいは穿通枝があり，その確認は最も難しく，トラブルが多い動脈瘤である．術野の上方（base側）よりの視野が必要になるため，工夫を要する（p253参照）．

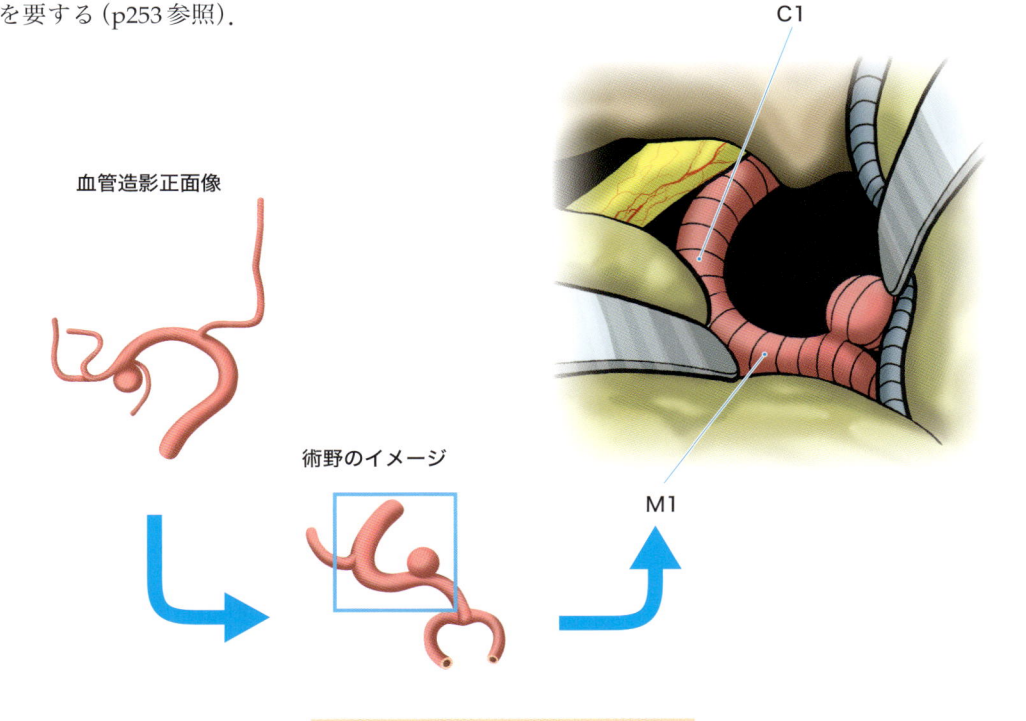

血管造影正面像

術野のイメージ

図VA-6　downward short M1 type

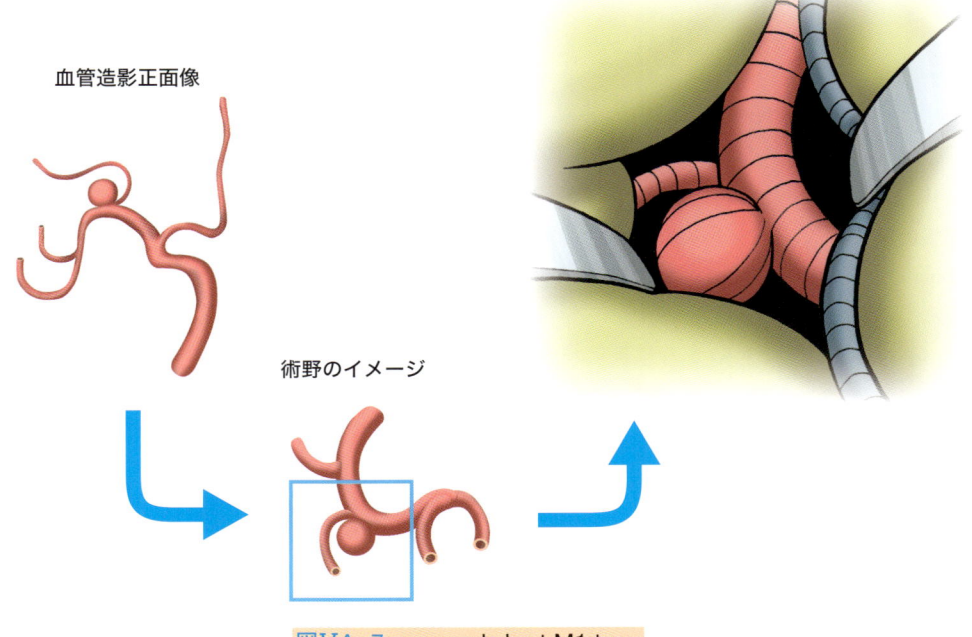

血管造影正面像

術野のイメージ

図VA-7　upward short M1 type

upward long M1 type

体位

　仰臥位で頭部は水平位だが，頚部から少し持ち上げ30～40°程度回旋させ，体幹に対して頭部を高くし，静脈圧を低下させる．術前よりtranscranial MEPの電極を設置している（Ⅱ章A①，前側頭開頭術参照）．

皮切

　皮切はmidlineから外耳前部に向かう弧状切開とし，外耳前部でやや前方にカーブすると皮弁を翻転しやすくなる．あえて頭髪の生え際を利用するほうが傷跡は目立たなくてよい．頭髪は皮切の周囲1cm程度をバリカンを用いてカットし，場合によってはひげ剃りで剃毛する．

　皮切の際には，アシストバイパスや将来の虚血状況への対処のためにSTAを極力温存すべきで，通常はparietal branchを分岐部にて切断し，frontal branchを温存するが，分岐部が極端に低い場合にはparietal branchを温存することも可能である．

　術前よりバイパスが必要と考えられた場合には，parietal branchに沿った直線的な皮切を行い，両者とも積極的に剝離し使用する．STAの剝離は近位側より真皮層まで切開し，STAがある結合織の深さを確認して，ハサミやバイポーラカッティングを用いて切り拡げていく．皮弁はtemporal muscleとともに一塊に翻転する．翻転の目安はkey hole（弓骨の前縁）である．

開頭

　key holeを中心としたlinea temporalis内の開頭を行うが，frontal sideの脳ベラをある程度活用するために，開頭のfrontal sideをlinea temporalisより少し膨らませると，脳ベラが骨縁にぶつからない．sphenoid ridgeの切除はfrontal baseの平面の高さまで削り，深部はSOFまでで十分である．

　開頭後sphenoid ridgeの底側と後上方に硬膜内の静脈や中硬膜動脈，また骨内の小血管からの出血がよく見られるが，硬膜内操作に支障をきたすため念入りに止血する．硬膜の骨縁への吊り上げは有効である．

硬膜内操作（シルビウス裂の剝離）

　硬膜切開後，硬膜下にtranscortical MEP電極を，しかるべき方向に挿入する．

　静脈の走行をよく観察する．通常は静脈も動脈と同様に灌流領域が交差することはないので，両側の静脈群の隙間を効率よく見極めていくことが大切だが，複雑な走行を示すこともありtry and errorしながらも丹念に進めていく．

　剝離は十分に遠位から始め，展開の際に軟膜の緊張がなければ，剝離はベースまでで十分である．静脈の剝離は軽くtensionを加えてくも膜やtrabeculaのtensionをカットすることによりアプローチ可能なスペースを作っていく．

　剝離の基本的動作は，必ず切れ味のよい道具で鋭利に静的に切る（cut）ことである．鋭的な剝離操作のためには視認性を高めることが最も大切で，対側に保持している吸引管や脳ベラの活用が重要である（図VA-8）．鈍的な操作，切れない道具で払い切ることや，切る際に前後左右に動くことで軟膜が引っ張られて細かい血管が痛むため注意すべきである（Ⅱ章D①参照）．

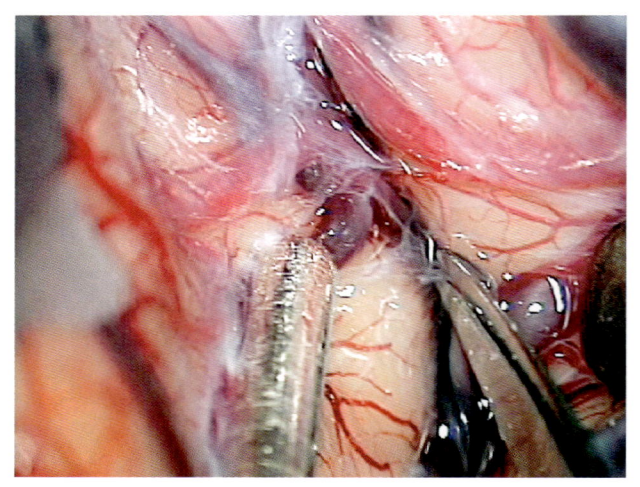

図VA-8　ハサミによるtrabecula剝離

A. 中大脳動脈瘤クリッピングの基礎

動脈瘤へのアプローチ

　基本的には，目標までの tension を持つ部分，trabecula やくも膜，血管などを剥離していくことで，両側の M2 segment を逆向性にたどり分岐部より M1 を露出していく．

　母血管の剥離は，temporary clip の際に分岐する動脈や穿通枝を痛めないために，十分に行う．M1 確保後，埋没している部分や癒着している血管を剥離していく．すべての剥離の基本は鋭的剥離であり，ハサミや剥離子等を使用し視認性を向上し間隙を作り切離していく（図 VA-9）．軟膜との剥離で癒着が強固な部位には鈍的剥離もやむをえないが，癒着している穿通枝や小動脈も動脈瘤に tension を加え，隙間を確認し鋭的に丹念に剥離していく（図 VA-10）．

　剥離する場合には，破裂などを想定し，あらかじめその対処を準備する．損傷した場合には temporary clip を行い，suction で出血のコントロールが可能であれば動脈瘤を凹ませることにより新たな剥離面を見出すことができる．動脈瘤への損傷を恐れて穿通枝の血管壁を痛めると，それが軽微であっても閉塞をきたすことがあり，被核から内包にかけて小梗塞を生じ，麻痺等の臨床症状が出現する危険性があるため注意しなければならない．

動脈瘤クリッピング

　周囲との剥離が終わり，動脈瘤を丸裸にできれば，クリッピングを具体的に考える．その際，動脈瘤の形態や分岐血管の位置ばかりではなく，母血管や動脈瘤自体の動脈硬化もクリッピングの成功に関係するため，十分に考慮すべきである．基本的には正常な血流状態を維持して動脈瘤を残さずにクリッピングする方針である．動脈瘤ネックが分岐部から母血管の腹側や背側にかけて 2 面もしくは 3 面に広がる場合では single のクリッピングでは瘤の壁が残存するため，有窓クリップを含めた multiple clip で対処する（図 VA-11）．

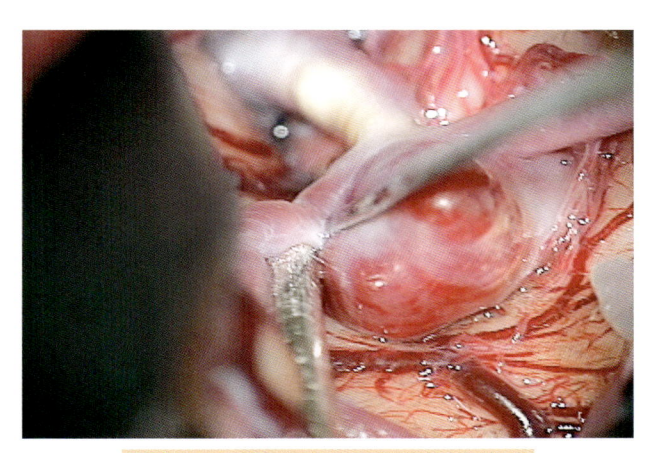

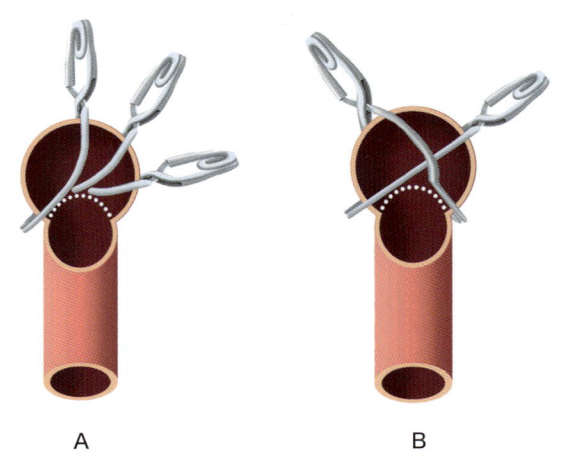

図 VA-9　母血管からの動脈瘤の剥離①

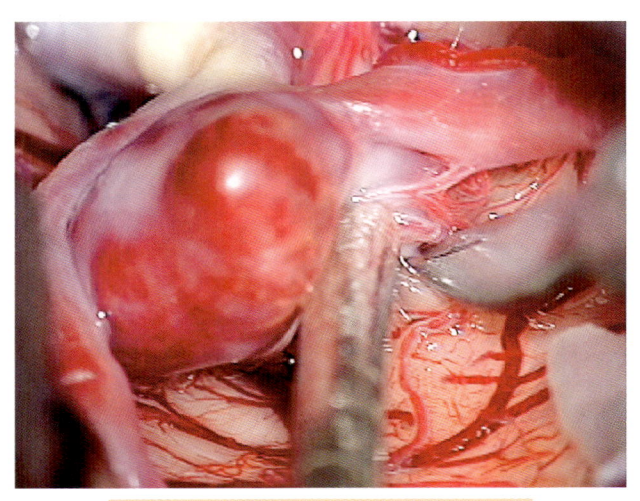

図 VA-10　母血管からの動脈瘤の剥離②

中大脳動脈瘤では分岐の枝が複雑で，またいわゆる combined type のネックを有することが多いため，closure line の形成のためには複数のクリップ（A），特に有窓クリップの使用（B）が有用である（I 章参照）．

図 VA-11　multiple clip の例

V. 中大脳動脈瘤

　本症例は upward type の動脈瘤である．最初 temporary clip を掛けて M2 に平行に 1 本のクリップで閉塞を試みたが，クリップが slip in して分枝に狭窄が起こってしまうため（図VA-12），slip in を避け分枝が狭窄しないように M2 に垂直に動脈瘤の一部だけをクリップした（図VA-13）．

　そして動脈瘤が残存しているため（図VA-14），残存した部分に追加のクリップを置いた（図VA-15）．

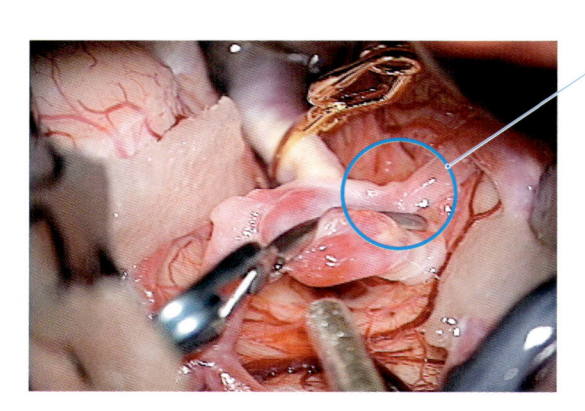

図VA-12　最初のクリッピング

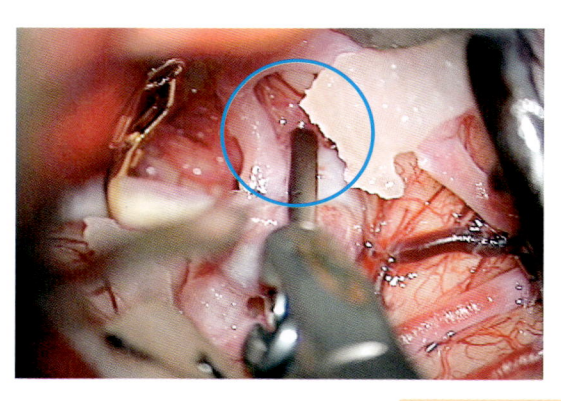

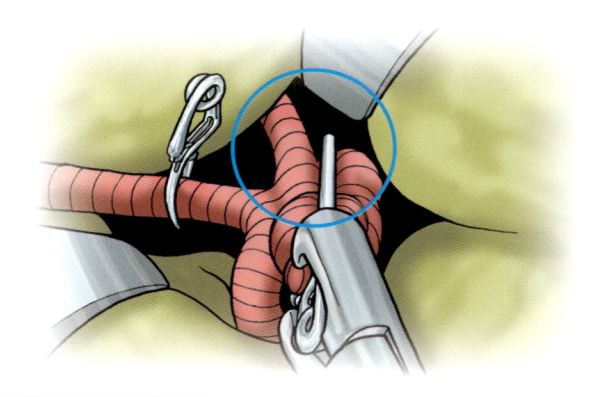

図VA-13　やり直しのクリッピング

A. 中大脳動脈瘤クリッピングの基礎

動脈瘤の残存部分

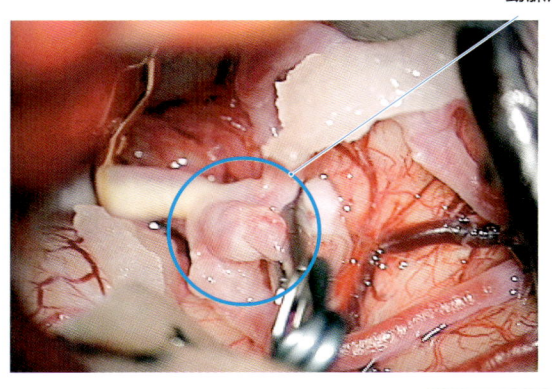

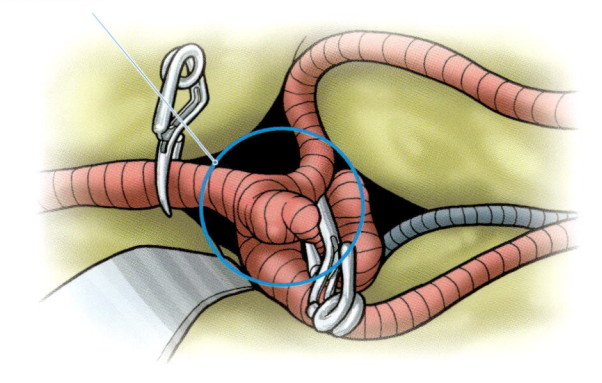

図VA-14 動脈瘤の残存部位

残存部分に対する追加クリップ

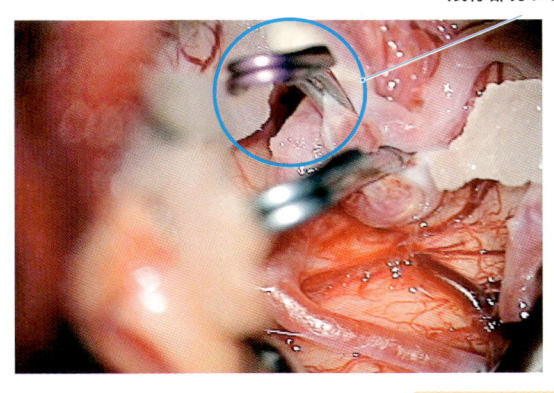

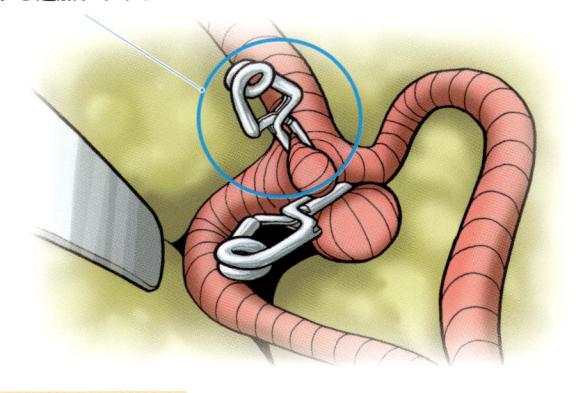

図VA-15 2本目のクリッピング

V. 中大脳動脈瘤

さらに残存した動脈瘤に追加のクリップを置き（図VA-16），この3本目のクリップにより完全なネッククリップが完成した（図VA-17）．本症例では，図VA-11, Aのようなmultiple clipとなった．

動脈硬化の進展により分岐血管の狭窄を生じる場合もあり，この際には血流温存を考慮して血管形成を行う．MEPで機能温存を確認後，ドップラーやICGにて血流を確認する．

閉　頭

脳の萎縮が著明な場合には，術後の硬膜下血腫の危険性を避けるためarachnoid plastyを行う．切開したくも膜をある程度縫合し，その間隙をフィブリン糊に浸したコラーゲン製剤によりパッチする．

cranioplastyはminiplateを用い術後のcosmeticなケアを重視する．特に前方の骨縁の部分は女性の場合に皮膚が薄いため目立ちやすいので，メッシュのプレートで覆う．

さらに残存した部分に対する追加クリップ

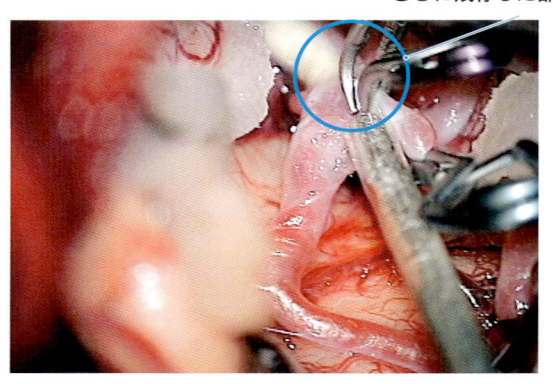

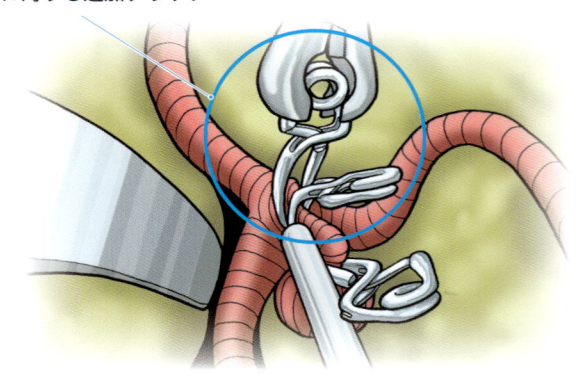

図VA-16　3本目のクリッピング

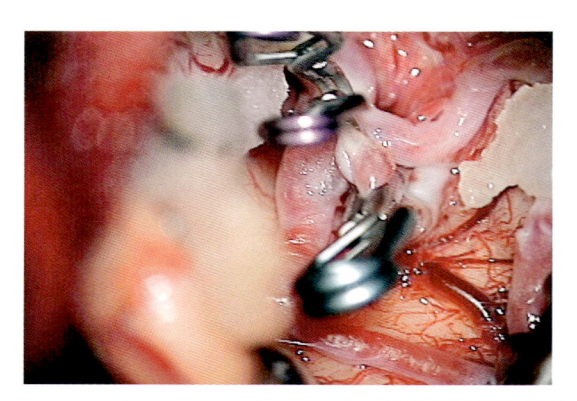

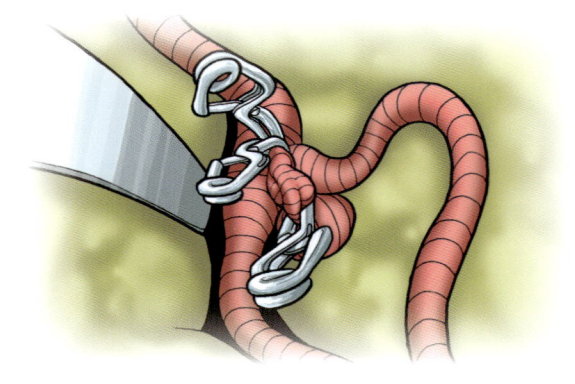

図VA-17　クリッピングが完成した状態

M1 segmentの動脈瘤

手術の難しさ

　LSAやorbitofrontal arteryに関係するM1 segmentに発生したupward typeの動脈瘤は，①より深部でM1背側のsylvian valeculaに埋没し十分にその全貌を確認しづらいことと，②LSAのような微細な分岐血管と強く癒着しているために，通常の中大脳動脈瘤手術より難しく，工夫した戦略を立てなければならない．さらに，M1 segmentが短いshort M1や動脈硬化により挙上している場合には，bifurcationに発生した動脈瘤であってもinsulaの陰となり，さらに難しい手術となる．

手術のポイント

　この手術法のポイントは，まず頭位をvertex downし，開頭も底部まで拡げて下方よりの視野を確保する．temporal muscleのinterfascial dissectionはmuscleを後方へ持っていくため，より下方からの視野が獲得でき有用である（図VA-18）．
　また視認性を保つためにシルビウス裂の剥離を広範囲に拡げ，動脈瘤を掘り起こさなければならない（図VA-19）．
　癒着している穿通枝を剥離していくが，剥離した血管のスパズムによる血流障害も考慮して，剥離後には塩酸パパベリンを用いる（図VA-20）．
　クリッピングは奥で穿通枝を障害しないように，動脈瘤の後方部分を十分に確認，剥離して長いクリップは使用せず，動脈瘤のサイズに合ったクリッピングを行う．

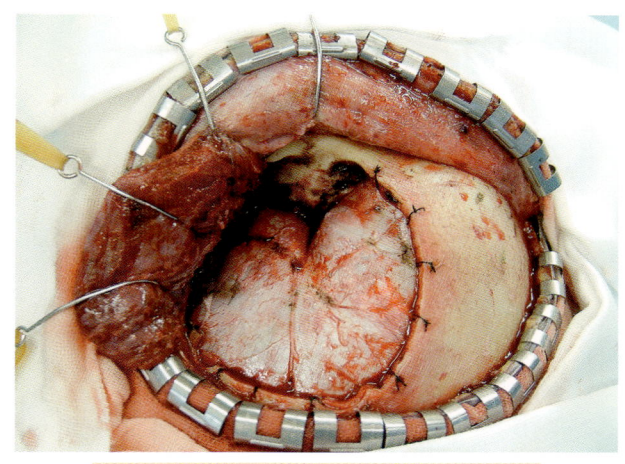

図VA-18　下方よりの視野を確保した開頭

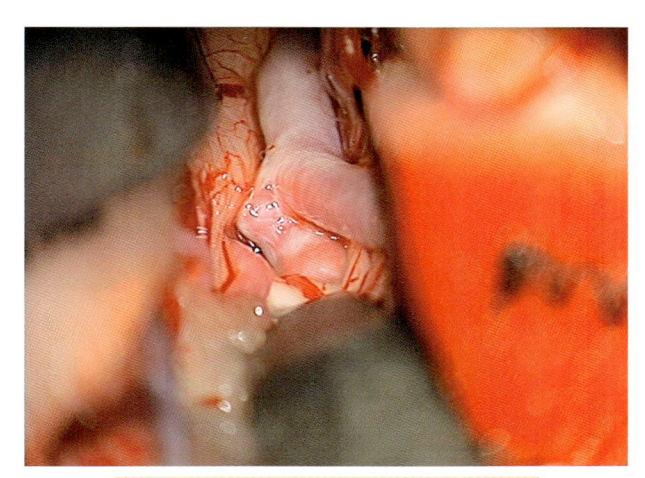

図VA-19　埋没した動脈瘤の掘り起こし

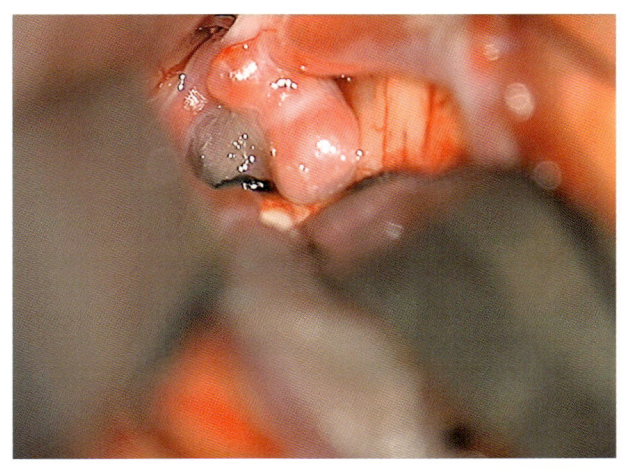

図VA-20　塩酸パパベリンを浸した綿を動脈瘤につける

broad neck 大型〜巨大動脈瘤

手術のポイント

まず広くシルビウス裂を開いて，前述したように鋭的に分枝血管と剝離していくのが第一のポイントである．ただし，動脈を損傷しないように，どちらかというと動脈瘤側で行う．十分に剝離したうえでクリッピングを考える．

動脈瘤が紡錘状にM2側に伸展したり，動脈硬化が強くて通常のクリッピングでは分岐血管が狭窄する場合には，血管形成的なクリッピングが必要となる．クリッピングの際には動脈瘤を十分に剝離しておかないと必要な動脈壁を寄せることができず，血管狭窄や破裂の危険性がある（図ⅤA-21）．

血管形成は分岐後の血管の太さを参考にする．実際に大型や巨大動脈瘤の場合にはその大きさに圧倒され血管形成は容易ではないが，tentative clipによって動脈瘤の膨らみを薄くすると挟みやすくなる（図ⅤA-22）．血管と平行にクリップを掛ける場合には，少し余分に動脈瘤を挟む（形成する動脈直径の約1.5倍）ようにすると形成された血管のサイズが適当になる．

動脈硬化への対応〜バイパス術

動脈硬化により動脈が動脈瘤と一緒につぶれたり，動脈硬化のためどの方向からのクリップも slip inするため血管の狭窄が起こってしまうことがある．内腔が狭窄・閉塞する場合にはバイパス術併用が適応となる．

バイパスは即戦力となる十分な血流が必要となるため，動脈瘤の遠位の中枢側M2もしくはM3 segmentで吻合する．視認性をよくすることが重要で，くも膜下出血で脳は腫脹しているため剝離を拡げ，術野を浅くしworking spaceを確保する．血液，髄液の混入の防止などの環境作りも大切であり，アトムチューブの設置による持続吸引が効果的である．

クリッピングが成功し分岐血管の血流も十分に保つことが可能であっても，施行したバイパスはスパズムの影響を受けず攣縮時の血流確保の点で有用なため，温存すべきである．

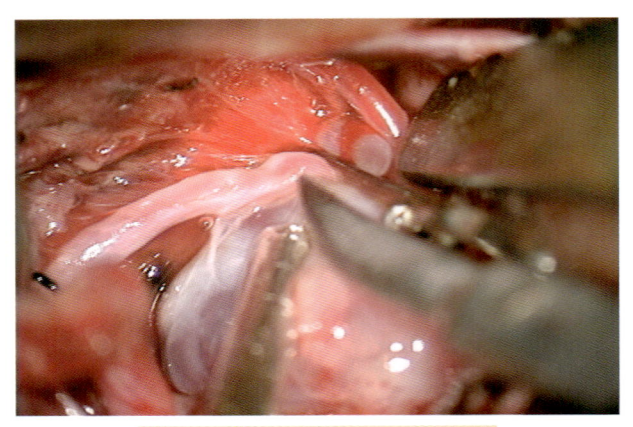

図ⅤA-21　動脈瘤の周囲との剝離

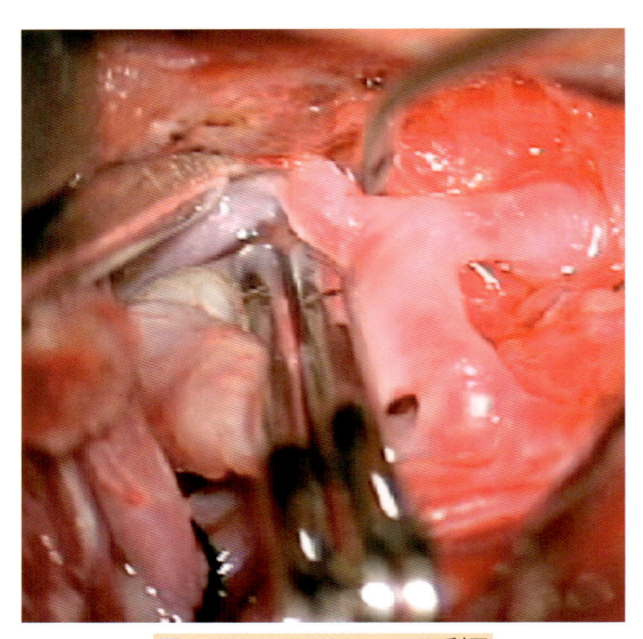

図ⅤA-22　tentative clipの利用

B 特殊な中大脳動脈瘤

血栓化巨大動脈瘤

中大脳動脈の血栓化巨大動脈瘤の特徴

血栓化動脈瘤の一般論はⅦ章Bで解説しているが，本項では中大脳動脈の血栓化巨大動脈瘤の特殊性について解説する．

血栓化動脈瘤であってもネッククリッピングが理想であるが，ネック部分のアテローマ変性や石灰化が強いと1つのクリップで処置することは困難で，複数のクリップやブースタークリップを用いることも考慮しなればならない．

また，M1-M2分岐部より末梢では，血栓除去のために内膜剝離を行うと，母血管が細いため閉塞してしまう可能性がある．つまりクリッピングが困難な状況も想定し，トラッピングを行う準備をすべきである．ここで注意を要するのは，トラッピングを行った場合に穿通枝（lateral renticulostriate artery：LRA）が中枢からの血流の盲端になってしまうことを避けなければならないことである．つまり，トラッピングにおいて中枢側クリップは，中大脳動脈のM2の1本か，眼窩前頭動脈（orbito-frontal artery），あるいは側頭極動脈（temporal polar artery）の血流を残した形でトラッピングを行うのが理想である．

トラッピングを行う場合，中大脳動脈末梢の脳循環動態を予測することは困難であり，基本的に血行再建を行うべきである．中大脳動脈領域の血流をカバーするには，ドナーの血管径が著しく細い場合を除き，high flow バイパスを行う必要はなく，2本の浅側頭動脈（superficial temporal artery：STA）で十分である．しかし，より客観的評価を行うには，脳血流計による評価やsematosensory evoked potential（SEP），motor evoked potential（MEP）などの電気生理学的モニタリングが必要となる．

症 例

63歳，偶然発見された最大径42 mmの巨大中大脳動脈瘤である．著しい血栓化を示していた（図ⅤB-1）．

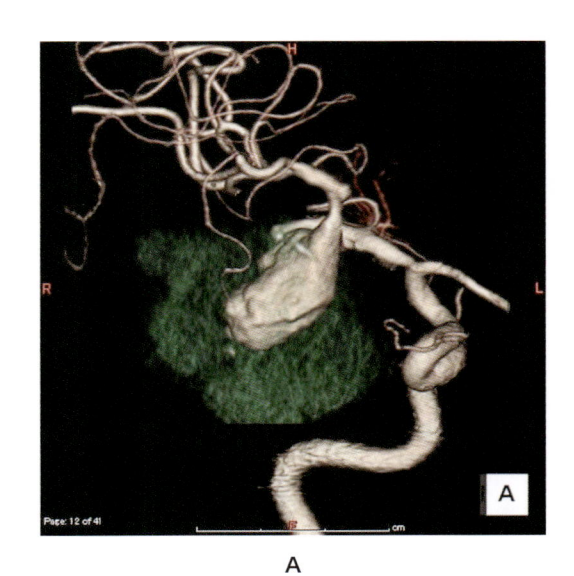

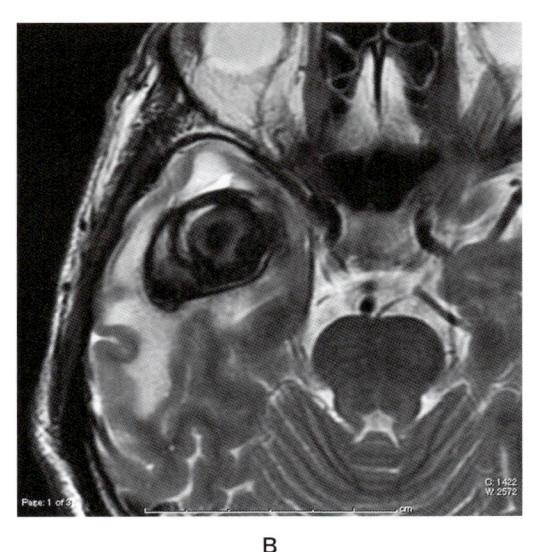

A：3D-CTA．緑色部位は血栓化した部分を示している．B：T2 MRI

図ⅤB-1 術前画像評価

開　頭

SEPおよびMEPモニタリングを行う．バイパス手術を前提に，2本のSTAをあらかじめ剥離して開頭を行った．開頭はバイパスが邪魔にならないように大きめの前側頭開頭とし，血栓化した動脈瘤を処置するために側頭葉先端部を広めに開頭した．開頭後にMEPの電極を挿入し，モニタリングを開始する（図VB-2）．

シルビウス裂の開放と中枢側の確保

transsylvian approachにより，前頭葉と側頭葉を係留しているくも膜を剥離する．動脈瘤は側頭葉側に入り込んでおり，シルビウス裂からM1へ向かうと近位側が確保できる．この際，側頭葉を過度に牽引すると動脈瘤のネックに負荷がかかるので注意を要する．動脈瘤の近位側が確保できたら，temporary clipを試みる（図VB-3）．

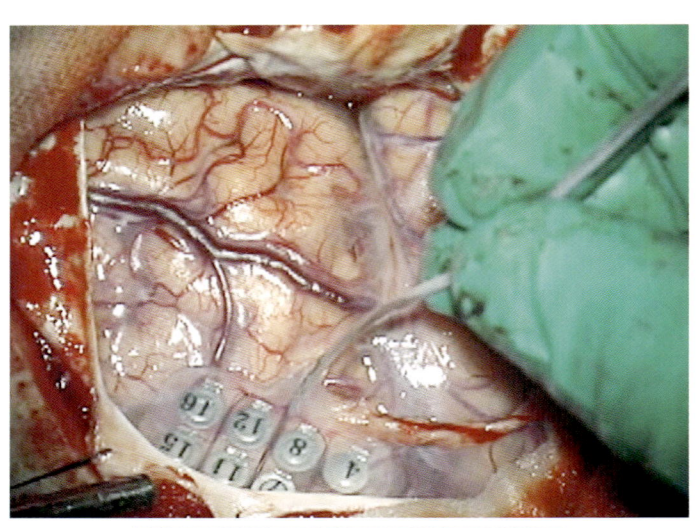

図VB-2　開頭後MEPを挿入したところ

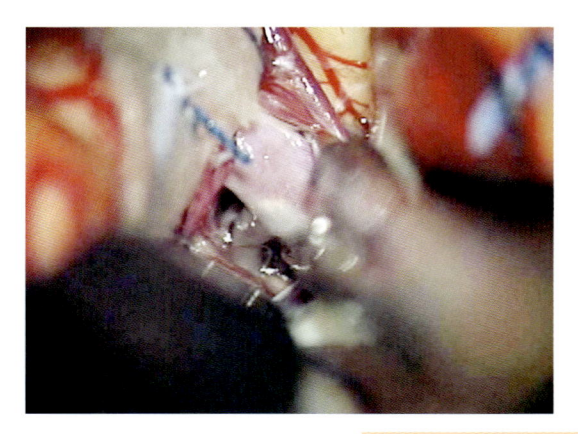

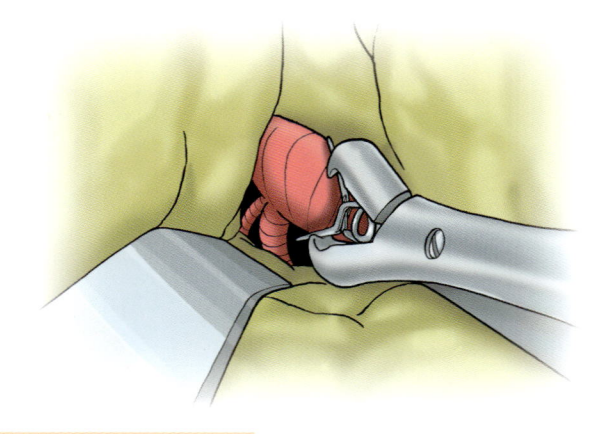

図VB-3　動脈瘤の中枢側へのtemporary clip

STA-MCA吻合

2本のSTAを前頭葉側と側頭葉側のM4に1本ずつバイパスを行った（図VB-4）．バイパス後はドップラーとICGでpatencyを確認した（図VB-5）．

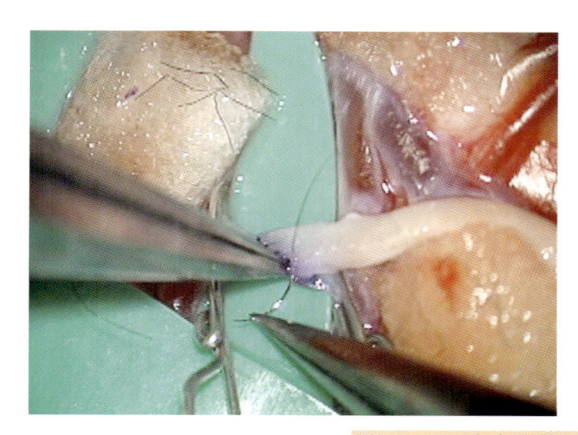

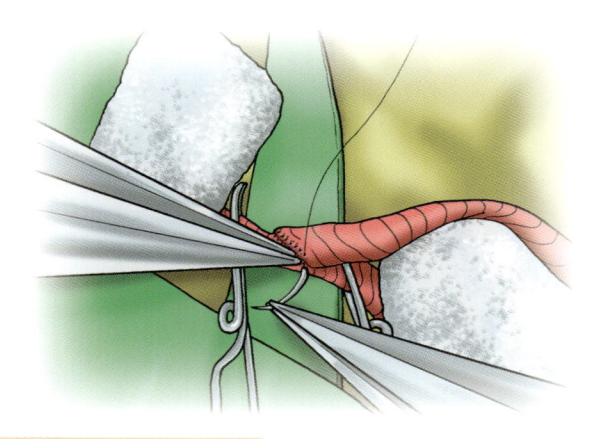

図VB-4　中大脳動脈末梢に2本のバイパス吻合

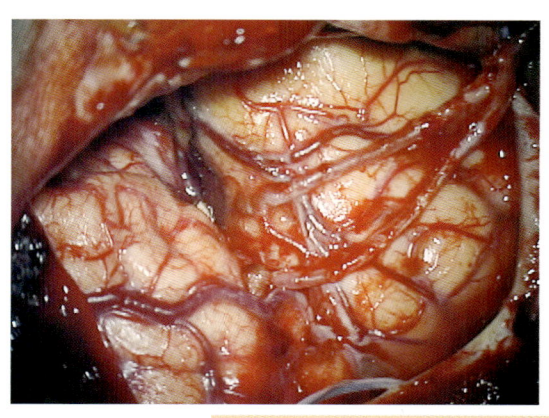

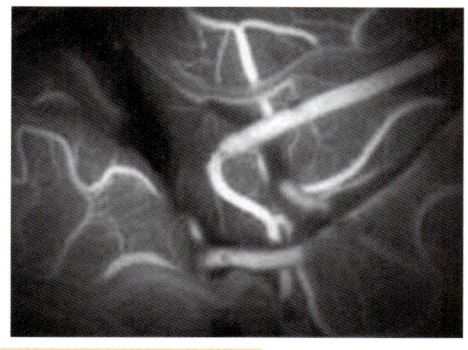

図VB-5　STA-MCA吻合後ICGでバイパスのpatencyを確認

側頭葉先端部の皮質切除

動脈瘤が存在していた側頭葉先端部分は正常脳構造が薄くなっていたため，この部分は十分に除去し，血栓を除去できるだけのスペースを確保した（図VB-6）．

トラッピング

母血管の分岐部直後で中枢側の中大脳動脈を遮断した（図VB-7）．本症例ではorbitofrontal arteryの分岐後で遮断している．末梢側は分岐直前で遮断した．

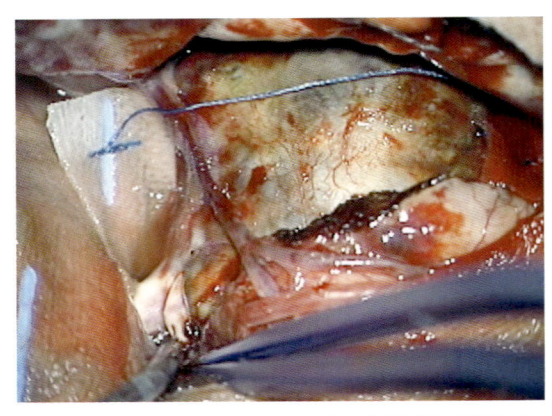

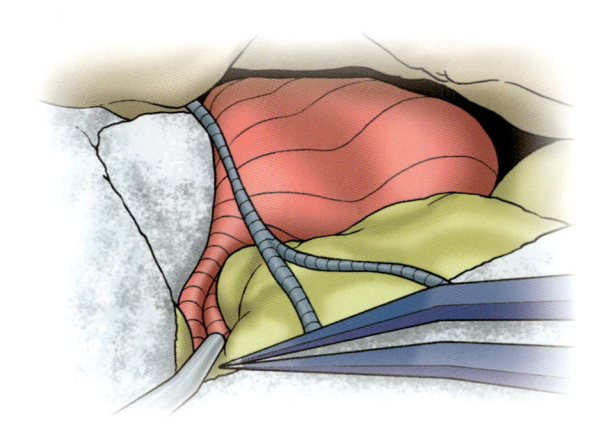

図VB-6　側頭葉の一部を切除して動脈瘤を露出

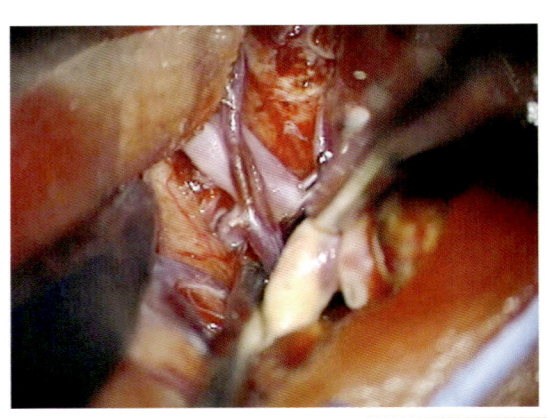

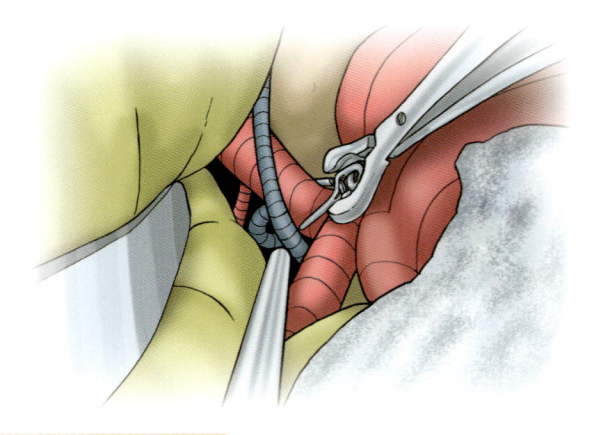

図VB-7　動脈瘤の中枢側と末梢側を遮断

動脈瘤切開

動脈瘤壁の切開には刃の大きいハサミを用いるが，壁の石灰化が強い場合はモノポーラが有効である．正常血管から遠い部位で，可及的に大きめに切開する（図VB-8）．

血栓除去

血栓除去は，剝離子やキュレットで血栓を手前に持ってきて腫瘍摂子で摘み出す形で行う（図VB-9）．この部分の血栓は比較的浅い位置にあるため，器具は入りやすい．血栓が硬い場合は，CUSAなどの超音波破砕機器を用いるとよい．トラッピングが不完全であると出血を認めるので，その場合はsuction controlしながら遮断を再確認する．

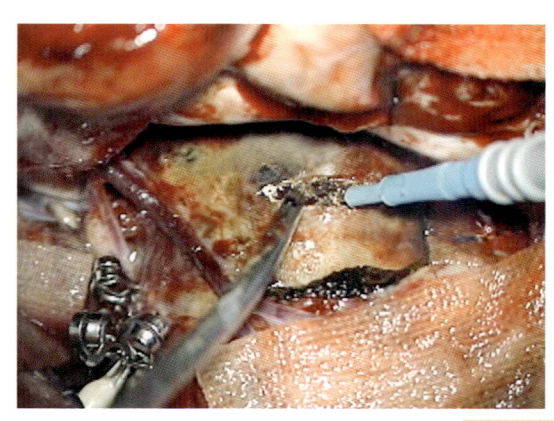

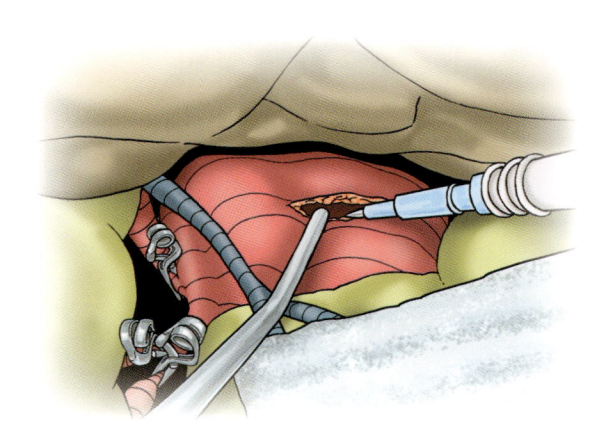

図VB-8　動脈瘤の切開

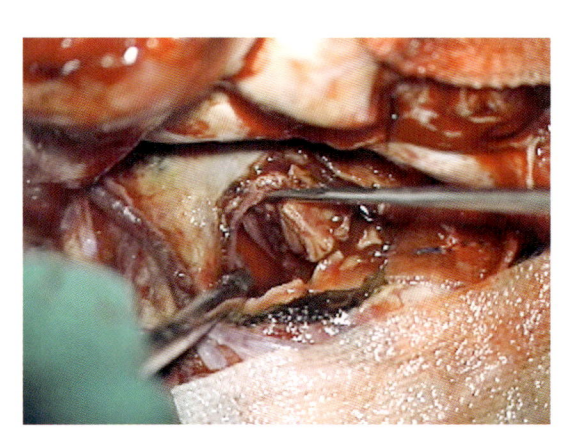

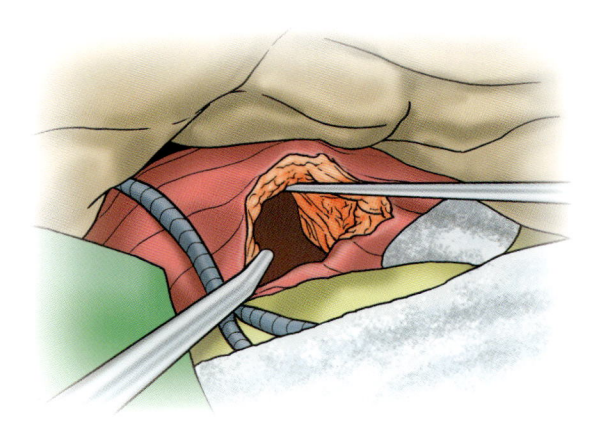

図VB-9　内部の血栓を除去

260　V．中大脳動脈瘤

動脈瘤壁の処置と最終確認

　動脈瘤壁の除去は不必要な場合もあるが，動脈瘤壁を剥がして可及的に切除すると内部から正常血管の構造を確認しやすい（図VB-10）．正常血管周囲に血栓が少なければネッククリッピングの可能性も考慮する．

　最終的な血管形態をICGで確認した（図VB-11）．

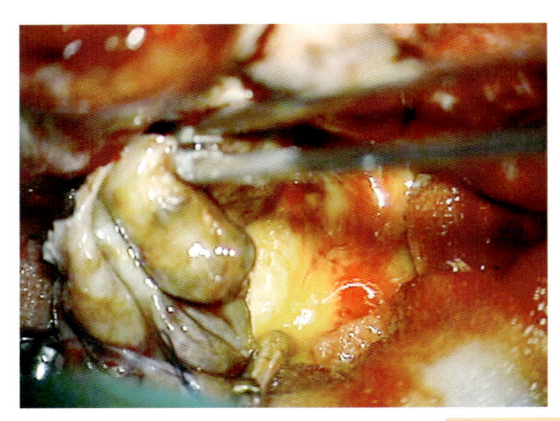

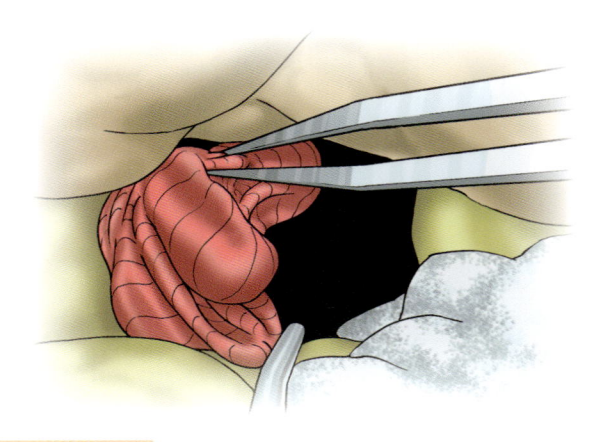

図VB-10　動脈瘤壁の剥離

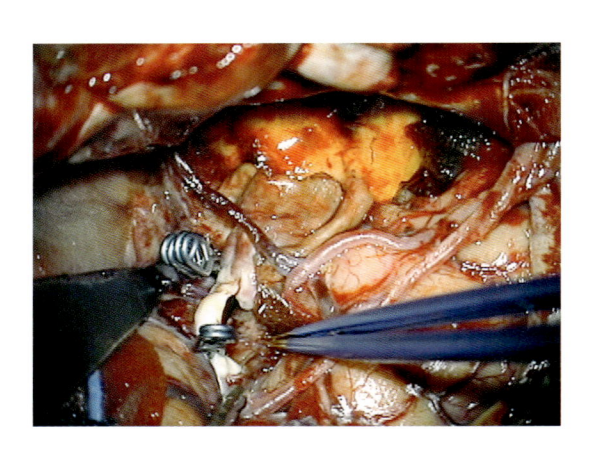

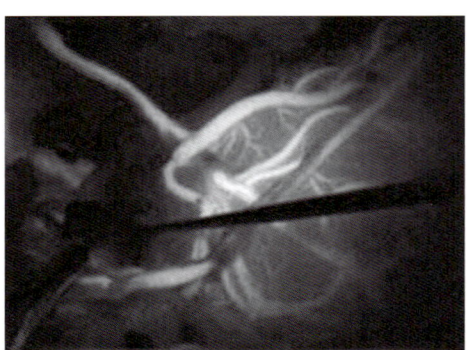

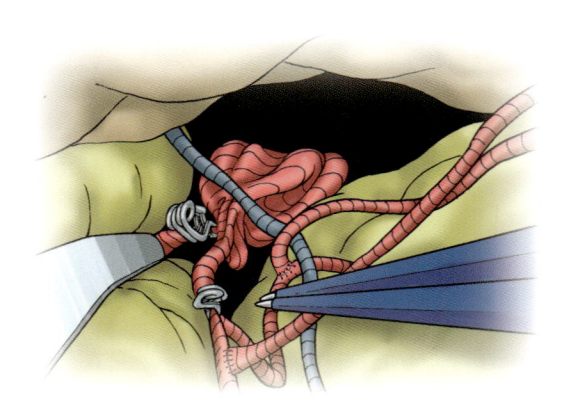

図VB-11　動脈瘤壁の一部を除去しトラッピングの状態を確認

中大脳動脈末梢部動脈瘤

中大脳動脈瘤の2〜4％と，まれな動脈瘤である．感染性心内膜炎に伴う動脈瘤や粘液腫，外傷による動脈瘤もあり，紡錘状動脈瘤も生じやすい．手術に際しては，クリッピングが困難であることを考慮し，末梢へのSTA-MCAバイパスを行ったうえでトラッピングを行うことも想定する．

症 例

65歳女性で血栓化を伴ったM2中大脳動脈瘤である（図VB-12）．

開 頭

開頭は通常の前側頭開頭であるが，動脈瘤の部位を考慮して開頭を少し後方へ延長した（図VB-13）．

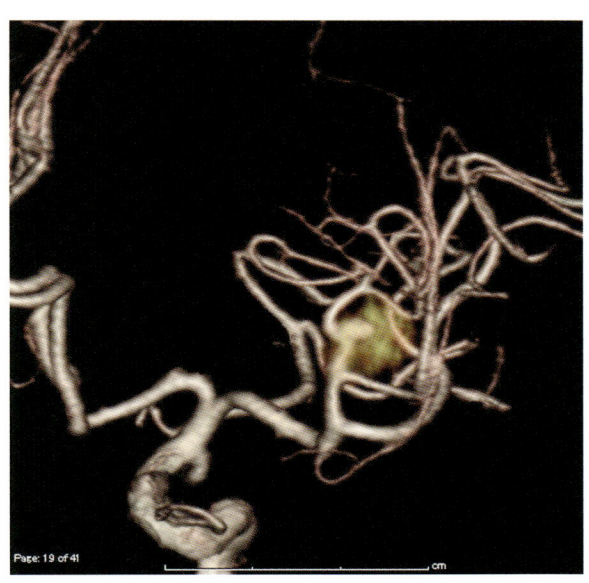

左中大脳動脈末梢部に動脈瘤を認める．
図VB-12　術前3D-CTA

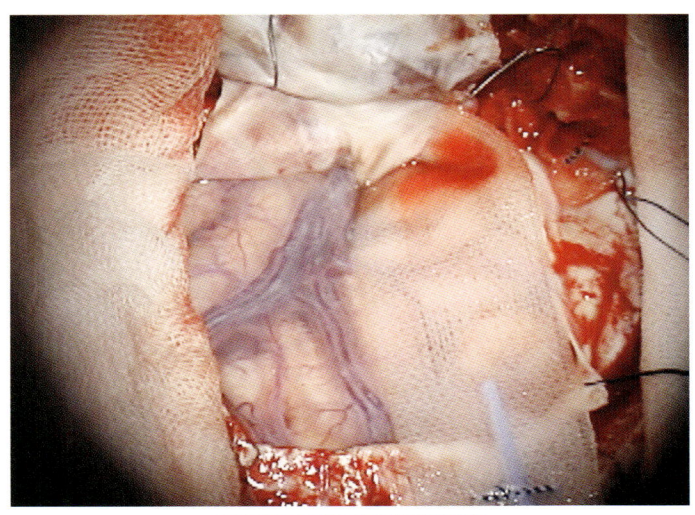

図VB-13　開頭後の様子

STA-MCA吻合

シルビウス裂を剝離してM2を確保し（図VB-14），動脈瘤の末梢側へバイパスを行った（図VB-15）．

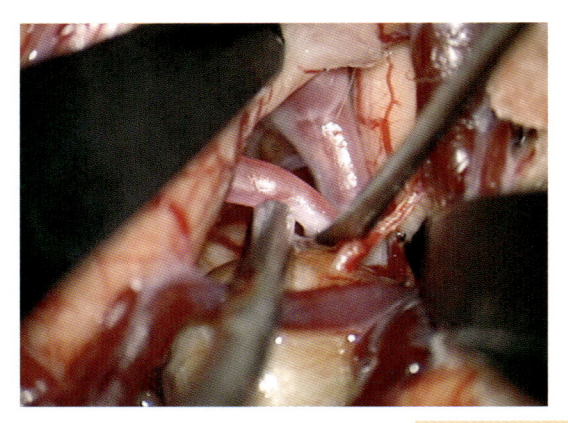

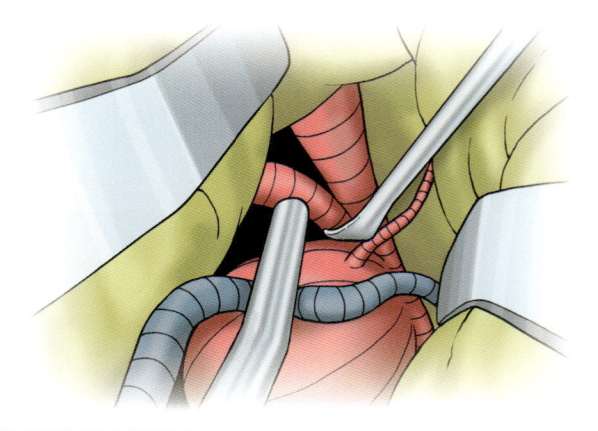

図VB-14　動脈瘤の中枢側を確認

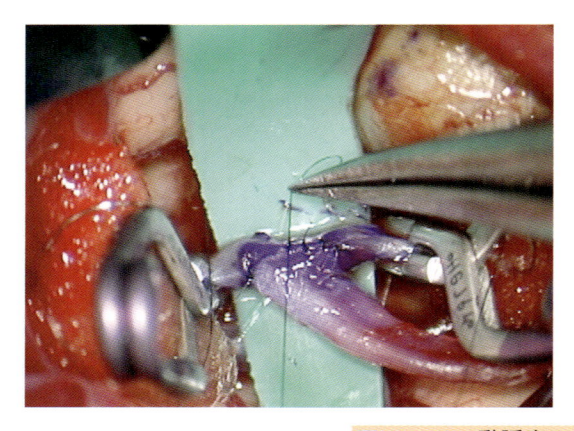

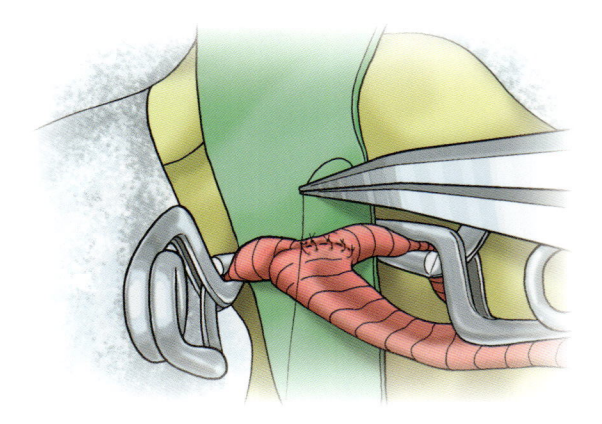

図VB-15　動脈瘤の末梢側に浅側頭動脈を吻合

動脈瘤周囲の操作

動脈瘤周囲を剥離して(図VB-16)，動脈瘤末梢側(分岐血管の中枢側)でクリップを掛けた(図VB-17).

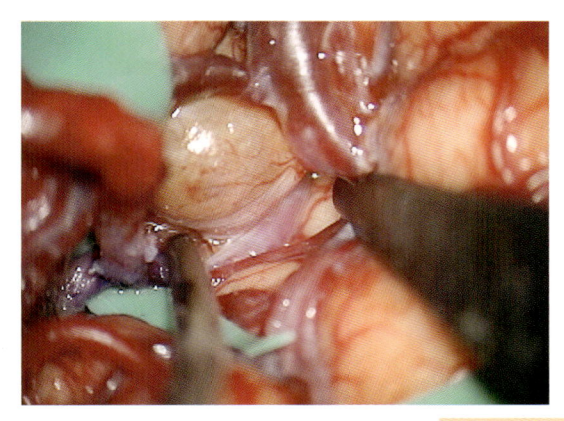

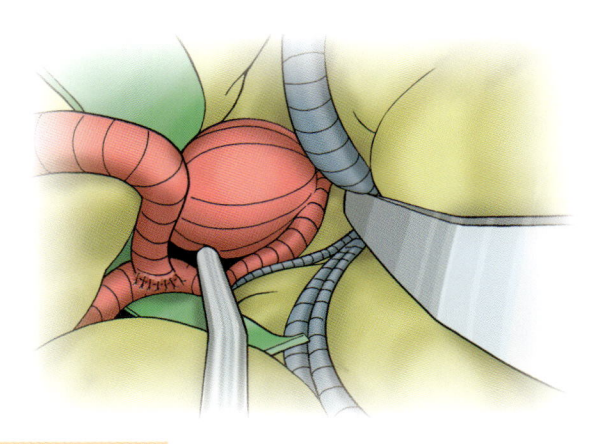

図VB-16 動脈瘤周囲の剥離

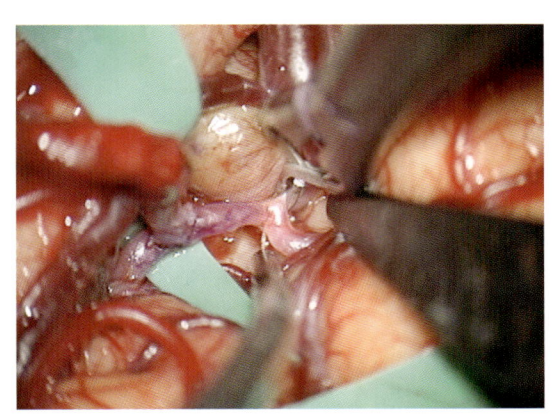

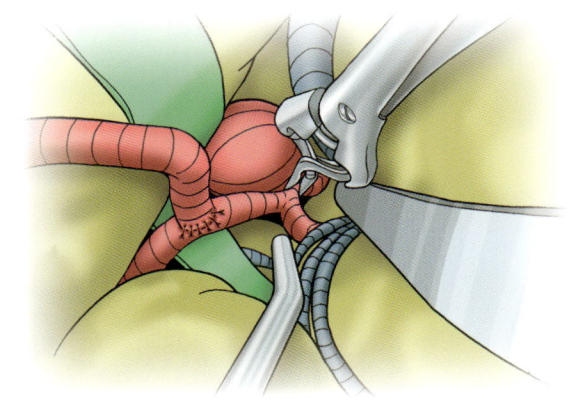

図VB-17 動脈瘤の末梢側を遮断

V. 中大脳動脈瘤

引き続き，動脈瘤中枢側にも分岐血管の末梢側でクリップを挿入した（図VB-18）．

術後確認

術後の3D-CTAを図VB-19に示す．

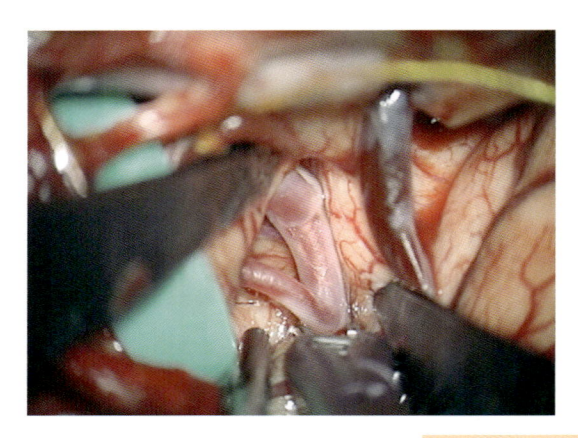

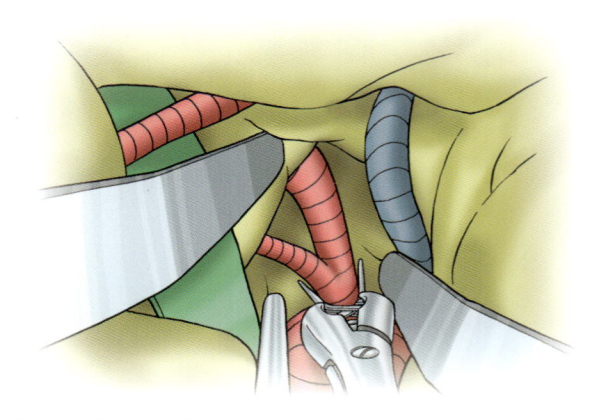

図VB-18　動脈瘤の中枢側を遮断

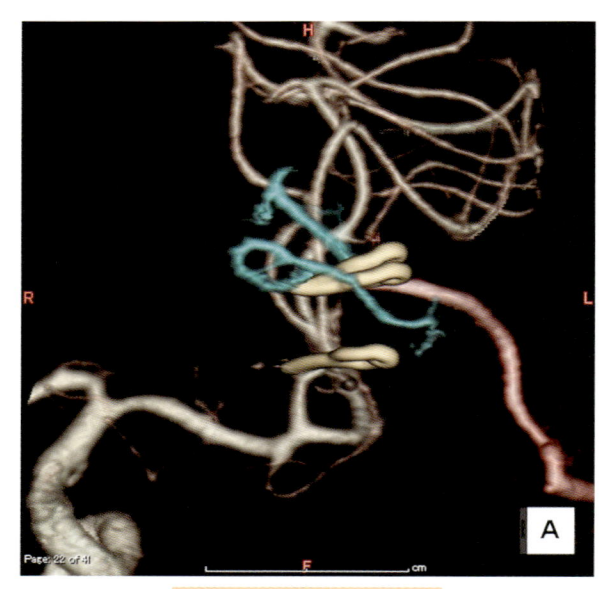

図VB-19　術後3D-CTA

● 参考文献

1) Laqton MT, Quinones-Hinojosa A, Chang EF, et al：Thrombotic intracranial aneurysm：classification scheme and management strategies in 68 patients. Neurosurgery **56**：441-454, 2005
2) Yasargil MG：Microneurosurgery Ⅰ, George Theime Verlag, Stuttgart, New York, 1984
3) Yasargil MG：Microneurosurgery Ⅱ, George Theime Verlag, Stuttgart, New York, 1984

第 VI 章

脳底動脈瘤, 椎骨動脈瘤

Contents

- §A 脳底動脈瘤
- §B 椎骨動脈瘤

A 脳底動脈瘤

脳底動脈（basilar artery：BA）先端部動脈瘤や，脳底動脈-上小脳動脈（superior cerebellar artery：SCA）動脈瘤のような，脳底動脈遠位部動脈瘤は，病変が深部となるため，一般的には手術アプローチが困難で，直達処理が極めて難しい動脈瘤と言われている．現在では，ほとんどの場合開頭手術の適応外とされ，多くはコイル塞栓術による治療が第一選択となっているようである．

しかしながら，脳底動脈遠位部動脈瘤は，動脈瘤ネックが広く，両側後大脳動脈や上小脳動脈が動脈瘤ドームから分枝する形の15mmを超えるサイズのものも少なくない．そのような動脈瘤は，コイル塞栓術も適応なしと判断されることが多い．

本項では，コイル塞栓術でも一般的に適応なしとされるような脳底動脈嚢状動脈瘤に対する安全確実な手術アプローチとクリッピングについて詳述する．

画像評価（術前・術後）

症例は57歳男性で未破裂脳底動脈先端部動脈瘤である．サイズは約10mmで，左右後大脳動脈P1部が動脈瘤ドームから分岐するbroad baseの動脈瘤である（図ⅥA-1，A）．

左右P1部から分岐するposterior thalamo-perforating arteryと動脈瘤ネックとの関係が顕微鏡下に直視できる術野を得る必要がある．したがって，内頚動脈後方に広い術野を得ることのできるanterior temporal approachが有用である．

術後3D-CTAでは，動脈瘤ネックは完全に閉塞し，動脈瘤は消失している（図ⅥA-1，B）．左右後大脳動脈の開存にも問題がないことがわかる．

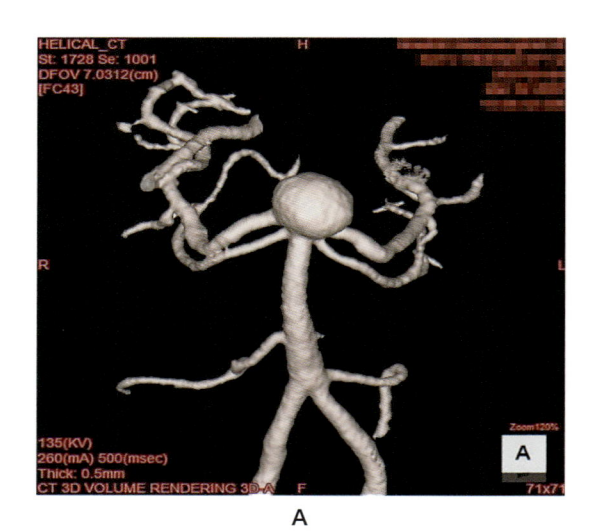

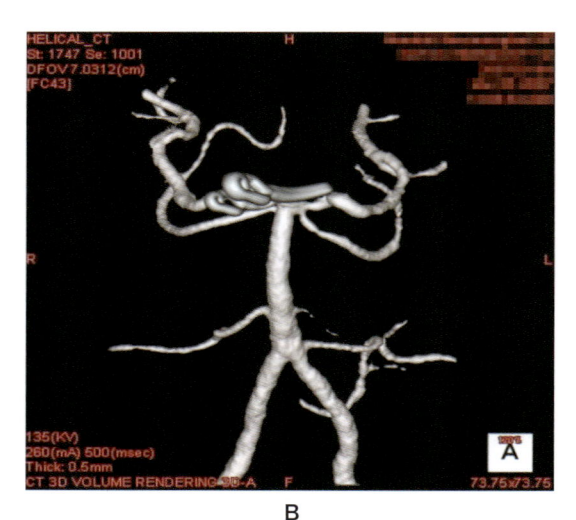

図ⅥA-1　症例の術前（A）術後（B）3D-CTA

アプローチ側の決定と開頭

　脳底動脈遠位部動脈瘤に対する手術アプローチは，distal transsylvian approachの変法であるanterior temporal approachが基本である．

　動脈瘤ネックの高さがclinoid lineと同等の位置にある場合には，通常の前側頭開頭で問題ない術野を得ることが可能であるが，clinoid lineから10mm以上の高さにある場合には，頬骨弓を切除するtranszygomatic approachの併用により，側頭筋を下方に翻転し，下から見上げることのできる術野を作る必要がある．

　さらに，15mm以上の高さに動脈瘤ネックが存在する場合には，側頭筋を下方に引き下げるだけでは不十分な場合が多いため，眼窩上壁から蝶形骨小翼を含む眼窩後壁までの骨をegg shell techniqueを用いて切除することにより，さらに光の入りやすい明るい術野を得ることが可能となる．

静脈・動脈の剝離と側頭葉の後方への圧排

　側頭葉先端より5cm程度末梢側から浅シルビウス静脈を覆うくも膜を切開し，distal transsylvian approachによりシルビウス裂を剝離開放する．浅シルビウス静脈を側頭葉から剝離し，前頭葉側に移動し，側頭葉との間にスペースを作るようにする（図ⅥA-2）．

　insular cisternを開放し，その中のM2 portionを確認し，前頭葉と側頭葉の間を完全に分離する．この位置でシルビウス裂を開放すると中側頭動脈（middle temporal artery）が側頭葉表面にinsular cistern内を上がってくるのが見える．さらにその中枢側に剝離を進めるとM1 portionから分岐した前側頭動脈（anterior temporal artery）が側頭葉内側面にはり付いた状態でinsular cistern内を上がってきているのが観察できる．

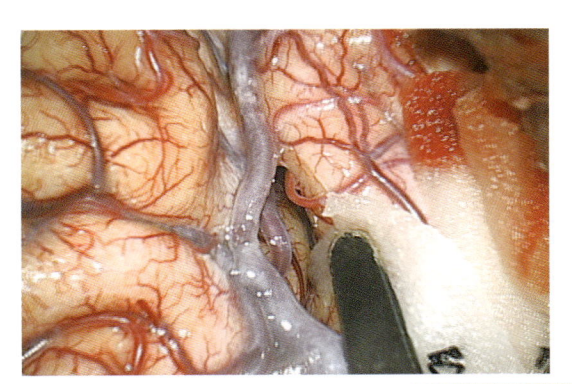

シルビウス静脈は前頭葉側に剝離，側頭葉をフリーにする

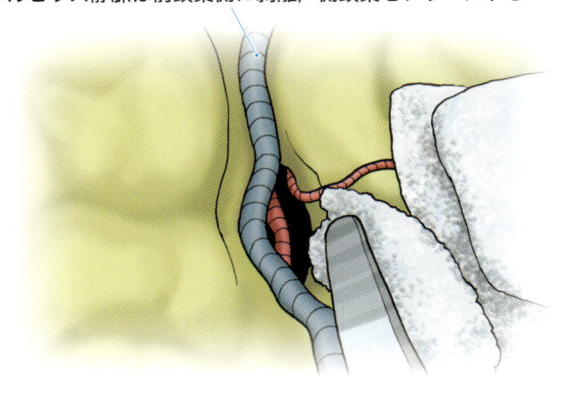

図ⅥA-2　浅シルビウス静脈の剝離

前側頭動脈の剥離

中大脳動脈M2部を露出した後に中大脳動脈分岐部を露出すると，中大脳動脈M1部から分岐する前側頭動脈が，側頭葉内側面に細かい枝を出しながら上側頭回に上がってくるのが確認できる（図VIA-3）．この前側頭動脈を，可及的に側頭葉内面から剥離することにより，側頭葉鉤回から側頭葉表面までの間に側頭葉のみを後方に圧排するための脳ベラを挿入するスペースを得ることができる．

前側頭動脈をきちんと側頭葉内側面から剥離せずに，前側頭動脈ごと脳ベラで側頭葉を後方に圧排した場合には，前側頭動脈のM1部からの引き抜き損傷を起こす危険性が高くなるため，作業手順とその意味を理解する必要がある．

前側頭動脈の側頭葉内側面への癒着を切離して，側頭葉から剥がれる状態を作り，そのスペースにベムシートを置いて脳ベラでの圧排の準備をする（図VIA-4）．

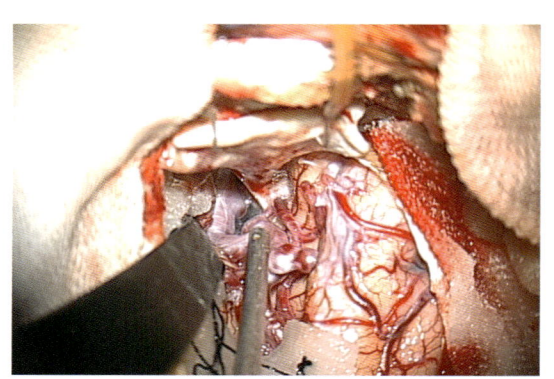

図VIA-3 前側頭動脈の確認

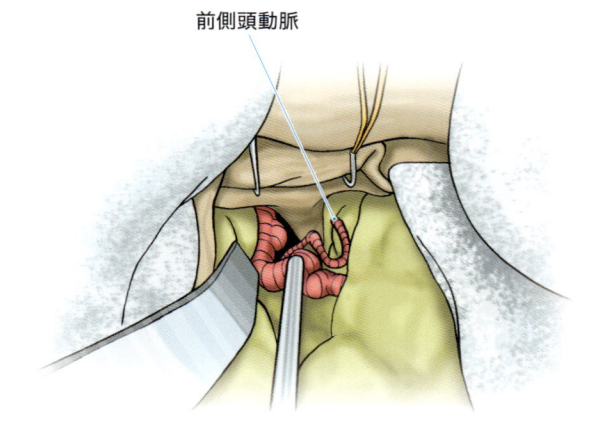

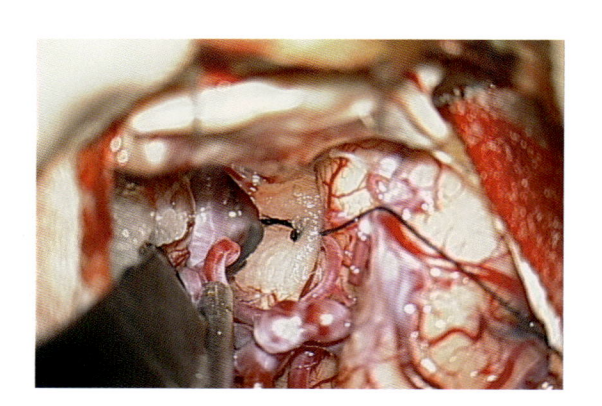

図VIA-4 前側頭動脈の側頭葉からの剥離

前脈絡叢動脈と鉤回間の剥離

　鉤回を後方に圧排する前に，内頚動脈C1部から分枝する前脈絡叢動脈と鉤回との間をつなぐarachnoid trabeculaを直視下・強拡大下に切断し，鉤回の後方への圧排により前脈絡叢動脈が外側に引っ張られないようにする必要がある（図VIA-5, 6）．前脈絡叢動脈の一部である枝が中大脳動脈M1部から直接側頭葉内側面に出ている場合には，引き抜き損傷を予防するために，その細い分枝は凝固切断する場合がありうることを知っておく必要がある．

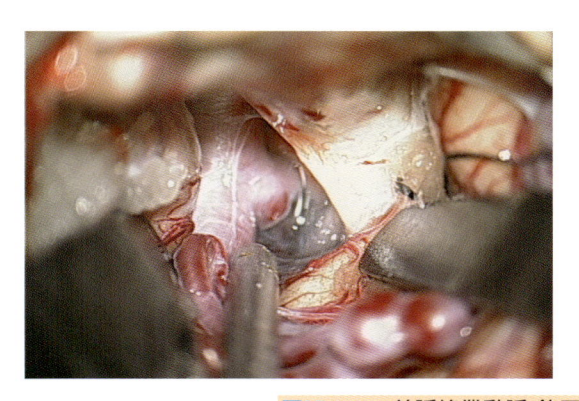

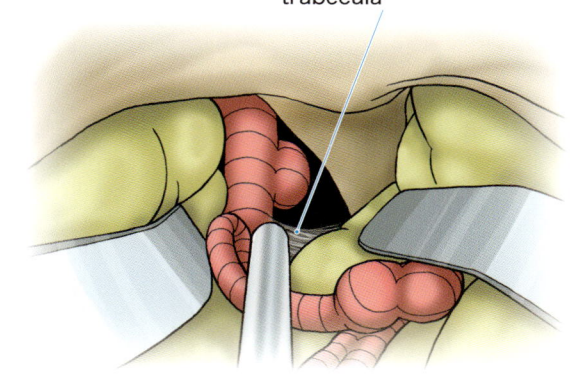

図VIA-5　前脈絡叢動脈-鉤回間のarachnoid trabeculaの切断①

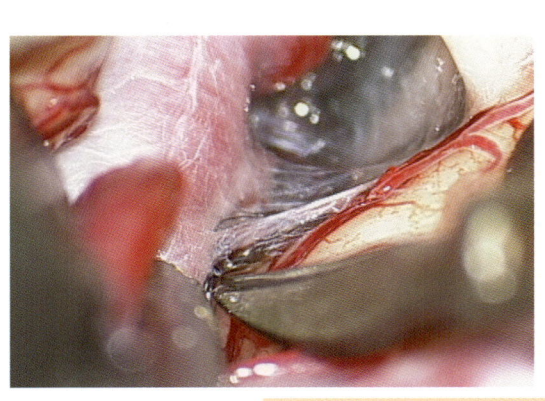

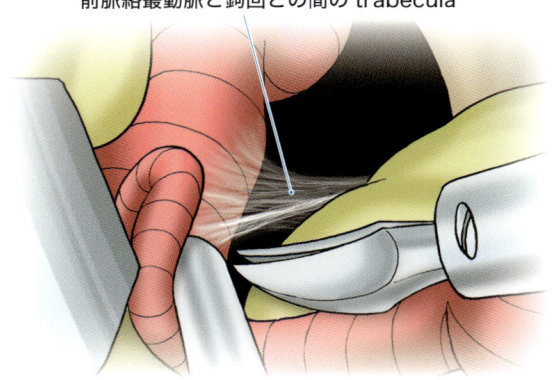

図VIA-6　前脈絡叢動脈-鉤回間のarachnoid trabeculaの切断②

VI. 脳底動脈瘤, 椎骨動脈瘤

　鉤回と前脈絡叢動脈の間の arachnoid trabecula が離断されると, 鉤回の後方への圧排が可能になる. 次の段階では, 鉤回と動眼神経との間の arachnoid trabecula が動眼神経を外側後方に引っ張る状態が確認できる(図VIA-7, 8).

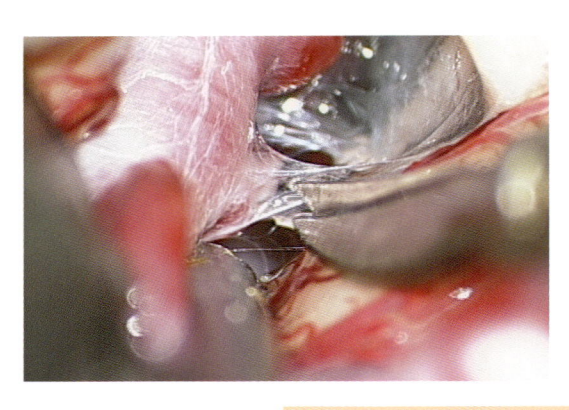

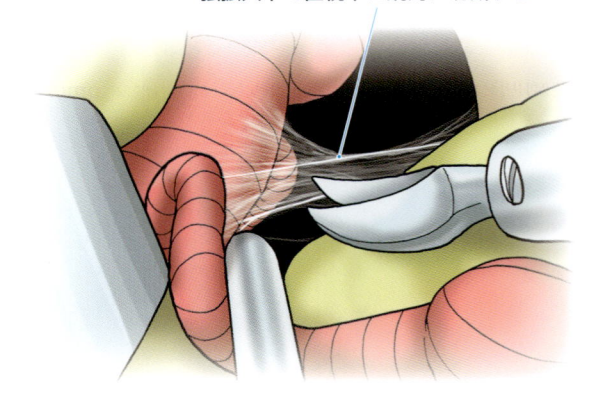

図VIA-7　鉤回-動眼神経間の arachnoid trabecula の状態①

前脈絡叢動脈と鉤回との間の trabecula を強拡大下で直視下に鋭的に切断する

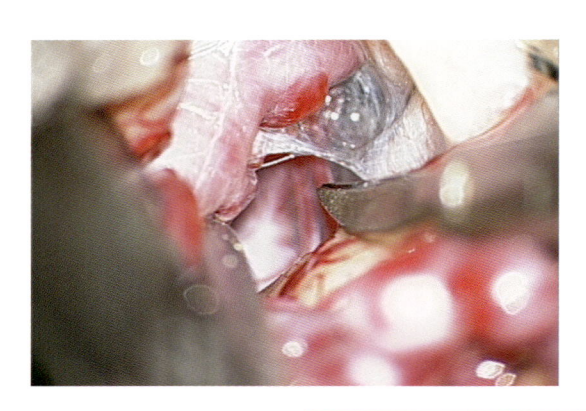

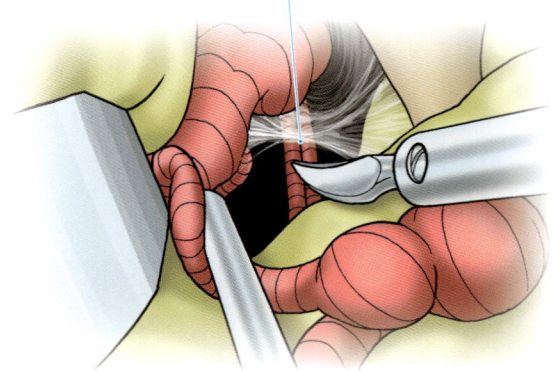

図VIA-8　鉤回-動眼神経間の arachnoid trabecula の状態②

Pcom の穿通枝

動眼神経と鉤回間の剝離

　鉤回の内側では，動眼神経との間で比較的丈夫な arachnoid trabecula が存在するため，この trabecula を切断し，鉤回の圧排により動眼神経に無用な緊張が加わらないよう配慮が必要である（図VIA-9, 10）．

　この鉤回と動眼神経の間の arachnoid trabecula を切断せずに鉤回を後方に圧排した場合には，動眼神経表面を走行する微細な栄養血管が容易に破綻し，術後動眼神経麻痺の原因になるため注意が必要である．

　側頭葉鉤回の後方への圧排に伴い，島静脈が limen insula から前有孔質へ向かうあたりで圧排による緊張が加わり破綻する場合があるため，脳ベラによる鉤回を含めた側頭葉の圧排の際には，直接圧排される部分以外の部位に対する気配りが重要である．側頭葉の後方への圧排はあくまで鉤回の後方への圧排が主たる目的であり，側頭葉表面を大きく後方に動かそうとするものでないことを理解しておく必要がある．側頭葉表面も含めて後方に大きく圧排しようととすると，ほとんどの場合側頭葉表面の脳挫傷や軟膜血管損傷が起こりやすいため注意が必要である．

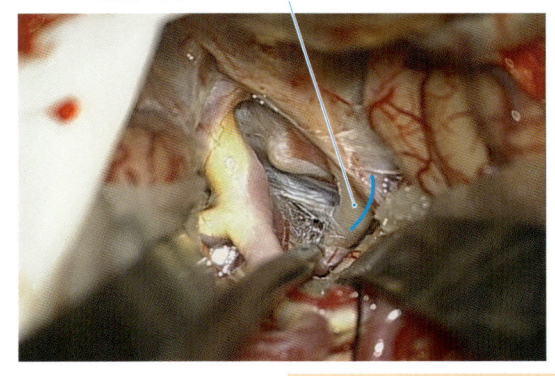

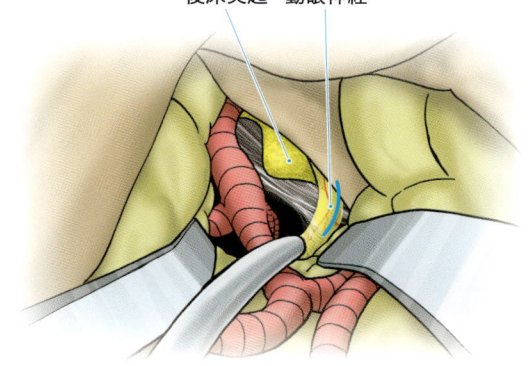

図VIA-9　鉤回-動眼神経間の arachnoid trabecula の切断

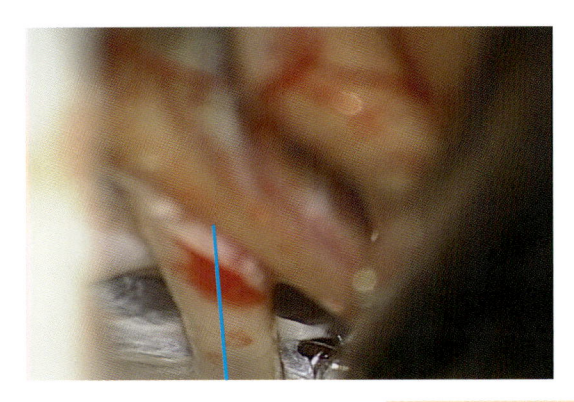

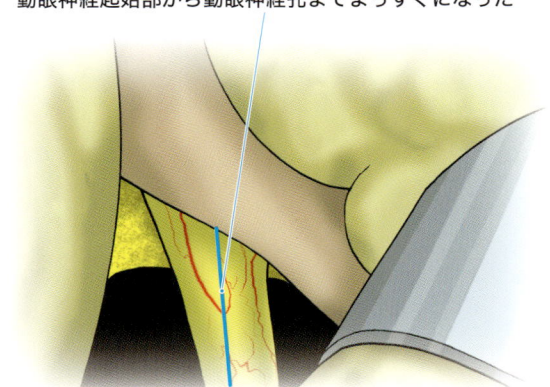

図VIA-10　鉤回から剝離された動眼神経

内頚動脈後方スペースの確保

鉤回を後方に圧排することにより内頚動脈C1部・鉤回・テント切痕で形成される三角形の内頚動脈後方スペースが得られる（図VIA-11）.

後交通動脈動脈の切断

後交通動脈が短い場合には，後交通動脈遠位端で結紮のうえ切断することで術野確保が可能になる場合がある．この場合，後交通動脈からの穿通枝を損傷しないよう内頚動脈からの後交通動脈への順行性の血流が確保されるよう遠位端での切断が基本である（図VIA-12）．ただし，同側後大脳動脈P1部が低形成でなく，後大脳動脈領域の血流が後交通動脈に依存していない場合に，後交通動脈の切断が可能である．

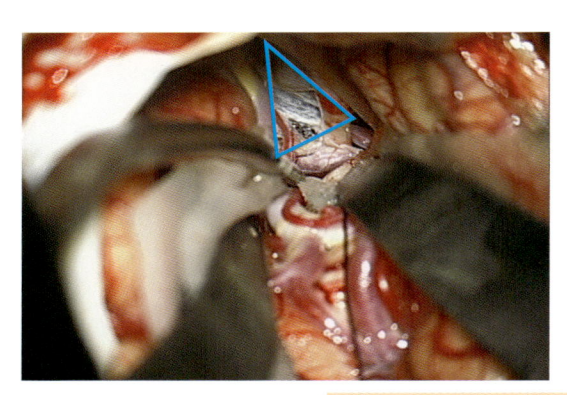

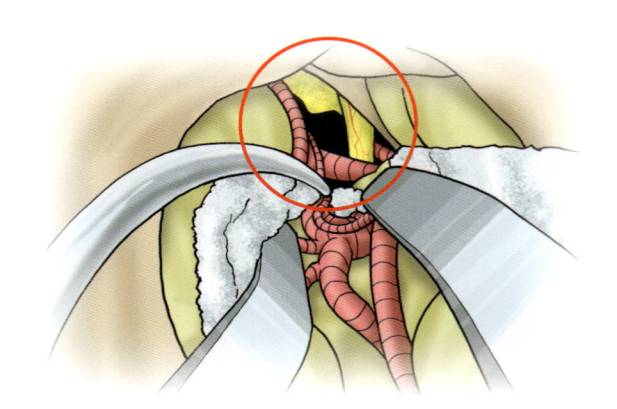

図VIA-11 鉤回圧排によって確保されたスペース

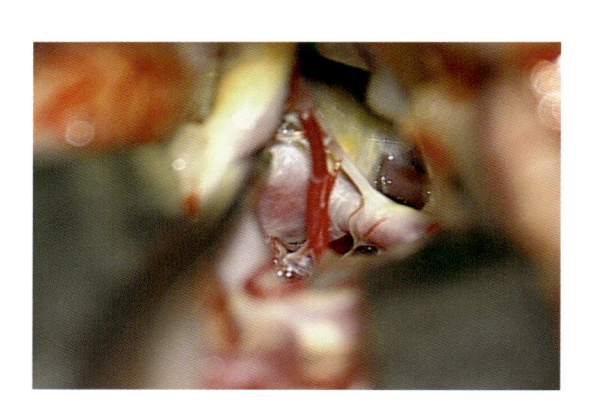

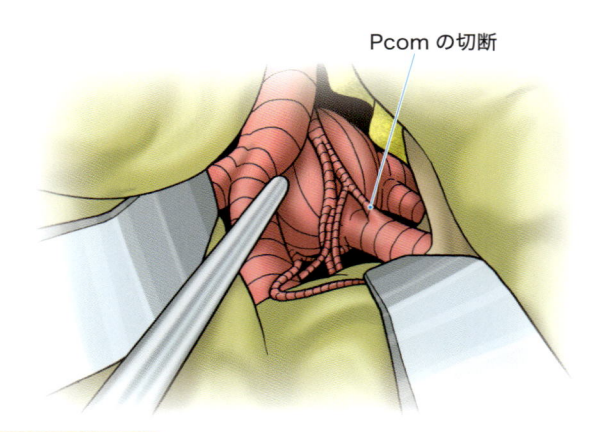

図VIA-12 後交通動脈遠位端

脳底動脈確保

鉤回を圧排する脳ベラのすぐ内側下方で後大脳動脈P2部からP1部への移行部が確認できる．その直下には動眼神経が動眼神経神経孔に向かっている．動眼神経の下には上小脳動脈が確認される．上小脳動脈の奥側で脳底動脈本幹が確認可能で，そのすぐ上方で脳底動脈分岐部を見ることができる（図ⅥA-13）．

上小脳動脈のすぐ末梢側脳底動脈を遮断し，動脈瘤の圧を減弱させ，ネックの左右に癒着している posterior thalamo-perforating artery の確認・剥離に移行する（図ⅥA-14）．

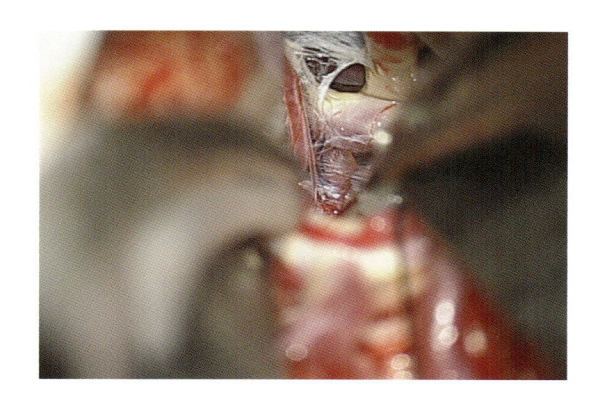

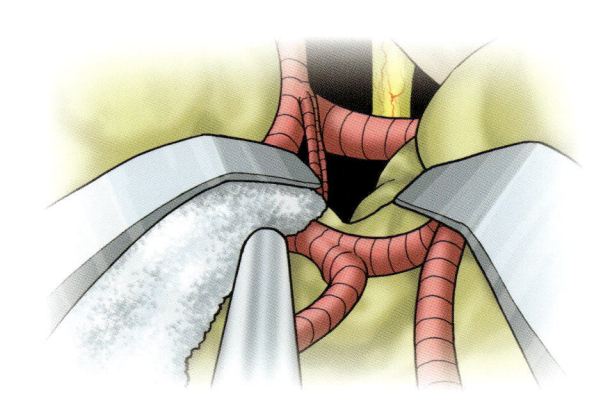

図ⅥA-13　脳底動脈分岐部の確認

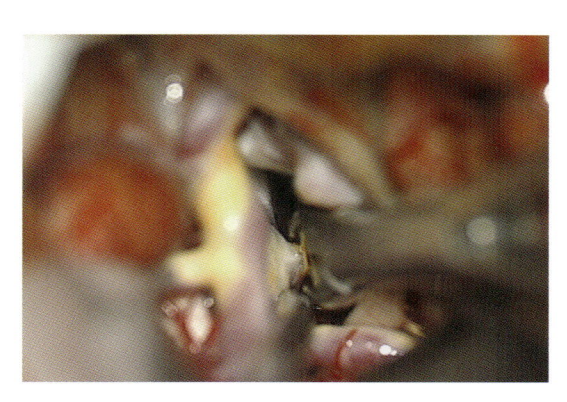

図ⅥA-14　脳底動脈の遮断

穿通枝の剝離

アプローチ側のP1部から分枝するposterior thalamo-perforating arteryを確認し，この穿通枝を直視下に観察できるよう顕微鏡の角度を最適な状態に調節する．最強拡大で顕微鏡の視野の中心付近で操作することを心掛けながら，動脈瘤と穿通枝との位置関係，癒着の程度を直視下に観察する．動脈瘤ネックと穿通枝の間にクリップブレードが入る間隙があるかどうか，最強拡大下に直視下に観察し，穿通枝のネックおよびドームへの癒着がある場合には，鋭的に剝離する(図ⅥA-15)．

動脈瘤ネック後方で脳底動脈先端部近傍から分岐する穿通枝が癒着していないかを最強拡大で直視下に確認する必要がある．

アプローチ側の剝離が終了したら，対側のP1部から分枝するposterior thalamo-perforating arteryも直視下に確認する(図ⅥA-16)．このとき，動脈瘤のサイズによっては，動脈瘤の圧を減弱したうえで圧排しなければ対側の穿通枝を確認することは不可能なこともあるため，必要に応じて脳底動脈本幹での一時遮断を活用する必要がある．

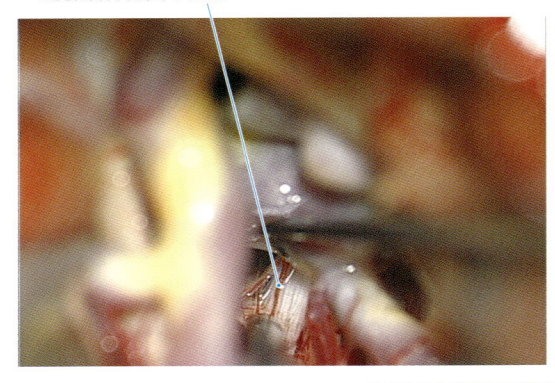

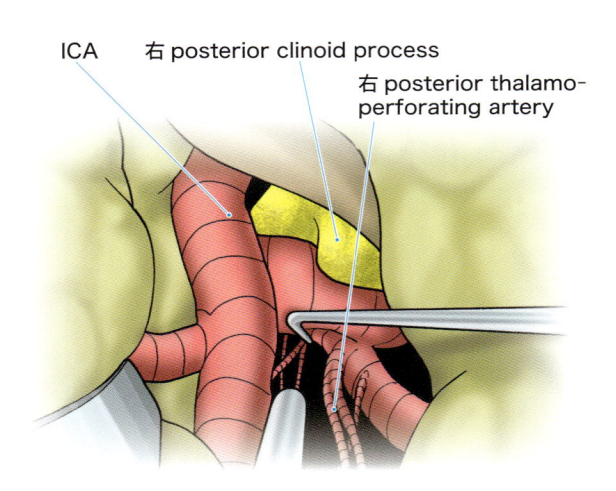

図ⅥA-15 穿通枝と動脈瘤の剝離①

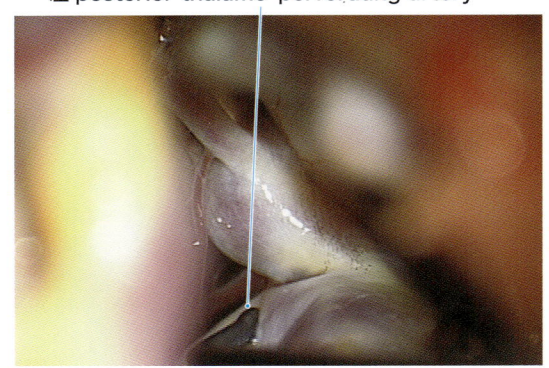

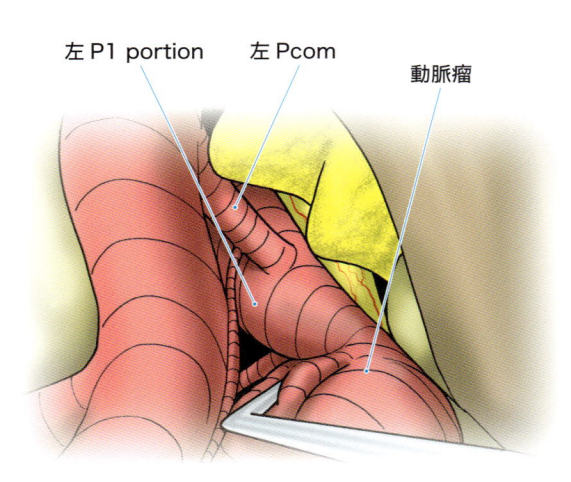

図ⅥA-16 アプローチ対側部の確認

A. 脳底動脈瘤

　対側 P1 部から分岐する posterior thalamo-perforating artery を動脈瘤から剥離して剥離を完了させる（図VIA-17）．

　完全に対側 posterior thalamo-perforating artery が動脈瘤ネックから外れていることを確認する（図VIA-18）．

　動脈瘤ネックを全周にわたり観察し，穿通枝が動脈瘤ネックからすべて完全にはずれたことを確認し，ネッククリッピングを行う．

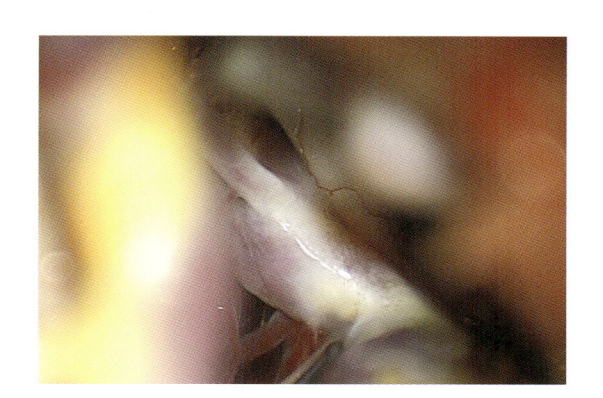

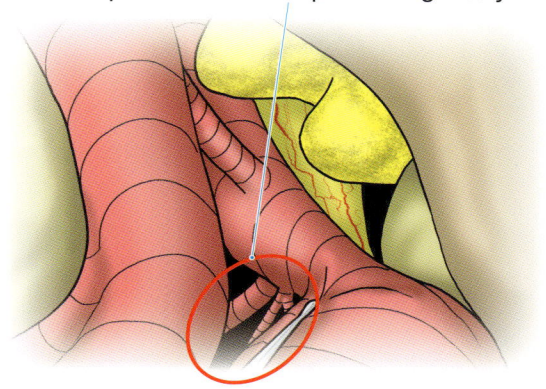

図VIA-17　穿通枝と動脈瘤の剥離②

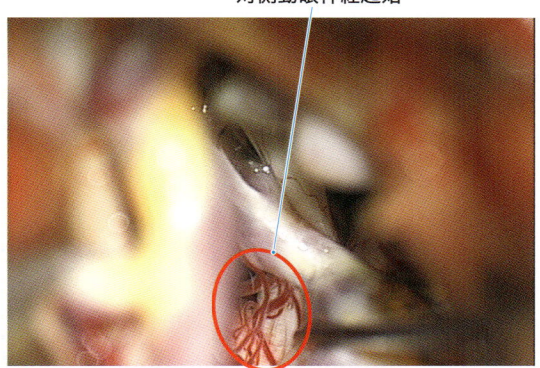

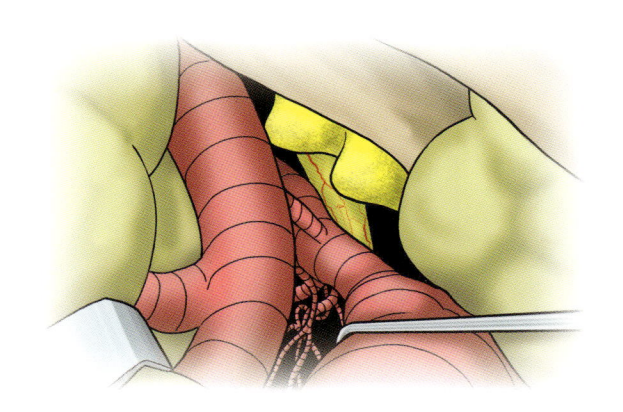

図VIA-18　動脈瘤ネックの剥離完了の確認

276　VI．脳底動脈瘤，椎骨動脈瘤

クリッピング

　ネッククリッピングを行う際には，石川・中山らのclosure lineを想定したクリッピングを心掛けるが，脳底動脈の場合にはapplication angleに制限が生じるため，必ずしも理想的なclosure lineではクリッピングできない場合もある．その場合にも可能な限りネックが余らないようなクリッピングを行うよう配慮する（図VIA-19，20）．

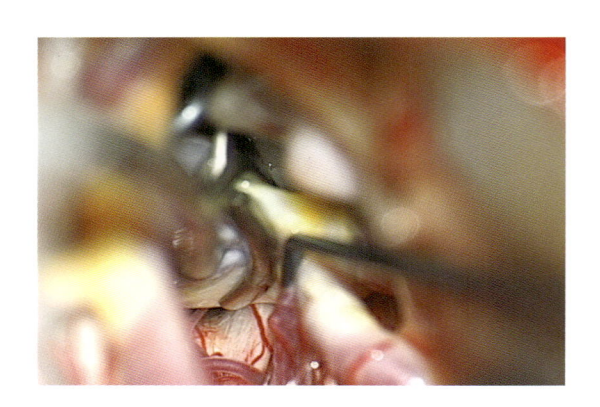

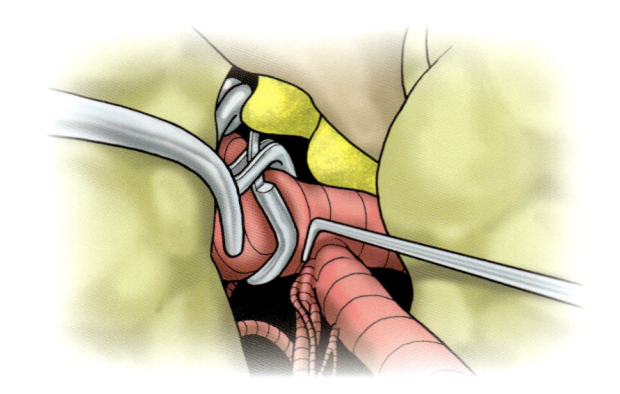

アプローチ側と動脈瘤背側穿通枝の確認を行う．

図VIA-19　クリッピング①

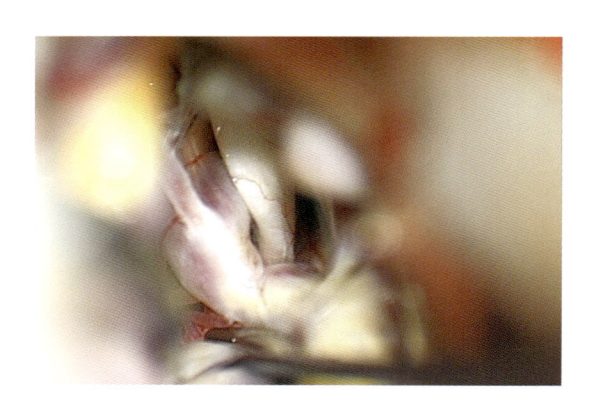

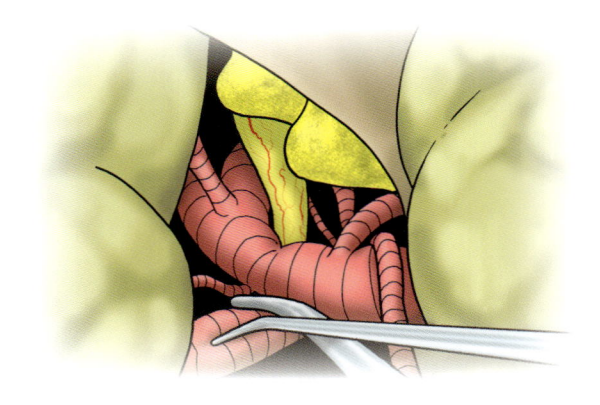

対側P1部穿通枝の確認を行う．

図VIA-20　クリッピング②

クリップを動脈瘤ネックまで運ぶ際には，最弱拡大で動脈瘤近傍までクリップを鉗子につけた状態で運ぶ．しばしば deep sylvian vein などの静脈が術野中央を横切っていることがあるため，クリップ鉗子の出し入れの際にそれらの血管を損傷することを防ぐためにも，弱拡大でのアプローチルートと周囲の状況確認が必要である．問題がなければ，そのまま強拡大に寄りクリップブレードが左右の穿通枝や動脈瘤後方の穿通枝を噛んでいないかなど十分に確認しながら，クリップブレードが収まるべき部位を確認する．安全が確認できたら，その場所でブレードを閉じ静かにクリップ鉗子を抜き去り，すべての穿通枝が温存できているかどうかを確認する．もし，穿通枝を噛んでいたり，疑わしい場合にはクリップの掛け直しを行い穿通枝の温存を確認する．

本症例では残存した動脈瘤前方のネックに Yasagil No 694T を追加し，ネック形成を完全にした（図VIA-21）．

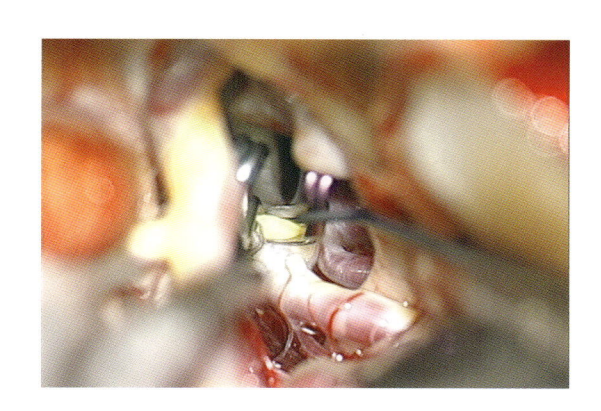

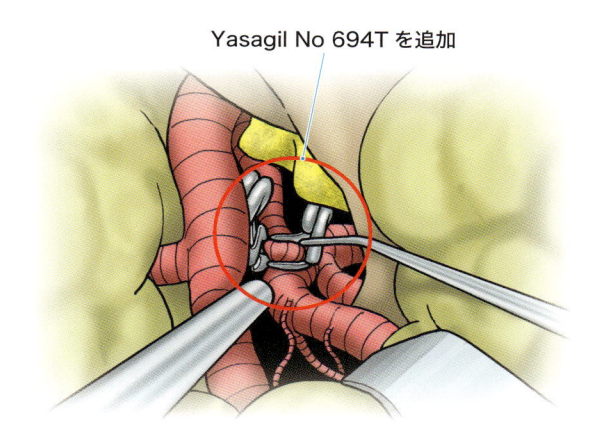

図VIA-21　残存ネックへのクリップ追加

B 椎骨動脈瘤

　椎骨動脈（vertebral artery：VA）に発生する動脈瘤は主に後下小脳動脈（posterior inferior cerebellar artery：PICA）との分岐部に発生するVA-PICA ANと椎骨動脈V4部に発生する椎骨動脈解離性動脈瘤が挙げられる．いずれの動脈瘤も下位脳神経の内側を走る椎骨動脈に発生するため，主たる術野は下方では大孔，上方では第Ⅶ・Ⅷ神経付近までである．

　通常の外側後頭下開頭だけでは外側の術野が不十分になりやすいため，transcondylar approachによる術野外側下方の骨切除がキーポイントとなる．

症例の概要（右巨大血栓化椎骨動脈瘤）

　半年の経過で巨大化した右椎骨動脈瘤である．右後下小脳動脈は動脈瘤から分岐しているため，OA-PICA anastomosisを行ったうえでの動脈瘤トラッピングが必要である（図ⅥB-1）．

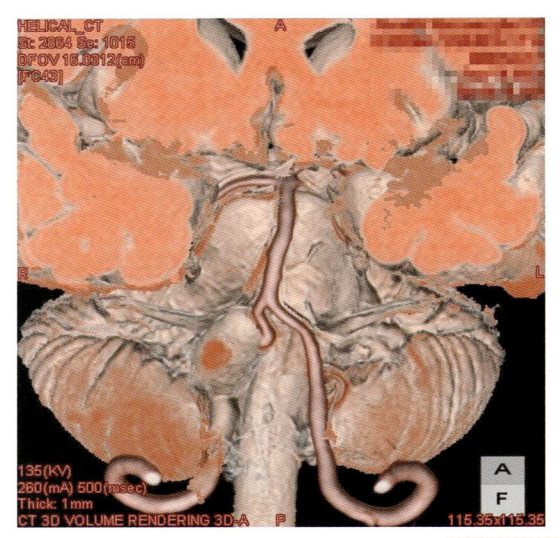

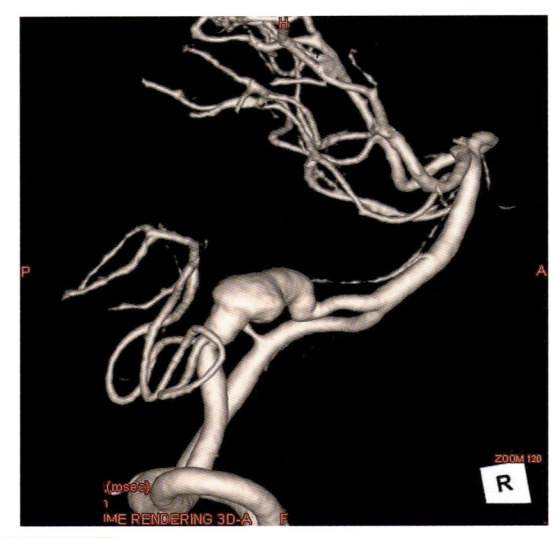

図ⅥB-1　術前3D-CTA

体位・皮切

体位はtranscondylar approachと同様に健側を下にするパークベンチポジションで行う．皮切も外側後頭下開頭と同じく乳様突起切痕（incisura mastoidea）を頂点とする前方凸のcurved skin incisionで，皮膚弁を内側に翻転することにより後頭動脈は十分な長さを確保可能である（図ⅥB-2）．

後下小脳動脈の再建が必要な場合に備えて，後頭動脈は開頭の段階で剥離温存するように努める．

asterionの同定

後頭下筋群の剥離はⅡ章A③「外側後頭下開頭術」（p40）の章を参照されたい．上項線より下方の筋群を剥離し骨を露出後，asterionを確認しsigmoid sinus skeletonizationを行う（図ⅥB-3）．

解剖学的ランドマークはasterion, incisura mastoidea, mastoid processである．

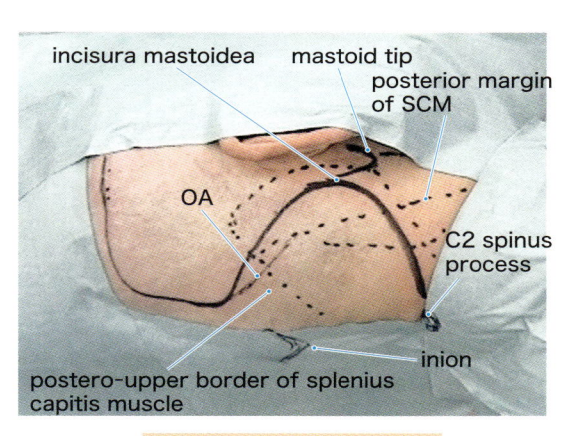

図ⅥB-2　体位と皮切ライン

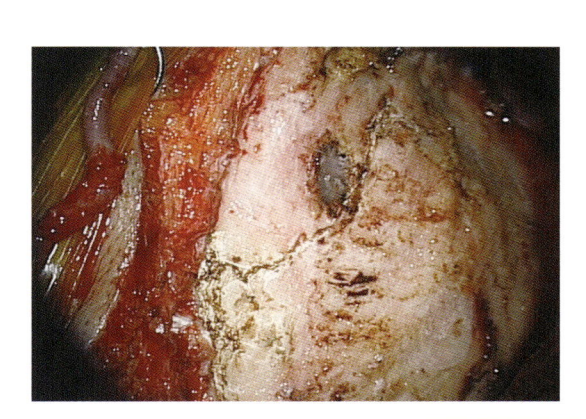

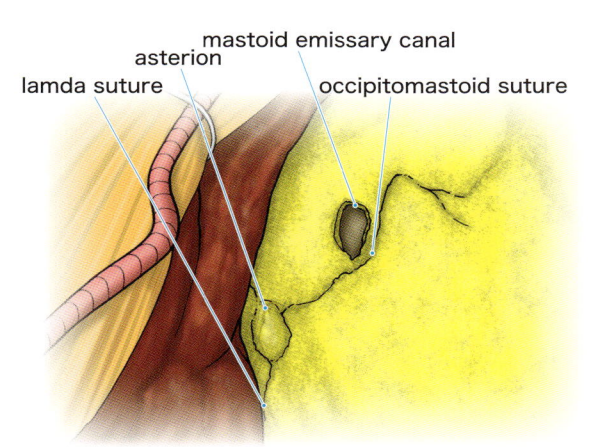

図ⅥB-3　骨露出後の解剖学的指標

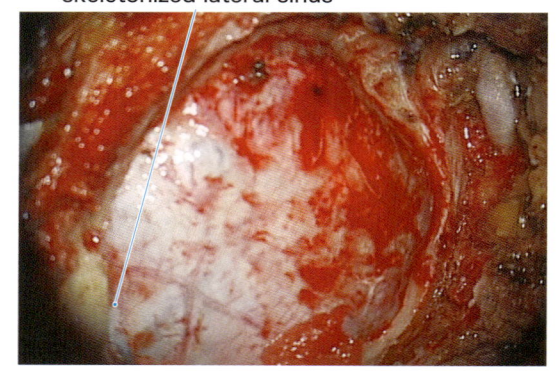

lateral sinusからsigmoid sinusのskeletonization

　asterionからincisura mastoideaにかけてのsigmoid sinus後縁をhigh speed drillによりskeletonizeし、外側まで十分に開頭できるようにする．

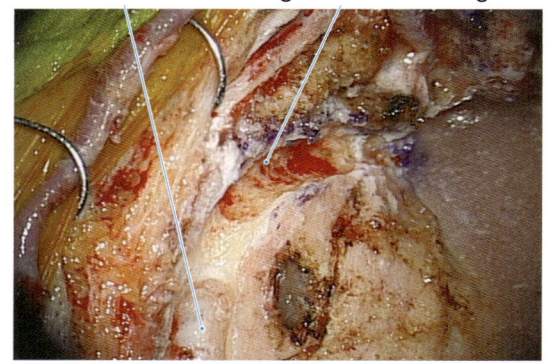

　sigmoid sinusの後ろ半分はegg shell状に骨を残し、その後方で後頭蓋窩硬膜も露出し骨弁から剥離できるよう露出しておく（図ⅥB-4）．

開　頭

　開頭は後頭下開頭に準じた方法で行い，骨弁を取り除いた後，硬膜の止血を完全に行う．必要であれば，sigmoid sinus下方部と後頭顆との間の骨切除を追加しtranscondylar approachが併用できるようにする．

　後頭下筋群の剥離の最終段階で，上頭斜筋，大・小後頭直筋を剥離翻転することにより，後頭下三角が開放され，椎骨静脈叢に囲まれた椎骨動脈V3部が露出される（図ⅥB-5）．V3部を取り囲む椎骨静脈叢を開放し，椎骨動脈V3部を確保しておくと早期にproximal controlが可能となる．

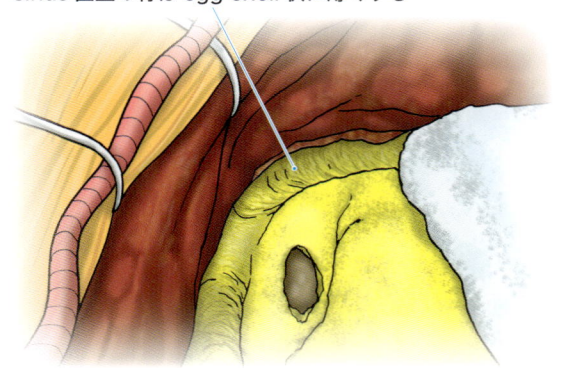

図ⅥB-4　skeletonization

図ⅥB-5　椎骨動脈V3部の露出

transcondylar approach

occipital condyle と sigmoid sinus の間の骨を drilling により切除することにより，いわゆる condylar fossa の除去が可能であり，jugular tubercle に続く部分の骨が切除される（図ⅥB-6）．

さらに，S状静脈洞の下1/3で外側および前方を包む乳突蜂巣を切除しS状静脈洞を全周性に露出することにより，硬膜を前方に翻転するとS状静脈洞の下1/3が外側前方に開く形となる．これによって術野外側からの光が入りやすい状態となり明るい術野を得ることが可能になる（図ⅥB-7）．

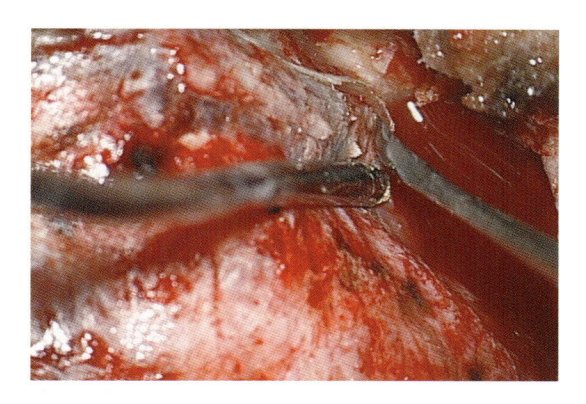

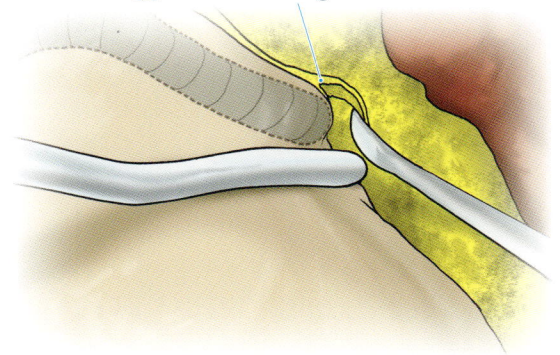

図ⅥB-6　condylar fossa の除去

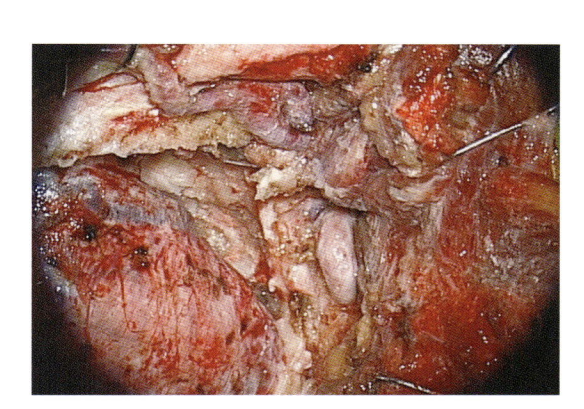

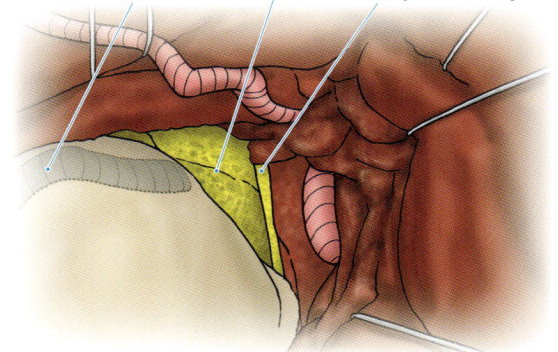

図ⅥB-7　S状静脈洞の全周性露出

硬膜切開

硬膜は，後方凸のV字型ないしX字型に切開する（図VIB-8）．小脳半球上の硬膜を切開する前に，下方で小切開を入れて大槽から髄液を排出させ，小脳をslackにさせてから小脳半球上の硬膜に切開を入れると，小脳を損傷せずに容易に硬膜切開が可能となる．

動脈瘤の処理

硬膜を開放・翻転しくも膜を切開すると，頸静脈孔に向かう下位脳神経が正面に確認できる．舌咽神経の吻側の間隙から内側奥では外転神経が観察できる（図VIB-9）．

小脳と下位脳神経との間のtrabeculaを鋭的に切離し小脳半球を後方に圧排すると，下位脳神経の内側に存在する椎骨動脈瘤が観察可能となる．第Ⅶ・Ⅷ神経と第Ⅸ神経の間の間隙から動脈瘤遠位部とそれに続く椎骨動脈末梢側が同定できる（図VIB-10）．

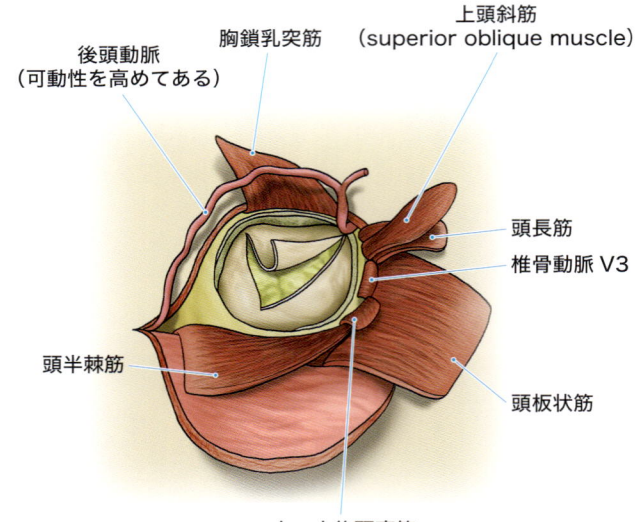

図VIB-8 硬膜切開

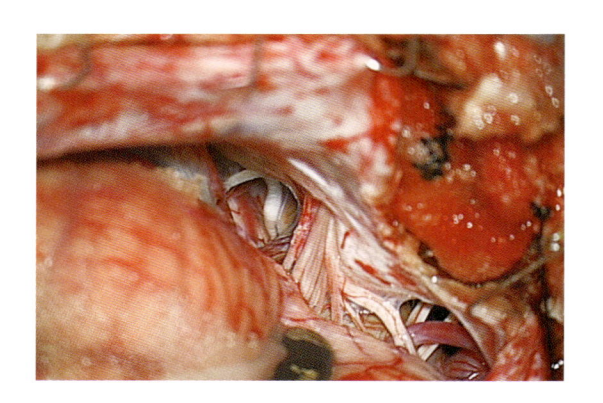

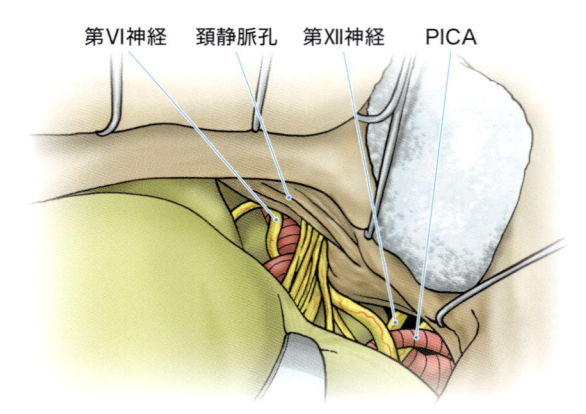

図VIB-9 硬膜開放後の術野

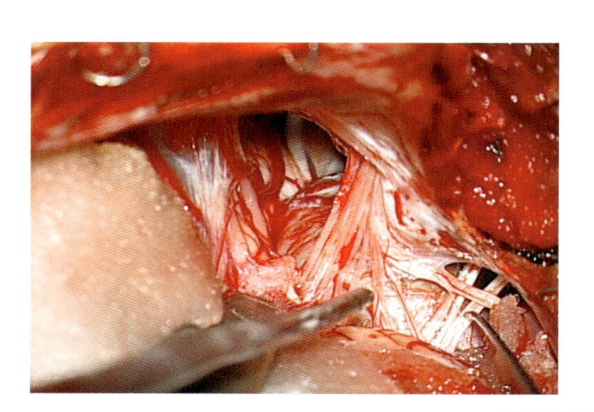

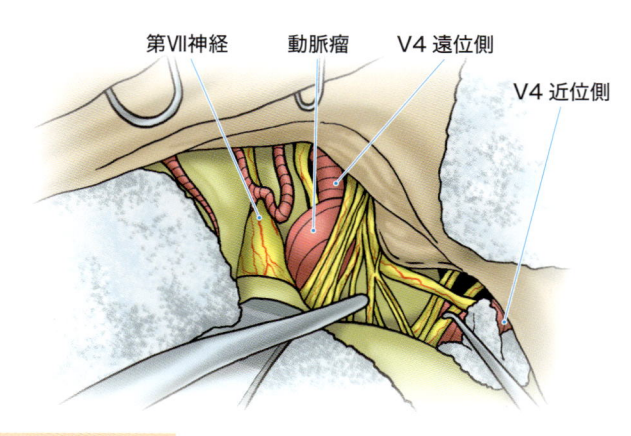

図VIB-10 動脈瘤の確認

動脈瘤の中枢側では頚静脈孔に向かうXI神経，X神経の内側で舌下神経管に向かう舌下神経を確認できる．

外転神経とほぼ同じ高さに椎骨動脈合流部が確認できる．その吻側ではすぐ脳底動脈起始部が確認される（図ⅥB-11）．

OA-PICA anastomosis

動脈瘤から分枝しているPICAの再建のため，OA-PICA anasotmosisを完成させたところである（図ⅥB-12）．この後，PICA起始部を遮断して動脈瘤から切離し，動脈瘤のトラッピングを行う．

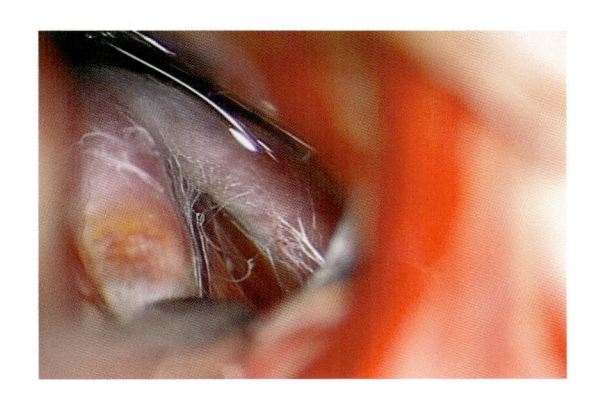

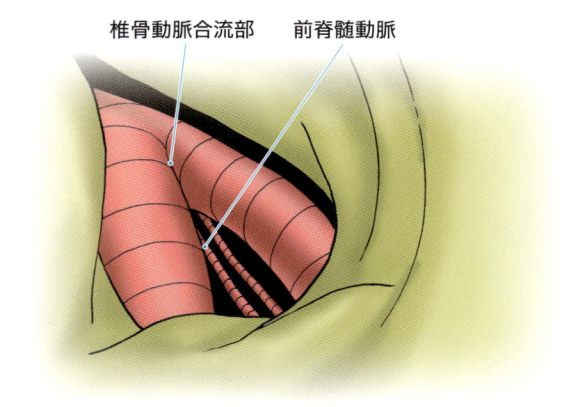

図ⅥB-11 椎骨動脈合流部の確認

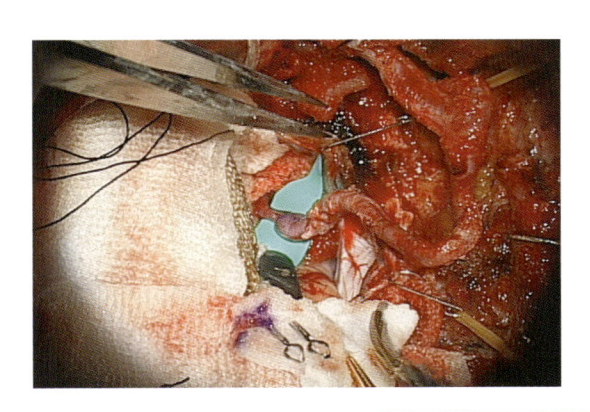

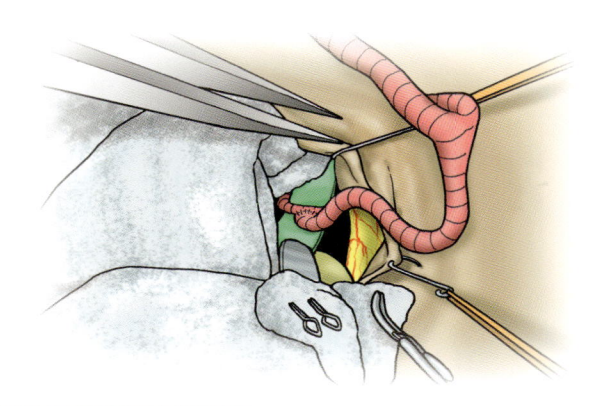

図ⅥB-12 完成したOA-PICA anastomosis

動脈瘤トラッピング

PICA 起始部を切離し，動脈瘤のすぐ直前の椎骨動脈に permanent clip を掛けたところである（図ⅥB-13）．第Ⅺ・Ⅻ神経を損傷しないよう注意が必要である．

次いで，動脈瘤の末梢側の椎骨動脈も遮断し，動脈瘤のトラッピングを完成させる（図ⅥB-14）．このとき，クリップブレードにより外転神経，対側椎骨動脈，前脊髄動脈など重要な構造を閉塞したり，損傷しないよう十分に確認を行うようにする．

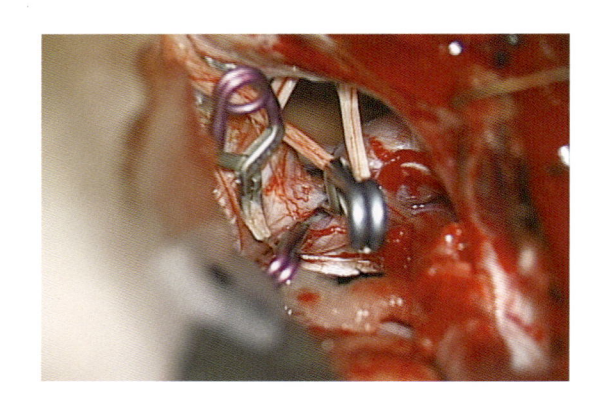

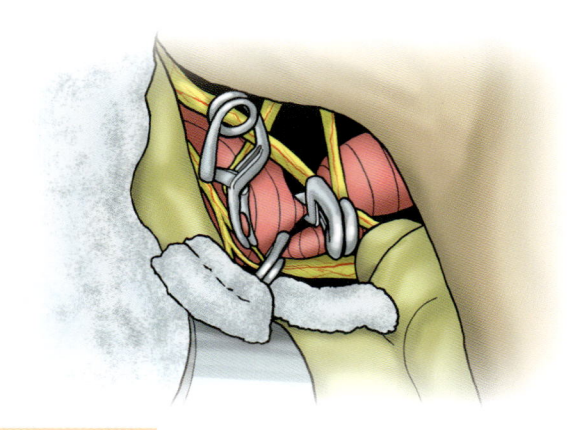

図ⅥB-13　動脈瘤直前の椎骨動脈遮断

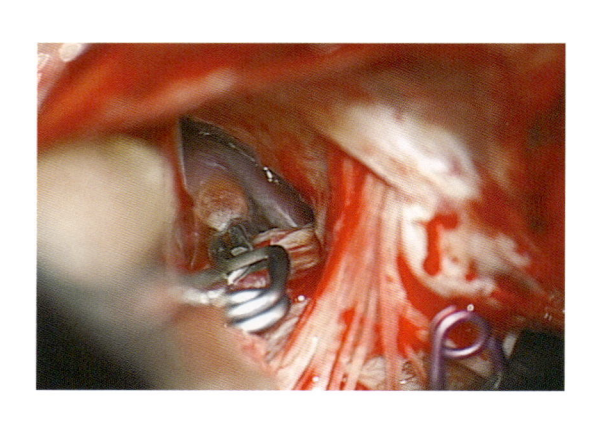

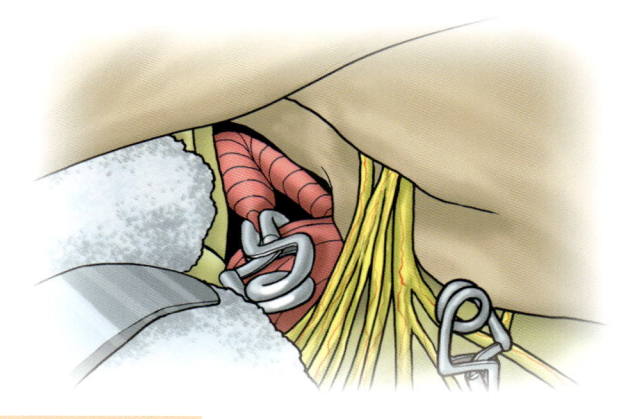

図ⅥB-14　動脈瘤末梢側の椎骨動脈遮断

術後3D-CTA

右椎骨動脈瘤がトラッピングされ，後下小脳動脈は後頭動脈からの血流により灌流されている（図ⅥB-15）．

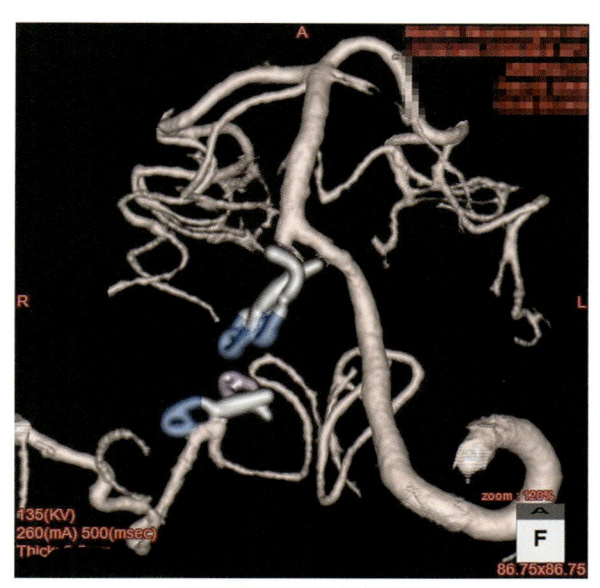

図ⅥB-15　術後3D-CTA

●参考文献

A．脳底動脈瘤
1) 谷川緑野：Sylvian veinを温存するAnterior temporal approachの利点と欠点．The Mt Fuji Workshop on CVD vol 13, p53-60, 1995
2) 谷川緑野：Distal Transsylvian approachの変法としてのAnteriortemporal approach －脳底動脈先端部動脈瘤に対して－．脳卒中の外科 **26**：259-264, 1998
3) 谷川緑野：Transsylvian Approachでの未破裂脳動脈瘤の安全な外科治療のために －静脈の温存と水漏れ対策－．The Mt Fuji Workshop on CVD vol 16, p73-77, 1998

Bは参考文献なし

第VII章

特殊な脳動脈瘤

Contents

- §A　巨大動脈瘤
- §B　血栓化動脈瘤
- §C　解離性動脈瘤
- §D　後大脳動脈遠位部動脈瘤

巨大動脈瘤

手術のポイント

手術の難しさ

巨大動脈瘤の手術は，通常の動脈瘤に比して，癒着・非展開性・broad neck・壁肥厚・穿通枝・血栓化などについて難易度が高い．手術操作を進めるためには，その巨大性ゆえに動脈瘤の減圧が不可欠であるが，内頚動脈瘤における頚部からの suction and decompression のような極めて有用な方法は適応症例が限定され，個々の症例での工夫が必要である．

バイパス術の重要性

巨大動脈瘤においてもネッククリッピングが安全に可能であれば，これが最善の治療である．しかし，剝離やクリッピング操作が視神経など周囲組織への侵襲が高い，あるいはもはやネックを有さないほど巨大化しているなどの理由から，クリッピング以外を選択する場合は，脳虚血に対する万全の対策が必要である．その際は何らかのバイパス術の併用が必要だが，クリッピングの場合でもクリッピング可能な状態を形成するために長時間の血流遮断を要するためバイパス術は必要である．すなわち，巨大動脈瘤の手術はバイパス術が前提であり，この手技に習熟していなければならない．術式は術前の画像をもとに個々の症例で判断されるべきであるが，詳細については術中所見によって決定されることも少なくない．

high flow バイパスなどを用いれば皮質領域の血流は保証されるが，重要なのはいかに穿通枝の血流を維持するかである．動脈硬化の強いネック付近から穿通枝が分岐している場合はクリッピングによって穿通枝の血流障害が生じないように，十分に余裕をもってクリッピングすべきである．クリッピングが困難な症例においては，盲端になった母動脈から穿通枝が分岐するという状況を避けなければならない．内頚動脈瘤における前脈絡叢動脈(anterior choroidal artery：AChA)に対しては，限られた条件下ではあるが，浅側頭動脈(superficial temporal artery：STA)による直接血行再建も可能である．

中大脳動脈瘤におけるレンズ核線条体動脈(lenticulostriate artery：LSA)についても，動脈瘤をトラッピングしてしまうと血流が確実には保証されないため，順行性血流を形成する必要がある．正常ではない動脈瘤壁を使用しての血管形成は閉塞しやすいため，母血管ごと動脈瘤を完全に切除しての M1-M2 吻合(場合によってはショートグラフトを介在)が望ましい．

術後の虚血の予防

いずれにおいても術中に MEP (motor evoked potential) モニターで確認するが，重要なことは術後に生じる虚血は予測しえないことである．よって，術中にさまざまな手技を駆使して最善のクリッピングおよび血行再建をしておくべきで，さらに症例によっては術後に抗血小板薬・抗凝固薬の使用も考慮する．

A. 巨大動脈瘤

傍前床突起部巨大内頚動脈瘤①

今回の手術の概略

巨大動脈瘤では，クリッピングが可能か，あるいは母動脈閉塞とバイパスが可能かという判断が必要である．本症例では，クリッピングが可能であると判断した．ただ，動脈瘤の処理には時間がかかり，その間の虚血障害を防止するために，一時的な high flow バイパスが必要と判断した．

この場合，橈骨動脈（radial artery：RA）を剥離して上腕ごと頭部へ接近させ，RA-M2 バイパスを一時的に行い，遮断・クリップが終了したら，RAを元の位置に戻すという手順が行われる．

症例の概要とバイパスの様子

giant paraclinoid ICA AN の症例である（図ⅦA-1）．クリッピング可能であると思われるが，母血管の遮断が長時間になる可能性があるため，腕挙げによる RA の一時使用を行った（図ⅦA-2）．

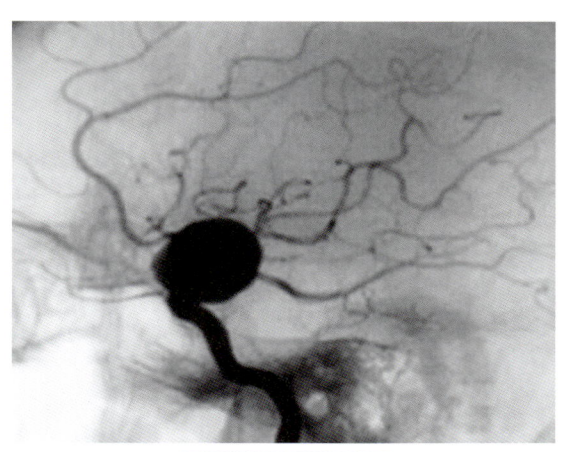

図ⅦA-1　術前画像

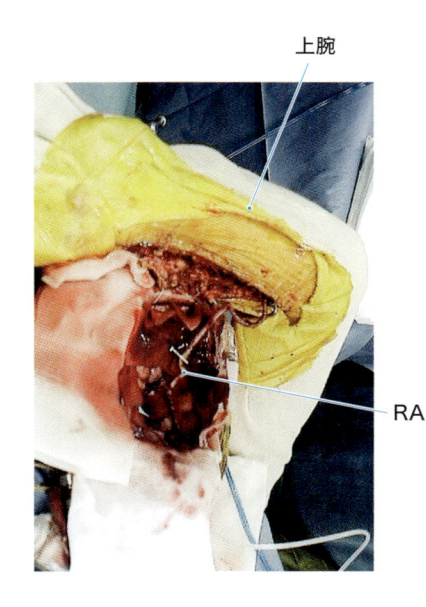

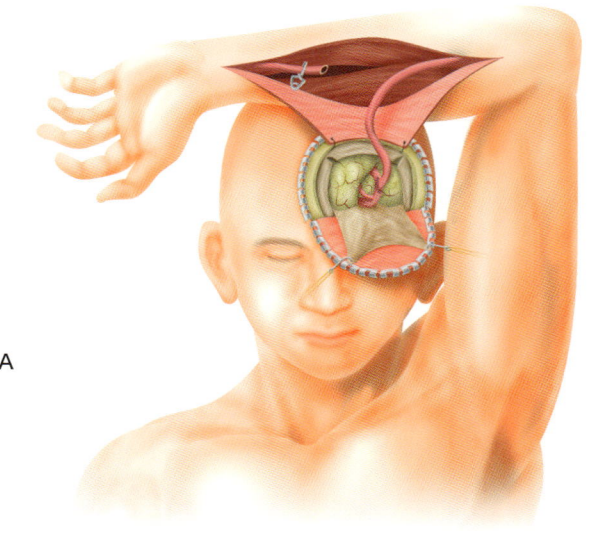

図ⅦA-2　RA-M2バイパス

バイパスの施行

single STA-MCA 吻合術を施行後，RA の遠位部を切断し，通常の RA グラフトと同様に，RA を M2 に逆行性に吻合する（図ⅦA-3）．一時的なバイパスなので，連続縫合で迅速に施行する．

動脈瘤の露出

Dolenc approach にて前床突起を切除してある．動脈瘤よりも遠位の内頚動脈（internal carotid artery：ICA）から後交通動脈（posterior communicating artery：Pcom）が分岐している（図ⅦA-4）．

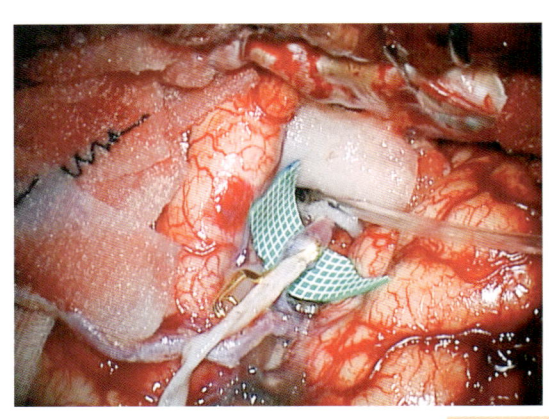

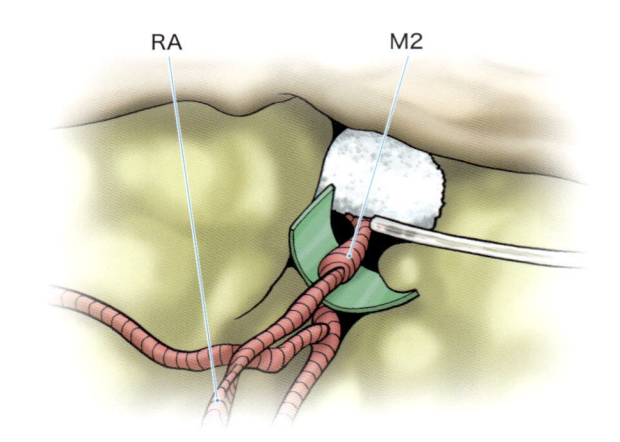

図ⅦA-3　RA-M2 の吻合

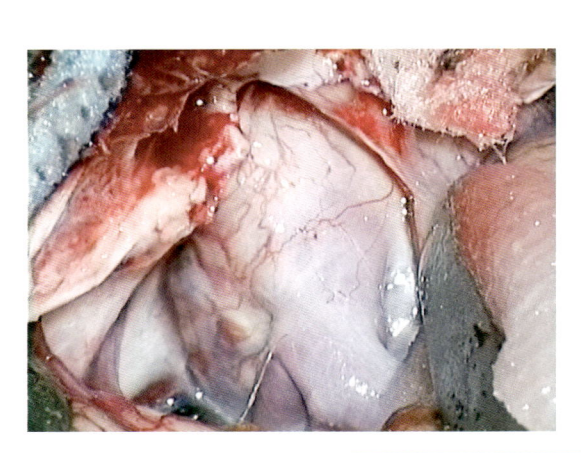

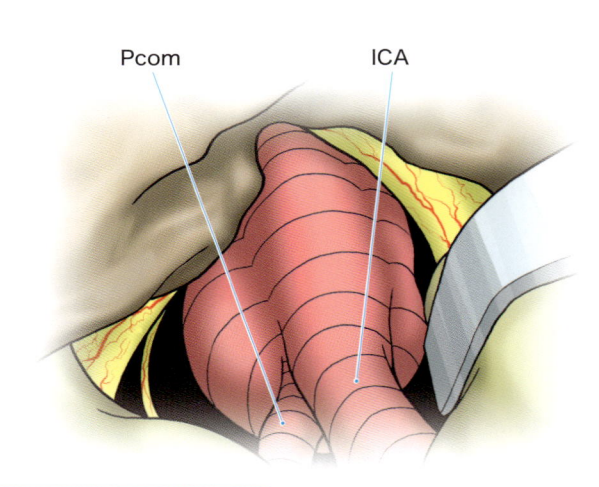

図ⅦA-4　動脈瘤と後交通動脈・内頚動脈の位置

動脈瘤トラッピング

頸部頸動脈（carotid artery）・遠位部内頸動脈・眼動脈（ophthalmic artery）を遮断し，動脈瘤をトラッピングする（図ⅦA-5）．

動脈瘤の剥離①

上甲状腺動脈に挿入したチューブからretrograde suction and decompression法にて血液を吸引し，動脈瘤を虚脱させ，図ⅦA-6のように視神経など周囲の構造物から剥離する．この際，必要以上に剥離すると視神経などを障害するので，剥離は必要かつ十分な範囲とする．

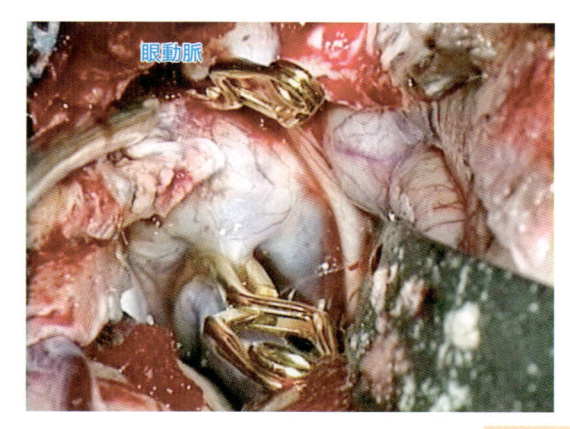

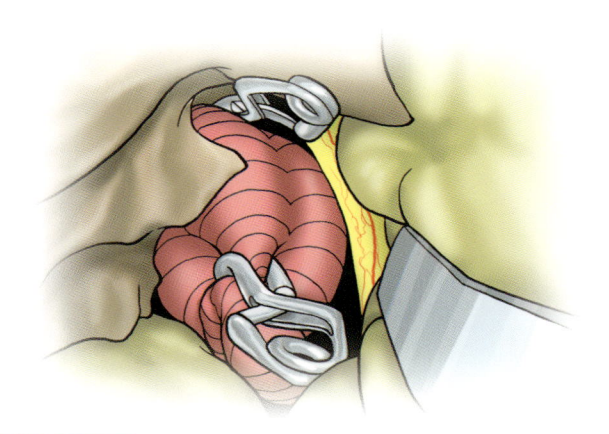

図ⅦA-5 血流の遮断

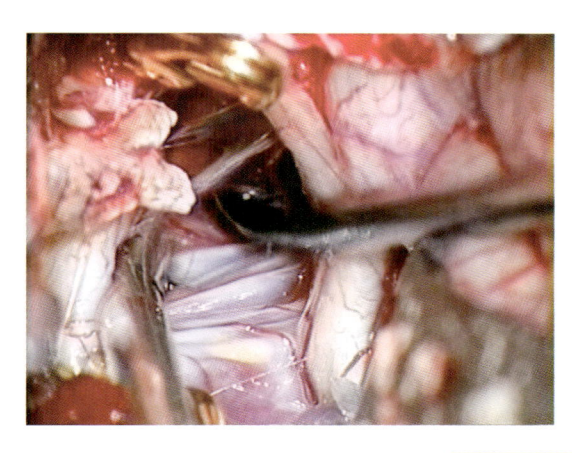

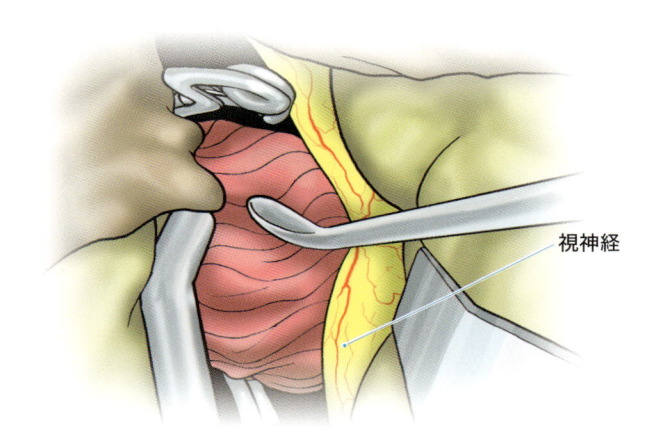

図ⅦA-6 動脈瘤の虚脱と剥離

動脈瘤の剥離②

図ⅦA-7は動脈瘤の内側奥で，下垂体茎部から剥離しているところである．周辺組織を障害しないために，常に虚脱した動脈瘤側を圧排しながら剥離する．

クリッピング

剥離後，虚脱させたまま，3個の有窓クリップを用いてクリッピングした（図ⅦA-8）．

トラッピングした状態でチューブより生食を注入し，動脈瘤が膨らまず，クリッピングが完全であることを確認し，さらに血栓の流出を防ぐためにトラッピング内の血液を数回flushingした後，遮断を解除する．

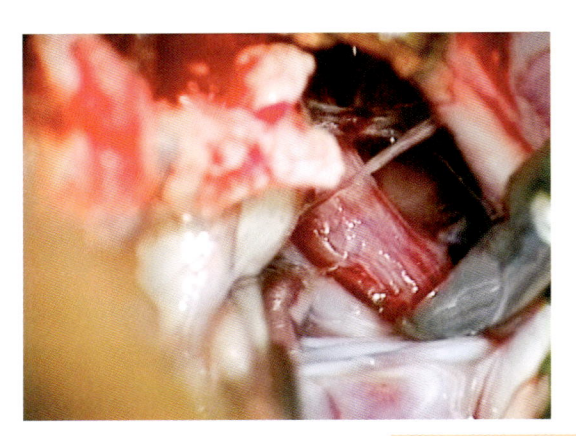

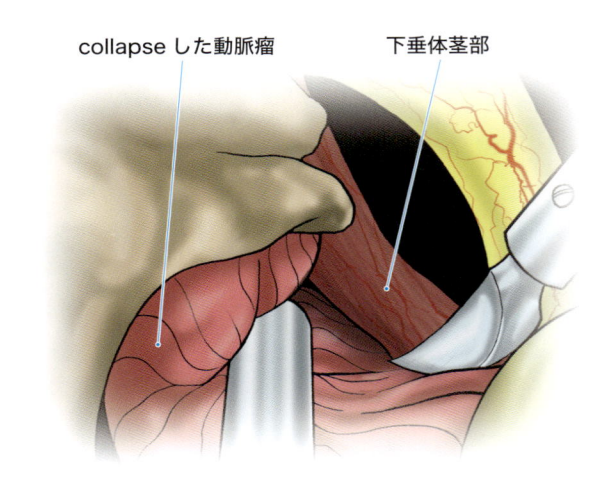

図ⅦA-7 下垂体茎部からの動脈瘤剥離

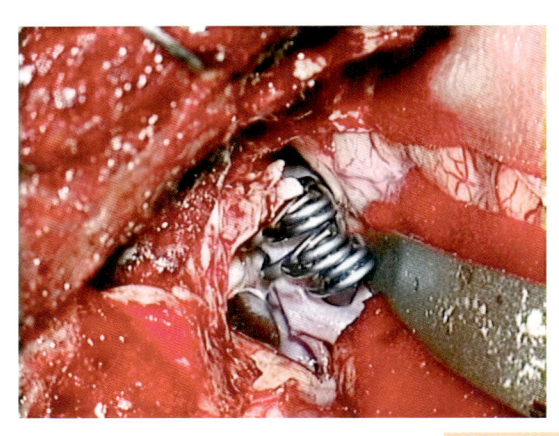

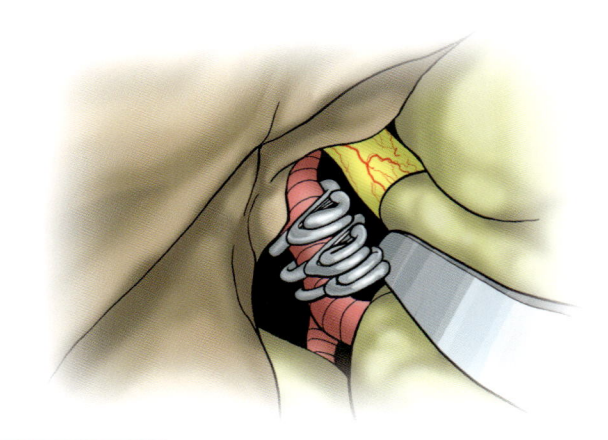

図ⅦA-8 クリッピング完了

A. 巨大動脈瘤　293

RA切断

RA-M2吻合部のRAにクリップを掛け，RAを切断し（図ⅦA-9），腕に戻す．

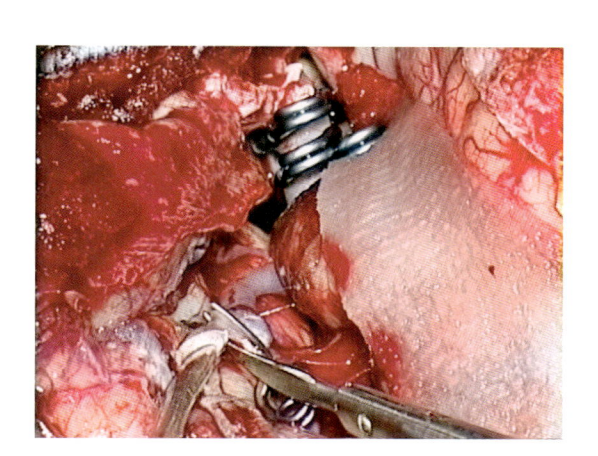

RAをカットして，腕に戻す．

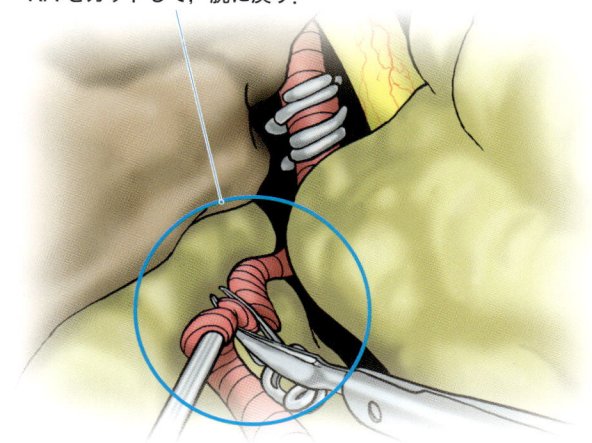

図ⅦA-9　RA切断

傍前床突起部巨大内頚動脈瘤②

今回の手術の概略

巨大動脈瘤では，ネックの硬さや周囲との癒着，あるいは穿通枝との関係は，術前に完全に把握できるとは限らない．あるいは，ネッククリッピングした後の動脈の位置関係が大きく変わり，ねじれや狭窄が起こることもまれではない．

本症例では当初クリッピングを試みたが，broad neckのため断念し，術中に方針を変更してhigh flowバイパス後，眼動脈と後交通動脈の間でトラッピングした．

症例の概要

前項目と同様にgiant paraclinoid ICA ANの症例である（図ⅦA-10）．この症例のように，後交通動脈が太い場合は，内頚動脈C1部が盲端にならないため，前脈絡叢動脈の血流維持の観点から安全にトラッピング可能と考えられる．

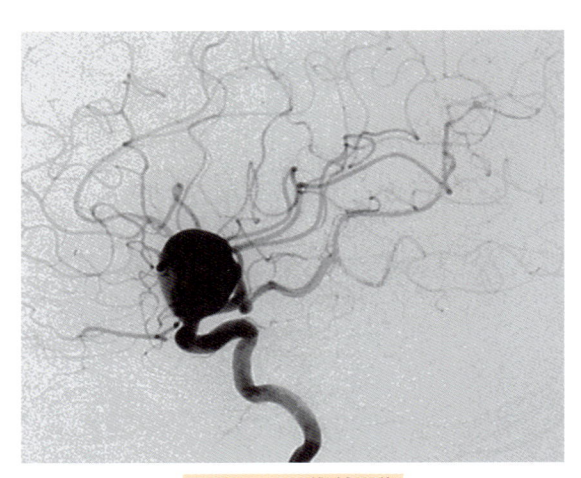

図ⅦA-10 術前画像

動脈瘤の露出および剝離

Dolenc approachにより，前床突起を切除してある（図ⅦA-11）．

頚部頚動脈・遠位部内頚動脈・眼動脈を遮断し，動脈瘤をトラッピングする．retrograde suction and decompression法にて，動脈瘤を虚脱させ，周囲の構造物から剝離する（図ⅦA-12）．

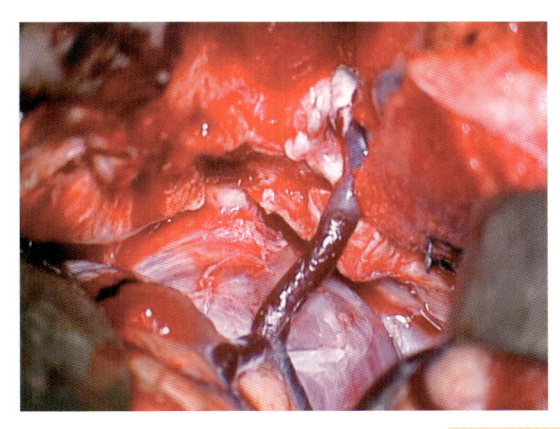

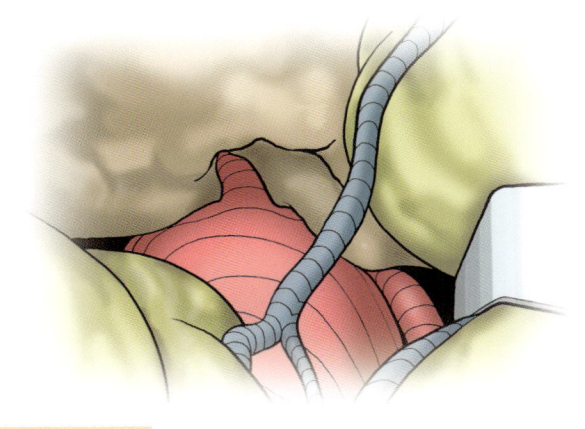

図ⅦA-11　露出した動脈瘤

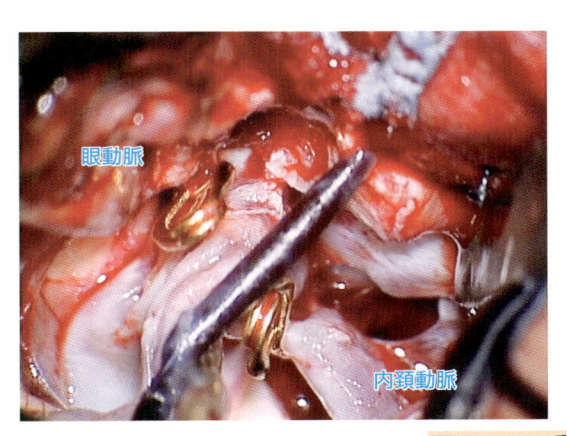

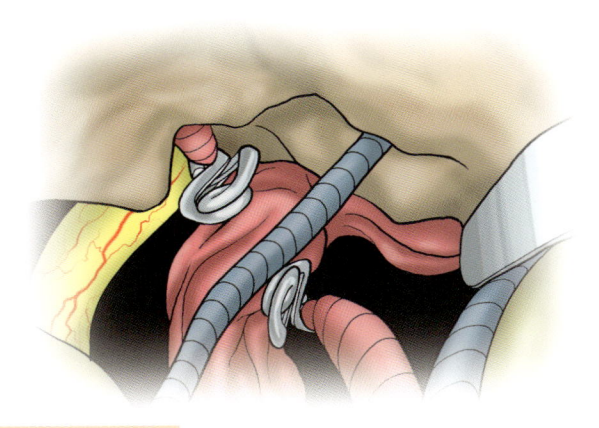

図ⅦA-12　動脈瘤の虚脱と剝離

クリッピング

内側より弱弯クリップを掛けたが，broad neck のため遠位部の内頚動脈が kink し，血流が障害されるため（図Ⅶ A-13），クリッピングを断念した．

トラッピング

RA グラフトによる high flow バイパス施行後，眼動脈と後交通動脈の間で内頚動脈をトラッピングした（図Ⅶ A-14）．前脈絡叢動脈の血流をドップラーおよび MEP にて確認することが重要である．

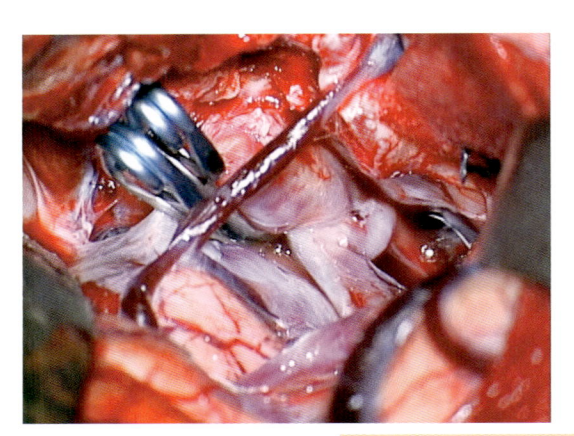

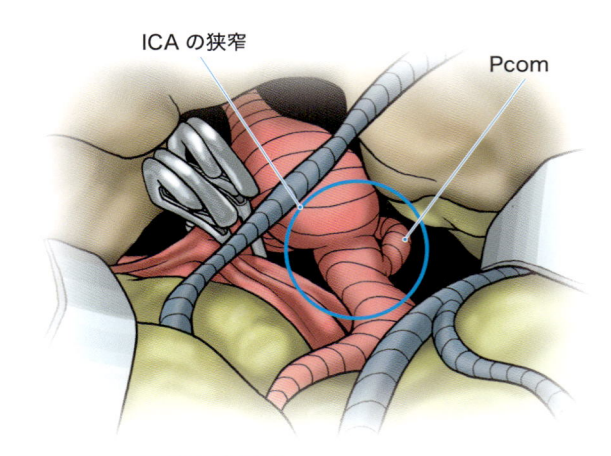

図Ⅶ A-13 クリッピングの際の内頚動脈のねじれ

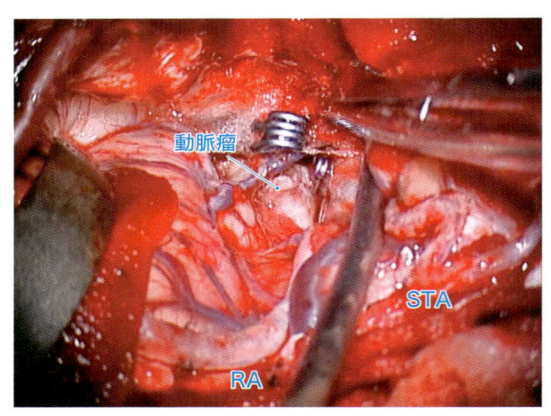

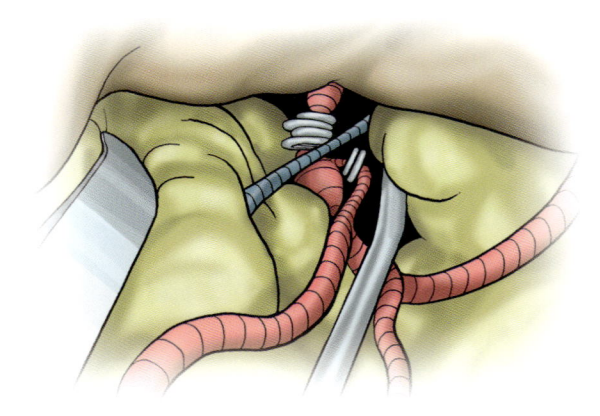

図Ⅶ A-14 バイパスの施行とトラッピング

巨大内頸動脈瘤（主要動脈が動脈瘤に含まれる）

今回の手術の概略

巨大動脈瘤では，しばしば，主要な動脈そのものが動脈瘤の一部になっていることもあり，また，穿通枝が動脈瘤から分岐していることもある．この場合には，穿通枝を温存して動脈瘤の一部を残すことになる．生理モニターが重要である．

症例の概要

giant ICA ANであるが，画像上は後交通動脈および前脈絡叢動脈は同定できないため，術中確認により最終的な術式が決定される（図ⅦA-15）．

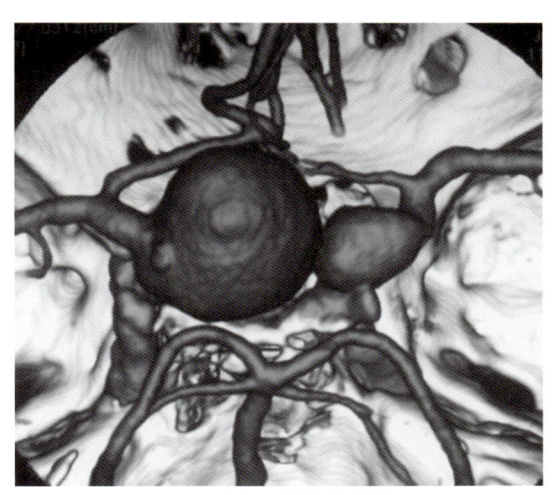

図ⅦA-15　術前画像

動脈瘤の露出

動脈瘤より前脈絡叢動脈が分岐しているため，これを温存する形のクリッピングをせざるをえない（図ⅦA-16）．

クリッピング

近位部側よりに有窓クリップを掛け，遠位部側の残存部には強彎のクリップを，前脈絡叢動脈を温存するように掛けた（図ⅦA-17）．動脈瘤壁の硬化性変化が強いため，十分に余裕をもって掛けた後，ドップラー血流計およびMEPで確認した．

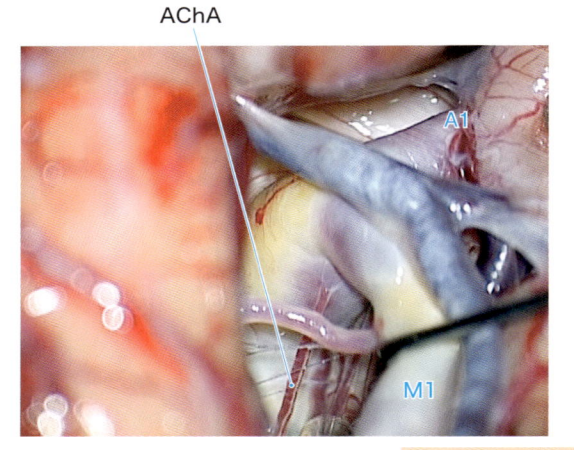

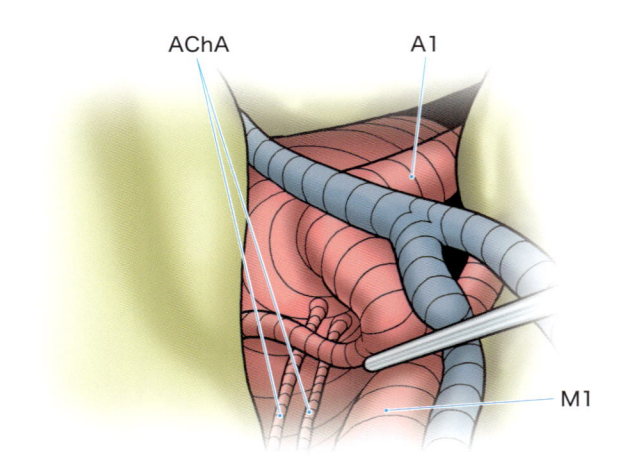

図ⅦA-16　動脈瘤と前脈絡叢動脈の関係

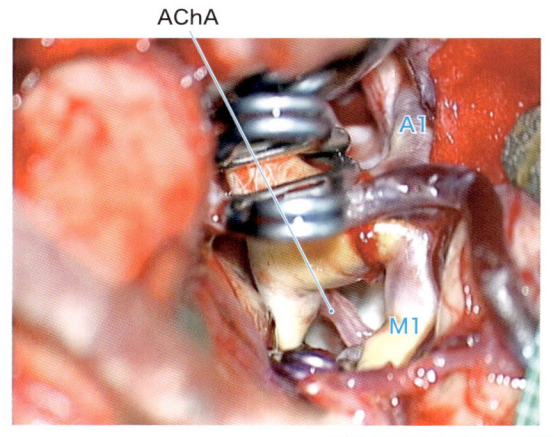

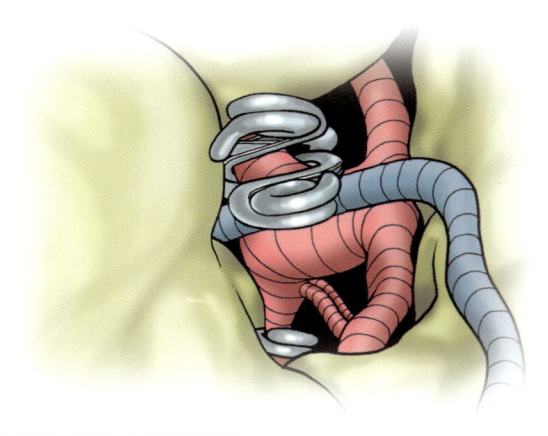

図ⅦA-17　前脈絡叢動脈を温存したクリッピング

巨大内頚動脈瘤（穿通枝確認困難例）

今回の手術の概略

本症例は，最も治療が難しいものの一つである．動脈瘤があまりに巨大であり，suction and decompression も有効でなく，かつ，前脈絡叢動脈が確認できない例である．RAによるhigh flowバイパスを先に行い内頚動脈遮断を行うが，動脈瘤は大きく，頭蓋内での確保も困難であった．

そこで，動脈瘤を切開し，吸引しつつ，頭蓋内頚動脈，前大脳動脈，中大脳動脈などを遮断して，動脈瘤の内部から前脈絡叢動脈を確認したが，存在しなかったので，トラッピングとした．

症例の概要

C1部を中心とする巨大内頚動脈瘤で，動脈瘤よりA1・M1が分岐している（図ⅦA-18）．クリッピングは不可能と思われるが，前脈絡叢動脈の温存が問題となる．

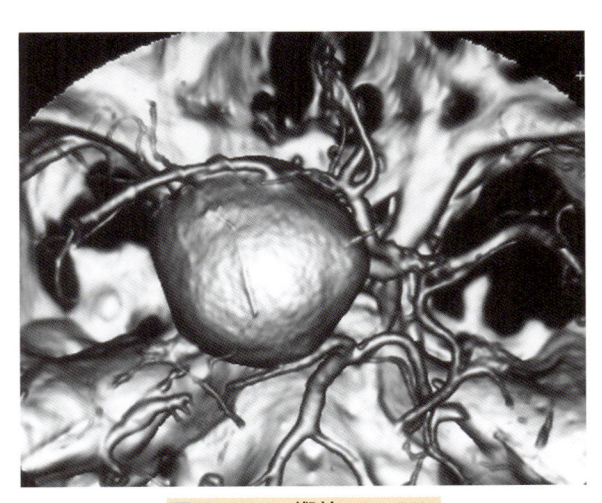

図ⅦA-18　術前3D-CTA

high flow バイパスの設置

RAグラフトによるhigh flowバイパス施行後，動脈瘤を露出させる（図ⅦA-19）．

M1確保

動脈瘤よりも遠位側を剥離し，M1を確保するが，動脈瘤が巨大であるため，M1以外の母動脈は確認できない（図ⅦA-20）．

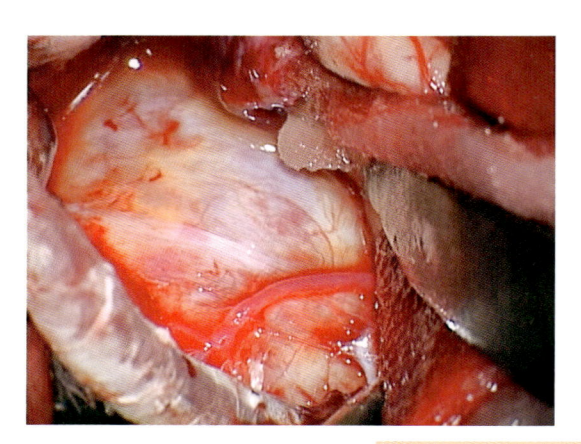

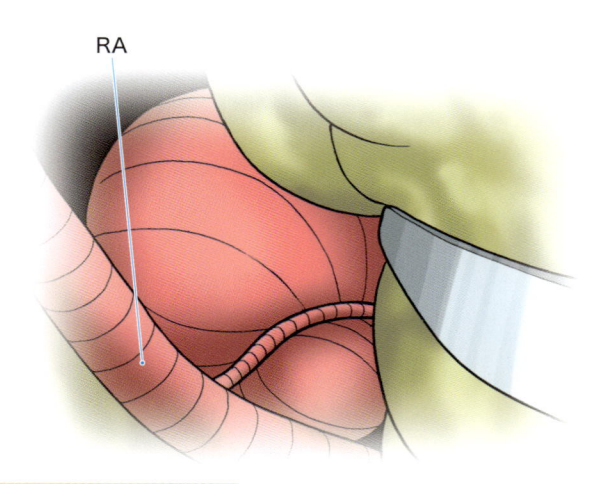

図ⅦA-19　バイパスの施行と動脈瘤の露出

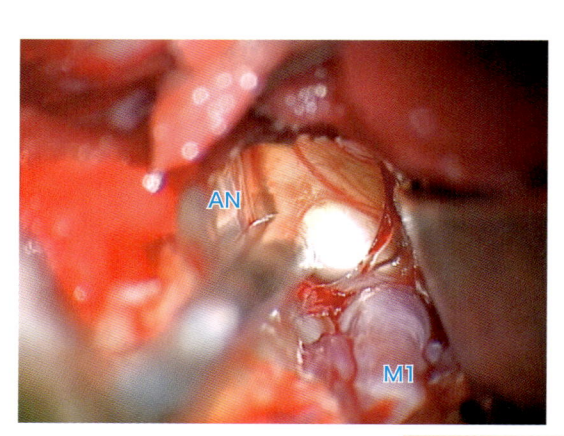

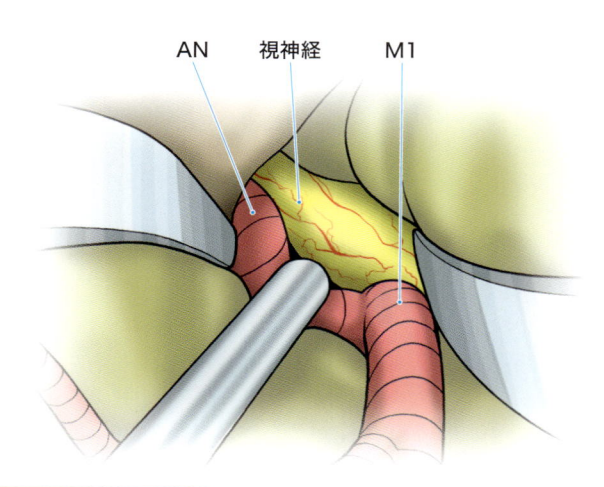

図ⅦA-20　動脈瘤と確保されたM1

A. 巨大動脈瘤

動脈瘤切開

この状態では頚部からの retrograde suction and decompression 法は無効であり，やむをえず，動脈瘤切開による減圧とする．頚部内頚動脈を遮断した後，動脈瘤頚部から離れた位置を切開し，すかさず血液を吸引する（図ⅦA-21）．

direct puncture and decompression

この症例は前交通動脈が発達しているため，対側からの血流が多い．まずこれを遮断するため，動脈瘤切開部を助手に吸引させつつ（図ⅦA-22），速やかに内側遠位側を剥離し A1 を露出させる．

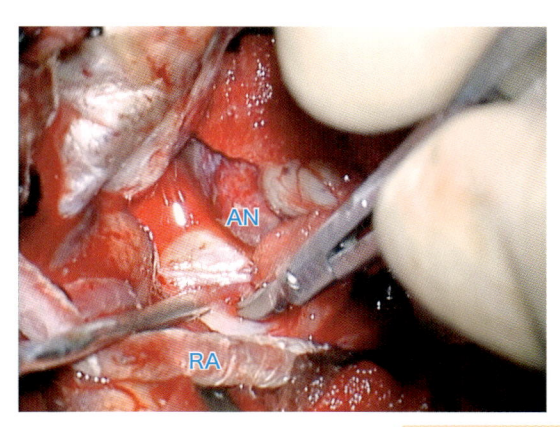

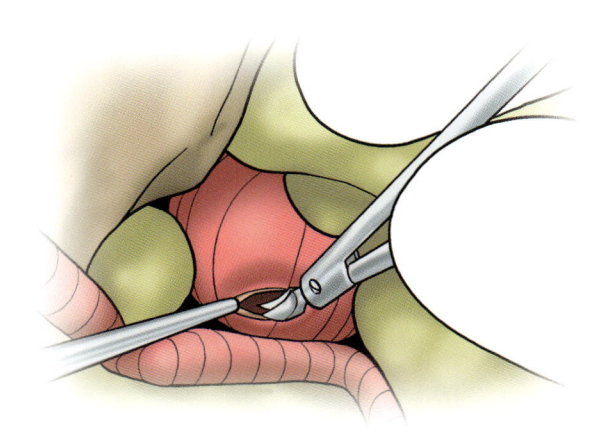

図ⅦA-21 動脈瘤切開と血液の吸引

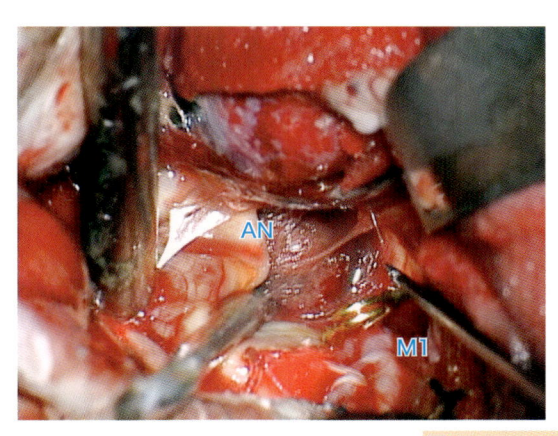

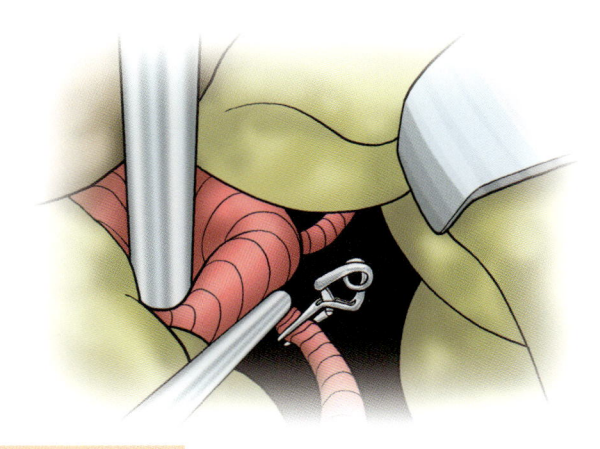

図ⅦA-22 動脈瘤の虚脱と剥離

A1確保

　A1を確保しこれを遮断する（図ⅦA-23）．この遮断により出血の勢いが低下し，これ以後の操作が容易となる．前交通動脈が低形成の場合は対側からの出血が少ないが，逆に前大脳動脈領域の虚血対策が必要となる．

内頚動脈の遮断

　次いで，近位側を剥離し，近位部内頚動脈を遮断すると（図ⅦA-24），眼動脈や海綿静脈洞部分枝からの逆流が遮断され，出血がほぼおさまる．

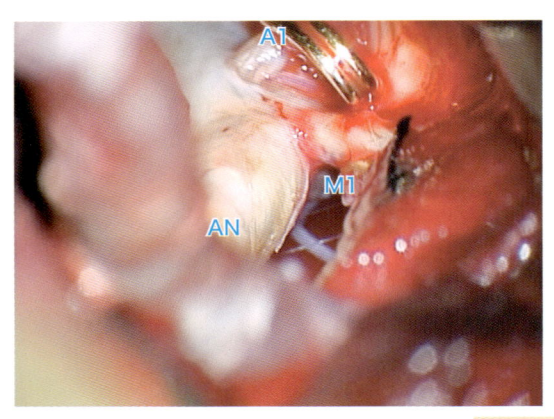

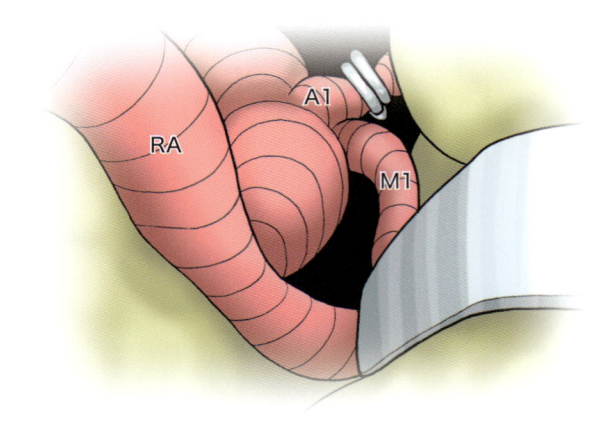

図ⅦA-23　A1の遮断

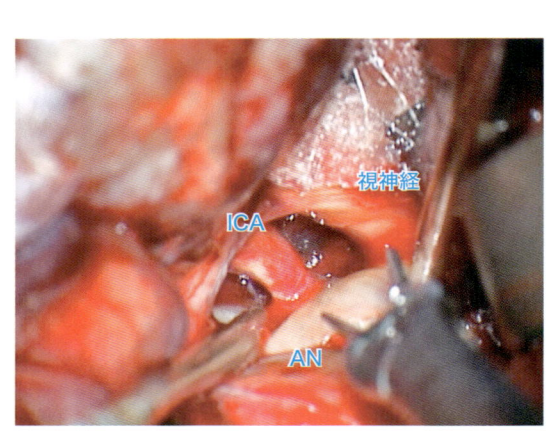

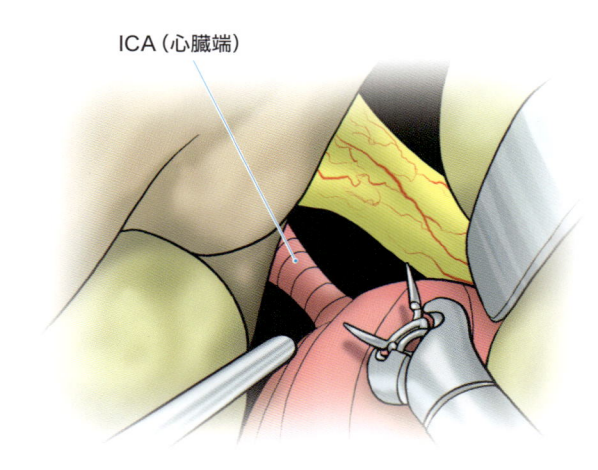

図ⅦA-24　内頚動脈を遮断するところ

動脈瘤周囲の剝離

外側を剝離し，低形成の後交通動脈を確認するが，前脈絡叢動脈は同定されない（図ⅦA-25）．

動脈瘤内腔の観察

動脈瘤切開部を拡げ，内腔側より前脈絡叢動脈の開口部を探すが確認されない（図ⅦA-26）．

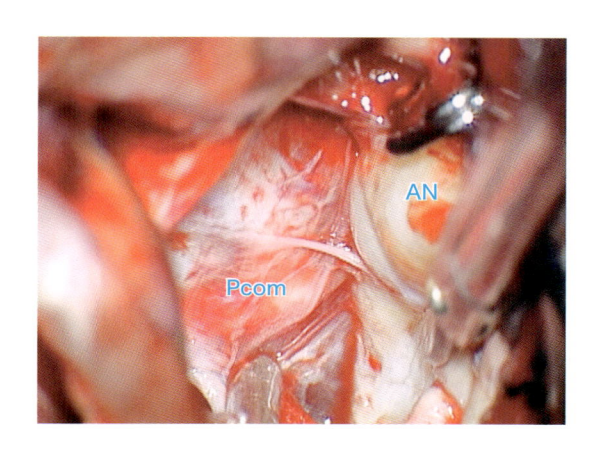

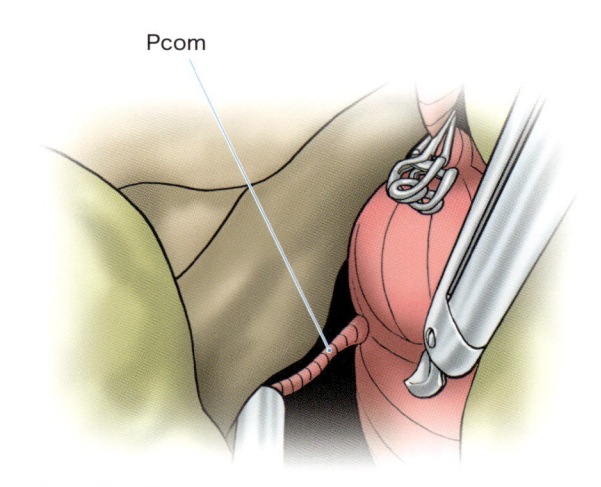

図ⅦA-25 後交通動脈の確認

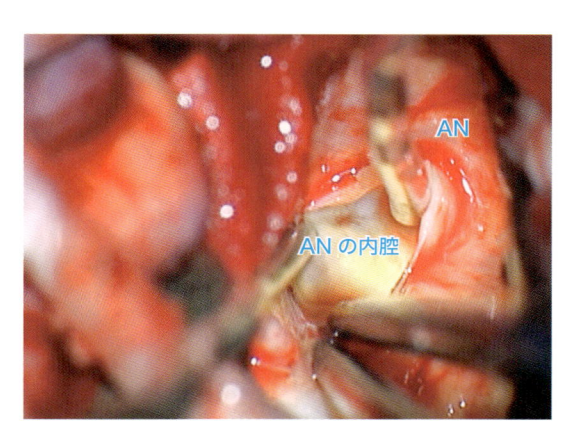

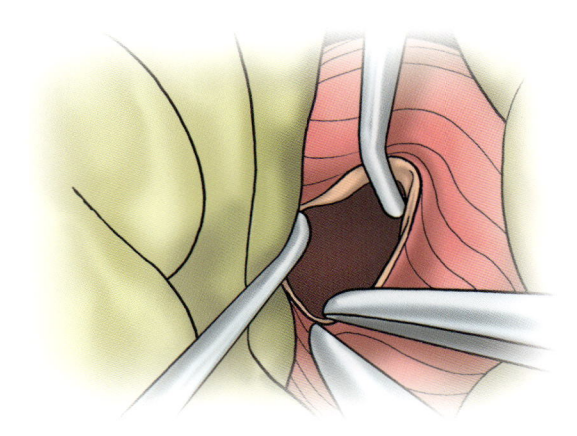

図ⅦA-26 動脈瘤内腔の観察

トラッピング

前脈絡叢動脈の確認を断念し，MEPで変化がないことより，動脈瘤直前・直後にクリップを掛け替え，トラッピングとした（図ⅦA-27）．巨大動脈瘤では，この症例のように動脈瘤付近から分岐しているはずの穿通枝が確認されず，術後も脳梗塞が生じないことがあり，側副血行路の形成が示唆されるが，明らかではない．

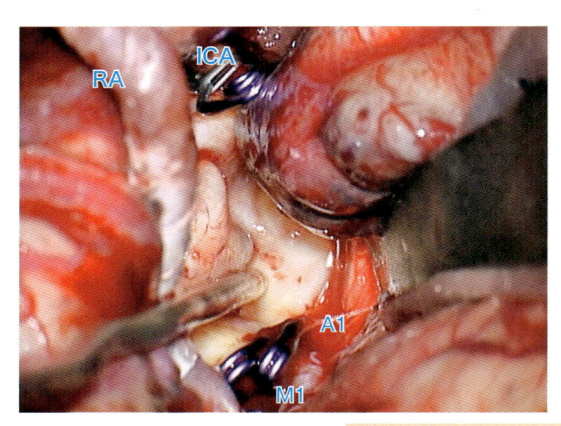

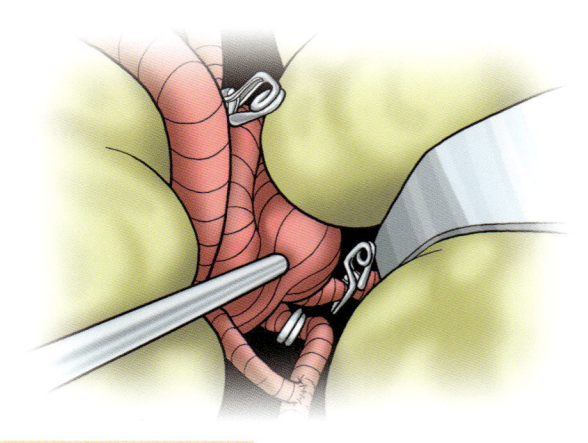

図ⅦA-27　掛け替えたクリップとトラッピング

巨大中大脳動脈瘤(破裂例)

今回の手術の概略

巨大中大脳動脈瘤であるが,穿通枝との関係がなく,遮断時間が長くなることだけが問題である.STA-MCAのダブルバイパスを行った.

症例の概要

左巨大中大脳動脈瘤破裂例である.broad neckではあるが,ネッククリッピングが可能と思われる(図ⅦA-28).動脈瘤剥離に長時間を要すると思われるため,2本のM2系にそれぞれあらかじめ血行再建することとした.

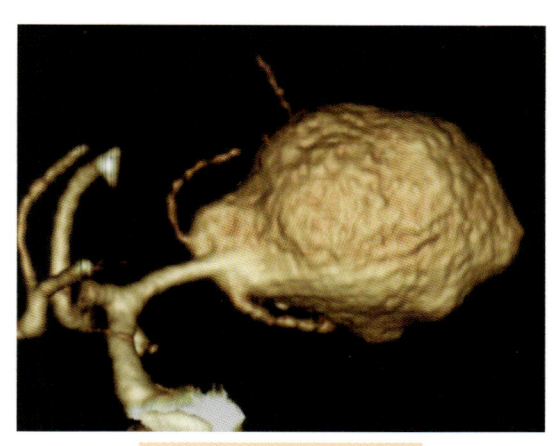

図ⅦA-28 術前3D-MRA

STA-MCA吻合術

破裂例では，血行再建をどの段階で施行するかが重要である．この症例では，さらに破裂部が表面に近かったため，シルビウス裂の剥離は少しにとどめ，まず，2本のM2から分岐する皮質枝にそれぞれSTA-MCA吻合術を施行した（図ⅦA-29，A：後枝系，B：前枝系）．

近位M1の確保

動脈瘤の周囲を慎重にある程度剥離した後，subfrontal approachにより内頚動脈を確認し，徐々に遠位に進め，近位M1を確保し（図ⅦA-30），これを一時遮断し，動脈瘤周囲の剥離を進める．

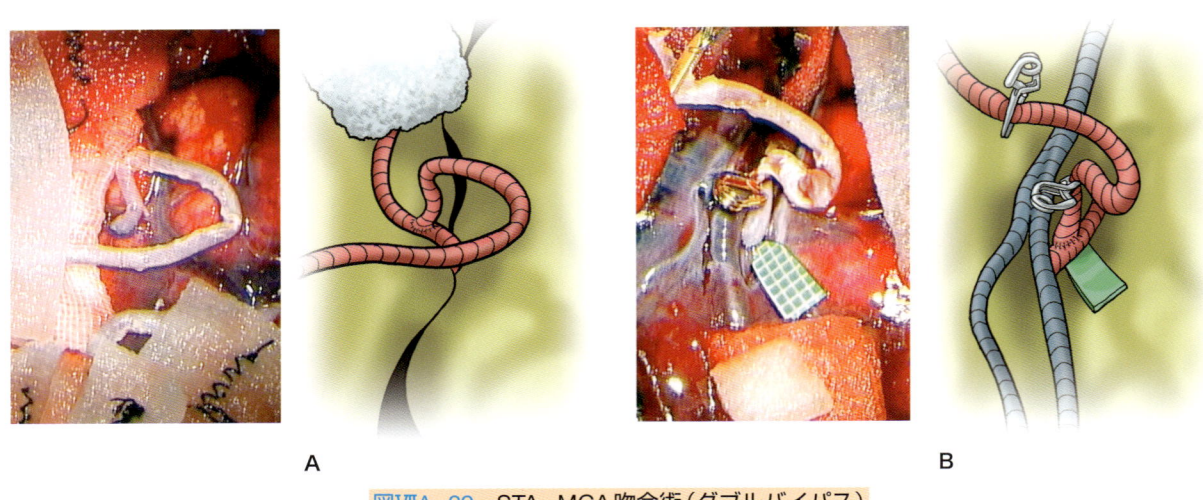

図ⅦA-29 STA-MCA吻合術（ダブルバイパス）

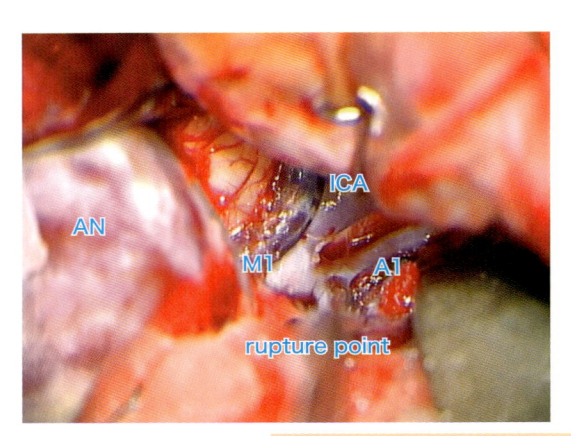

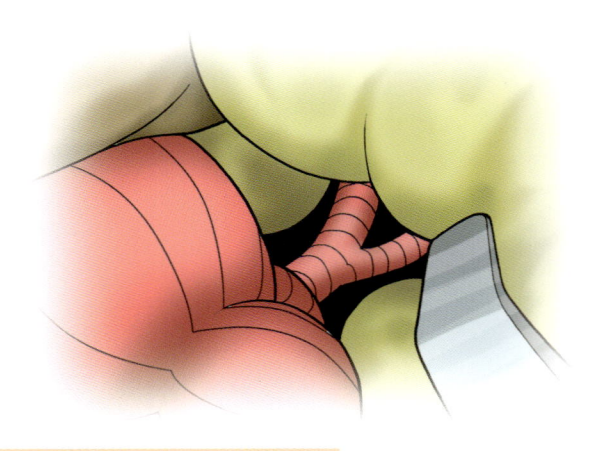

図ⅦA-30 動脈瘤と内頚動脈・中大脳動脈・前大脳動脈の位置

動脈瘤の剝離

近位 M1 遮断・動脈瘤剝離・解除を数回繰り返し，破裂部に止血血栓をつけたまま，全周に渡って剝離を進める（図ⅦA-31）．

トラッピング

M1 のクリップを穿通枝が遮断部位に入らないように，遠位に移動し，さらに M2 後枝（図ⅦA-32, A）・M2 前枝（図ⅦA-32, B）も遮断し，動脈瘤トラッピングとする．この状態では，虚血部位はないと考えられるため，遮断時間に余裕がある．

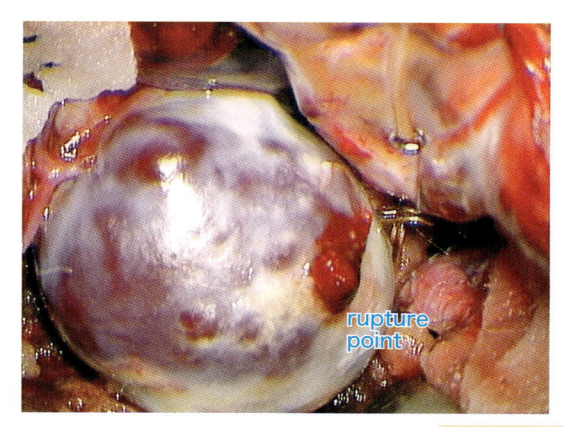

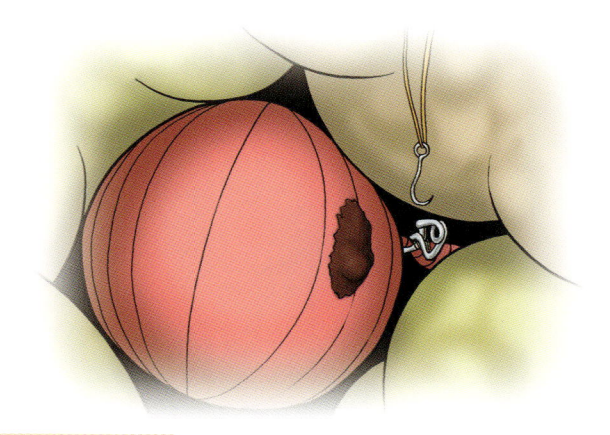

図ⅦA-31 剝離された動脈瘤

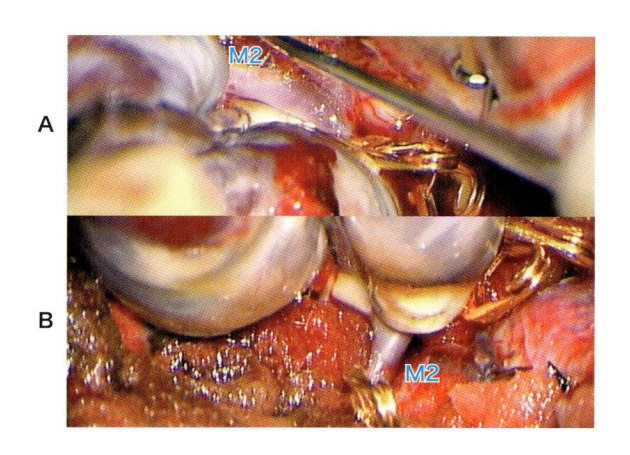

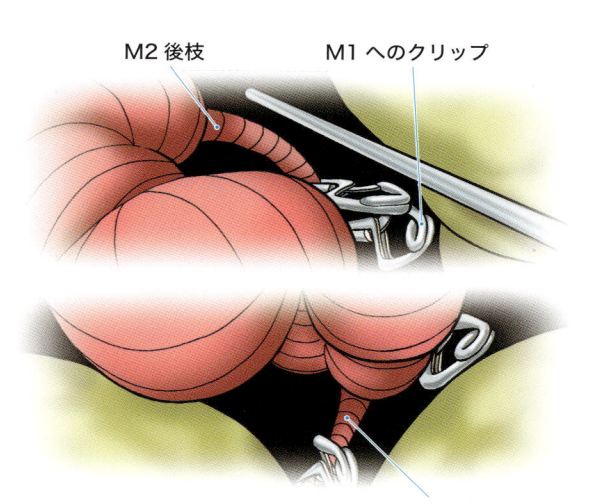

図ⅦA-32 M2 前枝・後枝の遮断

動脈瘤処理

　tentative clipを掛け，動脈瘤を穿刺し，内部の血液を吸引・減圧し，周囲を完全に剝離する（図ⅦA-33）．理想的なクリッピングのためには，動脈瘤が完全にフリーになっている必要がある．

クリッピング

　ネック付近は動脈硬化を呈していたため，やや余裕をもって3個のクリップを掛けた（図ⅦA-34）．

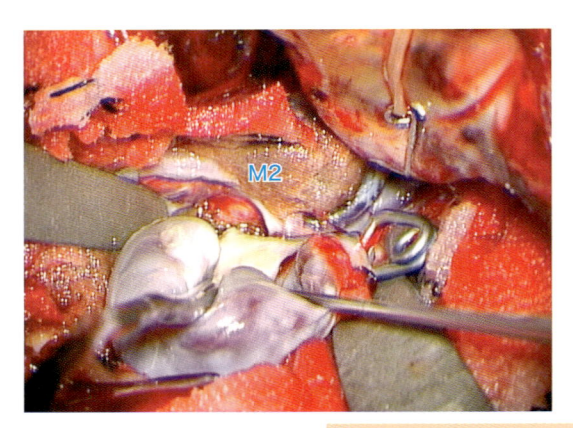

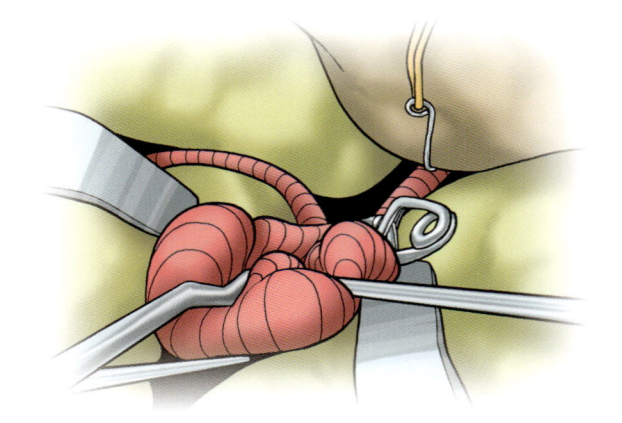

図ⅦA-33　tentative clipと動脈瘤内部の血液の吸引

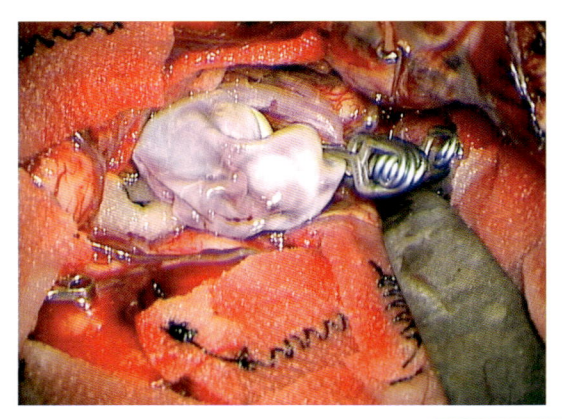

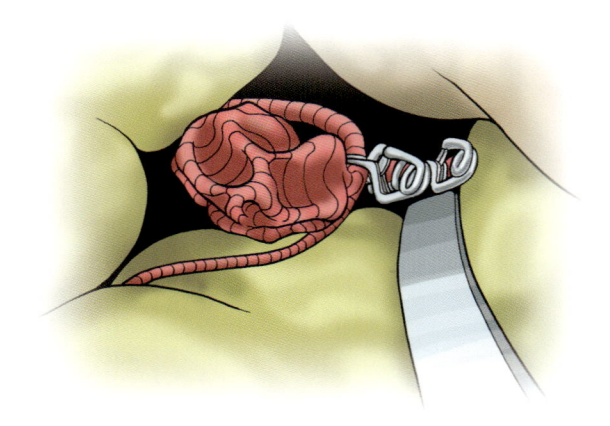

図ⅦA-34　クリッピング完了

巨大中大脳動脈瘤（クリッピング不可例）

今回の手術の概略

クリッピング不可能な巨大中大脳動脈瘤に対しては，動脈瘤の切除およびすべての枝の血行再建が必要である．M2移行の血行再建は，STA-MCAバイパスやM2-M2のside to side anastomosis（側側吻合）で可能である．ただ，M1を盲端にすると穿通枝が閉塞する危険があるので，ここはend to end anastomosis（端端吻合）を行った．

症例の概要

未破裂右巨大中大脳動脈の症例である（図ⅦA-35）．クリッピングは不可能と考えられるが，単純にSTA-MCA吻合術および動脈瘤トラッピングでは中大脳動脈からの穿通枝が盲端からの分岐となり，血流障害の恐れがあるため，これを避けるための工夫が必要である．

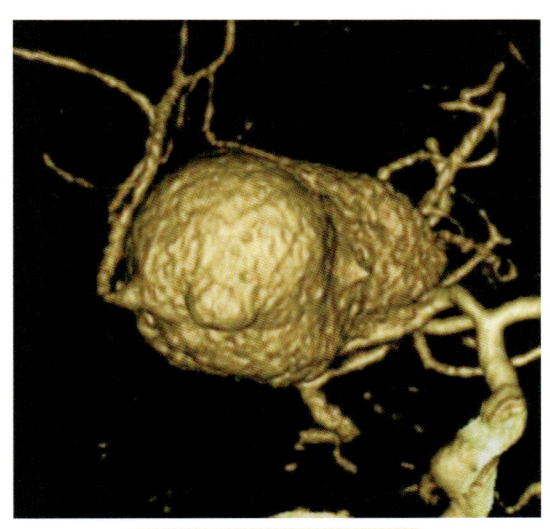

図ⅦA-35　術前3D-MRA

動脈瘤の剝離

まず前頭葉の太目のMCA皮質枝にSTAを吻合した後，動脈瘤をある程度剝離する（図ⅦA-36）．なお，図ⅦA-36～41は，動脈瘤の切開・切除と血行再建の手順を示したものである．

動脈瘤の切開

subfrontalにまず内頸動脈を遮断し，わずかな減圧を得て剝離を進め，M1を確保し遮断する．しかし，これによっても減圧は顕著ではないため，動脈瘤を切開し，出血を吸引しつつ減圧する（図ⅦA-37）．

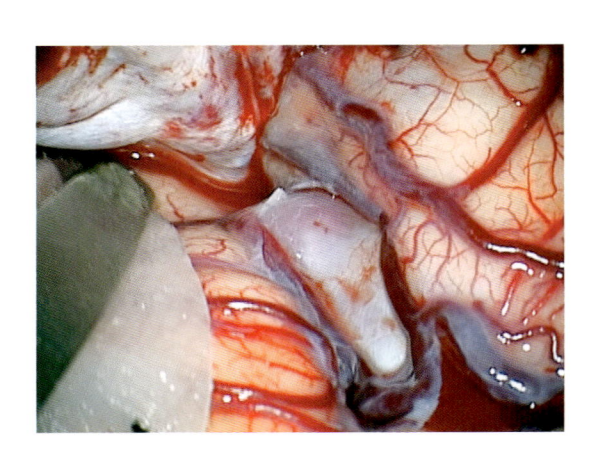

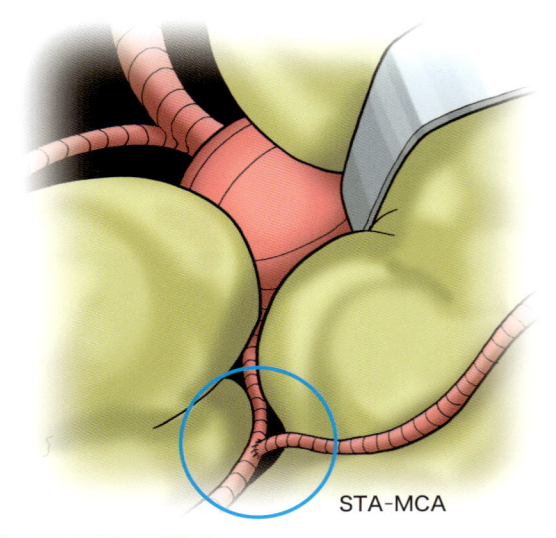

図ⅦA-36 動脈瘤の剝離とSTA-MCA吻合

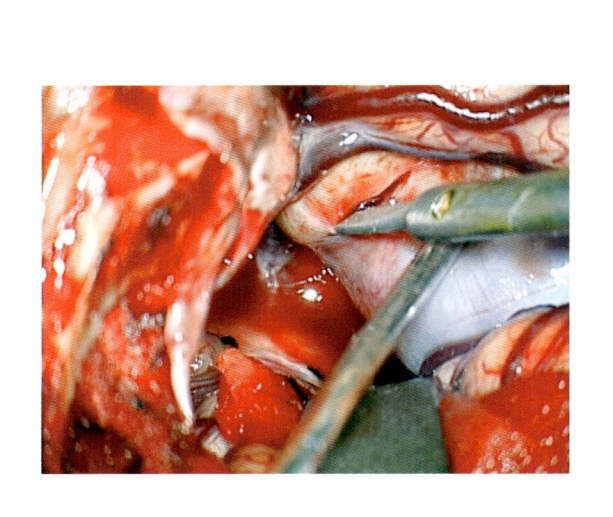

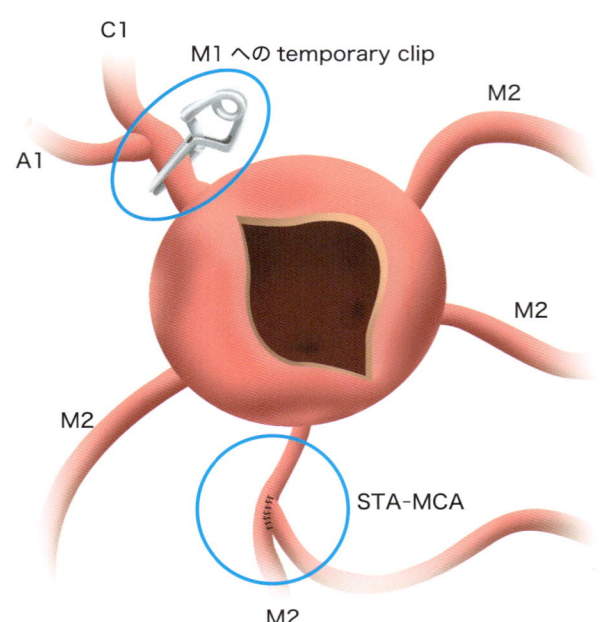

図ⅦA-37 動脈瘤の切開とtemporary clipおよびバイパス

動脈瘤切除

吸引減圧しながら，速やかに動脈瘤全周を剥離し，流入・流出動脈をすべて切断し，動脈瘤を切除する（図ⅦA-38）．

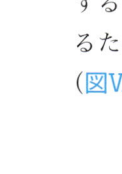

血行再建

STA-MCA吻合術およびMCA transpositionによりすべての動脈の血行再建を施行する．M1やM2を盲端にすると，そこから分岐する穿通枝が閉塞する可能性があるためM1-M2吻合術により，順行性の血流を形成する（図ⅦA-39，40，41）．

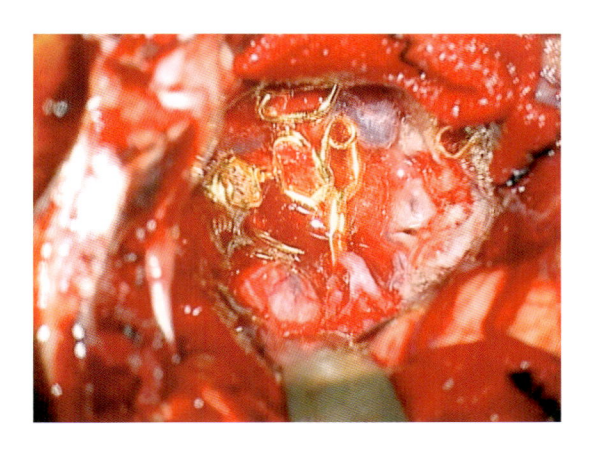

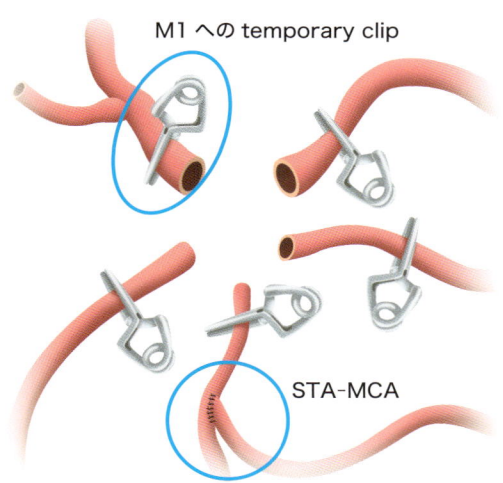

図ⅦA-38　動脈瘤の切除と切除後の動脈

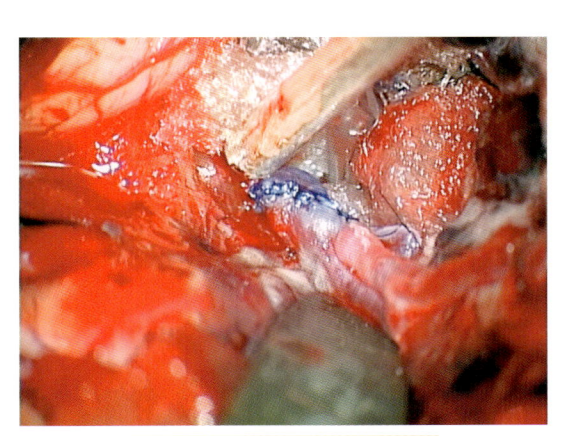

図ⅦA-39　M1-M2端端吻合

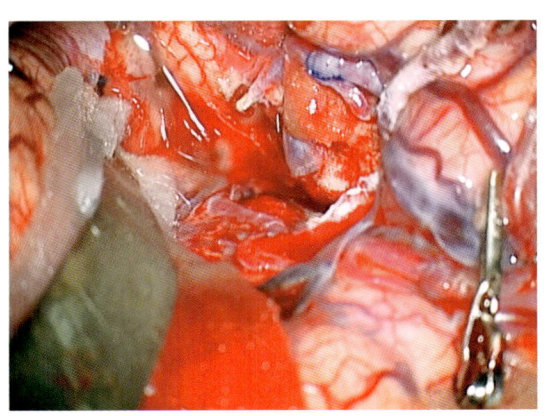

図ⅦA-40　M2-M2側側吻合

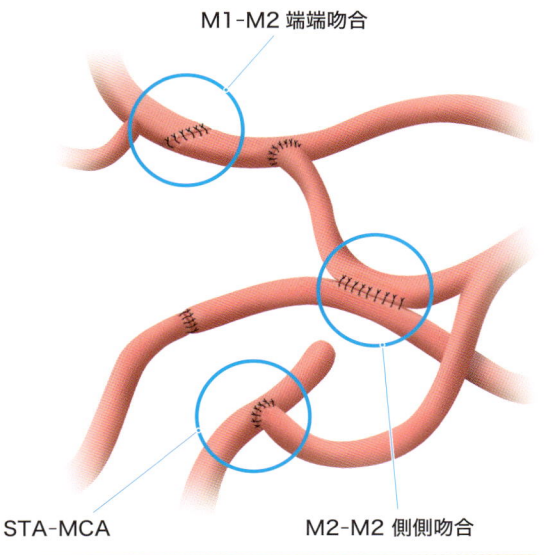

図ⅦA-41　すべての動脈が血行再建されたところ

B 血栓化動脈瘤

血栓化動脈瘤の特徴と対処法

　血栓化した動脈瘤は巨大化したものも多く，単純なネッククリッピングを行えない場合が大部分である．動脈瘤の部位や大きさ・血栓化の状態により戦略は異なってくるが，血栓化動脈瘤を処置するうえでの基本的な考え方は，以下のとおりである．

①母血管が温存不可能な場合や動脈瘤処置の際の母血管の一時遮断が長時間にわたると予想される場合には，動脈瘤処置に先行した血行再建の準備が必須である．
②母血管を温存した動脈瘤処置（ネッククリッピング）が理想であるが，その場合にも瘤内血栓の摘出が必要となることが多い．動脈瘤中枢側の母血管を確認，確保できている場合には問題ないが，動脈瘤が巨大な場合などでは動脈瘤処置に先行し中枢側の母血管を確保できないこともある．この場合，瘤内血栓の摘出により出血をきたしてくる．どの時点で出血してくるかは，血栓の性状からある程度見極めることが可能である．
③最終的な動脈瘤処置の方法は，動脈瘤頸部の性状から判断する．ネッククリッピング，縫合形成，トラッピング，中枢側遮断などの方法がある．
④動脈瘤近傍から穿通枝等が分岐する場合は，それらの血管をいかに温存するかが最も重要な点である．しかし，この点に関しては完全，確実な方法がないのが現状である．

症例の概要

　minor strokeで発見された左内頸動脈部血栓化巨大脳動脈瘤の手術例である．血栓化動脈瘤では瘤内血栓により虚血症状を呈することもある（図ⅦB-1）．
　本例では動脈瘤頸部はC2からC1部まで存在しており（図ⅦB-2），治療を考える場合には前脈絡叢動脈（anterior choroidal artery：AChA）の温存をいかに行うかが最も重要な点となる．

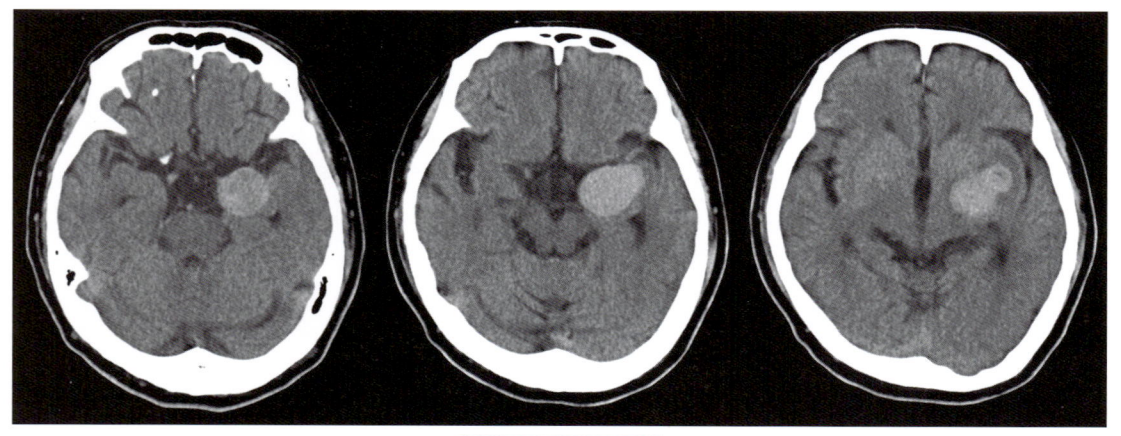

図ⅦB-1　術前CT

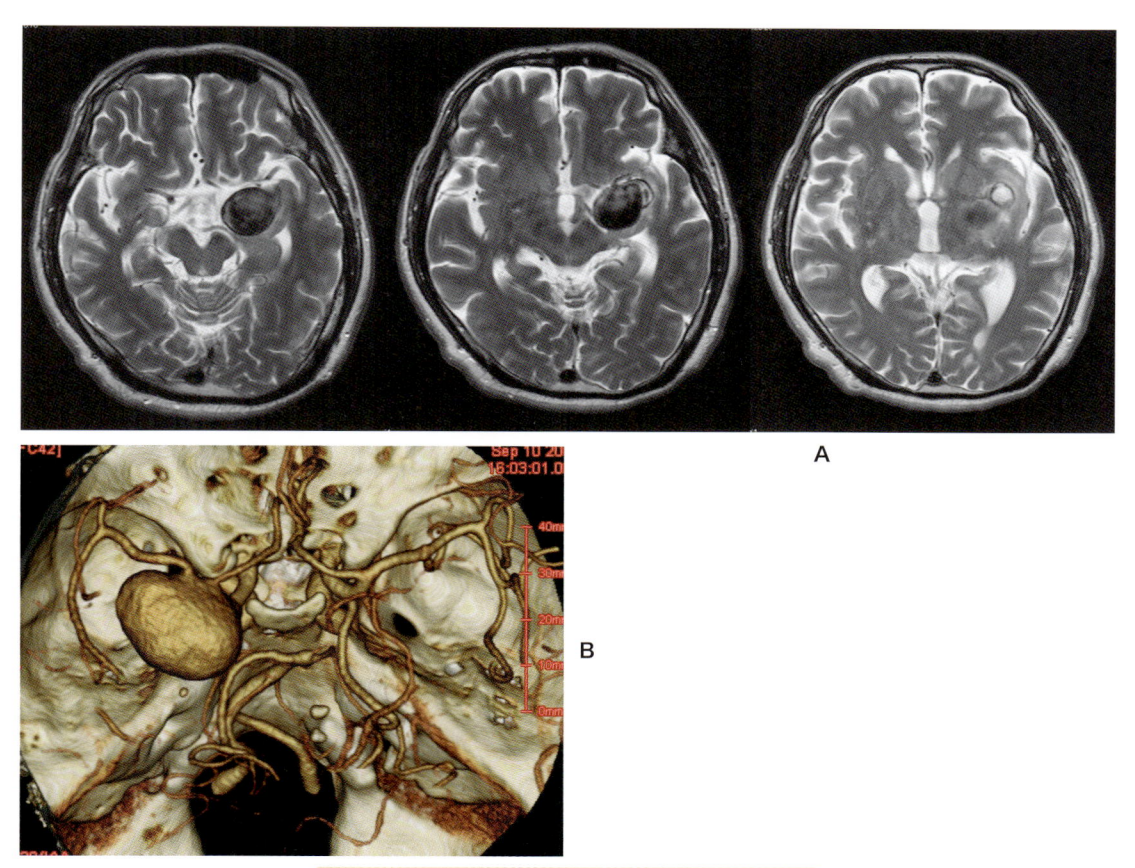

図Ⅶ B-2　術前MRI（T2WI, A）と3D-CTA（B）

本症例における戦略のポイント（事前想定）

　最初にも述べたとおり，血栓化動脈瘤の治療では基本的なstrategyをもとに，症例ごとに対応していく必要がある．本症例では，母血管の温存が困難な可能性が高いと考え，まずRAグラフトを行った．RAグラフトを行う場合には，通常はグラフト作成に先行してSTA-MCAバイパスを行う（アシストバイパスおよび脳表圧モニターのため）のであるが，本例では前大脳動脈（anterior cerebral artery：ACA）や前脈絡叢動脈の再建を想定しSTAを温存することとした．

　前脈絡叢動脈の温存が本手術でのkey pointとなるが，クリップによる内頚動脈の形成，縫合による内頚動脈の形成，前脈絡叢動脈へのダイレクトバイパスと術中の状況より，随時変化させていった（図Ⅶ B-3）．これらもあらかじめ想定しておくことで対応が可能となる．

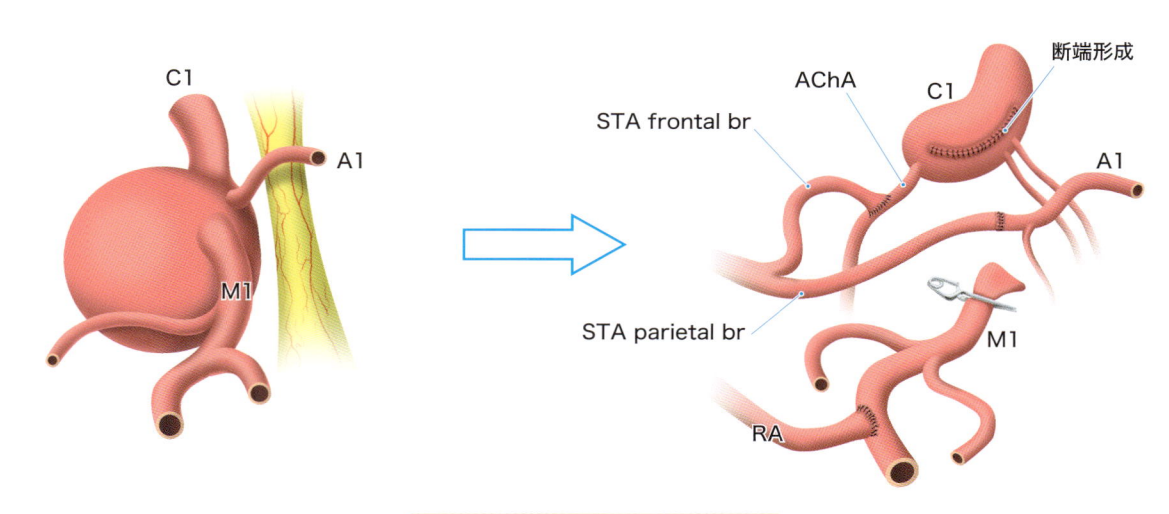

図Ⅶ B-3　本症例における血行再建

母血管周囲の確認

血行再建に備え，開頭時には浅側頭動脈（STA）を剥離，温存する．同時進行で，橈骨動脈（RA）の準備も行う．

図ⅦB-4は，最初に動脈瘤近傍の状態を観察するためにdistal transsylvian approachでシルビウス裂を広く開放したところである．中枢の内頚動脈，A1，M1の起始部は確認されたが，後交通動脈，前脈絡叢動脈は確認できない．

母血管の性状は動脈硬化等の変化は強くない．

RAグラフトの設置

母血管の性状よりネックを形成しての処置が行える可能性が高いと判断したが，その場合にも一時遮断の時間が長時間になると考えられたため，最初にRAグラフトを設置した（図ⅦB-5）．

本例ではこの後に動脈瘤の処置を行うため，RAグラフトがアプローチの際の邪魔にならないように，通常よりグラフトを長めに設置するのがポイントである．

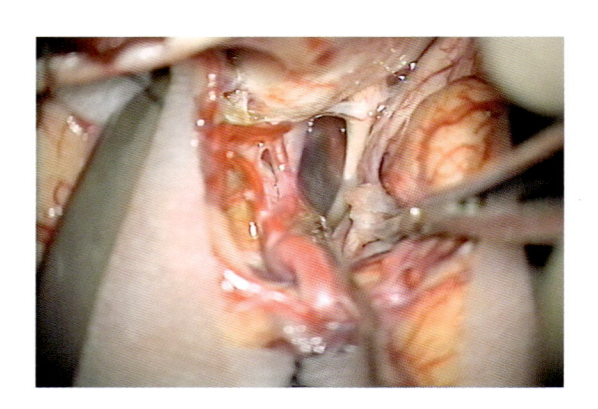

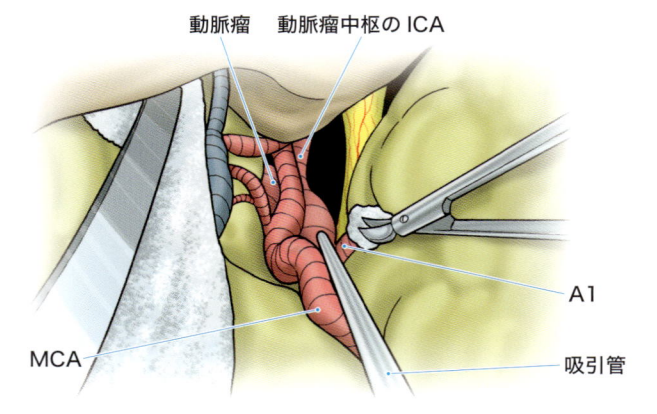

シルビウス裂を広く開け，母血管周囲のスペースの確保を行う．

図ⅦB-4　シルビウス裂の開放と動脈の観察

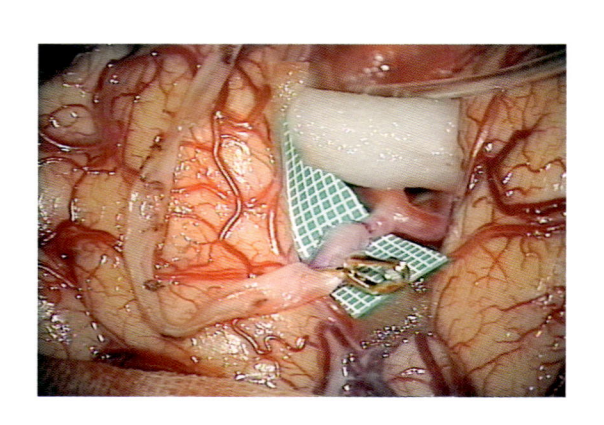

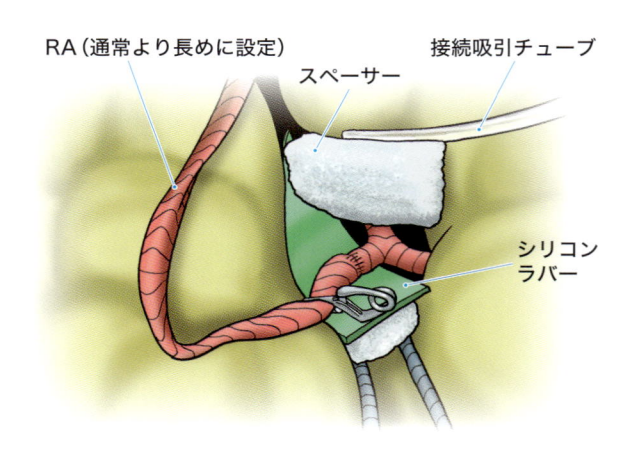

アシストバイパスなしに吻合を確実に行うためにはセッティングが重要で，持続吸引チューブ，スペーサー，シリコンラバー等で血液の流れ込みのないsemi-wetな術野を作る．

図ⅦB-5　RAグラフトの設置

動脈瘤へのアプローチの開始

動脈瘤へのアプローチを開始するため，動脈瘤中枢のICA（C2），A1，M1を一時遮断し動脈瘤をトラップする（図ⅦB-6）．この時点では一時遮断の中に，後交通動脈，前脈絡叢動脈が含まれているため，このあとの処置は迅速に行わなければならない．

瘤内血栓の摘出①

動脈瘤に切開を加えて，瘤内の血栓摘出を行う（図ⅦB-7）．動脈瘤壁が硬い場合には，切開にはモノポーラを使用すると容易に行うことができる．

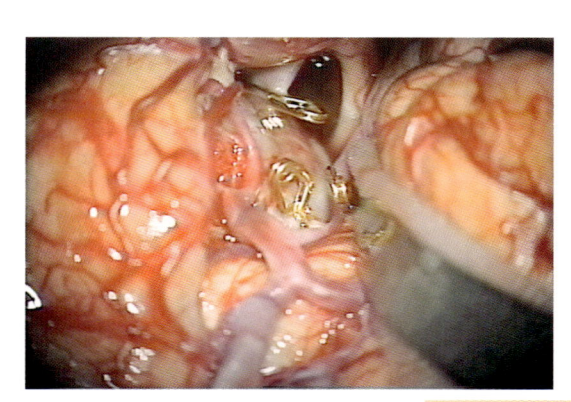

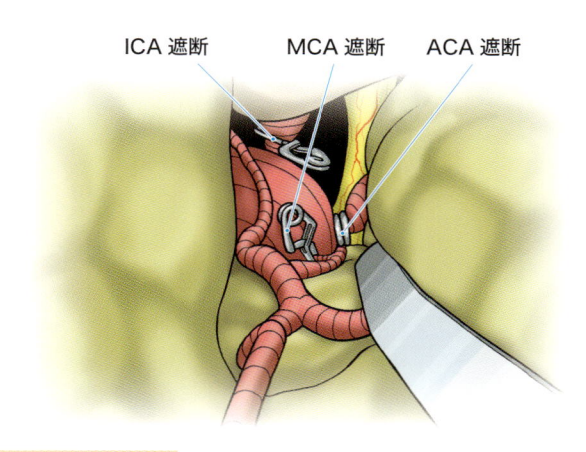

図ⅦB-6　動脈瘤のトラッピング

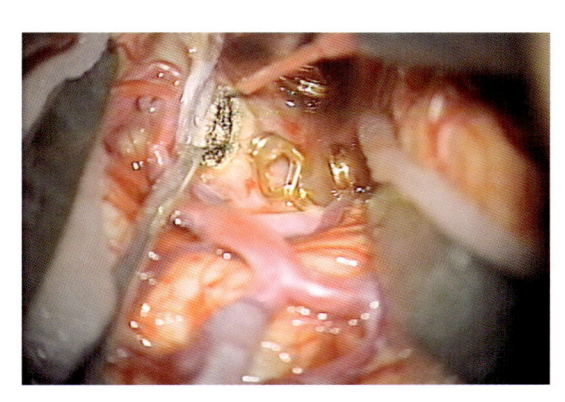

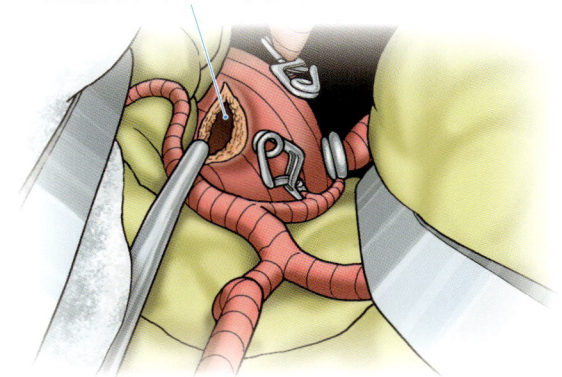

図ⅦB-7　血栓除去①

VII. 特殊な脳動脈瘤

瘤内血栓の摘出②

血栓の摘出にはCUSAが有用である（図ⅦB-8）．写真のごとく黄色い器質化した硬い血栓の部分は，動脈瘤の中枢が一時遮断されていない場合でも，摘出しても出血はきたしてこない場合が大部分である．

動脈瘤の切除，後交通動脈の温存

血栓を摘出後，動脈瘤を周囲より剝離して，視野を確保するために部分的に切断する（図ⅦB-9）．動脈瘤壁を翻転すると後交通動脈，前脈絡叢動脈が確認された．確認後に内頚動脈のtemporary clipは後交通動脈分岐の遠位部に掛け替え，後交通動脈の血流を再開した．

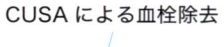

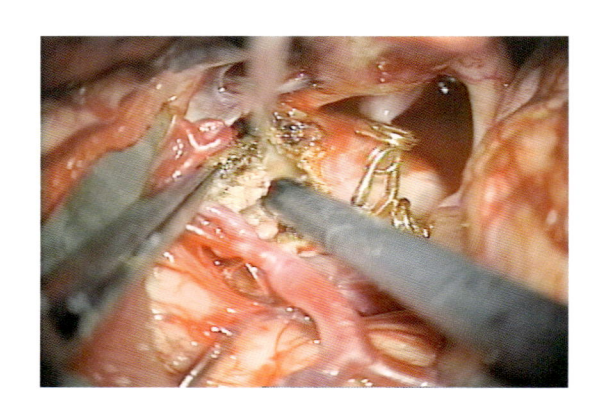

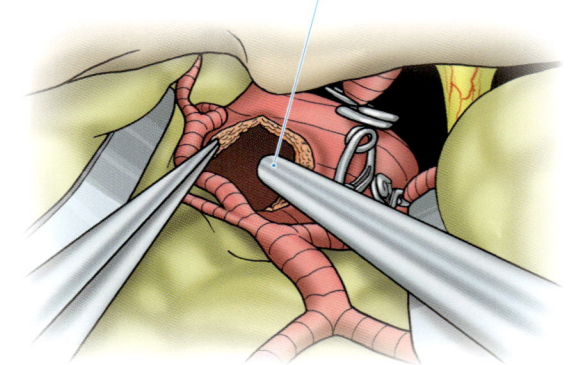

図ⅦB-8 血栓除去②

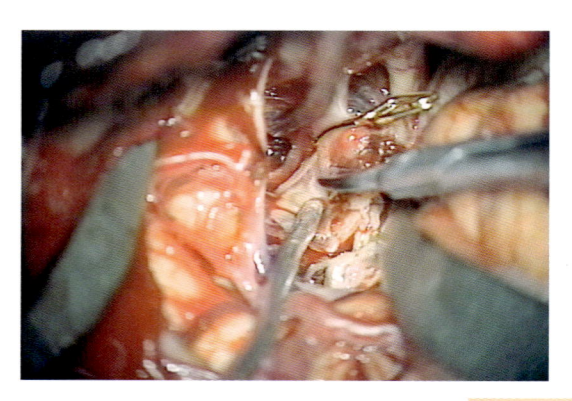

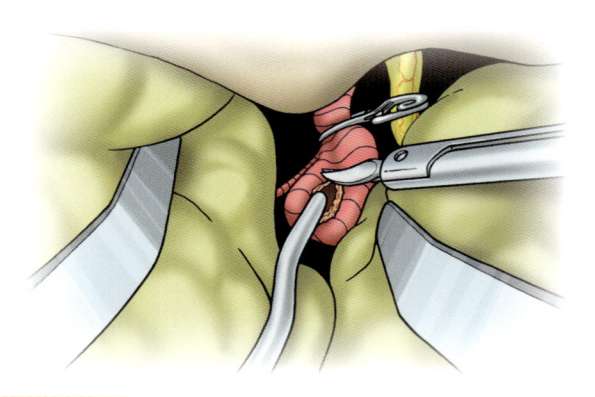

図ⅦB-9 動脈瘤の切断

前脈絡叢動脈の温存①

　前脈絡叢動脈の血流を温存するために，内頚動脈の遠位端を形成するように，動脈瘤頚部の断端を multiple clip で閉鎖する．さまざまなクリッピングを試みたが，前脈絡叢動脈への血流は確認できなかった（図ⅦB-10）．

　動脈瘤頚部の壁が厚いため，クリップによる閉鎖では十分な内腔が確保できないためと考えられた．

前脈絡叢動脈の温存②

　クリップを外し，8.0ナイロン糸で断端を縫合し血管形成を行った（図ⅦB-11）．一時遮断開放直後には前脈絡叢動脈の血流がドップラー血流計で確認されるが，数分経過を見ていると血流が確認されなくなった．再縫合を行うが，同様の現象が数度繰り返された．内皮の損傷による血栓形成が起こり，血管を閉塞させるものと考えられた．

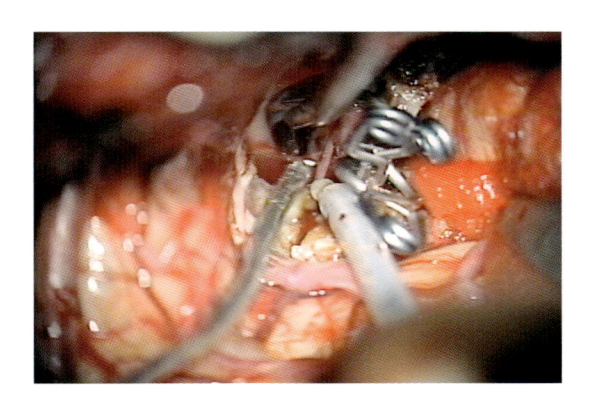

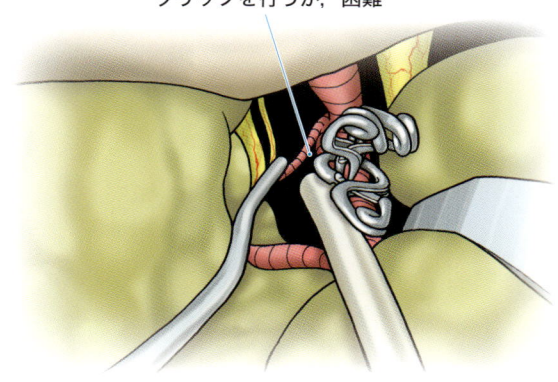

図ⅦB-10　クリッピング

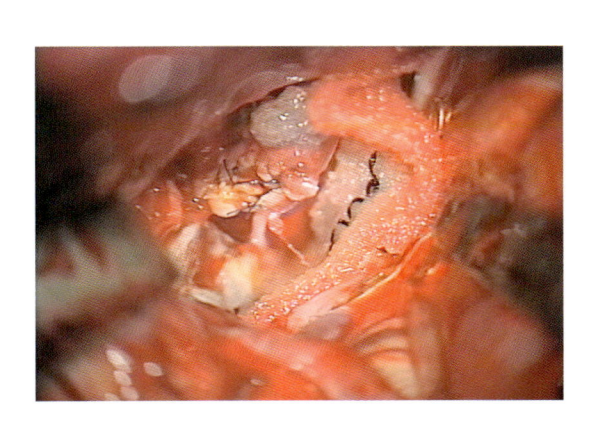

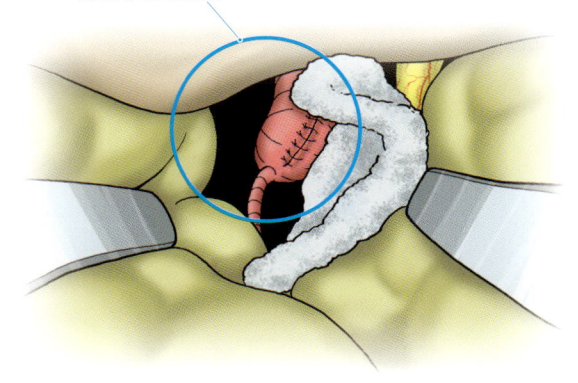

図ⅦB-11　断端縫合による血行再建

前脈絡叢動脈の温存③

内頚動脈末梢端の形成による前脈絡叢動脈の温存は困難と判断し，浅側頭動脈前頭枝を前脈絡叢動脈に9.0ナイロン糸で端側吻合し，前脈絡叢動脈を再建した（図ⅦB-12）．前脈絡叢動脈への吻合はすべての症例で可能なわけではないが，巨大動脈瘤を切除したことにより通常よりworking spaceも広くなり，適切な吻合器具を用いれば可能な手技となる．

中大脳動脈近位端の閉鎖

中大脳動脈の領域はRAグラフトからの血流で灌流されるため，切断した中大脳動脈の近位端は動脈瘤クリップで閉鎖する（図ⅦB-13）．

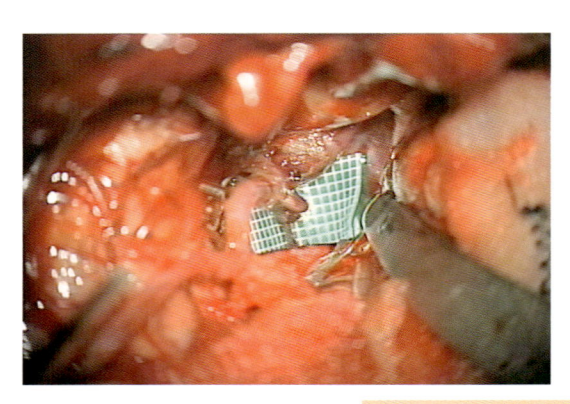

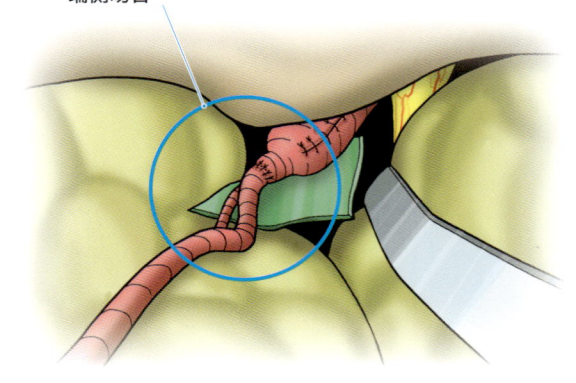

図ⅦB-12 浅側頭動脈前頭枝による血行再建

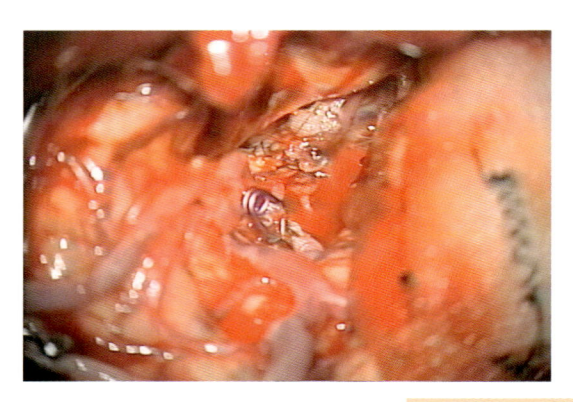

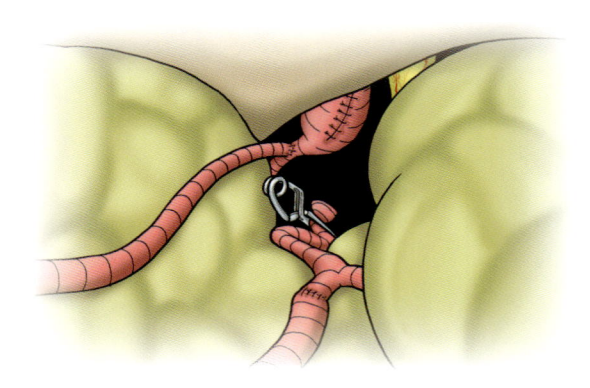

図ⅦB-13 中大脳動脈近位端の閉鎖

前大脳動脈の再建

切断した前大脳動脈の断端には，あらかじめ温存してあった浅側頭動脈の頭頂枝を9.0ナイロン糸で端端吻合し，前大脳動脈を再建する（図ⅦB-14）．

最終像

図ⅦB-15は動脈瘤の処置を終了した最終像である．最終的には前脈絡叢動脈を含めたすべての血管を再建し，動脈瘤を切除した形となった．

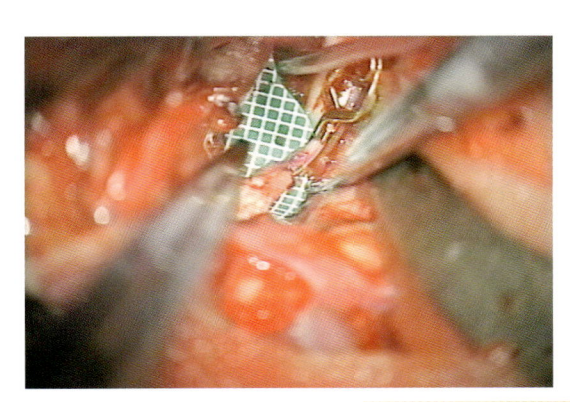

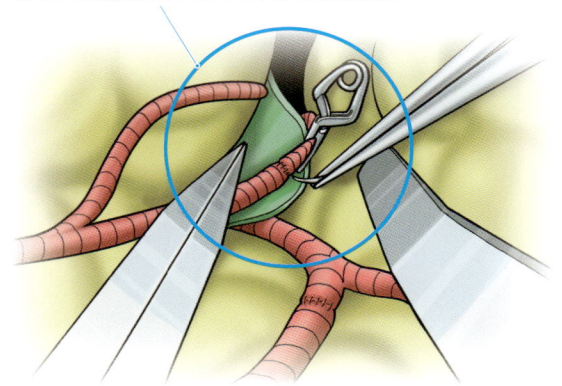

図ⅦB-14 浅側頭動脈頭頂枝による血行再建

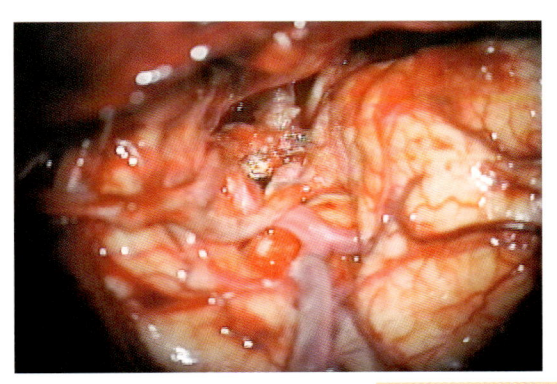

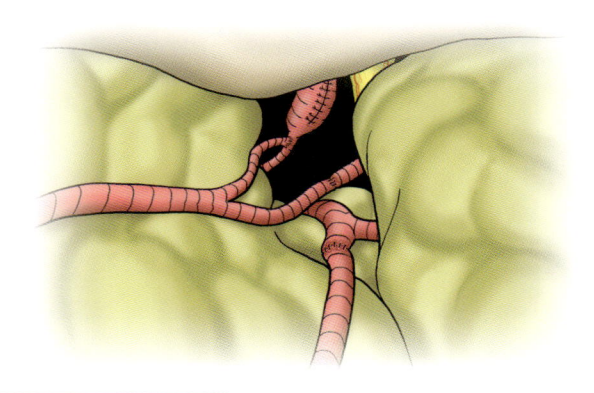

図ⅦB-15 動脈瘤処置を終了したところ

術後画像

術後画像を図ⅦB-16に示す．術後に軽度の失語症を認めたが，麻痺の出現はなく，前脈絡叢動脈の領域にも梗塞巣は認めなかった．最終的には神経症状の後遺なく，復職されている．

穿通枝の温存等に関しては，本例のようにすべて結果がよいという保証はないが，あきらめた時点でおしまいである．ひと筋縄ではいかないような動脈瘤の治療を行う場合，困難な状況に陥ったとしても，あきらめずに冷静に最後まで目的を完遂する気力が何よりも大切である．

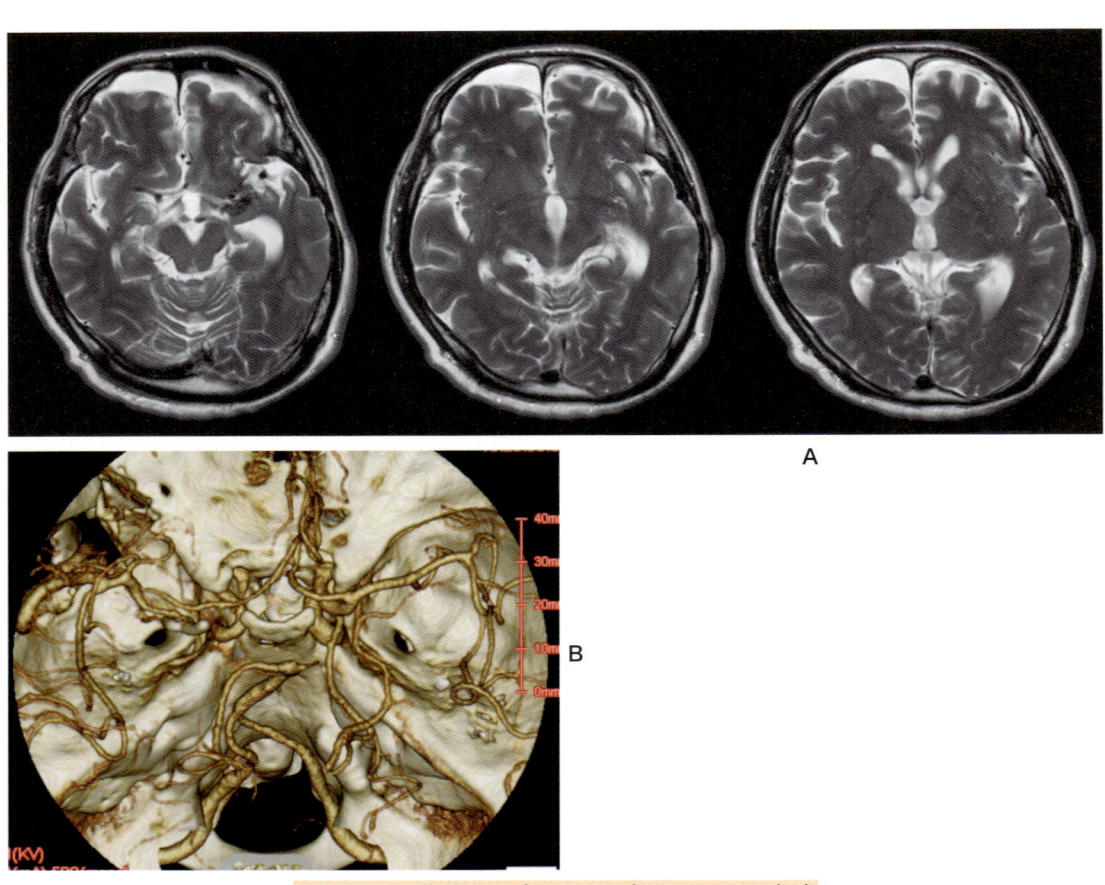

図ⅦB-16　術後 MRI（T2WI，A）と3D-CTA（B）

C 解離性動脈瘤

解離性動脈瘤の特徴と対処法

　解離性動脈瘤は，大部分が椎骨脳底動脈系に生じるが，その他のさまざまな部位にも生じる．くも膜下出血（脳動脈瘤によるくも膜下出血全体の約3％を占める）や脳梗塞の原因となるが，頭痛等を契機に発見される機会も増えている．外科治療はくも膜下出血例に施行される場合が多いが，手術適応・治療法に関する見解は，一致したものがないのが現状である．くも膜下出血例では急性期（発症24時間以内）の再破裂が多いとされ，急性期手術の必要性が強調されている．解離性動脈瘤そのものが椎骨脳底動脈系に多いため，血管内手術が行われることが多くなっているが，血行再建を含めた治療は開頭手術でのみ可能となる．

　動脈瘤の部位，発症形態等により手術の戦略は異なるが，基本的な考え方は以下のとおりである．

① エントリーを含む解離部分のトラッピングが，理想的で根治的な治療である．
② 解離部に太い分枝（椎骨動脈（vertebral artery：VA）での後下小脳動脈（posterior inferior cerebllar artery：PICA）など）が存在する場合には，血行再建（OA-PICAバイパスなど）を行う．
③ 解離部に穿通枝等の血行再建が不能な細い分枝が存在する場合には，その温存を最優先する（特に未破裂例）．proximal occlusionやwrapping等の不完全な治療で妥協せざるをえない場合もある．
④ 解離部分の閉塞がその末梢の血流に影響を及ぼす場合（一側のみあるいは優位側の椎骨動脈など）では，母血管そのものの再建（V3-RA-PCAバイパス等）を行う．

症例の概要

　右椎骨動脈解離性動脈瘤（非破裂例）の手術例である．頭痛発症で入院し（図ⅦC-1，A），入院3日目には増大が見られている（図ⅦC-1，B）．非破裂例に対する手術適応は一定のものがなく，解離性動脈瘤は発生から3週間以内で約90％のものが形状変化すると言われているが，急速に増大しており，入院3日目に緊急で手術を行った．

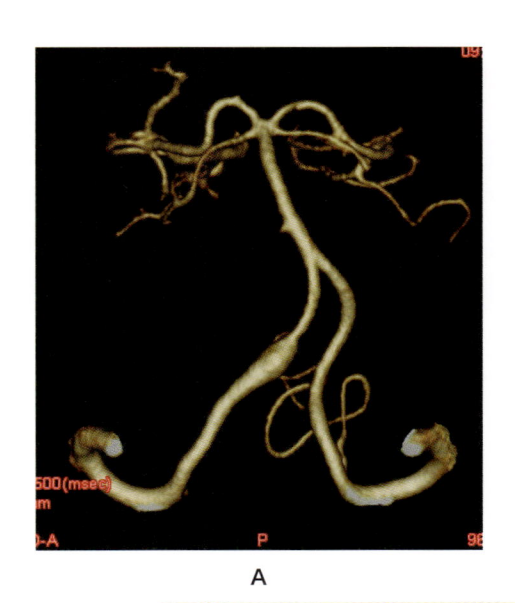

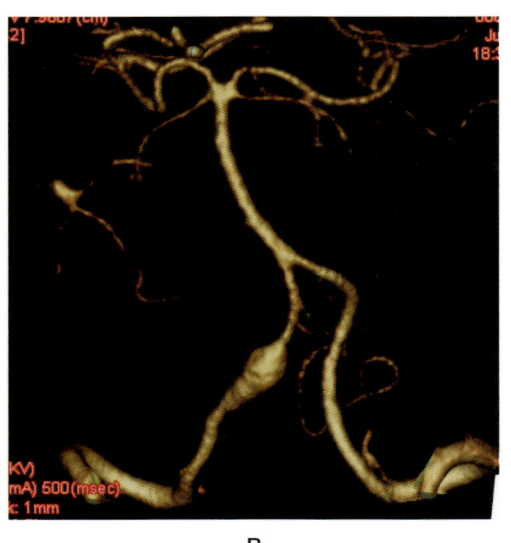

| A | B |

図ⅦC-1　術前3D-CTA（A：頭痛発症例で入院した際，B：入院3日目）

後頭動脈温存

術前の3D-CTでは後下小脳動脈（PICA）は確認ができないが，動脈瘤の部位よりPICAの再建の可能性を考え，開頭の際には後頭動脈（occipital artery：OA）を剥離，温存する（図ⅦC-2）．

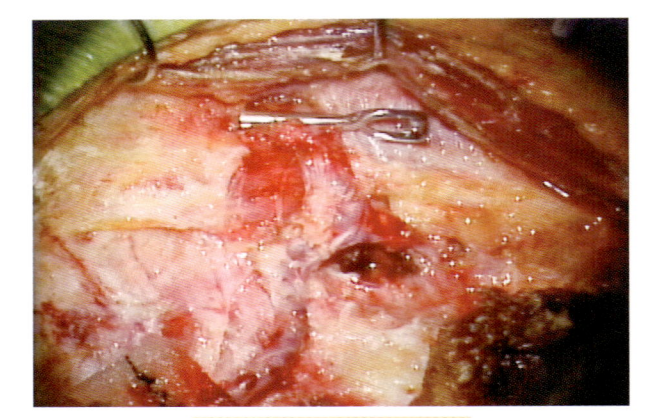

図ⅦC-2　後頭動脈の確保

硬膜切開

後頭蓋窩硬膜を開ける際は，最初にcaudal側外側部でわずかに硬膜を切開した後くも膜を開放し，lateral medullary cisternより髄液を排出する（図ⅦC-3）．術前にspinal drainageを挿入するのと同じ効果が得られ，後頭蓋窩がslackとなり硬膜切開が容易になる．

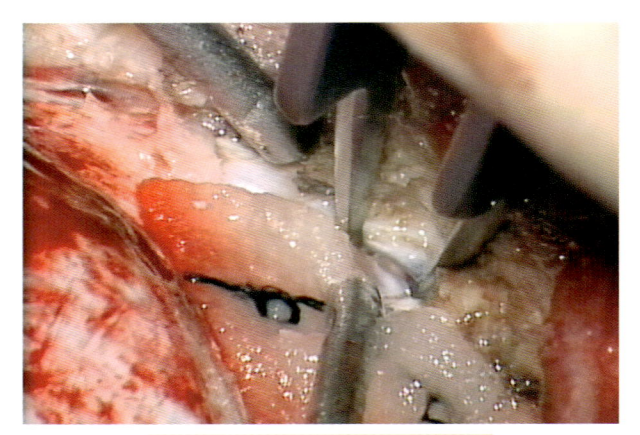

図ⅦC-3　硬膜切開とくも膜開放

硬膜切開後

図ⅦC-4は硬膜切開後の写真である．transcondylar approachで十分な開頭がなされていると，外側では一直線上の視野が得られ，caudal側では副神経のspinal rootが小脳をほとんど牽引することなく容易に確認できる．

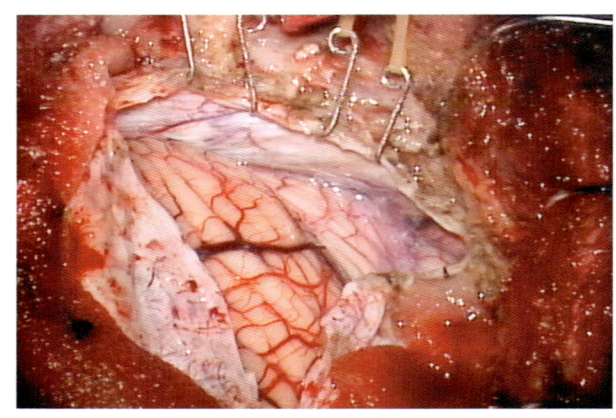

図ⅦC-4　硬膜切開後の術野

椎骨動脈の近位部と解離の起始部を確認

舌咽神経，舌下神経にtensionをかけないように，これらの間隙より椎骨動脈の近位部を確認し，中枢へ追っていく．解離部は外表上から壁在血腫による色調変化等で容易に確認できる（図ⅦC-5）．

解離部および解離遠位端の確認

トラッピングが可能かどうか，解離部および解離の終端を確認する．椎骨動脈近位部を一時遮断し，瘤内圧を下げることで，剝離操作中の破裂の危険性を避ける．

解離の終端とその遠位部で正常な椎骨動脈が確認された（図ⅦC-6）．解離部からのPICAの分岐は認めないが，穿通枝の分枝を認めた．

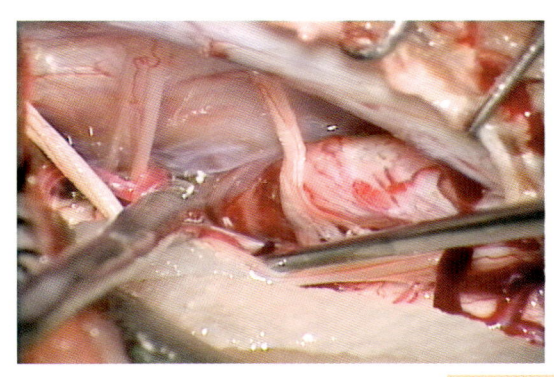

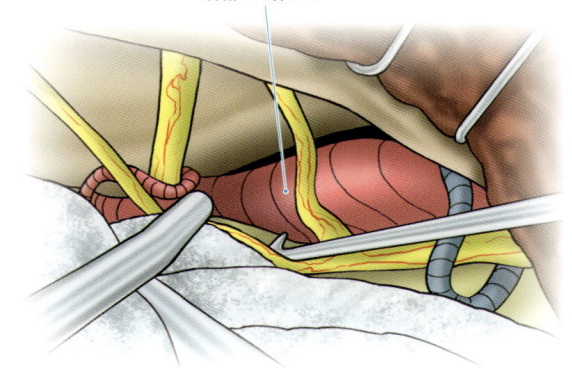

図ⅦC-5　解離起始部の確認

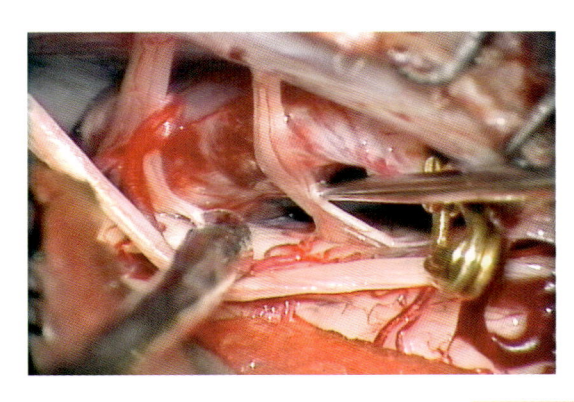

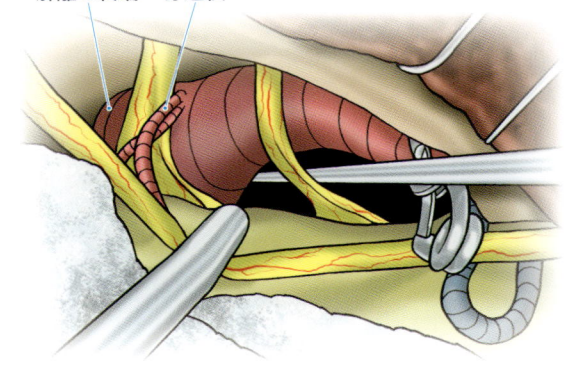

図ⅦC-6　解離終端の確認

解離の近位部の閉鎖

解離の近位部をクリップで遮断し，エントリーを閉鎖する（図ⅦC-7）．

解離の遠位部の閉鎖

解離の遠位部をクリップで遮断し，トラッピングを完成させる（図ⅦC-8）．この際，解離部を完全に含んだ形でトラップすると解離部より分岐する穿通枝への血流がなくなるため，解離の遠位部が一部残ったとしても，この穿通枝の温存を優先させるかたちで遮断する．

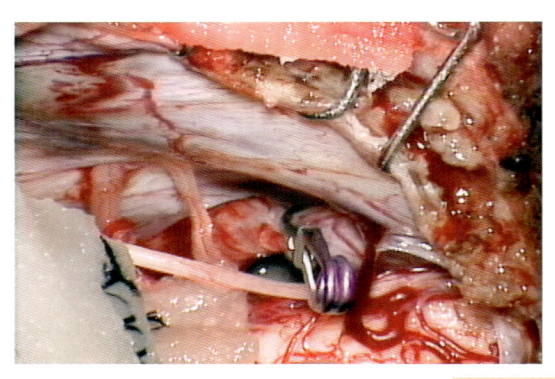

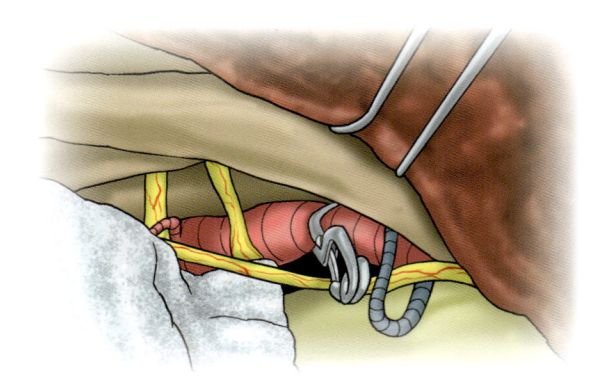

図ⅦC-7　解離近位部遮断

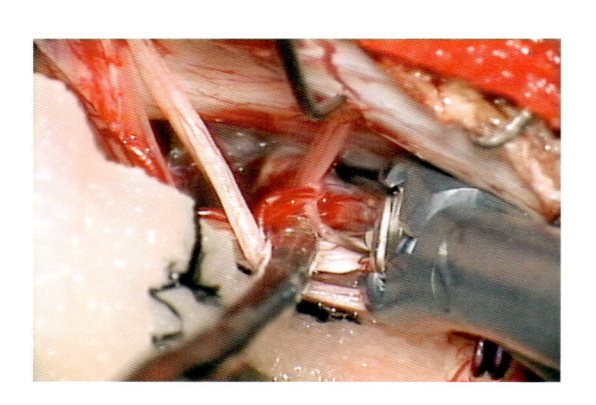

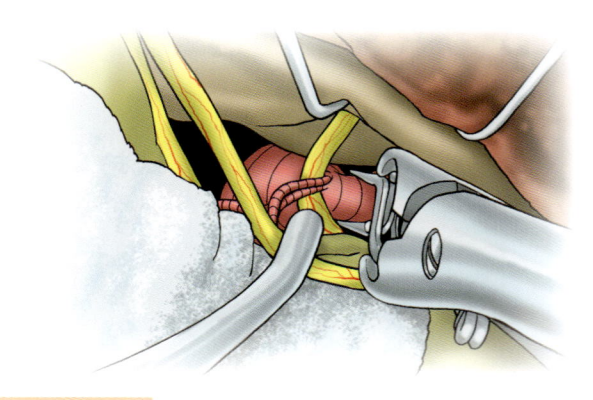

図ⅦC-8　解離遠位部遮断

最終像

図Ⅶ C-9 はトラッピングが完成した最終像である．クリップは下位脳神経の間から挿入する形となるため，脳神経が圧迫されないように，クリップを挿入する方向を考える必要がある．

術後画像を図Ⅶ C-10 に示す．

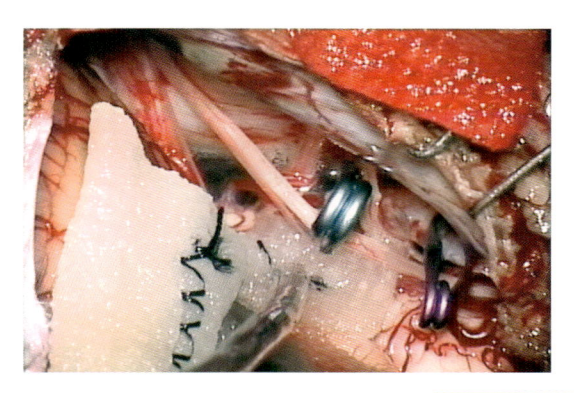

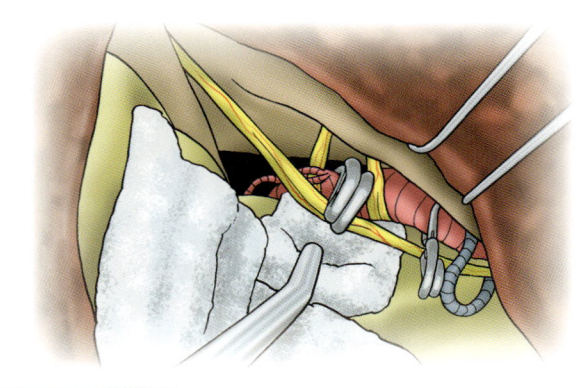

図Ⅶ C-9　トラッピングの完成

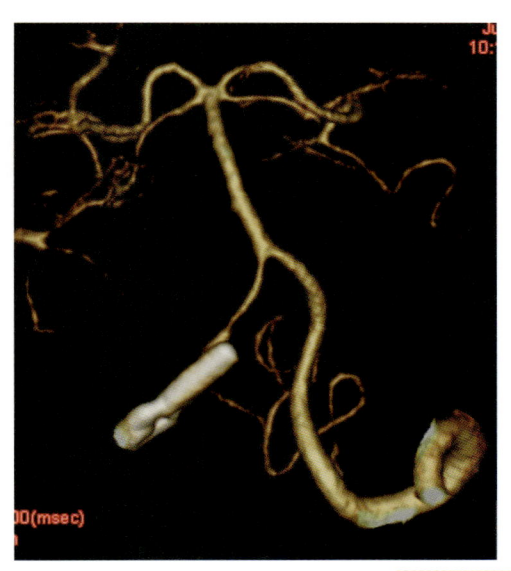

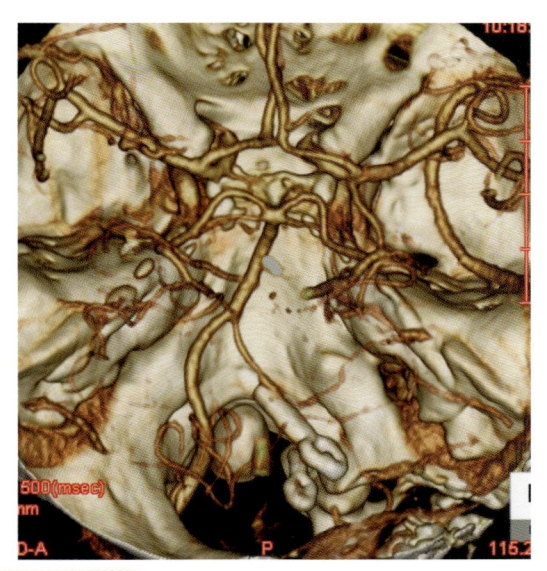

図Ⅶ C-10　術後 3D-CTA

D 後大脳動脈遠位部動脈瘤

症例の概要

後大脳動脈（posterior cerebral artery：PCA）遠位部（P2P後半部・P3・P4）の動脈瘤に対しては，松果体部腫瘍などに行われる occipital interhemispheric transtentorial approach が用いられる．提示した症例は右の P3 部動脈瘤である（図Ⅶ D-1）．

アプローチ

体位は患側を下にする lateral-semiprone position で，頸部を軽度背屈させ，手術台を 20°ほど head-up position とする．術者は患者の背外側に位置し，皮切は横静脈洞に向けた？字型とし，患側に正中から4横指，対側に1.5横指，外後頭隆起から上方へ5横指の大きさとする（図Ⅶ D-2）．

開頭は皮切に沿って正中線を越えた後頭開頭とし，下方は横静脈洞（transverse sinus）が一部露出するまで開ける．開頭を大きめにすることによって，後頭葉脳表の損傷が避けうる．

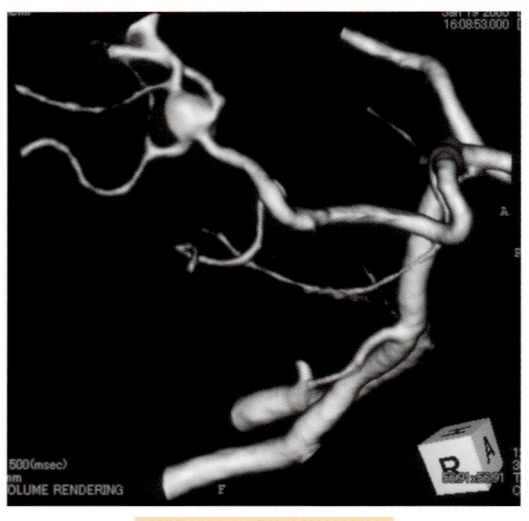

図Ⅶ D-1　術前3D-CTA

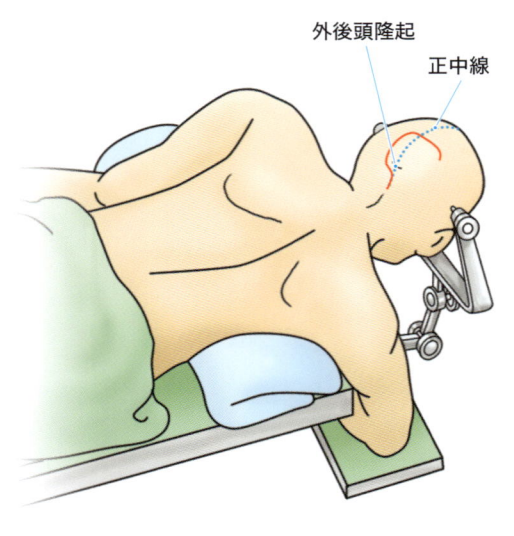

図Ⅶ D-2　体位・皮切

硬膜切開

硬膜切開はX字型に行い，ベースは上矢状洞と横静脈洞に来るようにし，この部が十分に展開できるようにする．後頭葉をゆっくりと外側に圧排する．鳥距部（calcarine region）は後頭葉内側面に接しており，圧排が強くなりすぎないように注意が必要である．直静脈洞（straight sinus）を確認し，テント自由縁を同定する（図ⅦD-3）．

まず鳥距溝（calcarine fissure）前端を切開開放し，髄液を少しずつ吸引すると脳が徐々にslackになり，術野が広がる（図ⅦD-4）．後頭葉の下内側面から内後頭静脈が松果体の方向に進みGalen大静脈群に注いでいることが多いので，注意が必要である．

テント切開

さらに術野を拡大するためにテントを切開するが，テント自由縁まで，直静脈洞に対し斜めに切開する（図ⅦD-5）．

切開方向は，手前から前方に向かって切り進むようにすると比較的容易にテントを切開できる．腫瘍の手術と異なり，対側までの広い術野は必要でなく，テント切開も1cm以下でよい．よって，tentorial sinusを損傷する可能性は低い．

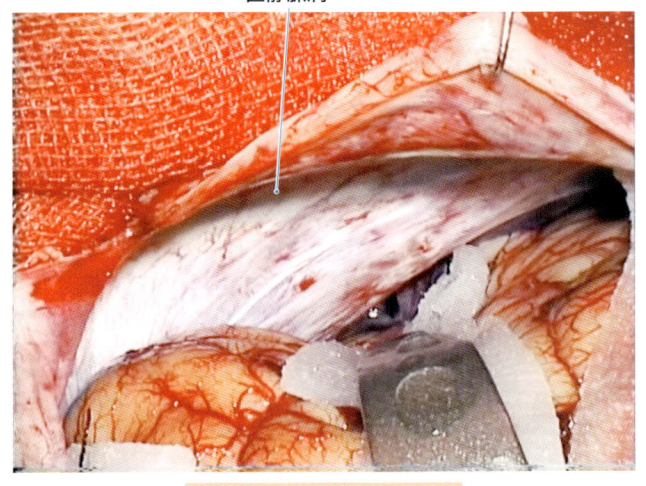

図ⅦD-3　直静脈洞の観察

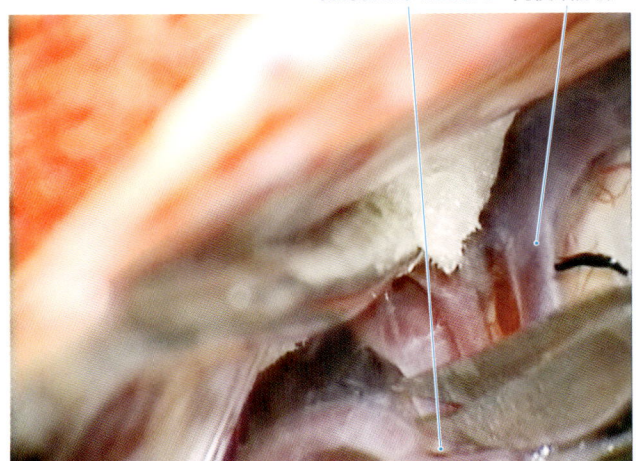

図ⅦD-4　calcarine fissureの切開開放

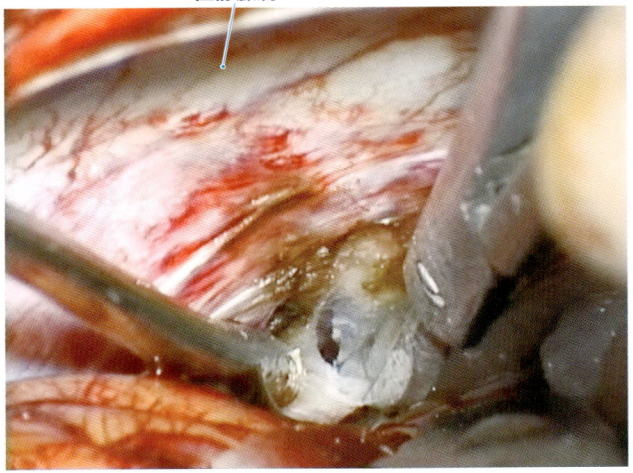

図ⅦD-5　テント切開の様子

脳底静脈の確認

切開したテント内側縁に糸を掛けて吊り上げると，迂回槽（ambient cistern）から Galen 大静脈に向かう同側の脳底静脈などが観察できる（図ⅦD-6）.

術野の確保

後頭葉の圧排時に，Galen 大静脈群に無理な力がかからないようにするために，脳底静脈周囲の厚いくも膜を切開する（図ⅦD-7）.

視野を下方に移し，四丘体槽を十分に開放し，髄液をさらに排出させることにより，術野が一層拡大する（図ⅦD-8）.

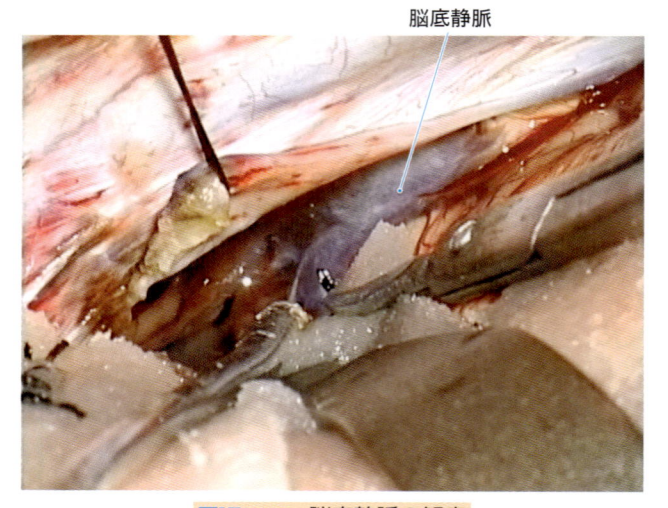

図ⅦD-6 脳底静脈の観察

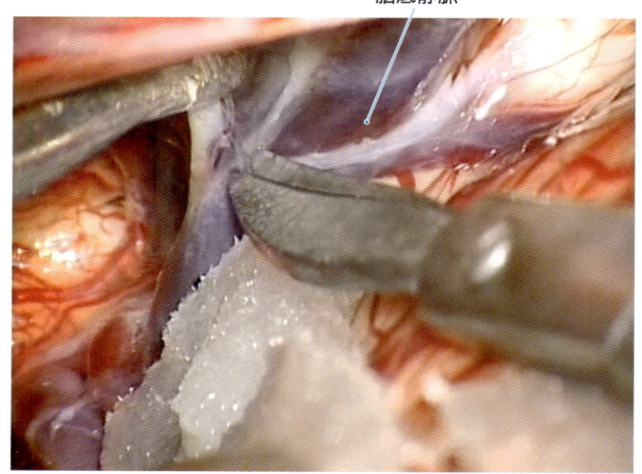

図ⅦD-7 くも膜の切開

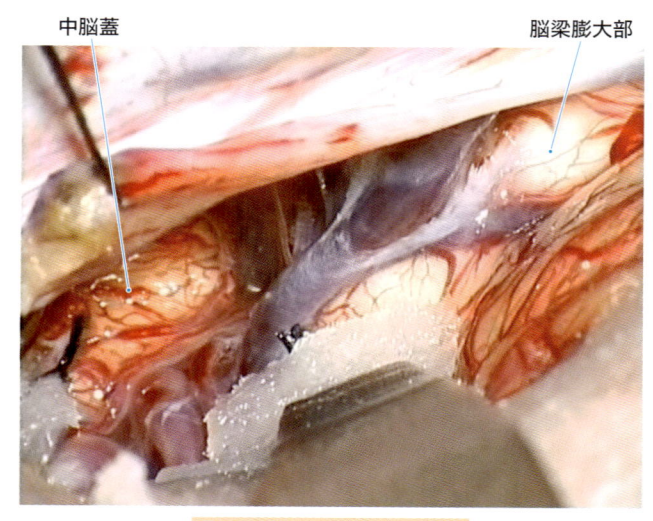

図ⅦD-8 四丘体槽の開放

動脈瘤の剝離

動脈瘤周囲の剝離を進め，母動脈（P2P）確保のため，迂回槽まで剝離する（図ⅦD-9）．

クリッピング

この症例では，P3に対し平行にクリッピングした（図ⅦD-10）．

図ⅦD-11はクリッピング後の全景である．動脈瘤を穿刺し虚脱させている．中脳蓋，脳梁膨大部，脳底静脈，内後頭静脈がよく観察される．

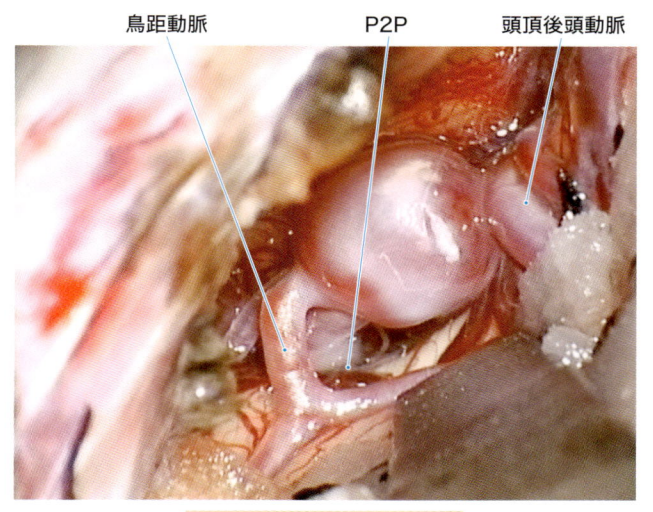

D. 後大脳動脈遠位部動脈瘤

図ⅦD-9　露出した動脈瘤

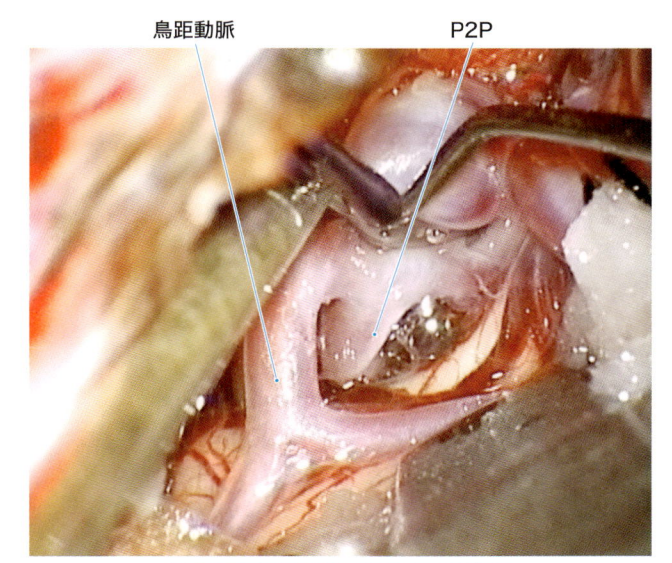

図ⅦD-10　クリッピングの様子

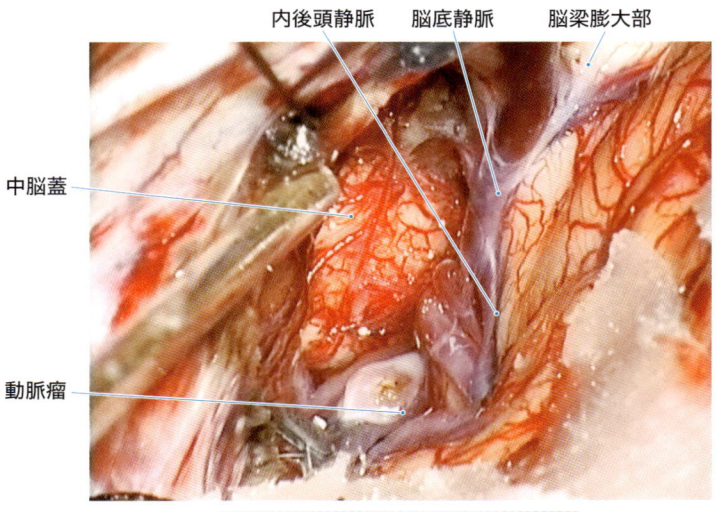

図ⅦD-11　クリッピング後の術野

VII. 特殊な脳動脈瘤

●参考文献

Aは参考文献なし

B．血栓化動脈瘤

1) Lawton MT, Quinones-Hinojosa A, Chang EF, et al：Thrombotic intracranial aneurysms：classification schema and management strategies in 68 patients. Neurosurgery **56**：441-454, 2005
2) Murakami K, Shimazu H, Matsumoto Y, et al：Acute ischemic complications after therapeutic parent artery occlusion with revascularization for complex internal carotid artery aneirusms. Surg Neurol **71**：434-441, 2009
3) Sanai N, Zador ZZ, Lawton MT：Bypass surgery for complex brain aneurysms：an assessment of intracranial-intracranial bypass. Neurosurgery **65**：670-683, 2009
4) Sekher LN, Duff JM, Kalavakonda C, et al：Cerebral revascularization using radial artery grafts for the treatment of complex intracranial aneurysms：Thchniques and outcomes for 17 patients. Neurosurgery **49**：646-659, 2001
5) Sekher LN, Stimac D, Bakeir A, et al：Reconstruction options for complex middle cerebral artery aneurysms. Neurosurgery **56**：66-74, 2005
6) Sharma BS, Gupta A, Ahmad FU, et al：Surgical management of giant intracranial aneurysms. Clin Neurolo Neurosurgery **110**：674-681, 2008
7) Sugita M, Kinouchi H, Nishiyama Y, et al：Direct clipping of a thrombosed giant cerebral aneurysm after thrombectomy without bleeding to minimize the temporary occlusion time.- Technical case report – Neurol Med Choir (Tokyo) **49**：600-603, 2009
8) 堀内哲吉，本郷一博：血栓化動脈瘤．脳神経外科エキスパート　脳動脈瘤，宝金清博（編集），中外医学社，p152-162, 2009

C．解離性動脈瘤

1) Iihara K, Sakai N, Murao K, et al：Dissecting aneurysm of the vertebral artery：A management strategy. J Neurosurg **97**：259-267, 2002
2) Nakagawa K, Touho H, Morisato T, et al：Long-follow up study of unruptured vertebral artery dissection：Clinical outcomes and serial angiographic findings. J Neurosurg **93**：19-25, 2000
3) Sano H, Kato Y, Okuma I, et al：Crassification and treatment of vertebral dissecting aneurysm. Surg Neurol **48**：598-605, 1997
4) Takemoto K, Abe H, Uda K, et al：Surgical treatment of intracranial VA dissecting aneurysm. Acuta Neurochir (Suppl) **107**：51-56, 2010
5) Yonekawa Y, Zumofen D, Imhof HG, et al：Hemmorrhagic cerebral dissecting aneurysms：surgical treatments and results. Acta Neurochir (Suppl) **103**：61-69, 2008
6) 水谷　徹：解離性脳動脈瘤の発生，治癒機転からみた治療の考え方．脳外誌 **19**：104-111, 2010
7) 水谷　徹：可愛理性脳動脈瘤―解離性椎骨動脈瘤の安全なトラッピング術．脳神経外科エキスパート　脳動脈瘤．宝金清博（編集），中外医学社，p163-176, 2009

D．後大脳動脈遠位部動脈瘤

1) 竹内茂和，田中隆一：第三脳室後半部へのOccipital transtentorial approach：顕微鏡下手術のための脳神経外科解剖 XIV，サイメッド・パブリケーションズ，p155-160, 2002
2) 伊達　勲，大本堯史：松果体部及び四丘体部への手術到達法と解剖学的指標：顕微鏡下手術のための脳神経外科解剖 IX，サイメッド・パブリケーションズ，p79-92, 1997
3) 田中　隆一：松果体部腫瘍の手術 Occipital transtentorial approachの手技の要点．Jpn J Neurosurg (Tokyo) **8**(3)：151-155, 1999

第VIII章

手術のセットアップ, 手術器具

Contents

- § A　セットアップ
- § B　手術器具

A セットアップ

　手術スタイル，使用する器具にも関連することとして，①患者の体位の取り方，②器械台の配置，③術者・助手・器械出し看護師の配置などの基本的な設定も手術を円滑に行うためには重要である．

体位設定

　体位をとる場合には静脈圧コントロールへの配慮が重要である．前側頭開頭の場合，具体的には背板を25～30°程度挙上したのち，頸部をさらに持ち上げる（図ⅧA-1，A）．

　頭部を回旋させる際には，対側の頸静脈が圧迫されないように注意する（図ⅧA-1，B）．頭部を固定する際に，対側の頸部に腕を入れて保持することで（図ⅧA-1，C，D）頸静脈の圧迫が回避できる．

　ことにDolenc approachなどでは，静脈圧コントロールの可否でアプローチのしやすさが大きく異なる．

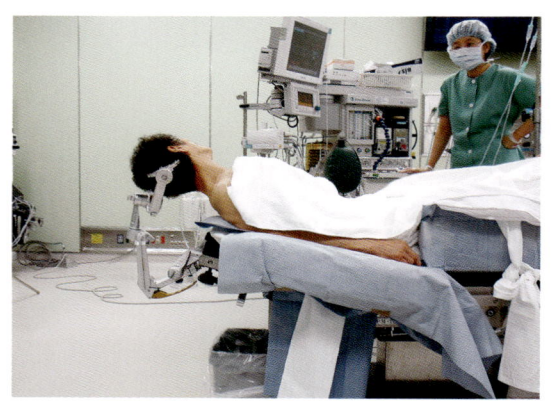

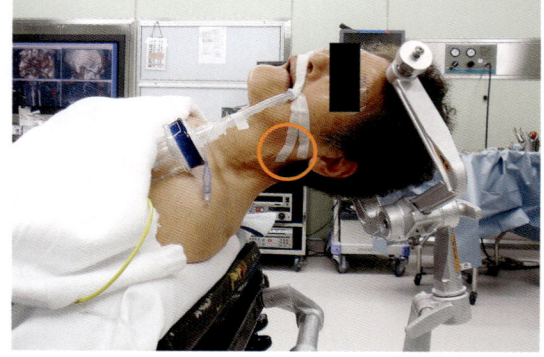

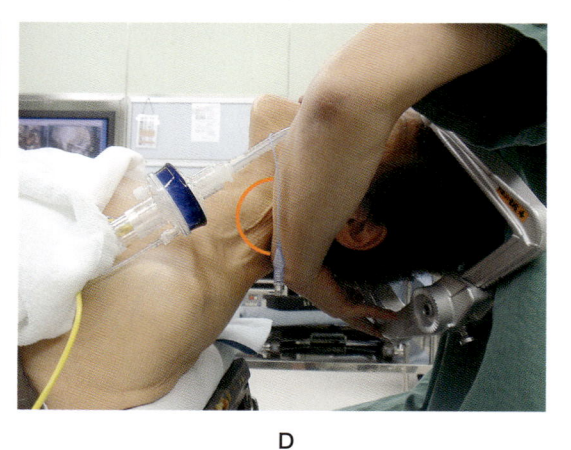

図ⅧA-1　体位設定の例（前側頭開頭）

器械台（メイヨー台）の設置

術中にアプローチの方向を変える場合は，基本的にはベッドの上下移動，回転移動により患者側を動かすため，器械台は片足のメイヨー台を手術台に固定する．こうすることでメイヨー台もベッドと一体化して動くため，ドレープのつっぱり等による移動の制限がなくなる．

メイヨー台は挿管チューブ等の保護も兼ねるため，必ず術側の反対側から固定する．

手術の操作野を十分に確保するためには，メイヨー台は患者のO-M lineと平行に設置する．頚部での頚動脈の確保など，頚部も術野となる場合には，通常よりさらにメイヨー台を離して固定する（図ⅧA-2，A）．メイヨー台を手術台と平行に固定するのは誤りである（図ⅧA-2，B）．

マイクロ操作と椅子について

マイクロ下での手術は，左足で顕微鏡のfocus，zoomのfoot pedalを操作し，右足でバイポーラ，CUSA，high speed drillなどのfoot swicthを操作する．左右のペダル操作を同時に行う場合も多く，立位では同時操作が困難であり，座位での手術が基本となる（図ⅧA-3）．そのため，手術用ベッドはできるだけ低くなるものがよい．

体位を変化させた際に，座ったまま術者も速やかに位置を変えるために，座る椅子はキャスターがついて，背もたれがなく，油圧式レバーにより座ったままの状態で容易に昇降可能なタイプのものがよい．

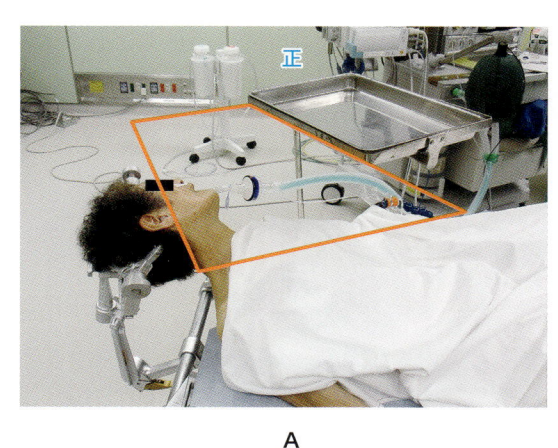

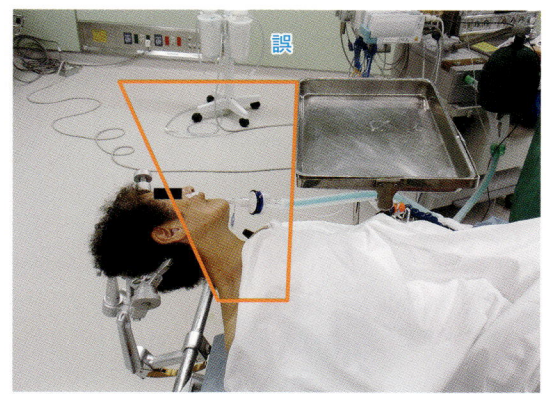

A   B

図ⅧA-2　メイヨー台の設置例

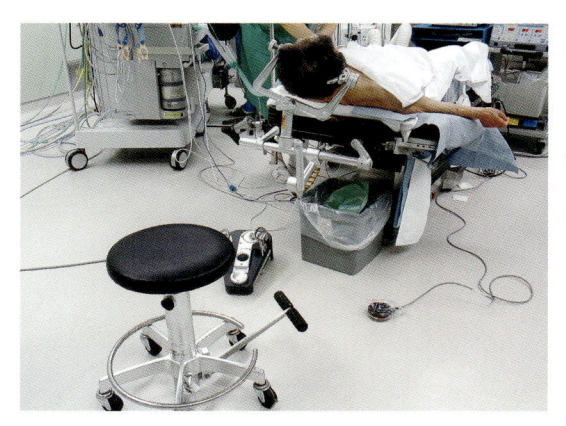

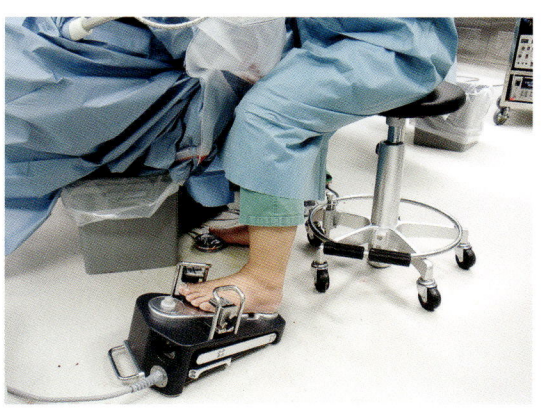

A   B

図ⅧA-3　ペダル操作と椅子

脳ベラの設定

マイクロ操作では脳ベラは必須の器具である．特に前交通動脈瘤などで大脳半球間裂剥離を行う場合には，脳ベラの性能がアプローチ成功の可否を決めると言っても過言ではない．

脳ベラ固定システムにもさまざまなものがあり，術者の好みにより選択されているが，エレファントバーを手術台に固定し，これに脳ベラ固定器を固定するシステムが有用である（図ⅧA-4, A）．ヘッドホルダーに固定するリング状の固定器などもあるが，術野が深くなってしまい手術操作（特に血管吻合操作等）の妨げとなる．

脳ベラの蛇腹（フレキシブルアーム）は適切な硬さに設定すると，掛け替えの際にその都度蛇腹の締め直しをする必要はなく済む．脳ベラを直接持つのではなく，脳ベラと蛇腹の固定部分（図ⅧA-4, A○部分）をつかんで，新たに牽引したい位置へ移動させると，その位置でずれることなく保持される．強く牽引し保持する必要がある場合には，蛇腹はあらかじめ硬めに設定し，掛け替えの際は蛇腹の締め直しをする（助手が行うことが多い）必要がある．

脳ベラで牽引する際は，脳ベラが開頭縁の骨に触れるように設定（図ⅧA-4, B）すると，予期せず脳ベラに触れた際などにも脳ベラはそれ以上深く移動することはないため安全である．脳ベラが開頭縁から浮いたような当て方は（図ⅧA-4, C）予期せぬ事故につながる可能性があり危険である．

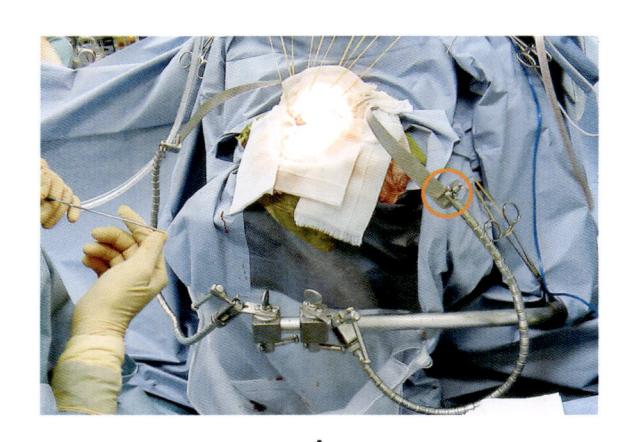

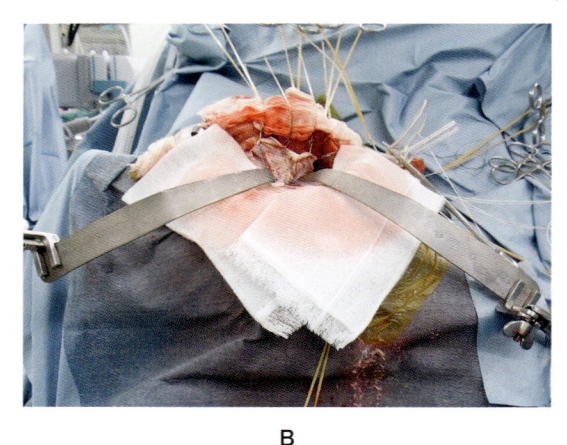

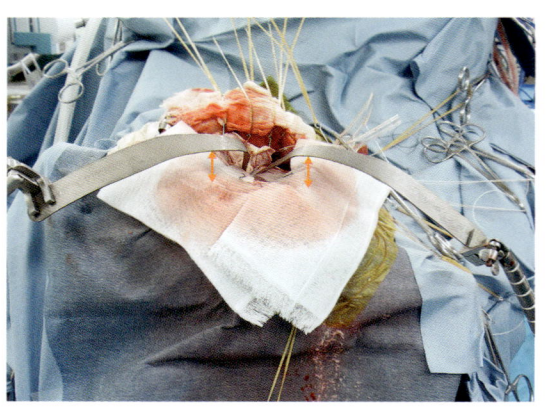

図ⅧA-4　脳ベラの設定例

術者，助手，器械出しの配置

上山式の手術スタイルは，マイクロ操作の部分は基本的には術者のみで完遂する．右利きの術者（大部分と考えられる）では基本的に左手で吸引管を，右手でバイポーラやハサミ等の器具を操作する．術者への器具の受け渡しを速やかにするために器械出しを術者のすぐ右隣に配置する（図ⅧA-5，A）．

特にマイクロ操作では，助手よりも器械出しの役割が重要であり，マイクロの外部モニターは器械出しが最も見やすい場所に配置し（図ⅧA-5，B），現在どのような操作が行われていて，どういう器具が必要になるのかを，器械出しが常にわかるようにする．

術者が左手に持つ吸引管はretractorの役割を代用できるため，術者の右手側の術野の展開の補助を必要とすることが多い．そのため，顕微鏡の補助鏡は右側に付け，助手は術者の右側に立つ（図ⅧA-5，B）．

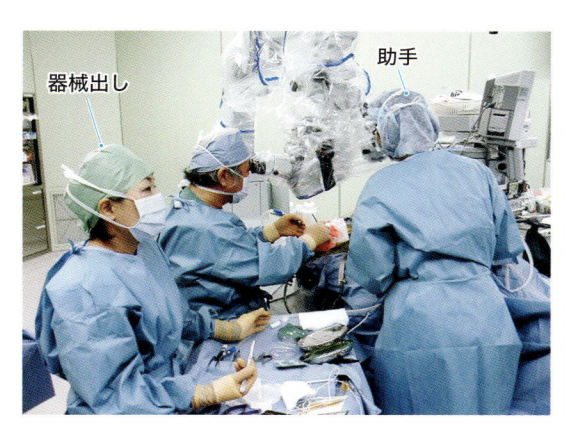

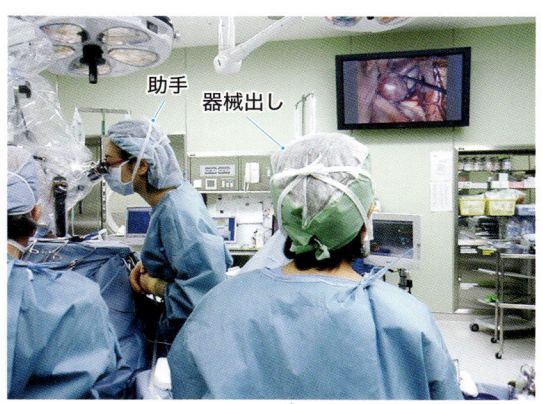

図Ⅷ A-5　手術時の術者，助手，器械出しの位置

B 手術器具

基本的事項

　よりよい手術を行うためには，よりよい手術器具が必要である．手術スタイル，手術コンセプトの違いにより使用する手術器具は当然異なってくるが，現在ある手術器具の種類，特性に精通し，自分の手術スタイルに合わせ，必要な器具を厳選して使用するとともに，ない手術器具については自分で考案し実用化する努力も必要である．上山博康は，自身でもさまざまな手術器具を考案しており，ことにこれらの器具は，上山式の動脈瘤手術を行うためには必須である．

　以下に上山式の手術を行うために必要な手術器具に関し，開頭・閉頭のマクロ操作に使用する器具，マイクロ操作に使用する器具に分けて概説するが，手術器具に関しての上山の基本的なコンセプトは，使用する器具はできるだけシンプルに必要最小限とすることである．

　手術器具の使い方に習熟することが，そのまま手術手技のスキルアップにもつながっていくので器具の特性を理解することは重要である．

開頭セット

旭川赤十字病院の開頭セット内容

　旭川赤十字病院での開頭セットの器具は数が少ないため，コンテナボックス1個に収まる（表ⅧB-1，図ⅧB-1）．先端の繊細な器具は，先端を痛めないようにボックス内に別の四角ケースに収めている（表ⅧB-2，図ⅧB-2）．

　器械台にこのセット内の器具とハイスピードドリル，必要材料等を並べると開頭手術がすぐに開始できる．

B. 手術器具

表ⅧB-1　開頭セット一覧（旭川赤十字病院）

俗称（正式名称）	数量
消毒鉗子（ペアン止血鉗子）	2丁
カニクレンメ（バックハウスタオル鉗子）	5丁
クレンメ（M型タオル鉗子）	10丁
コッヘル（曲）（コッヘル止血鉗子　反型有鈎）	10丁
コッヘル（直）（コッヘル止血鉗子　直型有鈎）	3丁
モスキート（曲）（モスキート止血鉗子　反型無鈎）	5丁
モスキート（直）（モスキート止血鉗子　直型無鈎）	2丁
ヘガール持針器（小）（ヘガール持針器　ダイヤ付）	3丁
頭皮クリップ鉗子（レイニー型頭皮クリップ鉗子）	3丁
ラスパ（ランゲンベック氏骨膜剥離子）	1丁
木の柄のラスパ（骨膜剥離子 6mm）	1丁
剥離子（上顎洞粘膜剥離子）	2丁
骨鋭匙 No. 000, 00, 0, 1, 2（シェーデー氏骨鋭匙）	各1丁
フレキシブルディセクター（細・太）（フレキシブルディセクター（細・太））	各1丁
脳ベラ（直）（脳用柔軟性篦）	2枚
脳ベラ（マイクロ用）2, 4, 6 mm（深部柔軟性篦）	各2枚
蛇腹（ヤサーギルフレキシブルアーム）	2本
蛇腹固定器（移動式フレキシブルアーム取付金具）	2個
フリージア吸引管 2, 3, 4 mm（フレージャー型吸引管）	各2本
レクセル（側弯2連関節丸のみ鉗子 C型）	1丁
ヤンゼン（細型2連関節丸のみ鉗子）	1丁
セッシ　穴ピン（外科用セッシ　無鈎　13cm）	1丁
セッシ　ルーツェ（超硬チップ付無外傷性ピンセット）	1丁
剥離剪刀（形成反剪刀）	1丁
クーパー（外科手術剪刀）	1丁
糸きり（外科手術剪刀）	1丁
眼科剪刀（直）（眼科直剪刀）	1丁
メスの柄 No. 3,4（Swann Mortonのメスの柄 No.3, 4）	各1丁

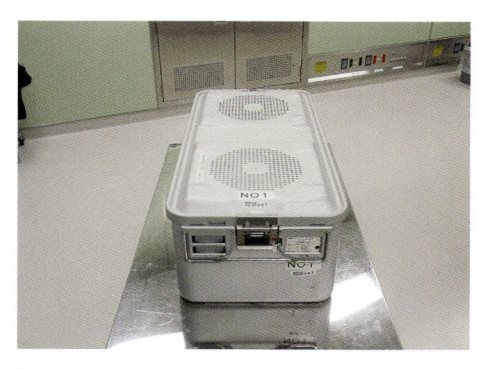

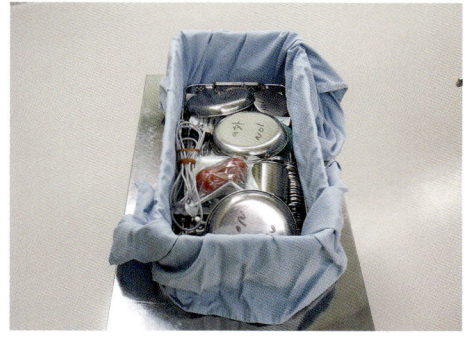

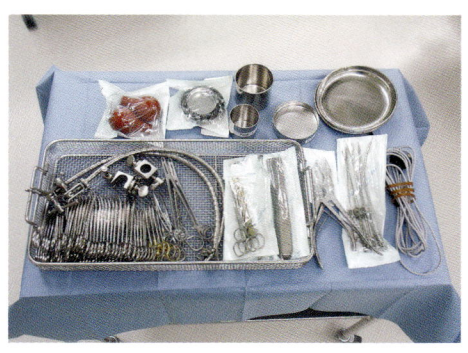

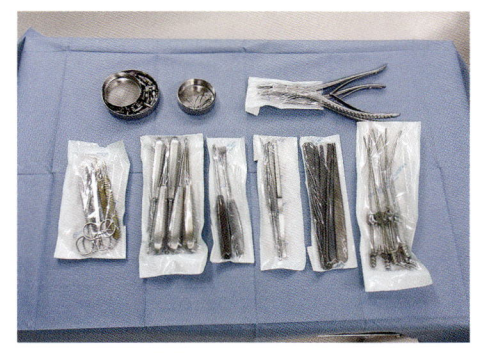

図ⅧB-1　開頭セット（旭川赤十字病院）

表ⅧB-2　別入り四角ケースの内容

俗称（正式名称）	数量
マリスバイポーラ（マリスバイポーラ）	1丁
福嶋式吸引管（圧調節式マイクロ吸引管 NO.6-S）	1丁
イリゲーションサクション（Ver 1, Ver 3）（上山式イリゲーションサクション（Ver 1, Ver 3））	各1個
アドソン（有, 無）（ケイセイ細部セッシ　アドソン型有鈎・無鈎）	各2丁
電メス先（コロラドニードル）	1本

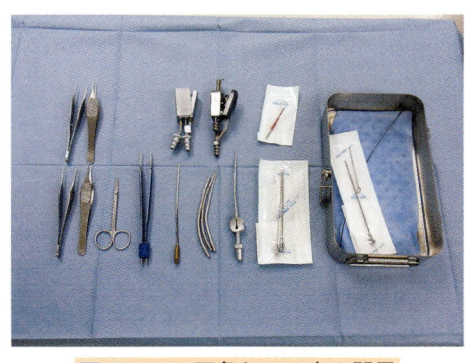

図ⅧB-2　四角ケース内の器具

セッシ，持針器，剪刀

マクロ操作に使用するセッシ（摂子），持針器，剪刀は1種類のみとしている（図ⅧB-3）．マクロ操作は硬膜までの浅い操作野であるため，長い道具やごつい道具は必要がなく，形成外科で使用されているものを用いている．左右の手で使用する器具のサイズを揃えることが，操作をしやすくするためには重要である．

開頭時に使用する器具

開頭では硬膜の損傷を避けなくてはいけない．ハイスピードドリルで骨切り（craniotomy）を行う前に，骨と硬膜の癒着を適切に剥離することが重要で，大きめの鋭匙，粘膜剝離子，フレキシブルディセクターが必要である（図ⅧB-4）．

アプローチに必要な術野を得るために，蝶形骨縁等の骨切除（craniectomy）を追加するときは，骨鉗子を用いる．骨鉗子にも種々のものがあるが，弱弯のレクセルが使い勝手がよい．

上山式イリゲーションサクション

上山式の手術は，イリゲーションサクションなしには成り立たない．上山式の道具の中でもハサミ以上に重要かつ必須の道具である（図ⅧB-5）．類似の吸引管もあるが，上山式のものは吸引，排液が同一の管で行え（一連管），排出される洗浄液の圧が高い．この高い圧により，くも膜下血腫の洗浄や剥離操作が行える．吸引（陰圧）から排液（陽圧）までの圧コントロールができることも重要な特性で（陽圧になる吸引管），誤って血管等を吸引してしまった場合にも排液操作で血管を傷めずに吐き出すことが可能である．

洗浄液は加圧バックで加圧した生理食塩水を用いている．近年は市販の人工髄液もあり，これを使用するのもよい．術中に洗浄液が切れてしまうと手術操作を中断させるので，加圧バックは最低2個用意し，点滴回路の差し替えのみで洗浄液交換ができるように準備しておく（図ⅧB-6）．

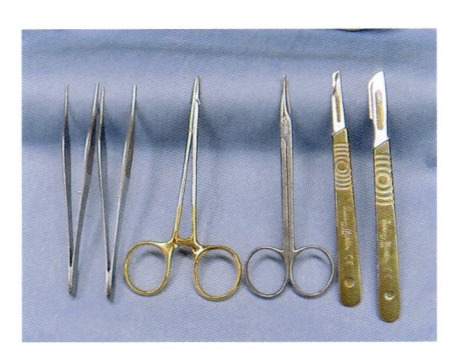

図ⅧB-3 セッシ，持針器，剪刀

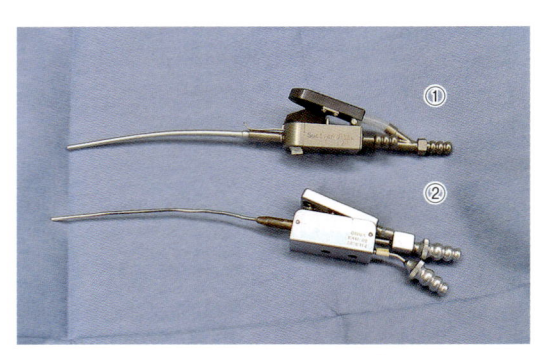

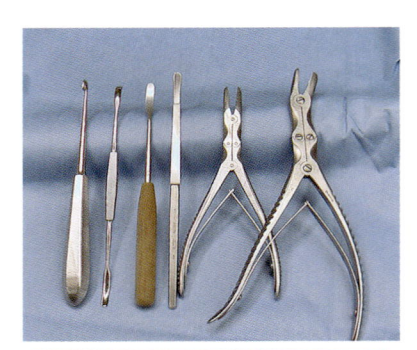

図ⅧB-4 開頭時に使用する器具

（①：Ver 3 サクションプラス，②：Ver 1）
図ⅧB-5 イリゲーションサクション

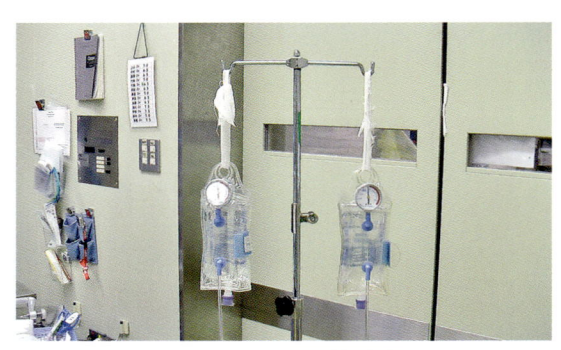

図ⅧB-6 洗浄液の準備

バイポーラ，モノポーラ

バイポーラ，モノポーラも重要なアイテムである（図ⅧB-7）．

バイポーラはマリスバイポーラセッシを凝固モードで使用することで，浅側頭動脈の剥離等が短時間で可能となる．シルバーグライドなど止血性能のすぐれたものもあるが，開頭終了まではバイオネットタイプのものは使用しない．止血性能に関してはセッシの先端部のみでなく，発生器そのものの性能によっても影響される．

モノポーラの先端にも種々のものがあるが，コロラドニードル（コロラドマイクロディセクションニードル®）の性能が高い．先端が細く，細かな止血操作が可能である．出力を調節すると，メスを使用せずにほぼ無血での皮膚切開も可能である．

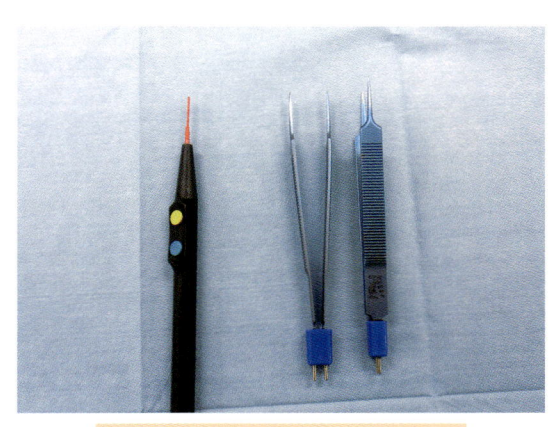

図ⅧB-7 バイポーラ，モノポーラ

マイクロセット

旭川赤十字病院のマイクロセット内容

表ⅧB-3および図ⅧB-8に，旭川赤十字病院で使用しているマイクロセットを示す．

上山式マイクロ剪刀

動脈瘤手術でのマイクロ操作は上山式マイクロ剪刀でのsharp dissectionが基本である．

大部分の操作は16cmのストレートタイプ（図ⅧB-9②）のみで可能であるが，深部ではバイオネット型（図ⅧB-9①，別消毒）を使用することもある．

硬膜切開やdural ringの開放など硬い組織を切る際にはギザバ（図ⅧB-9③，別消毒）が有用である．コイル塞栓術後に再増大した動脈瘤手術においてはコイルの切断も可能である．

表ⅧB-3 マイクロセット一覧（旭川赤十字病院）

俗称（正式名称）	数量
上山式ハサミ（上山式マイクロ剪刀ムラマサストレート）	1丁
ゼロピン（ゼロピン）	2丁
黒バイポーラ（ヤサーギルバイポーラ凝固ピンセット）	1丁
上山式剥離へら（大・中・小・極小）（プラム片メス型剥離篦 3mm, 2mm, 1.5mm, 1mm）	各1本
上山式剥離棒（プラム上山式マイクロゾンデ）	1本

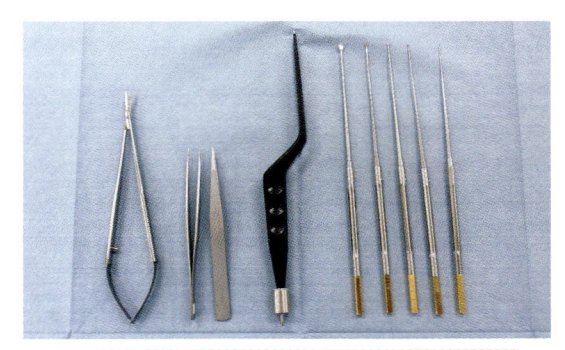

図ⅧB-8 マイクロセット（旭川赤十字病院）

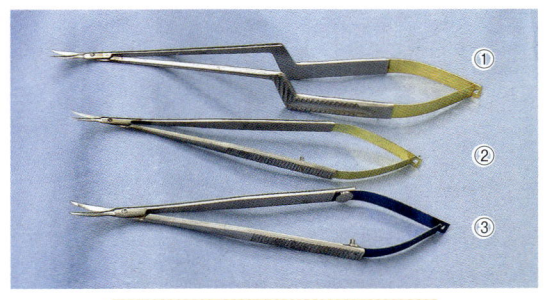

図ⅧB-9 上山式マイクロ剪刀

上山式剝離ヘラ

刃先の片側がメスのように鋭利となっており，両端を使い分けて剝離操作を行う（図ⅧB-10）．動脈瘤手術では動脈瘤と癒着した穿通枝の剝離など，隙間のない部位での剝離操作を安全に行うことが可能であり，有用である．

動脈瘤クリップ

動脈瘤クリップは旭川赤十字病院ではチタン製を好んで用いている．クリッピングの際の一時遮断時間の短縮やmultiple clipが必要な症例にも対応できるように，使用頻度の高いクリップはケースにセット組みしておき，使用した分を補充するスタイルがよい（図ⅧB-11）．

クリップ鉗子はスタンダード用，ミニ用，ローテーションを準備している．クリップを外すための専用の鉗子もあるが，使用していない．

上山式深部用ピンセット・持針器

母血管や動脈瘤頚部の損傷など予期せぬ事態が生じ，深部で縫合を行う場合などでは，縫合操作のための特別な道具が必要不可欠である．上山式深部用ピンセット・持針器（7cm，9cmシリーズがあり，図ⅧB-12に示したのは7cm）は強い把持力があり，深部での縫合操作には非常に有用である．

深部縫合のための器具は常時使用するわけではないので，セットとは別消毒としておき，必要なときにはすぐに出せるように準備しておけばよい（図ⅧB-13）．この考え方は他の道具にも当てはまり，これにより開頭セット・マイクロセット内容を簡略化できる．

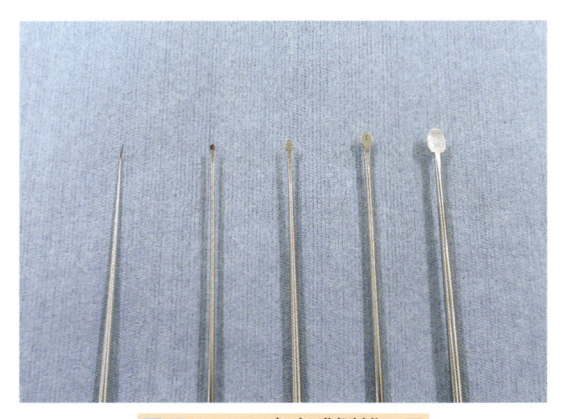

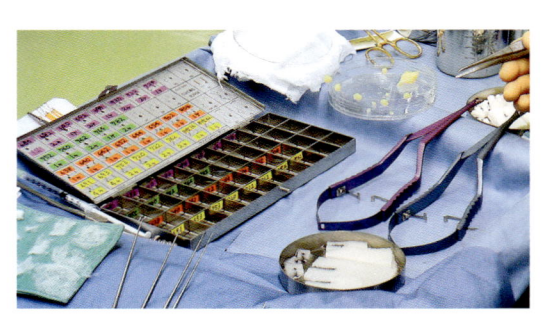

図ⅧB-10　上山式剝離ヘラ

図ⅧB-11　ケースにセットされたクリップ

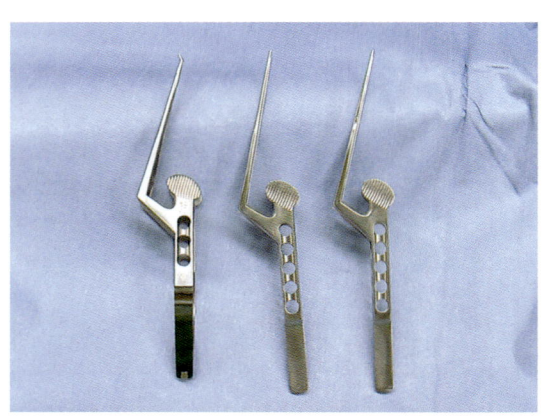

図ⅧB-12　上山式深部用ピンセット・持針器

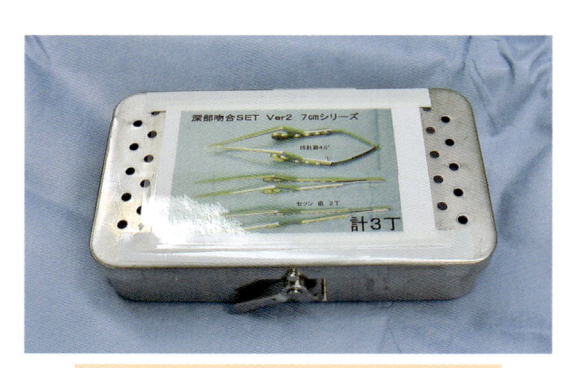

図ⅧB-13　深部縫合のための器具セット

●参考文献

1) Ooka K, Shibuya M, Suzuki Y：A comparative study of intracranial aneurysms clips：closing and opening forced and physical endurance. Neurosurgery **40**：318-323, 1997
2) Vellimana AK, Sciubba DM, Noggle JC, et al：Current technological advances of bipolar coagulation. Neurosurgery **64**：11-18, 2009
3) Yasargil MG, Antic J, Laciga R, et al：Microsurgical pterional approach to aneurysms of the basilar bifurcation. Surg Neurol **6**：83-91, 1976
4) 石川達哉：脳動脈瘤手術における脳べらの安全かつ有効な使用方法．脳神経外科速報 **18**：1094-1104，2008
5) 川堀真人，黒田　敏，成田拓人ほか：脳神経外科手術におけるモノポーラー・メスの使用経験．脳神経外科速報 **18**：357-360，2008
6) 安田　宏，黒田　敏，中山若樹ほか：脳動脈瘤クリッピング術，頸動脈内膜剥離術における岩崎・上山式片メス型剥離べらの使用経験．脳神経外科速報 **18**：489-495，2008
7) 米川泰弘：脳神経外科手術手技に関する私見とその歴史的背景　6．体位，手術器具．No Shinkei Geka **38**：381-396，2010

図題一覧

第Ⅰ章　脳動脈瘤クリップの基礎

A．動脈瘤の分類 ── 2
図ⅠA
1. 動脈壁に働く力
2. 血管分岐部と壁面せん断応力
3. 分岐角度と分岐動脈サイズの関係
4. bifurcation typeの動脈瘤の発生
5. trunk typeの動脈瘤の発生
6. 急峻なカーブに発生する動脈瘤（blister type）
7. combined typeの動脈瘤の発生

B．クリッピングの基本技術 ── 5
図ⅠB
①クリッピングの考え方 ── 5
1. 動脈瘤の各タイプのネック形態
2. クリッピングのイメージ─面から線へ

②閉塞線（closure line） ── 6
3. closure lineのコンセプト①
4. closure lineのコンセプト②
5. closure lineの形成
6. closure line形成の実際

③クリッピングデバイス（クリップ，クリップ鉗子） ── 8
7. クリップの構造
8. クリップブレードの長さと動脈瘤の径の関係
9. クリップの閉塞過程
10. クリップの大きさと開き角度
11. ブレードの長さと最大開き幅の関係
12. クリップの長さと最大開き幅
13. クリップのサイズと開き幅
14. 適切なサイズのクリップの使用

④一般的なクリッピングの技術 ── 12
15. クリッピング後の状態のイメージ
16. 動脈瘤に用いられる一般的なクリッピングの方法
17. trunk typeの動脈瘤に対するクリッピング法

C．クリッピングの応用技術 ── 14
図ⅠC
①戦術的クリッピング ── 14
1. dome clipからneck clipへ（戦術的クリッピング①）
2. dome clip（戦術的クリッピング②）
3. double clip technique（戦術的クリッピング③）

②開頭，アプローチ ── 16
4. bifurcation typeのtrajectory
5. trunk typeのtrajectory

③不良なクリッピング ── 17
6. 剝離操作前のネック（偽の閉塞ライン）
7. 剝離によるネックの形成
8. 剝離後のクリッピングのイメージ
9. 不十分な剝離による狭窄例①
10. 不十分な剝離による狭窄例②
11. 不十分な剝離による狭窄例③
12. blind sideで細い動脈を閉塞した例
13. 残存動脈瘤例①
14. 動脈瘤の一部に硬い部分がありクリップ閉鎖が不完全になる例
15. クリップの長さが短い場合
16. 動脈瘤がクリップ閉鎖の過程で移動する場合
17. 残存動脈瘤例②

④safe wayと破裂時の対応 ── 20
18. trunk typeの破裂動脈瘤へのアクセス
19. bifurcation typeの破裂動脈瘤へのアクセス
20. 破裂時の対処①（double suction technique）
21. 破裂時の対処②（dome clip法）
22. 破裂時の対処③（temporary hemostasis法）
23. 破裂時の対処④（complete flow arrest）

第Ⅱ章　脳動脈瘤手術の基本技術

A．開頭術 ── 26
図ⅡA
①前側頭開頭術 ── 26
1. 前側頭開頭のイメージ
2. 頭部を30°回旋した視野
3. 頭部を45°回旋した視野
4. 頭部を60°回旋した視野
5. 頭皮の冠状断面解剖
6. 頭皮の軸面断面解剖
7. 皮切のラインと深さ
8. 顔面神経の温存
9. 皮弁と筋肉の剝離①
10. 皮弁と筋肉の剝離②
11. 側頭筋の処置①
12. 側頭筋の処置②
13. 右前側頭開頭術
14. 側頭筋の後方への展開
15. burr holeと開頭
16. 開頭後の骨切除
17. pterionの切除範囲のイメージ
18. 硬膜開放後の状態

②両前頭開頭術 ── 36
19. vertexのup/down
20. 実際の体位（側面と正面）
21. 皮切と開頭のイメージ
22. 前頭蓋底への開頭追加
23. 前頭蓋底の切除（前頭蓋底アプローチ）
24. 硬膜切開のイメージ

25 硬膜切開と静脈の処理
26 視線の方向と観察部位の関係
27 視野角度の変換
　③外側後頭下開頭術 ………………………… **40**
28 皮切のイメージ
29 後頭下筋群の剥離
30 乳様突起の同定
31 後頭動脈の走行
32 後頭動脈の露出①
33 頭長筋の切離・翻転
34 後頭動脈の露出②
35 後頭動脈を皮切外へ移動
36 上頭斜筋の露出
37 上頭斜筋の剥離・翻転
38 大・小後頭直筋の露出
39 後頭直筋の剥離・牽引
40 後頭骨・乳様突起の露出
41 sigmoid sinus skeletonization
42 後頭下開頭終了
43 硬膜切開と小脳の圧排
44 硬膜切開終了

B. 頭蓋底技術 ──────────── 46
　図ⅡB
　①前床突起切除術 ………………………… **46**
1 前床突起の構造
2 step1：meningo-orbital band の切断
3 step2：眼窩外側壁の平坦化
4 step3：上眼窩裂硬膜外層の挙上（sphenoparietal sinus の温存）
5 step4：前床突起基部の確認
6 step5：基部の空洞化（central coring）
7 step6：基部外側（動眼神経側）の除去
8 step7：基部内側（視神経側）の除去
9 step8：optic strut からの detachment
10 step9：先端部の除去
11 step10：残存している optic strut（近位部）の除去
12 前床突起切除後の解剖構造確認
　②側頭開頭術（経錐体骨アプローチ）………… **53**
13 皮切ライン
14 2層で皮弁を翻転
15 頬骨弓の骨切りは頭側骨側から
16 頬骨弓は咬筋に付けたまま翻転する（pivoting）
17 側頭開頭（開頭の高さは必要ないが前後径は必要）
18 解剖学的ランドマーク
19 弓状隆起の同定
20 錐体骨先端部の露出①
21 錐体骨先端部の露出②
22 錐体骨先端部の切除によって得られる術野
23 外転神経の走行
24 SPS を切断し前後方向へ牽引
25 滑車神経と三叉神経の間の術野
26 脳底動脈-前下小脳動脈の分岐部を確認
27 同一術野でのバイパスも可能
　③経後頭顆アプローチ ……………………… **58**
28 頭位
29 皮切の準備
30 椎骨静脈叢
31 V3部
32 椎骨静脈叢の切開
33 asterion の位置
34 骨切除
35 sigmoid sinus skeletonization ①
36 sigmoid sinus skeletonization ②
37 舌下神経管の露出
38 硬膜切開に至る筋群の翻転
39 舌下神経の露出
40 硬膜内の様子

C. バイパス手術 ──────────── 62
　図ⅡC
　①STA‐MCA バイパス ……………………… **62**
1 STA バイパスに必要な解剖
2 STA の走行バリエーションとバイパスの戦略
3 BOT による血流評価（Matas テスト）
4 STA バイパスのセットアップ
5 遮断の確認
6 動脈切開①
7 動脈切開②（レンズ形切開）
8 stay suture
9 interrupted suture
10 STA-MCA バイパスの完成
11 血流の確認
　②ECA‐M2 バイパス ……………………… **69**
　RA グラフト
12 RA グラフトによる ECA-M2 バイパス手術の部位別ステージ
13 体位と準備
14 開頭
15 STA-MCA バイパス（アシストバイパス）
16 アシストバイパスの作成
17 アシストバイパスの完成
18 橈骨動脈の採取
19 橈骨動脈の通路の確保
20 RA-M2 の吻合
21 外頚動脈の処理
22 グラフト近位端の処理
23 ECA の血流遮断
24 ECA-RA の吻合
25 ECA-RA 吻合終了後の処理
26 ICA の遮断，RA グラフトの開放
27 バイパスの完成
　saphenous vein グラフト
28 三次元 CT による saphenous vein の確認
29 静脈分枝の結紮
30 saphenous vein グラフトと RA グラフト
　③OA‐PICA バイパス ……………………… **80**
31 頭板状筋と後頭動脈

図題一覧

32	後頭動脈の位置
33	後頭動脈の走行
34	露出した後頭動脈
35	後頭動脈の術野の外への移動
36	後頭下筋群の翻転
37	椎骨静脈叢の露出
38	静脈チャンネルの様子
39	椎骨静脈叢の開放
40	確保されたPICA
41	PICAの移動
42	切開線のマーキング
43	arteriostomy
44	OA-PICAの縫合
45	PICA遮断を解除した様子
46	OAを開放した様子

④ ACA-ACAバイパス ………………………… 86

47	前大脳動脈血栓化巨大動脈瘤
48	両側脳梁周囲動脈とシリコンラバーシート挿入位置
49	両側脳梁周囲動脈の切開と連続縫合
50	縫合後の両側脳梁周囲動脈の確認
51	anterior internal frontal arteryの確保の様子
52	STAの持ち込みの様子
53	ドナー血管とレシピエント血管の縫合
54	バイパスへの血流の開放
55	動脈瘤の分割
56	症例の血行再建
57	術後3D-CTA

D. くも膜下腔の確保 ──────── 92
図ⅡD
① シルビウス裂開放 ………………………… 92

1	シルビウス裂開放のイメージ
2	硬膜開放の手順
3	シルビウス静脈の様子
4	シルビウス静脈の位置と剥離のイメージ
5	くも膜の小切開
6	ハサミによるくも膜開放
7	脳ベラの操作
8	ゼロピンによるくも膜開放
9	くも膜の剥離
10	シルビウス裂近位部・遠位部の開放
11	シルビウス裂開放のための画像シミュレーション
12	シルビウス静脈の剥離①（前頭葉側の剥離）
13	シルビウス静脈の剥離②（静脈間の剥離）
14	シルビウス静脈の剥離③（側頭葉側の剥離）
15	本症例におけるシルビウス静脈の剥離

② 半球間裂剥離 ………………………… 100

16	半球間裂の接合・接着①
17	半球間裂の接合・接着②
18	一般的な前交通動脈瘤の安全な処置に必要な剥離範囲
19	半球間裂開放のための視野の確保
20	剥離の範囲と手順
21	半球間裂アプローチの手順
22	大脳半球間裂の構造（冠状断で見た半球間裂）
23	実際の大脳半球間裂の構造と剥離のコツ
24	嗅神経の位置と範囲
25	嗅神経（嗅葉）の走行

E. 動脈瘤処理 ──────── 106
図ⅡE
① 動脈瘤の剥離 ………………………… 106
動脈瘤剥離の基本技術

1	シルビウス裂遠位の開放
2	内頚動脈上面の視認と内側面の確保
3	内頚動脈近位部外側面の剥離
4	動脈瘤ネックの確保（遠位部）
5	動脈瘤ネックの確保（近位部）
6	動脈瘤ネッククリッピング
7	シルビウス裂遠位部の剥離
8	M2前肢近位への追跡とM1の確保
9	M2後枝の剥離
10	動脈瘤ネックの確保とクリッピング
11	ロートン剥離子による破裂動脈瘤のネック確保
12	ネック癒着の剥離例①
13	ネック癒着の剥離例②
14	ネック癒着の剥離例③
15	確保された動脈瘤ネック
16	脳軟膜との癒着の剥離①
17	脳軟膜との癒着の剥離②
18	脳軟膜との癒着の剥離③
19	脳軟膜との癒着の剥離④
20	剥離の方向性の転換
21	動眼神経との癒着の剥離
22	硬膜との癒着の剥離
23	動脈瘤壁と癒着した血管のイメージ
24	動脈分枝との癒着の剥離①
25	裾野状結合組織の均等な剥離と偏った剥離
26	剥離された結合組織レイヤーの偏り
27	動脈分枝との癒着の剥離②
28	動脈分枝との癒着の剥離③
29	静脈分枝との癒着の剥離
30	視神経との癒着の剥離①
31	視神経との癒着の剥離②

破裂動脈瘤の完全剥離

32	破裂動脈瘤の癒着の剥離

動脈瘤と癒着した小動脈の剥離

33	小動脈と動脈瘤の癒着①
34	小動脈と動脈瘤の癒着②
35	小動脈との癒着の鈍的剥離（ゼロピン）
36	小動脈との癒着の鋭的剥離
37	小動脈との癒着の部位別特徴①
38	小動脈との癒着の鈍的剥離（剥離子）
39	小動脈との癒着の部位別特徴②
40	小動脈との癒着の部位別特徴③
41	ネック周辺の鈍的剥離
42	小動脈と癒着した動脈瘤のネッククリッピング①
43	小動脈と癒着した動脈瘤のネッククリッピング②

②動脈瘤クリッピング ……………………… **129**
　戦術としての closure line
44　分岐の又に生じた縦の亀裂から始まる動脈瘤初期病変
45　bifurcation type の動脈瘤の形成と closure line
46　典型的な bifurcation type の左中大脳動脈瘤
47　右内頚動脈-後交通動脈分岐部動脈瘤
48　左内頚動脈-後交通動脈分岐部動脈瘤
49　bifurcation type 動脈瘤の perpendicular closure line ①
50　bifurcation type 動脈瘤の perpendicular closure line ②
51　bifurcation type 動脈瘤の perpendicular closure line ③
52　bifurcation type 動脈瘤の perpendicular closure line ④
53　内頚動脈-眼動脈分岐部動脈瘤に対する perpendicular closure line
54　trunk type 動脈瘤の形成と closure line
55　trunk type 動脈瘤の parallel closure line ①
56　trunk type 動脈瘤の parallel closure line ②
57　combined type 動脈瘤に対する"裂裟がけ"closure line
58　ねじれたカーブを作ったクリッピング
59　大型の動脈瘤に対する parallel closure line
　クリップ操作技術
60　クリップを立てる，あるいは寝せる操作
61　吸引管で動脈瘤を引き起こす操作によるクリッピング微調整
62　クリップを回旋させる操作
63　吸引管での動脈瘤引きずり出しとクリップの回旋によるクリッピング微調整
64　吸引管による動脈瘤たくし込みとクリップの回旋によるクリッピング微調整
65　クリップに侵入する向きの変更操作
66　破裂動脈瘤のクリッピング
67　破裂動脈瘤のクリッピング手順例
　視軸と操作軸と術野の関係
68　クリップ鉗子の操作
69　ローテーション型のクリップ鉗子使用例
70　クリップを正面から見る位置
71　視軸と鉗子挿入軸の関係
　③ suction and decompression ……………… **145**
72　suction and decompression の概略
73　皮膚切開
74　露出された動脈
75　上甲状腺動脈切開の準備
76　上甲状腺動脈の切開
77　アトムチューブの挿入①
78　アトムチューブの挿入②
79　チューブの固定
80　遮断の準備
81　頚動脈の引き上げと遮断

F. くも膜下腔洗浄 ─────── **151**
　図ⅡF
1　症例の術前 CT と 3D-CTA
2　洗浄の準備
3　硬膜切開後の脳表

4　吸引管の操作
5　ある程度血腫が除去されたシルビウス裂
6　ハサミを用いたシルビウス裂剥離
7　血腫の吸引操作
8　第一段階の血腫除去を終えたシルビウス裂
9　血管確保のための剥離操作
10　剥離操作中の洗浄液噴出
11　くも膜の切断
12　対側血腫除去のための前頭葉の脳ベラによる牽引
13　くも膜の開放
14　終板の開放
15　脳底動脈周囲の血腫除去
16　血腫洗浄終了後のくも膜下腔
17　手術器具を除いた術野
18　くも膜形成のための操作
19　症例の術後 CT と 3D-CTA

第Ⅲ章　内頚動脈瘤

A. 海綿静脈胴部動脈瘤 ─────── **162**
　図ⅢA
1　術前血管造影
2　開放されたシルビウス裂とレシピエントの確保
3　MCA の末梢へのアシストバイパス
4　RA-M2 吻合
5　ECA-RA 吻合
6　MCA 圧の測定
7　内頚動脈の一時遮断
8　RA グラフトの遮断解除

B. 傍前床突起部内頚動脈瘤 ─────── **167**
　図ⅢB
1　前床突起切除範囲
2　前床突起を支える3つの骨構造
3　前床突起切除の効果
4　術前 3D-CTA
5　硬膜開放①
6　硬膜開放②
7　硬膜輪開放が終了したところ
8　前脈絡叢動脈の確認
9　スペース確保の操作
10　クリップの挿入操作
11　クリッピングが終了したところ

C. 内頚動脈-後交通動脈瘤 ─────── **173**
　図ⅢC
1　術前 3D-CTA
2　開頭の様子
3　遠位ネックの確保
4　後交通動脈の状態
5　内頚動脈圧迫の様子
6　頚部血管の露出
7　上甲状腺動脈のカニュレーション
8　動脈瘤の剥離

図題一覧　347

9　頭蓋底側での動脈瘤の剥離
10　後交通動脈の出口と走行
11　動脈瘤の遠位ネック側剥離の確認
12　Jクリップによるクリッピング
13　有窓クリップによるクリッピング
14　近位ネックの側から見た後交通動脈
15　遠位ネックの側から見た後交通動脈
16　術後3D-CTA

D. 内頚動脈-前脈絡叢動脈瘤 ─── 183
図ⅢD
後交通動脈が太い例
1　術前血管造影
2　開頭の様子
3　動脈瘤の近位部の様子
4　血流を遮断された動脈瘤
5　動脈瘤の剥離と圧排
6　前脈絡叢動脈に注意しながらクリッピング
7　一時遮断が解除された動脈瘤
8　動脈瘤を完全剥離したところ
9　術後血管造影
前脈絡叢動脈が複数ある例①
10　前脈絡叢動脈が複数ある大型動脈瘤
前脈絡叢動脈が複数ある例②
11　前脈絡叢動脈が複数ある小型動脈瘤
12　動脈瘤のネックから前脈絡叢動脈が分かれている場合のクリッピング①
13　動脈瘤のネックから前脈絡叢動脈が分かれている場合のクリッピング②

E. 内頚動脈先端部動脈瘤 ─── 190
図ⅢE
12mm大の壁の厚い動脈瘤
1　術前3D-CTA
2　開頭の様子
3　シルビウス裂の開放
4　内頚動脈の一時遮断
5　穿通枝の確認
6　動脈瘤の脳からの剥離
7　動脈瘤へのtentative clip
8　クリップの補強
9　クリップの掛け直し
10　ほぼ完成したクリッピング
11　一時遮断の解除
12　クリップを追加して完成
13　術後3D-CTA
細いmedial LSAが分岐するもの
14　細いmedial LSAが動脈瘤に関係している例
Heubner反回動脈が関係するもの
15　Heubner反回動脈を動脈瘤から剥離
A1からの穿通枝が関係するもの
16　A1からの穿通枝が関係している例
17　穿通枝の剥離・温存

F. 内頚動脈背側動脈瘤 ─── 198
図ⅢF
急性期①（動脈硬化例）
1　術前CT
2　術前3D-CTA
3　穿通枝の確認
4　動脈瘤の確認
5　近位内頚動脈のクリッピング
6　動脈瘤の剥離
7　動脈瘤が取れてしまった後の様子
8　トラッピングが完成したところ
9　術後3D-CTA
急性期②（術中に動脈瘤が取れた例）
10　血豆状に膨らんだ動脈瘤
11　動脈瘤がネックから取れたところ
慢性期
12　慢性期の背側動脈瘤例

第Ⅳ章　前大脳動脈瘤

A. 前交通動脈瘤 ─── 208
図ⅣA
interhemispheric approachの実際
1　開頭の手順
2　硬膜切開の手順
3　嗅神経の剥離
4　脳梁膝部への到達
5　前頭蓋底に向かっての剥離
6　直回間の深部への剥離
7　直回底部-視神経間の剥離
8　trabeculaを浮き上がらせる
9　左手で脳回をめくり上げる
10　左手の前後方向の微調整でtrabeculaを垂直にする
11　perivascular micro-cisternの切離
12　各剥離段階を同時並行的に進める手法
破裂瘤における剥離手順と母血管確保
13　尾側向き動脈瘤の場合の剥離手順
14　頭側向き動脈瘤の場合の剥離手順
15　前方向き動脈瘤の場合の剥離手順
16　横向き動脈瘤の場合の剥離手順
closure lineとapplication angle
17　bifurcation typeの動脈瘤におけるclosure lineの考え方
18　鉗子に対するクリップ・ブレードが乗る平面（application plane）
19　closure planeに基づく前交通動脈瘤の分類
20　sagittal typeの動脈瘤におけるclosure line
21　sagittal closure planeに対する鉗子挿入
22　sagittal typeの動脈瘤に対するクリッピング
23　axial typeの動脈瘤におけるclosure line
24　axial closure planeに対する鉗子挿入
25　axial typeの動脈瘤に対するクリッピング①
26　axial typeの動脈瘤に対するクリッピング②
27　coronal closure planeに対する鉗子挿入の非実現性

28 coronal type の動脈瘤における closure line
29 coronal type の動脈瘤に対する次善策としてのクリッピング
30 interhemispheric approach における術野の広がり
31 sagittal application　plane の自由度と各平面内における鉗子の可動性
32 axial application　plane の自由度と各平面内における鉗子の可動性
33 前交通動脈瘤に対する transsylvian approach の手順
34 coronal closure plane に対する transsylvian approach による鉗子挿入
35 axial closure plane に対する transsylvian approach による鉗子挿入
36 transsylvian approach による術野の限界と closure plane の自由度の限界
37 transsylvian approach における sagittal type 動脈瘤に対する鉗子挿入とクリッピング

B. 前大脳動脈水平部動脈瘤 ———— 228
図ⅣB
手術のポイント
1 A1部へのアプローチ（前側頭開頭）
手術の実際
2 術前3D-CTA
3 distal transsylvian approach による開放
4 前頭葉底面の剥離
5 A1遠位部の剥離
6 C1，A1，M1の露出
7 動脈瘤の露出が完成した時点での弱拡大写真
8 動脈瘤の周囲穿通枝との剥離
9 動脈瘤頚部から分岐する穿通枝との剥離
10 動脈瘤クリッピング
11 クリッピングが終了したところ
12 クリッピングの最終確認

C. 前大脳動脈末梢動脈瘤 ———— 235
図ⅣC
手術のポイント
1 動脈瘤の位置による開頭部位の選択
2 動脈瘤の位置による皮切の選択
3 動脈瘤の観察
4 A2，A3の観察
5 術中視線による血管および分岐・分枝
6 小動脈のクリップによる閉塞
7 術中視線による callosomarginal 動脈と infra-callosal segment
手術の実際
8 術前 MRA
9 pericallosal artery の確認
10 帯状回接合面の剥離
11 大脳半球間裂を剥離したところ
12 剥離された動脈瘤
13 最も大きな動脈瘤成分をクリッピングしたところ
14 残存動脈瘤へのクリッピング

15 動脈壁へのコーティング①
16 動脈壁へのコーティング②

第Ⅴ章　中大脳動脈瘤

A. 中大脳動脈瘤クリッピングの基礎 ———— 244
図ⅤA
中大脳動脈瘤の特徴
1 中大脳動脈瘤の発生部位
手術のポイント（動脈瘤とM1部）
2 M1部の向きによる動脈瘤の type
3 M1部の長さによる動脈瘤の type
4 upward long M1 type
5 downward long M1 type
6 downward short M1 type
7 upward short M1 type
upward long M1 type
8 ハサミによる trabecula 剥離
9 母血管からの動脈瘤の剥離①
10 母血管からの動脈瘤の剥離②
11 multiple clip の例
12 最初のクリッピング
13 やり直しのクリッピング
14 動脈瘤の残存部位
15 2本目のクリッピング
16 3本目のクリッピング
17 クリッピングが完成した状態
M1 segment の動脈瘤
18 下方よりの視野を確保した開頭
19 埋没した動脈瘤の掘り起こし
20 塩酸パパベリンを浸した綿を動脈瘤につける
broad neck 大型～巨大動脈瘤
21 動脈瘤の周囲との剥離
22 tentative clip の利用

B. 特殊な中大脳動脈瘤 ———— 255
図ⅤB
血栓化巨大動脈瘤
1 術前画像評価
2 開頭後 MEP を挿入したところ
3 動脈瘤の中枢側への temporary clip
4 中大脳動脈末梢に2本のバイパス吻合
5 STA-MCA 吻合後 ICG でバイパスの patency を確認
6 側頭葉の一部を切除して動脈瘤を露出
7 動脈瘤の中枢側と末梢側を遮断
8 動脈瘤の切開
9 内部の血栓を除去
10 動脈瘤壁の剥離
11 動脈瘤壁の一部を除去しトラッピングの状態を確認
中大脳動脈末梢部動脈瘤
12 術前3D-CTA
13 開頭後の様子
14 動脈瘤の中枢側を確認
15 動脈瘤の末梢側に浅側頭動脈を吻合

- 16 動脈瘤周囲の剝離
- 17 動脈瘤の末梢側を遮断
- 18 動脈瘤の中枢側を遮断
- 19 術後 3D-CTA

第VI章　脳底動脈瘤，椎骨動脈瘤

A. 脳底動脈瘤 —————————— 266
図VIA
- 1 症例の術前術後 3D-CTA
- 2 浅シルビウス静脈の剝離
- 3 前側頭動脈の確認
- 4 前側頭動脈の側頭葉からの剝離
- 5 前脈絡叢動脈-鉤回間の arachnoid trabecula の切断①
- 6 前脈絡叢動脈-鉤回間の arachnoid trabecula の切断②
- 7 鉤回-動眼神経間の arachnoid trabecula の状態①
- 8 鉤回-動眼神経間の arachnoid trabecula の状態②
- 9 鉤回-動眼神経間の arachnoid trabecula の切断
- 10 鉤回から剝離された動眼神経
- 11 鉤回圧排によって確保されたスペース
- 12 後交通動脈遠位端
- 13 脳底動脈分岐部の確認
- 14 脳底動脈の遮断
- 15 穿通枝と動脈瘤の剝離①
- 16 アプローチ対側部の確認
- 17 穿通枝と動脈瘤の剝離②
- 18 動脈瘤ネックの剝離完了の確認
- 19 クリッピング①
- 20 クリッピング②
- 21 残存ネックへのクリップ追加

B. 椎骨動脈瘤 —————————— 278
図VIB
- 1 術前 3D-CTA
- 2 体位と皮切ライン
- 3 骨露出後の解剖学的指標
- 4 skeletonization
- 5 椎骨動脈 V3 部の露出
- 6 condylar fossa の除去
- 7 S状静脈洞の全周性露出
- 8 硬膜切開
- 9 硬膜開放後の術野
- 10 動脈瘤の確認
- 11 椎骨動脈合流部の確認
- 12 完成した OA-PICA anastomosis
- 13 動脈瘤直前の椎骨動脈遮断
- 14 動脈瘤末梢側の椎骨動脈遮断
- 15 術後 3D-CTA

第VII章　特殊な脳動脈瘤

A. 巨大動脈瘤 —————————— 288
図VIIA
傍前床突起部巨大内頚動脈瘤①
- 1 術前画像
- 2 RA-M2 バイパス
- 3 RA-M2 の吻合
- 4 動脈瘤と後交通動脈・内頚動脈の位置
- 5 血流の遮断
- 6 動脈瘤の虚脱と剝離
- 7 下垂体茎部からの動脈瘤剝離
- 8 クリッピング完了
- 9 RA 切断

傍前床突起部巨大内頚動脈瘤②
- 10 術前画像
- 11 露出した動脈瘤
- 12 動脈瘤の虚脱と剝離
- 13 クリッピングの際の内頚動脈のねじれ
- 14 バイパスの施行とトラッピング

巨大内頚動脈流（主要動脈が動脈瘤に含まれる）
- 15 術前画像
- 16 動脈瘤と前脈絡叢動脈の関係
- 17 前脈絡叢動脈を温存したクリッピング

巨大内頚動脈瘤（穿通枝確認困難例）
- 18 術前 3D-CTA
- 19 バイパスの施行と動脈瘤の露出
- 20 動脈瘤と確保された M1
- 21 動脈瘤切開と血液の吸引
- 22 動脈瘤の虚脱と剝離
- 23 A1 の遮断
- 24 内頚動脈を遮断するところ
- 25 後交通動脈の確認
- 26 動脈瘤内腔の観察
- 27 掛け替えたクリップとトラッピング

巨大中大脳動脈瘤（破裂例）
- 28 術前 3D-MRA
- 29 STA-MCA 吻合術（ダブルバイパス）
- 30 動脈瘤と内頚動脈・中大脳動脈・前大脳動脈の位置
- 31 剝離された動脈瘤
- 32 M2 前肢・後枝の遮断
- 33 tentative clip と動脈瘤内部の血液の吸引
- 34 クリッピング完了

巨大中大脳動脈瘤（クリッピング不可例）
- 35 術前 3D-MRA
- 36 動脈瘤の剝離と STA-MCA 吻合
- 37 動脈瘤の切開と temporary clip およびバイパス
- 38 動脈瘤の切除と切除後の動脈
- 39 M1-M2 端端吻合
- 40 M2-M2 側側吻合
- 41 すべての動脈が血行再建されたところ

B. 血栓化動脈瘤 ——————————— 312
図ⅦB
1. 術前 CT
2. 術前 MRI (T2WI) と 3D-CTA
3. 本症例における血行再建
4. シルビウス裂の開放と動脈の観察
5. RA グラフトの設置
6. 動脈瘤のトラッピング
7. 血栓除去①
8. 血栓除去②
9. 動脈瘤の切断
10. クリッピング
11. 断端縫合による血行再建
12. 浅側頭動脈前頭枝による血行再建
13. 中大脳動脈近位端の閉鎖
14. 浅側頭動脈頭頂枝による血行再建
15. 動脈瘤処理を終了したところ
16. 術後 MRI (T2WI) と 3D-CTA

C. 解離性動脈瘤 ——————————— 321
図ⅦC
1. 術前 3D-CTA
2. 後頭動脈の確保
3. 硬膜切開とくも膜開放
4. 硬膜切開後の術野
5. 解離起始部の確認
6. 解離終端の確認
7. 解離近位部遮断
8. 解離遠位部遮断
9. トラッピングの完成
10. 術後 3D-CTA

D. 後大脳動脈遠位部動脈瘤 ——————————— 326
図ⅦD
1. 術前 3D-CTA
2. 体位・皮切

3. 直静脈洞の観察
4. calcarine fissure の切開開放
5. テント切開の様子
6. 脳底静脈の観察
7. くも膜の切開
8. 四丘体槽の開放
9. 露出した動脈瘤
10. クリッピングの様子
11. クリッピング後の術野

第Ⅷ章　手術のセットアップ，手術器具

A. セットアップ ——————————— 332
図ⅧA
1. 体位設定の例 (前側頭開頭)
2. メイヨー台の設置例
3. ペダル操作と椅子
4. 脳ベラの設定例
5. 手術時の術者，助手，器械出しの位置

B. 手術器具 ——————————— 336
図ⅧB
1. 開頭セット (旭川赤十字病院)
2. 四角ケース内の器具
3. セッシ，持針器，剪刀
4. 開頭時に使用する器具
5. イリゲーションサクション
6. 洗浄液の準備
7. バイポーラ，モノポーラ
8. マイクロセット (旭川赤十字病院)
9. 上山式マイクロ剪刀
10. 上山式剥離ヘラ
11. ケースにセットされたクリップ
12. 上山式深部用ピンセット・持針器
13. 深部縫合のための器具セット

索 引

和 文

ア・イ
アシストバイパス 70, 164
アンダーマイン 95

イリゲーションサクション 152, 338

エ・オ
エレファントバー 334
塩酸パパベリン 253

横静脈洞 326

カ
外頚動脈 74, 80
外側後頭下開頭術 40
海綿静脈洞部動脈瘤 162
解離性動脈瘤 321
架橋静脈 210
顎二腹筋 42
下錐体静脈洞（IPS） 55
滑車神経 48, 56
下頭斜筋 40
上山式イリゲーションサクション 152, 338
眼窩前頭動脈 244, 255
鉗子 8, 142
　　——挿入軸 144
環椎後結節 82
眼動脈 201
顔面神経 28, 30
　　——頬骨枝 62

キ
器械台 333
吸引管 152, 213, 239, 248
嗅球 105, 211
嗅索 105
嗅三角 105, 211
嗅神経 103, 105, 211
嗅葉 105
胸鎖乳突筋（SCM） 40, 41, 80, 82, 282

巨大動脈瘤 288
　　中大脳動脈—— 254, 255, 305, 309
　　内頚動脈—— 297, 299
　　傍前床突起部—— 289, 294

ク
くも膜 96
　　——形成 155, 252
　　——切開 94, 212
くも膜下腔洗浄 151
くも膜索状 96
クリップ 8, 340
　　——操作 137
　　——閉鎖圧 11
クリップ鉗子 8, 142, 340
クリップコイル 8
クリップヘッド 8

ケ
鶏冠 105, 209, 210
経後頭顆アプローチ 40, 58
茎状隆起 73
経錐体骨アプローチ 53
血管パンチ 74
血栓化動脈瘤 312
　　前大脳動脈—— 86
　　中大脳動脈—— 255
　　内頚動脈—— 312
血栓除去 259, 315, 316

コ
鉤回 269, 271
後下小脳動脈（PICA） 80, 278, 322
後交通動脈（Pcom） 173, 178, 179, 272
後大脳動脈（PCA） 326
後大脳動脈遠位部動脈瘤 326
後頭下筋群 40, 41, 280
後頭動脈（OA） 42, 80, 282
硬膜輪 34

サ
最低閉塞力（MOF） 11
三叉神経 48, 56

シ
四丘体槽 328
シザリング 8
視軸 143
視神経管 167
自然孔 209
篩板 105, 211
脂肪層 28
終板 154
上甲状腺動脈 145, 147, 177
上項線 41
上錐体静脈洞（SPS） 55
上頭斜筋 40, 43, 82, 280, 282
静脈圧 332
ショートグラフト 288
ショルダー 8
シルビウス静脈 93, 98, 99
シルビウス裂開放 92
心内膜炎 261

セ
石灰化 18, 198, 200
ゼロピン 94, 124
前交通動脈瘤 101, 208
戦術的クリッピング 14
前床突起切除術 46, 167
前側頭開頭術 26
浅側頭動脈（STA） 28, 30, 62, 89, 288, 313, 318, 319
　　——走行バリエーション 63
前側頭動脈 244, 268
前大脳動脈瘤 101
　　血栓化巨大—— 86
　　水平部—— 228
　　末梢—— 235
前頭洞 209
前頭葉 93, 98
前内側前頭動脈 86, 88
前脈絡叢動脈（AChA） 183, 269, 288, 313, 317

ソ
操作軸 144
側頭開頭術 53
側頭極動脈 244, 255
側頭筋膜 28

索引

側頭線　28
側頭葉　93, 98, 271
　　──牽引　56

タ

大・小後頭直筋　40, 43, 82, 280, 282
大錐体神経（GSPN）　54
大脳鎌　101, 210
ダブルクリップ法　14
ダブルバイパス　306

チ

血豆状動脈瘤　4, 198
中硬膜動脈（MMA）　54
中大脳動脈（MCA）　244
　　──圧モニター　71, 165
　　── transposition　311
中大脳動脈瘤　110, 244
　　巨大──　254, 305, 309
　　血栓化巨大──　255
　　末梢部──　261
中内側前頭動脈　86
直回　100, 212
直静脈洞　327

ツ

椎骨静脈叢　59, 82
椎骨動脈（VA）　278
椎骨動脈瘤　278
　　解離性──　321
ツベルクリン針　94

ト

動眼神経　48, 178, 271
橈骨動脈（RA）　69, 289
　　──グラフト　69, 164, 314
　　──採取　72
　　──M2吻合　73, 164, 289, 290
頭長筋　40, 42, 81, 82, 282
頭半棘筋　40, 42, 80, 82, 282
頭板状筋　40, 41, 80, 82, 282
動脈硬化　18, 254
動脈瘤
　　──切開　259, 301, 315
　　──切除　311, 316
　　──剥離　106, 123
ドップラー血流計　68, 252
ドームクリップ　14, 15
トラッカーチューブ　73
トラッピング　198, 202, 258, 284, 291, 296, 304, 307, 325

ナ

内頚動脈遮断　162, 202, 302
内頚動脈瘤　106
　　海綿静脈胴部──　162
　　巨大──　289, 294, 297, 299
　　後交通動脈（分岐部）──　173
　　前脈絡叢動脈（分岐部）──　183
　　内頚動脈先端部──　190
　　内頚動脈背側──　198
　　傍前床突起部──　167, 289, 294, 297

ニ

乳様突起　82
　　──切痕　41, 58, 279
乳様突起導出静脈　40

ネ

ネラトンチューブ　73
粘液腫　261

ノ

脳回　100, 104, 213
脳底静脈　328
脳底動脈（BA）　266, 273
脳底動脈遠位部動脈瘤　266
脳底動脈-上小脳動脈（分岐部）動脈瘤　266
脳底動脈先端部動脈瘤　266
脳ベラ　95, 212, 214, 239, 248, 334
脳梁周囲動脈　86, 87
脳梁辺縁動脈　86

ハ

バイオネット型　11
バイパス手術　62, 162, 288
バイポーラ　339
パークベンチポジション　58, 279
破裂動脈瘤　122, 140, 182, 215, 305
半球間裂剥離　100, 212, 214

ヒ・フ

ピオクタニン　60, 72, 83
フィブリン血栓　122
ブレード　8, 219

ブレードクロス　8

ヘ

壁面せん断応力　2
ベムシート　152

ホ

帽状腱膜　28, 62
傍前床突起部内頚動脈瘤　167, 289, 294, 297

メ・モ

メイヨー台　333
盲孔　105, 209
モノポーラ　315, 339

ユ・ラ

有窓クリップ　7, 171, 180, 249
ラチェット　8

リ

リムーバル鉗子　8
瘤内血栓　312, 315, 316
両前頭開頭術　36

レ・ロ

レンズ核線条体動脈　244, 288
ロートン剥離子　112, 113

欧文

A

A3-A3 side to side anastomosis　86, 87
Abbie syndrome　183
ACA-ACAバイパス　86
AChA (anterior choroidal artery)　183, 269, 288, 313, 317
Allenテスト　70
aneurysmal temporary clip　14
anterior internal frontal artery　86, 88
anterior temporal approach　99, 266, 267
anterior temporal artery　244, 268
anterior transpetrous approach　53
application angle　219
arachonoid plasty　155, 252
arachnoid trabeculum　96
asterion　44, 59, 279
axial type　220, 222
azygous anterior cerebral artery　237

B

BA (basilar artery)　266, 273
bifurcation type　3, 4, 129, 219
blister type　3
BOT (balloon occlusion test)　63
byonet型　11

C

callosomarginal artery　86, 235, 237
carotid cistern　173
carotid-oculomotor membrane　50
carotid siphon　4
central coring　49
choroidal fissure　183
choroidal segment　176, 183
cisternal segment　183
clinoid line　267
closure line　6, 129, 219
closure plane　219, 220
combined type　4, 135, 249
communicating segment　176
condyle emissary vein　82
confrontation clip　13
coronal type　220, 223
CUSA　259, 316

D

diencephalic membrane　173
direct puncture and decompression　301
distal transsylvian approach　267
distension technique　74
Dolenc　46
　　――三角　167
　　―― approach　290, 332
dome clip　14, 15, 21
double clip technique　14, 15
double suction technique　21, 152
Drake　46
dural ring　34

E

early bifurcation　244
ECA (external carotid artery)　74, 80
　　――RA吻合　75, 76
ECA-M2バイパス　69, 162
egg shell (technique)　40, 50, 267, 280

F

fat pad　28
fish mouse　83, 84
fronto-basal approach　103
fronto-polar artery　237

G

Galen大静脈　328
Gasser神経節　55
GSPN　54
gyrus　100

H

Heubner動脈　226
Heubner反回動脈　190, 195, 196, 230
high flowバイパス　69, 162, 198, 289, 296, 300
hypothalamic artery　218, 225

I

IC-dorsal AN　198
ICG　68, 77, 252, 257
IC-top AN　190
IKメス　118
incisura mastoidea　58, 279
inferior oblique capitis muscle　40

inferior petrosal sinus (IPS)　55
interfascial dissection　253
interhemispheric approach　100, 208
　　anterior & basal ――　209
interpeduncular cistern　173
interrupted suture　67

J

J-groove　82
jugular tubercle　281

K

Kelly鉗子　73
key-hole surgery　144

L

lateral-semiprone position　326
limen insula　271
linea temporalis　28, 32, 54, 86, 248
longisimus capitis muscle　40, 42, 81
look down, look up　54, 228, 236
LSA (lenticulostriate artery)　244, 253, 288
　　lateral ――　255
　　medial ――　190

M

mastoid emissary vein　40
Matasテスト　63
MCA (middle cerebral artery)　244
　　――圧モニター　71, 165
　　―― transposition　311
MEP (motor evoked potential)　77, 166, 248, 255, 256, 288
meningo-orbital band　47
middle internal frontal artery　86
middle meningeal artery (MMA)　54
MOF　11
Monakow syndrome　183
M1 segment　244, 253
　　short ――　245, 253
M2 segment　244
multiple clip (clipping)　12, 139, 249

N

nasion　209
neck laceration　182

O

OA (occipital artery)　42, 80, 282
OA-PICA バイパス　80
OA-PICA anastomosis　84, 278, 283
occipital interhemispheric transtentorial approach　326
olfactory vein　211
one flap 法　31
ophthalmic segment　176, 185
opticocarotid space　173, 175
opticocarotid triangle　52
optic strut　46, 47, 167
orbitofrontal artery　244, 255

P

parallel clip　13
PCA (posterior cerebral artery)　326
Pcom (posterior communicating artery)　173, 178, 179, 272
pericallosal artery　86, 87, 235, 237
perivascular micro-cistern　213
permanent clip　11
PICA (posterior inferior cerebllar artery)　80, 278, 322
planum sphenoidale　212
posterior thalamo-perforating artery　273, 274, 275
pterion　33, 35
pterional approach　225

R

RA (radial artery)　69, 289
　──グラフト　69, 164, 314
　──採取　72
　──-M2 吻合　73, 164, 289, 290
rectal gyrus　100
rectus capitis posterior muscle major, minor　40, 43, 82
retrocarotid space　173, 183
retrograde suction and decompression　291, 295

S

safe way　20
sagittal type　220
saphenous vein グラフト　78
SCA (superior cerebellar artery)　266
scissoring　8
SCM (sternocleidomastoid muscle)　40, 41

semispinalis capitis muscle　40, 42
SEP (sematosensory evoked potential)　77, 255
skeletonization　40, 44, 60, 279, 280
slip in　250, 254
sphenoparietal sinus　229
splenius capitis muscle　40, 41, 80
SPS (superior petrosal sinus)　55
STA (superficial temporal artery)　28, 30, 62, 89, 288, 313, 318, 319
　──走行バリエーション　63
STA-ACA バイパス　88
STA-MCA バイパス　62, 162, 257, 262, 306
stay suture　64, 66, 83, 84
straight sinus　327
suction and decompression　145, 167, 177, 288, 299
　retrograde ──　291, 295
Sugita clip　10, 11
superior nuchal line　41
superior oblique capitis muscle　40, 43, 82
superior thyroid artery　177
sylvian vallecula　106, 228

T

tandem clip　7, 13
temporal polar artery　244, 255
temporary clip　11, 84
temporary hemostasis　21
tentative clip　122, 140, 193, 232, 254, 308
trabecula　96, 213
trajectory　16, 235, 245
transcondylar approach　40, 58, 278, 279, 281, 322
transsylvian approach　92, 208, 225
　distal ──　267
transverse sinus　326
transzygomatic approach　267
trunk type　3, 4, 134
two flap 法　31

U

uncal artery　183, 244
unroofing　46

V

VA (vertebral artery)　278
VA-PICA AN　278

vertical clip　13

W・Y

wall shear stress　2

Yasargil　46
Yasargil clip　10, 11

脳動脈瘤手術―基本技術とその応用

2010年10月15日　第1刷発行	編著者　上山博康, 宝金清博
2012年 3 月25日　第2刷発行	発行者　小立鉦彦

発行所　株式会社　南江堂
〒113-8410　東京都文京区本郷三丁目42番6号
☎(出版)03-3811-7426　(営業)03-3811-7239
ホームページ　http://www.nankodo.co.jp/
振替口座　00120-1-149

印刷・製本　真興社

© Hiroyasu Kamiyama, Kiyohiro Houkin, 2010

定価はカバーに表示してあります.
落丁・乱丁の場合はお取り替えいたします.

Printed and Bound in Japan
ISBN978-4-524-25018-9

本書の無断複写を禁じます.

JCOPY　〈(社)出版者著作権管理機構　委託出版物〉
本書の無断複写は, 著作権法上での例外を除き, 禁じられています. 複写される場合は, そのつど事前に, (社)出版者著作権管理機構(TEL 03-3513-6969, FAX 03-3513-6979, e-mail: info@jcopy.or.jp)の許諾を得てください.

本書をスキャン, デジタルデータ化するなどの複製を無許諾で行う行為は, 著作権法上での限られた例外(「私的使用のための複製」など)を除き禁じられています. 大学, 病院, 企業などにおいて, 内部的に業務上使用する目的で上記の行為を行うことは私的使用には該当せず違法です. また私的使用のためであっても, 代行業者等の第三者に依頼して上記の行為を行うことは違法です.